디지털 헬스케어 개론

산업 이해부터 서비스 기획까지

지은이 **이동훈** healthcare@kakao.com

디지털 헬스케어 기업들의 기술과 비즈니스를 성장시키는 기업인 KOI Healthcare를 설립하여 대표이사로 재직 중이다. 또한 가천대학교 의료산업경영학과 겸임교수이자 경기대학교 AI컴퓨터공학부 겸직교수로서 디지털 헬스케어 산업에 필요한 인재를 양성하고 있다. 가천대학교 의료경영학과 석사 학위를 받았고, 카카오, 카카오브레인, 헬스커넥트, 대웅제약, 삼성, ㈜차바이오텍, 의료기관, 보험 핀테크 스타트업 창업을 포함한 다양한 헬스케어 산업 분야에서 사업 기획·개발, ICT 솔루션, 프로젝트 총괄 등을 수행했다. 2018년~2023년에는 과학기술정보통신부의 디지털 헬스케어 분야 핵심 전문가 10인에 위촉되었으며, 정부기관의 디지털 헬스케어 산업 정책 자문을 수행하고 있다.

디지털 헬스케어 개론 : 산업 이해부터 서비스 기획까지

초판발행 2025년 1월 20일

지은이 이동훈 / **펴낸이** 전태호
펴낸곳 한빛아카데미㈜ / **주소** 서울시 서대문구 연희로2길 62 한빛아카데미㈜ 2층
전화 02-336-7112 / **팩스** 02-336-7199
등록 2013년 1월 14일 제2017-000063호 / **ISBN** 979-11-7340-019-3 93320

책임편집 김은정 / **기획** 조우리 / **편집** 윤세은 / **교정** 권수연
디자인 박정화, 윤혜원 / **전산편집** 이소연 / **제작** 박성우, 김정우
영업 김태진, 김성삼, 이정훈, 임현기, 이성훈, 김주성 / **마케팅** 김호철, 심지연

이 책에 대한 의견이나 오탈자 및 잘못된 내용은 출판사 홈페이지나 아래 이메일로 알려주십시오.
파본은 구매처에서 교환하실 수 있습니다. 책값은 뒤표지에 표시되어 있습니다.

홈페이지 www.hanbit.co.kr / 이메일 question@hanbit.co.kr

Published by HANBIT Academy, Inc. Printed in Korea

Introduction To Digital Healthcare

디지털 헬스케어 개론

산업 이해부터 서비스 기획까지

이동훈 지음

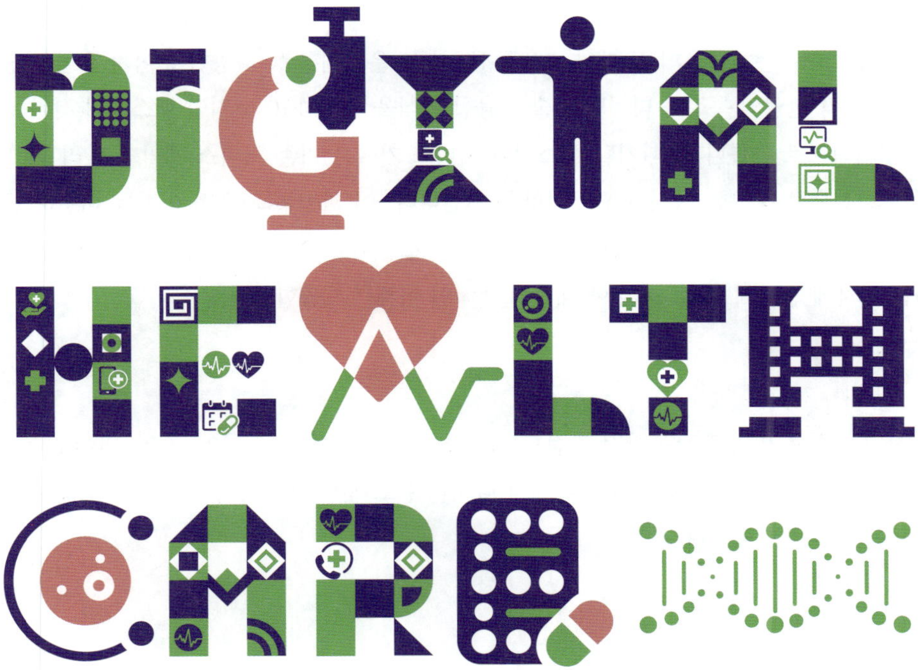

한빛아카데미
Hanbit Academy, Inc.

디지털 헬스케어 : 디지털 기술과 건강의 융합으로 여는 새로운 시대

디지털 헬스케어는 정보통신기술(ICT)을 활용하여 건강관리와 의료서비스를 제공하는 산업으로, 이미 우리 삶에 깊숙이 자리 잡고 있습니다. 디지털 기술과 건강관리의 결합은 기술 혁신을 넘어 삶을 긍정적으로 변화시키고 있습니다. 지난 20여 년간 보험, 제약·바이오, IT 플랫폼, 통신, 제조, 의료 등 다양한 산업에서 디지털 헬스케어 관련 업무를 맡으며 디지털 헬스케어가 얼마나 복잡하고, 동시에 얼마나 무궁무진한 가능성을 지닌 분야인지를 체감했습니다. 이 분야를 깊이 이해하려면 기존 산업의 경계를 넘어서는 지식과 경험이 필요합니다. 그러나 디지털 헬스케어와 여러 산업을 연결하여 설명하는 체계적인 교재를 찾기 어려웠습니다. 이 책은 이러한 문제의식에서 출발했습니다.

이 책은 디지털 헬스케어 산업을 전반적으로 이해하고 서비스 기획 과정을 학습하기 위한 입문서입니다. 디지털 헬스케어는 보험, 의료, 제약, IT, 통신, 식품, 운동재활 등 다양한 분야가 융합된 산업입니다. 이 책은 각 산업의 특징과 디지털 기술의 융합 방식을 설명하고, 디지털 헬스케어 서비스 기획 과정을 구체적으로 다룹니다. 디지털 헬스케어 서비스 기획은 기존 서비스 개발과 달리 '개인의 건강관리'를 중심으로 독특한 목적과 요구사항을 가집니다. 이 과정은 기술적 이해를 비롯해 윤리적, 규제적, 실무적 요소를 모두 고려해야 하므로 특별한 접근이 필요합니다. 이 책은 이러한 과정을 처음 접하는 독자에게 디지털 헬스케어에 대한 실질적인 이해를 제공합니다.

이 책의 특징

❶ 다양한 산업 경험을 바탕으로 통합적 관점을 제공합니다. 보험 핀테크 창업, 제약·바이오, IT 플랫폼, 제조업, 의료서비스 등 다양한 분야에서 디지털 헬스케어 관련 사업 전략과 프로젝트를 수행하며 얻은 통찰을 담았습니다.

❷ 실제 사례와 구체적인 접근법을 중심으로 구성했습니다. 디지털 헬스케어 산업은 빠르게 변하고 있습니다. 이 책은 변화 속에서 실질적인 통찰을 얻을 수 있도록 실제 프로젝트와 서비스 기획 사례를 소개합니다.

❸ 독창적이고 체계적인 서비스 기획 접근법을 제시합니다. 디지털 헬스케어는 사용자와 서비스 제공자 간의 신뢰 형성과도 밀접한 관련이 있습니다. 이를 고려한 개인화된 건강관리 서비스 기획 방법론을 제안합니다.

감사의 말

이 책이 완성되기까지 도움을 주신 분들께 감사의 마음을 전하고 싶습니다. 우선, 함께 고민하고 도전한 KOI Healthcare의 동료들과 팀원들에게 감사드립니다. 보험, 제약, IT, 제조, 통신, 의료 등 다양한 산업 현장에서 함께한 모든 순간이 이 책의 밑거름이 되었습니다. 또한 디지털 헬스케어에 관심을 갖고 같이 논의해 주신 교수님들께 감사드립니다. 교수님들과 나눈 대화와 질문이 이 책의 구성과 내용에 큰 영향을 주었습니다. KOI Healthcare와 함께하는 협력사에게도 감사를 전합니다. 디지털 헬스케어 산업의 미래를 함께 만들어가는 여정 속에서 얻은 교훈은 이 책의 방향을 잡아주는 나침반이 되었습니다.

마치며

디지털 헬스케어는 기술과 인간이 만나는 교차점에서 태어난 산업입니다. 이 책이 지식을 전달하는 교재를 넘어, 이 분야의 가능성과 가치를 공감하며 도전과 혁신의 출발점이 되기를 희망합니다. 디지털 헬스케어를 처음 접하는 이들에게는 새로운 인사이트가 되고, 사업을 도전하려는 이들에게는 책 속의 작은 아이디어와 영감이 실질적인 도움이 되길 바랍니다.

지은이 **이동훈**

미리보기

주요 용어

본문에서 핵심이 되는 용어나 내용을 한눈에 볼 수 있도록 강조합니다.

그림

시각 자료를 통해 다양한 개념을 직관적으로 이해할 수 있습니다.

의료서비스 이해관계자

의료서비스medical services는 단순히 질병을 치료하는 행위를 넘어 예방, 진단, 치료, 재활 등 다양한 과정을 포함하는 복잡한 시스템이다. 이러한 시스템을 운영하고 발전시키기 위해 의료서비스 제공자, 이용자, 정부, 기업, 보험기관, 학계 등 다양한 이해관계자가 참여하고 있다.

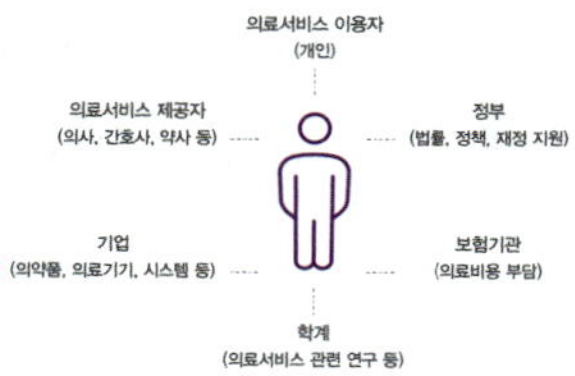

그림 2-1 의료서비스 이용자 중심의 이해관계자

PLUS 설명

본문을 이해할 때 도움이 될 참고 내용과 실제 사례 등을 소개합니다.

PLUS 설명 MACRA

MACRA는 미국 의료시스템의 지속가능성을 높이고 의료 품질을 높이기 위해 2015년에 제정된 법안이다. 기존의 불안정한 의료서비스 제공자 보상 시스템을 개선하고, 가치기반 의료value-based care를 장려하여 의료서비스의 품질을 높이고 비용을 절감하는 것을 목표로 한다.

MACRA의 주요 내용은 다음과 같다.

- **수가 시스템 개편 :** 기존 서비스 건수에 따른 수가 지급 방식에서 벗어나서 의료의 품질과 효율을 중심으로 하는 가치기반 보상 시스템으로 전환
- **품질 보고 :** 의료서비스 제공자는 다양한 품질 지표를 측정하고 보고해야 하며, 이를 통해 의료서비스의 품질을 높이고 환자의 안전을 도모
- **리스크 공유 :** 의료서비스 제공자는 환자의 건강 결과에 대한 책임을 일부 공유하고, 이에 따라 보상을 받거나 손실을 감수
- **의료 IT 활용 :** 전자건강기록 등 의료정보기술을 활용하여 환자 진료를 효율화하고, 데이터 기반 의사결정을 지원

MACRA의 목표는 다음과 같다.

- **의료비 절감 :** 가치기반 의료시스템을 도입하여 불필요한 의료서비스를 줄이고, 의료비 상승을 억제
- **의료 품질 향상 :** 품질 보고 및 리스크 공유를 통해 의료서비스의 품질과 환자 만족도를 높임
- **의료시스템 효율성 증대 :** 의료 IT를 활용하여 의료서비스 제공 과정을 효율화하고, 의료시스템의 생산성을 높임

각주

개념을 간단하게 소개하거나 알아두면 좋을 자료를 부연 설명합니다.

디지털 의료기기에 클라우드 컴퓨팅을 적용하는 경우는 다음과 같다.

- **의료 데이터 저장 및 관리 :** 방대한 의료 데이터를 안전하게 저장하고 관리하는 데 활용한다. 예를 들어 EMR, PACS, 네이버 클라우드 정밀의료 병원정보시스템[6]이 있다.

6 https://www.ncloud.com/medicalCloudService

실습예제

디지털 헬스케어 서비스 디자인을
실제로 연습할 수 있는 문제입니다.

실습예제 13-1

이제 추상적으로만 구상했던 각자의 사업 기획을 구체화해보자. 지금까지의 방법과 동일하게 5W1H 질문을 적절하게 사용하여 다음 표를 채우는 것으로 시작한다. 적절하게 질문하는 방법은 8.2절을 참고하라.

5W1H	아이디어 도출하기
왜(Why)	
어떻게(How)	
언제(When)	
어디(Where)	
누구(Who)	
무엇(What)	

연습문제

각 장의 개념을 정리하거나
디지털 헬스케어 시장에 진입하기 전에
검토해야 할 문제로 구성되어 있습니다.

CHAPTER 06 연습문제

1 일상생활에서 웨어러블 기기와 애플리케이션 서비스가 결합된 건강관리 제품 중 하나를 선택하여 해당 제품의 IT 시스템 구성도를 작성하라.

2 디지털 헬스케어 IT 시스템을 구성하는 기술 요소를 설명하라.

3 의사가 모바일 헬스 서비스를 사용하는 목적을 설명하라.

4 클라우드 서비스가 가진 특장점을 설명하라.

5 사용자 입장에서 헬스 데이터를 활용하는 기대효과를 설명하라.

6 정밀의료의 4P를 설명하라.

7 의료기관에서 진료를 받을 때에만 단발성으로 수집되던 헬스 데이터가 웨어러블 기기, 헬스케어 애플리케이션을 통해 연속적으로 수집될 때의 기대효과를 설명하라.

읽을거리

읽을거리

저자의 블로거(blogger)에 게시된
디지털 헬스케어 분야의 다양한 소식을
QR코드로 확인할 수 있습니다.

예시정답 다운로드

한빛아카데미 홈페이지 접속 → [도서명 검색] → 도서 상세 페이지의 [부록/예제소스]

목차

CHAPTER 04. 디지털 웰니스 서비스

CHAPTER 05. 헬스 데이터

CHAPTER 06. 디지털 헬스케어 IT 시스템

목차

CHAPTER 11. 비즈니스 모델

CHAPTER 12. 디지털 헬스케어 기획

CHAPTER 13. 디지털 헬스케어 기술의 사업화

PART 01

디지털 헬스케어 산업의 이해

CHAPTER 01 디지털 헬스케어 산업

1.1 디지털 헬스케어 개요

인류는 의료인이 지켜야 할 도덕적 기준인 히포크라테스 선서가 만들어지기 전부터 건강에 대해 깊은 관심을 두었고, 어떻게 하면 건강하고 오래 살 수 있을지를 꾸준히 연구해 왔다. 최근 십수 년간 정보통신, IT, 데이터 분석, 스마트폰 등 여러 과학기술이 눈부시게 발전하면서 건강한 삶을 위한 기술을 활용하는 사례가 매우 증가하고 있다. 이러한 시대 변화에 적응하고 미래를 준비하려면 디지털 헬스케어의 개념과 그 구성 요소를 이해하는 것이 중요하다. 또 이와 더불어 기술 발전에 따른 디지털 헬스케어의 시대별 변화를 파악하는 것도 필요하다.

헬스케어란

헬스케어 healthcare는 개인의 건강 유지, 증진, 회복을 위해 제공되는 체계적인 의료서비스를 비롯해 예방 서비스, 건강관리 프로그램 등을 포괄하는 광범위한 개념이다. 단순히 질병 치료뿐 아니라 건강한 생활습관 형성, 질병예방, 건강 증진까지 포함하는 전인적인 건강관리를 의미한다. 따라서 인간이 신체적, 정신적, 사회적으로 건강한 상태에 놓이게끔 도와주는 것이 헬스케어의 목적이다.

헬스케어 역사

헬스케어의 역사는 인류 문명의 시작과 함께한다. 초기에는 종교적 의식이나 미신에 기반한 치료 방식이 주를 이루었으나, 과학적 지식과 기술이 발전하면서 헬스케어 시스템이 구축되었다. 현대의 헬스케어 시스템은 국가마다 다양한 형태로 운영된다. 주요 모델로는 국민보건 서비스(영국, 캐나다 등), 사회보험 시스템(독일, 프랑스 등), 민간보험 시스템(미국 등), 국민건강보험(대한민국) 등이 있다.

과거에는 의학이 발달하기 이전에 직관의학intuitive medicine이 주를 이루었다. 이는 의료인이 경험과 직관에 의존하여 질병을 진단하고 치료하는 방식으로 당시 의사들은 환자의 증상을 관찰하고, 과거의 경험을 바탕으로 치료법을 선택했다. 20세기에 들어 직관의학보다 한 단계 발전된 경험의학 empirical medicine이 등장했다. 이때 다수의 환자를 대상으로 한 임상경험을 바탕으로 질병의 특징과 치료법을 일반화하는 방법이 주로 사용되었다. 현대 의학에서도 경험의학은 여전히 중요한 역할을 하고 있고, 많은 의사가 자신의 임상경험을 바탕으로 진료하고 있다.

최근에는 개인의 유전체 정보, 생활습관, 환경적 요인 등 다양한 정보를 종합적으로 분석하여 맞춤형 진단과 치료를 제공하는 새로운 패러다임인 정밀의학precision medicine이 등장했다. 정밀의학은 빅데이터 분석, 인공지능, 유전체 분석 등의 기술 발전과 함께 빠르게 성장하고 있고, 미래 의학의 핵심이 될 것으로 기대한다. 이러한 정밀의학과 과학기술의 발전에 따라 헬스케어는 치료 중심의 의료에서 개인 맞춤형 의료, 예방 중심 의료, 정보통신기술 활용, 글로벌 협력 등 주요 트렌드를 중심으로 발전하고 있다. 이를 정리하면 [그림 1-1]과 같다.

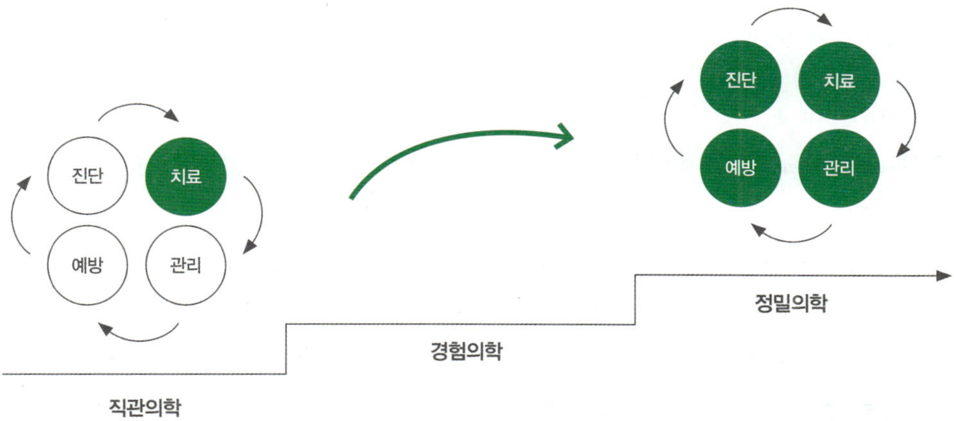

그림 1-1 의학의 변화 트렌드

디지털 헬스케어 서비스

디지털 헬스케어는 정보통신기술(ICT)Information and Communication Technology을 활용하여 건강관리 및 의료서비스를 제공하는 것을 의미한다. 단순히 의료기관에서 제공하는 의료서비스에 국한되지 않고, 개인의 건강상태 관리, 질병예방, 건강 증진까지 전인적인 건강관리를 가능하게 하는 광범위한 개념이다.

디지털 헬스케어는 다양한 기술이 결합되어 통합된 형태로 제공되는데, 주로 웨어러블 기기, 모바일 헬스케어 애플리케이션, 텔레메디신, 전자건강기록(EHR), 빅데이터 분석, AI 등으로 구성된다.

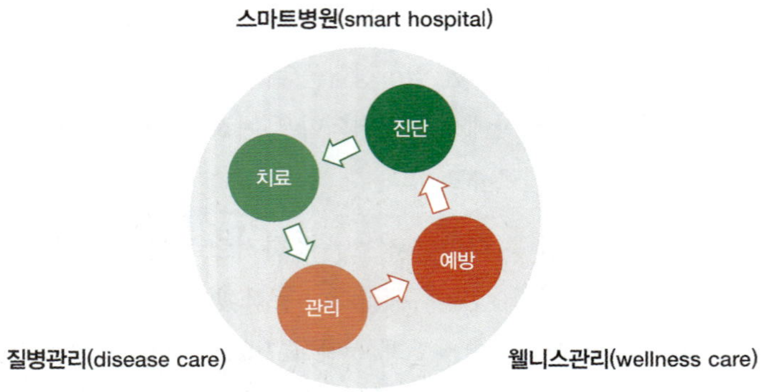

그림 1-2 ICT 발전에 따른 헬스케어 패러다임 전환 : '진단/사후치료' → '예방/관리'로 헬스케어 패러다임 전환

이러한 과학기술의 혁신적 발전으로 의료 분야에서는 진단과 치료 분야가, 일상생활 속에서는 예방과 관리 분야가 발전하고 있다. 이를 통해 언제 어디서나 개인 맞춤형 헬스케어 서비스를 쉽게 받을 수 있는 환경이 조성되면서 헬스케어 패러다임이 전환되고 있다.

■ 웨어러블 기기

웨어러블 기기wearable device란 몸에 직접 착용하여 건강상태를 측정하는 기기로 휴대형, 부착형, 이식형으로 구분된다.

휴대형 웨어러블 기기의 예로 스마트워치, 스마트밴드, 스마트글라스, 이어폰, 스마트링이 있다. **스마트워치**smartwatch는 손목에 착용하고 스마트폰과 연동하여 알림 확인, 전화 수신, 운동량 측정, 음악 재생 등 다양한 기능을 제공한다. 대표적인 제품으로 애플워치, 삼성 갤럭시 워치, 화웨이 워치 등이 있다. **스마트밴드**smartband는 손목이나 팔에 착용하고, 스마트워치보다 기능이 간단하지만 가격이 저렴하고 배터리 수명이 길다는 특징이 있다. 대표적인 제품으로 미밴드, 피트빗, 삼성 갤럭시핏 등이 있다. **스마트글라스**smartglasses는 안경 형태이고, 정보 확인, 전화 통화, 촬영 등 다양한 기능을 제공한다. 아직은 개발 초기단계에 가깝지만 앞으로 시장 성장이 기대된다. 대표적인 제품으로 구글 글라스, 에픽게임즈 메타버스 안경 등이 있다. **이어폰**earphone은 귀에 착용하고, 음악감상, 전화 통화, 주변 소음차단 등의 기본 기능을 비롯해 건강 관련 기능인 뇌파 측정, 청각 상태검사 등을 제공한다. 최근에는 무선 이어폰과 노이즈 캔슬링 기능을 탑재한 제품이 많이 출시되고 있다. 대표적인 제품으로 에어팟, 갤럭시 버즈, 소니 WF-1000XM5 등이 있다. **스마트링**smart ring은 손가락에 착용하고, 운동량 측정, 결제, 알림 확인 등 다양한 기능을 제공한다. 2024년 하반기 기준으로 삼성전자, 애플, 샤오미, 오우라, 맥리어 등 여러 기업이 차세대 스마트링 개발에 박차를 가하고 있다. 이러한 경쟁을 통해 앞으로 스마트링에 다양한 기능이 추가될 것으로 기대된다.

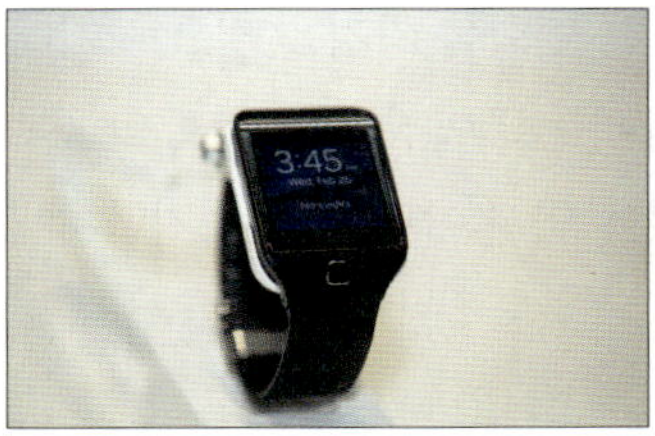

(a) 스마트워치

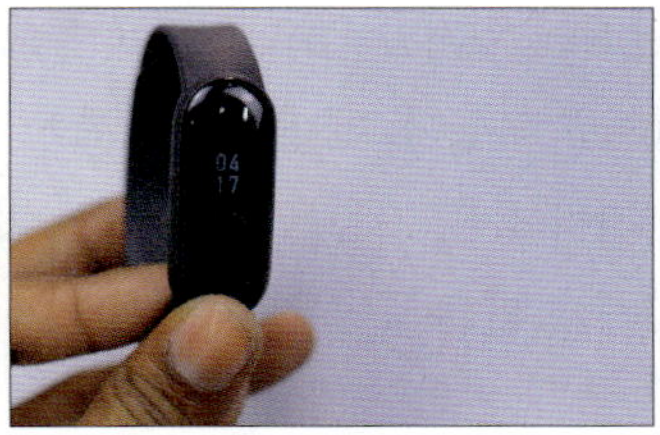

(b) 스마트밴드

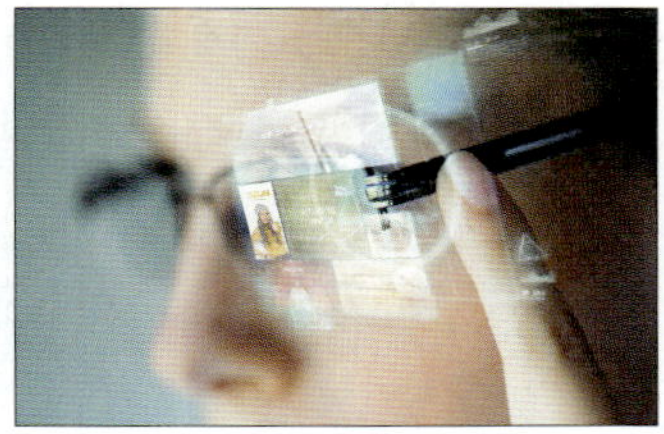

(c) 스마트글라스

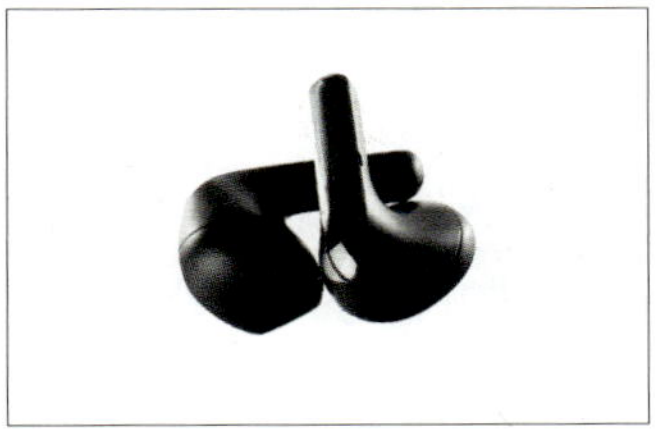

(d) 이어폰

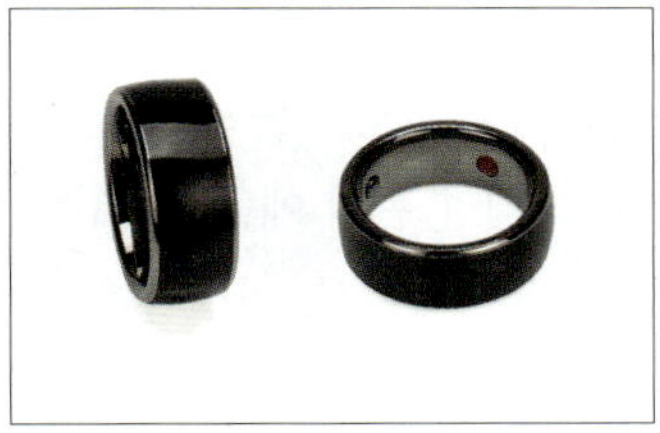

(e) 스마트링

그림 1-3 휴대형 웨어러블 기기의 예

부착형 웨어러블 기기의 예로 스마트패치, 스마트의류가 있다. **스마트패치**smart patches는 피부에 부착해서 건강상태, 운동량, 수면패턴 등을 측정한다. 이 기기는 의료 분야에서도 활용되고 있고, 앞으로 다양한 기능이 추가될 것으로 기대된다. **스마트의류**smart clothing는 옷에 센서를 삽입한 웨어러블 기기로 건강상태, 운동량, 자세 등을 측정한다. 이 분야 역시 아직 개발 초기단계이지만, 앞으로 다양한 기능과 디자인으로 출시될 가능성이 크다.

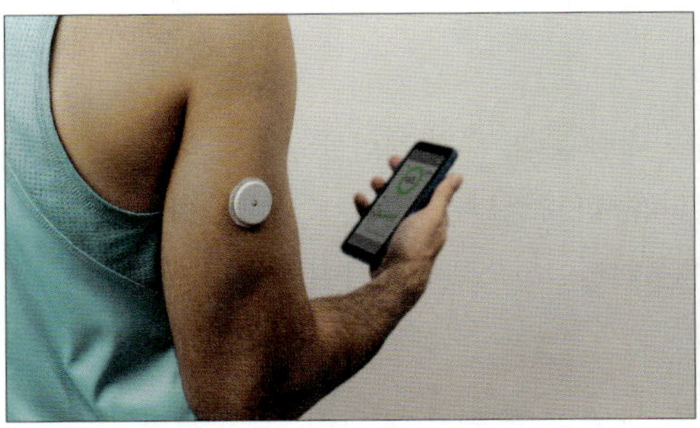

(a) 스마트패치

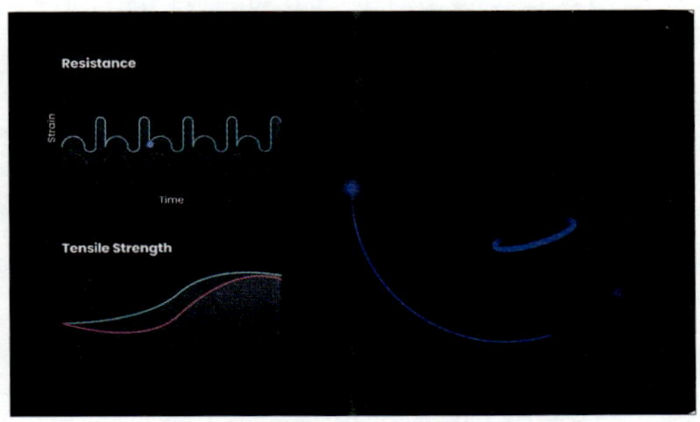

(b) 스마트의류

그림 1-4 부착형 웨어러블 기기의 예

이식형 웨어러블 기기의 예로 스마트임플란트, 스마트알약이 있다. **스마트임플란트**smart implant는 신체에 직접 이식되는 웨어러블 기기로 만성질환 관리, 건강상태 모니터링, 생체신호 측정 등 다양한 기능을 제공한다. 현재 개발 초기단계에 있지만 앞으로 의료 분야에 큰 변화를 가져올 것으로 기대된다. **스마트알약**smart pill은 일반 약처럼 복용 후 체내에서 정보를 전송하는 웨어러블 기기로, 약물복용 관리, 질병 진단, 건강상태 모니터링 등의 기능을 수행한다. 이 분야 역시 아직 개발 초기단계에 있지만, 앞으로 의료 분야에서 다양하게 활용될 가능성이 크다.

■ 모바일 헬스케어 애플리케이션

모바일 헬스케어 애플리케이션mobile healthcare application은 스마트폰이나 태블릿을 통해 건강정보 관리, 질병 관리, 건강 증진을 위해 다양한 기능을 제공하는 소프트웨어이다. 2024년 하반기 기준으로 운동 및 활동 관리 애플리케이션, 식단 및 영양 관리 애플리케이션, 수면 관리 애플리케이션, 여성 건강관리 애플리케이션, 정신건강관리 애플리케이션, 만성질환 관리 애플리케이션 등 다양한 요구에 맞춘 애플리케이션이 다양하게 출시되어 있다.

운동 및 활동 관리 애플리케이션은 운동기록, 걸음 수 측정, 거리 및 칼로리 소모량 계산, 운동 목표 설정, 다양한 운동 프로그램 제공, 운동기록 분석 및 시각화 등의 기능으로 구성된다. 이 애플리케이션은 사용자가 운동을 꾸준히 할 수 있도록 돕고, 건강한 생활습관을 형성할 수 있도록 동기부여를 제공한다. 대표적인 애플리케이션으로 삼성헬스, 구글 피트니스, 애플 앱스토어의 워크아웃, 엔도몬도가 있다.

식단 및 영양 관리 애플리케이션은 식사 기록, 칼로리 및 영양소 섭취량 계산, 건강한 식단 레시피 제공, 식습관 분석 및 개선 제안, 체중 관리 도구 제공 등의 기능으로 구성된다. 이 애플리케이션은 건강한 식습관을 형성하고 체중을 조절하는 데 도움을 준다. 대표적인 애플리케이션으로 눔, 마이피트니스팔, 잇스마트, 라이프섬이 있다.

수면 관리 애플리케이션은 수면 시간 및 품질 기록, 수면패턴 분석, 수면 개선을 위한 팁 제공, 편안한 수면을 위한 음악과 ASMR 제공 등의 기능으로 구성된다. 이 애플리케이션은 수면의 질을 높이고 피로 해소와 스트레스 관리에 도움을 준다. 대표적인 애플리케이션으로 슬립사이클, 필로우, 슬립스코어, 헤드스페이스가 있다.

여성 건강관리 애플리케이션은 월경 주기 및 증상 기록, 배란일 예측, 피임 관리, 임신 관리, 여성 건강 관련 정보제공 등의 기능으로 구성된다. 이 애플리케이션은 여성의 건강을 관리하고 다양한 정보를 제공한다. 대표적인 애플리케이션으로 루나, 페루라, 랄루, EVE, Glow가 있다.

정신건강관리 애플리케이션은 스트레스 관리, 불안 및 우울증 증상 완화, 마음챙김 명상, 감정 기록 및 분석, 전문가 상담 연결 등의 기능으로 구성된다. 이 애플리케이션은 정신건강을 증진하고 스트레스나 불안감을 해소하는 데 도움을 준다. 대표적인 애플리케이션으로 마인드닥, 무드패스, 산벨로, 헤드스페이스, 마인드포커스mind focus가 있다.

만성질환 관리 애플리케이션은 당뇨병, 고혈압, 심장 질환 등 만성질환 관리, 증상 기록 및 모니터링, 약 복용 관리, 건강 관련 정보제공, 전문가 상담 연결 등의 기능으로 구성된다. 이 애플리케이션은 만성질환을 효과적으로 관리하고 건강상태를 안정적으로 유지하는 데 도움을 준다. 대표적인 애플리케이션으로 웰체크, 닥터바이스, 마이슈거, 코치코치당뇨, 파스타, 케어플러스가 있다.

■ 텔레메디신

텔레메디신telemedicine은 통신기술을 활용하여 원격으로 의료서비스를 제공하는 것을 의미한다. 즉, 의사, 간호사, 임상영양사, 재활치료 전문가, 심리 상담사 등 의료서비스 제공자들이 환자를 직접 대면하지 않고도 채팅이나 영상 통화 등의 방식으로 진료, 상담, 치료 등을 진행할 수 있다. 텔레메디신은 시간과 장소의 제약 없이 편리하게 의료서비스를 이용할 수 있다는 장점이 있다. 텔레메디신 분야는 다음과 같이 구체적으로 나눌 수 있다.

- **원격진료 :** 의료서비스 제공자가 영상 통화를 이용하여 환자를 직접 만나지 않고 진료
- **원격상담 :** 의료서비스 제공자가 환자의 증상이나 질병을 상담
- **원격처방 :** 의료서비스 제공자가 환자를 직접 만나지 않고 전자처방전을 발급
- **원격 모니터링 :** 의료서비스 제공자가 원격으로 환자의 건강상태를 지속하여 관찰하고 관리

디지털 헬스케어 데이터 활용

ICT가 의료서비스에 접목되면서 헬스케어 데이터의 활용범위가 급격히 확장되고 있다. 전통적인 의료기록과 달리 디지털화된 데이터는 저장, 분석, 공유가 용이하므로 의료서비스의 품질을 높일 수 있는 다양한 기회가 열리고 있다. 전자건강기록, 빅데이터 분석, 인공지능 기술의 발전은 의료시스템 전반에 걸쳐 혁신을 일으키고 있으며, 이러한 데이터는 개인맞춤형 의료서비스 제공부터 공중보건 관리까지 널리 활용되고 있다.

■ 전자건강기록

전자건강기록(EHR)Electronic Health Records은 환자의 건강정보를 디지털 형태로 저장하고 관리하는 시스템이다. 과거에는 종이 기록으로 관리했던 건강정보가 디지털화되어 의료서비스의 효율성과 품질을 높일 수 있다. 전자건강기록의 주요 특징은 다음과 같이 다섯 가지로 정리할 수 있다.

- **완전성 :** 개인의 모든 건강정보를 하나의 시스템에 통합하여 저장
- **접근성 :** 의료서비스 제공자는 환자 허락하에 EHR에 접근하여 환자의 건강정보를 확인하고 활용
- **정확성 :** 전자적인 데이터 입력을 통해 정보 오류를 최소화
- **보안성 :** 암호화 기술 등을 통해 개인의 건강정보를 안전하게 보호
- **공유성 :** 의료서비스 제공자 간에 환자의 건강정보를 손쉽게 공유

■ 빅데이터 분석

헬스케어 빅데이터는 의료, 건강, 질병 등과 관련된 방대한 양의 데이터를 의미한다. 이는 전자건강기록, 의료영상데이터, 게놈 데이터, 웨어러블 기기 데이터, 생활습관 데이터 등 다양한 형태로 존재하고, 헬스케어 분야에서 중요한 가치를 제공한다. 헬스케어 빅데이터를 분석하여 질병 예측, 치료 개선, 의료자원 관리 등에 활용할 수 있다.

■ 인공지능

인공지능(AI)Artificial Intelligence 기술은 다양한 방식으로 질병 진단, 치료계획 수립, 약물 개발 등에 도움을 준다. 헬스케어 데이터를 활용하는 다양한 AI의 예로 다음과 같은 기술이 있다.

- **머신러닝(ML)**Machine Learning **:** 데이터를 자동으로 학습하고 예측 모델을 개발하는 기술
- **자연어 처리 :** 의료기록, 연구논문 등의 텍스트 데이터를 분석하고 이해하는 기술
- **컴퓨터 비전 :** 의료영상데이터를 분석하고 질병을 진단하는 기술
- **데이터 마이닝 :** 빅데이터에서 숨겨진 패턴과 의미를 발굴하는 기술
- **통계분석 :** 데이터를 통계적으로 분석하여 유의미한 결과를 도출하는 기술

디지털 헬스케어 역사

디지털 헬스케어는 1970년대에 처음 시작되어 끊임없이 변화하고 발전해 오고 있다. 디지털 헬스케어 역사는 4단계로 구분할 수 있다. 시대별로 어떤 점에 주목하여 헬스케어가 발전해왔는지 그 흐름을 살펴보자.

❶ 초기단계(1970년대~1990년대 초반)

이 시기는 의료정보를 전산화하여 병원을 효율적으로 경영하는 것이 주요 목적이었다. 대표적인 기술 및 제품으로 의료정보시스템(MIS)Management Information System, 전자건강기록 등이 있다.

❷ 인터넷 활용 단계(1990년대 중반~2000년대 초반)

이 시기는 인터넷을 활용하여 의료 접근성을 높이고, 온라인 진료 기술을 도입하여 병원의 진료 분야를 효율적으로 운영하는 것이 주요 목적이었다. 대표적인 기술 및 제품으로 온라인 의료정보 사이트, 온라인 진료 플랫폼이 있다.

❸ 모바일 헬스케어 단계(2000년대 중반~2010년대 초반)

이 시기에 통신기술이 발전하여 스마트폰의 보급률이 증가하고 웨어러블 기기가 등장했다. 따라서 모바일 헬스케어 애플리케이션을 개발하여 의료기관 외의 장소에서도 환자를 관리하는 것이 주요 목적이었다. 대표적인 기술 및 제품으로는 웨어러블 기기, 모바일 헬스케어 애플리케이션이 있다.

PLUS 설명 **LG전자 당뇨폰**

통신기술과 소형화 제조 기술이 발전하자 LG전자는 2004년에 휴대폰 포트에 혈당측정기를 연결하면 혈당 측정 결과를 알려주는 휴대폰, 일명 당뇨폰을 국내 최초로 출시한 바 있다.

❹ 빅데이터 및 AI 활용 단계(2010년대 중반~현재)

이 시기에 데이터를 수집하는 다양한 센서 기술과 통신기술이 비약적으로 발전했다. 따라서 방대하게 생성된 빅데이터와 AI 기술을 활용하여 개인 맞춤형 의료서비스를 제공하는 것이 주요 목적이다. 대표적인 기술 및 제품으로는 헬스케어 빅데이터 분석 플랫폼, AI 기반 진단 시스템, 챗봇 기반 의료상담 서비스가 있다.

디지털 헬스케어 현황

디지털 헬스케어는 전 세계적으로 빠르게 성장하고 있어, 향후 더욱 중요한 역할을 할 것으로 예상된다. 디지털 헬스케어의 현황을 다음과 같이 네 가지 방향에서 주목할 수 있다.

첫째, 웨어러블 기기 시장규모가 꾸준히 확대되고 있다. 2023년 기준으로 전 세계 웨어러블 기기 시장규모는 약 3,000억 달러이며, 앞으로 연평균 15% 이상 성장할 것으로 전망된다. 둘째, 모바일 헬스케어 애플리케이션 이용이 급증하고 있다. 세계적으로 건강 관련 애플리케이션 다운로드 수가 매년 증가하는데, 특히 코로나19 팬데믹 이후 급증하는 추세이다. 셋째, 원격진료가 활성화되고 있다. 코로나19 팬데믹으로 인해 비대면 진료의 수요가 급증하면서 텔레메디신 서비스가 활발해졌다. 넷째, 디지털 헬스케어에 관한 정부 정책 지원이 확대되고 있다. 여러 나라에서 디지털 헬스케어 산업을 육성하기 위해 지원을 확대하는 정책을 펼치고 있다.

이제 대한민국, 미국, 유럽, 중국 정부에서 각각 디지털 헬스케어에 관해 어떤 제도를 개선하고 있거나 어떤 지원 정책을 시행하는지, 또 헬스케어 데이터를 어떻게 활용하는지 살펴보자.

■ 대한민국 정부의 디지털 헬스케어 관련 정책

대한민국 정부는 디지털 헬스케어 산업 발전을 위해 다음과 같이 세 가지 핵심 축을 중심으로 여러 가지 정책을 적극 추진하고 있다.

- **제도 개선 :** 의료법을 개정하여 원격진료 허용 범위를 확대 추진하고 AI 기반 의료기기 허가 절차를 간소화했다. 또한 개인정보 보호법을 개정하여 건강데이터 활용 규제를 완화하고, 의료보험 제도를 개선하여 디지털 헬스케어 서비스 보험의 적용 범위를 확대하고 있다.
- **지원 정책 :** 디지털 헬스케어 관련 기업을 육성하거나 투자를 확대하고, 인력 양성 및 교육 강화, 디지털 헬스케어 관련 연구개발을 지원하는 등 다양한 지원 정책을 시행하여 산업 발전을 촉진하고 있다.
- **데이터 활용 :** 국가건강정보포털과 개인 건강정보 공유 플랫폼을 구축하는 등 데이터 활용 환경을 조성하고 있다. 또한 AI에 기반하여 건강데이터 분석을 활성화함으로써 데이터의 가치를 높이고 있다.

■ 미국 정부의 디지털 헬스케어 관련 정책

미국 정부는 혁신적인 의료기기를 개발하고 가치기반 의료시스템 구축에 초점을 맞추고 있다. 또한 민간 투자와 연구개발을 활성화하여 디지털 헬스케어 산업 발전을 촉진하고 있다.

- **제도 개선 :** 21세기 치료법21st Century Cures Act을 제정하여 혁신적인 의료기기 개발을 촉진하고, MACRA Medicare Access and CHIP Reauthorization Act를 제정하여 가치기반 의료시스템 구축을 추진했다.
- **지원 정책 :** 국립보건원(NIH)National Institutes of Health에서 디지털 헬스케어 연구개발을 지원한다. 미국 식품의약국(FDA)Food and Drug Administration의 빠른 승인 절차(FTD)Fast Track Designation는 혁신적인 의료기기가 시장에 빠르게 진출할 수 있도록 돕는다.
- **데이터 활용 :** OPEN Open Patient Engagement Network 플랫폼을 구축하여 환자의 건강정보제공 동의를 받은 후 연구자에게 정보를 제공하고, 이를 통해 연구가 진행될 수 있도록 지원한다. 또한 정

보제공에 동의한 환자가 연구 진행 과정에 참여할 수 있도록 하여, 환자 참여 기반 데이터 활용을 활성화하고 있다. 더불어 보건의료 상호운용성 차세대 기술표준(FHIR)을 활용해 의료정보를 표준화하고, 이를 적극적으로 공유하는 정책을 펼치고 있다.

PLUS 설명 MACRA

MACRA는 미국 의료시스템의 지속가능성을 높이고 의료 품질을 높이기 위해 2015년에 제정된 법안이다. 기존의 불안정한 의료서비스 제공자 보상 시스템을 개선하고, 가치기반 의료value-based care를 장려하여 의료서비스의 품질을 높이고 비용을 절감하는 것을 목표로 한다.

MACRA의 주요 내용은 다음과 같다.

- **수가 시스템 개편 :** 기존 서비스 건수에 따른 수가 지급 방식에서 벗어나서 의료의 품질과 효율을 중심으로 하는 가치기반 보상 시스템으로 전환
- **품질 보고 :** 의료서비스 제공자는 다양한 품질 지표를 측정하고 보고해야 하며, 이를 통해 의료서비스의 품질을 높이고 환자의 안전을 도모
- **리스크 공유 :** 의료서비스 제공자는 환자의 건강 결과에 대한 책임을 일부 공유하고, 이에 따라 보상을 받거나 손실을 감수
- **의료 IT 활용 :** 전자건강기록 등 의료정보기술을 활용하여 환자 진료를 효율화하고, 데이터 기반 의사결정을 지원

MACRA의 목표는 다음과 같다.

- **의료비 절감 :** 가치기반 의료시스템을 도입하여 불필요한 의료서비스를 줄이고, 의료비 상승을 억제
- **의료 품질 향상 :** 품질 보고 및 리스크 공유를 통해 의료서비스의 품질과 환자 만족도를 높임
- **의료시스템 효율성 증대 :** 의료 IT를 활용하여 의료서비스 제공 과정을 효율화하고, 의료시스템의 생산성을 높임

■ 유럽연합의 디지털 헬스케어 관련 정책

유럽연합(EU)은 개인정보 보호 및 의료기기 안전 관리를 강화하고 국제 협력 및 공동 연구를 활성화하는 데 중점을 두고 있다.

- **제도 개선 :** 유럽 일반 개인정보 보호법(GDPR)General Data Protection Regulation을 제정하여 개인정보 보호를 강화하고, 유럽 의료기기 규정(MDR)Medical Device Regulation을 제정하여 의료기기 안전 관리를 강화했다.

- **지원 정책 :** 호라이즌 2020 Horizon 2020 프로그램[1]을 통해 디지털 헬스케어 연구개발을 지원하고 유럽 의료기기 연합회 Eucomed와 협력을 강화하여 의료기기 개발을 촉진하고 있다.
- **데이터 활용 :** IMI Innovative Medicines Initiative 플랫폼을 구축하여 의료정보를 공유하거나 연구 협력을 활성화하고, Gaia-X 프로젝트를 추진하여 유럽 데이터 공간을 구축하고 있다.

■ 중국 정부의 디지털 헬스케어 관련 정책

중국 정부는 디지털 헬스케어를 전략적 성장 산업으로 지정하고 국가 차원에서 발전 계획을 수립했다.

- **재정 지원 :** 연구개발, 기업 육성, 인프라 구축 등에 대한 재정 지원을 확대하고 있다.
- **규제 완화 :** 관련 규제를 완화하여 기업 진출을 유도하고 시장 활성화를 촉진하고 있다.
- **세금 감면 :** 디지털 헬스케어 관련 기업에 대해 세금 감면 혜택을 제공하고 있다.

디지털 헬스케어의 미래

디지털 헬스케어는 미래에 의료시스템의 핵심 요소가 될 것이다. 디지털 헬스케어 서비스는 추후 다음과 같이 네 가지 방향으로 발전할 것으로 예상된다.

첫째, 개인의 건강 데이터를 분석하여 맞춤형으로 진료하고 치료계획까지 제공하는 개인 맞춤형 의료가 실현될 것이다. 둘째, 질병 발생을 예측하고 예방하는 데 초점을 맞춘 예방 중심 의료가 더욱 중요해질 것이다. 셋째, 디지털 헬스케어 기술을 활용하여 전 세계 의료정보 및 자원을 공유하고 협력하는 글로벌 의료 협력 체계가 구축될 것이다. 넷째, AI 기술이 질병 진단, 치료계획 수립, 약물 개발 등 의료 분야 전반에 걸쳐 더욱 중요한 역할을 할 것이다.

디지털 헬스케어는 앞으로 더욱 발전하여 건강관리의 패러다임을 완전히 바꿀 것으로 예상된다. 사회적으로 다음과 같이 다섯 가지 주요 혜택을 제공하게 될 것이다.

첫째, 개인이 자신의 건강정보에 쉽게 접근하고 관리할 수 있도록 한다. 둘째, 건강정보를 분석하여 질병 위험을 예측하고, 조기에 발견하여 치료할 수 있도록 한다. 셋째, 개인의 건강상태와 특성에 맞는 맞춤형 건강관리 서비스를 제공한다. 넷째, 원거리 지역에 있거나 장애 등의 이유로 의료서비스 이용이 어려운 사람들에게 의료서비스를 제공하여 접근성을 개선한다. 다섯째, 의료서비스 제공 과정을 효율적으로 갖추고, 의료비용을 절감할 수 있도록 한다.

---

1 참고 : EU 호라이즌 유럽(Horizon Europe) 전략계획 방향, https://overseas.mofa.go.kr/be-ko/brd/m_7570/view.do?seq=1286197&srchFr=&

1.2 분야별 디지털 헬스케어 산업

디지털 헬스케어 산업은 '건강'이라는 주제를 중심으로 매우 광범위한 분야를 아우르는 산업이다. 이 산업 내에서 건강과 밀접하게 연관된 분야로 보험, 제약·바이오, 의료기관, 의료기기, 식품영양, IT 등이 있다. 각 산업의 주요 목적과 특징을 이해하고, 산업별로 디지털 헬스케어 기술의 활용 동향을 살펴보고자 한다.

보험 산업

보험 insurance은 예기치 않은 사고나 손실에 대비해 재정적 보호를 제공하는 계약이다. 보험가입자는 정기적으로 보험료를 내고, 보험회사는 보험가입자에게 특정 위험이 발생하면 그에 따른 손실을 보상한다. 예를 들어 자동차 사고, 질병, 화재 등의 상황에서 보험은 피해를 입은 사람에게 경제적 지원을 제공한다.

보험 산업은 개인이나 기업이 미래의 불확실한 위험에 대비하여 경제적 손실을 보장하는 목적을 가지고 위험 분산, 경제적 안정, 경제 성장 촉진, 사회적 안전망 구축 등의 역할을 한다.

- **위험 분산 :** 다수가 소액의 보험료를 납부하여 개인이 입을 수 있는 큰 손실을 공동으로 부담한다.
- **경제적 안정 :** 예상치 못한 사고, 질병, 사망 등으로 말미암은 경제적 손실을 보장하여 개인과 가계의 경제적 안정을 도모한다.
- **성장 촉진 :** 기업의 손실 위험을 보장하여 투자와 사업 활동을 활성화하고 궁극적으로 경제 성장에 기여한다.
- **사회적 안전망 구축 :** 노령, 질병, 장애 등이 발생했을 때, 경제적 위험과 가족 구성원이 맞이할 수 있는 사회적 위험에 대한 보장을 제공하여 사회 안전망을 구축하고 사회적 불평등을 완화하는 데 기여한다.

보험은 크게 영업, 인수, 시정, 운용, 손실 배상의 다섯 가지 업무로 이루어진다. **영업**은 보험상품을 개발하고 판매하며, 고객의 보험 가입을 유도하는 것이다. **인수**는 고객의 보험 가입 신청을 심사하고 보험료를 책정하며, 보험계약을 체결하는 업무이다. **시정**은 보험료 납부, 보험금 청구 등 보험계약과 관련된 오류나 불완전 판매를 바로잡는 업무이다. **운용**은 보험료를 투자하여 수익을 창출하고, 보험금 지급에 필요한 자금을 마련하는 것이다. 마지막으로 **손실 배상**은 보험 사고 발생 시, 보험계약 내용에 따라 보험금을 지급하는 것이다.

보험 산업에는 이해관계자가 다양하게 존재하며, 각 이해관계자는 서로 다른 목표와 역할을 가지고 있다. 주요 이해관계자는 다음과 같다.

- **보험회사 :** 보험상품을 개발하고 판매하며 보험금을 지급하는 기업
- **보험료 납부자 :** 보험료를 납부하고 보험금을 수령하는 개인 또는 기업
- **보험 중개인 :** 보험회사와 보험료 납부자 사이를 연결하고, 보험상품을 판매하는 역할
- **재보험회사 :** 보험회사가 인수한 위험 일부를 다시 인수하는 기업
- **정부 :** 보험 산업을 규제, 감독하고 소비자 보호 정책을 마련하는 역할

최근 IT 기술의 발전은 보험 산업에 큰 영향을 미치고 있다. 기존 데이터를 수집하고, 과거 경험을 활용해 미래의 경제를 예측하는 등 통계 기반으로 보험상품을 개발하고 운영한다. 또 보험 설계사가 보험을 대면으로 판매하는 방식에서 벗어나 빅데이터, IT 기술, AI 기술, 보안 기술을 활용하여 보험 산업에 새로운 변화를 가져오고 있다.

- **데이터 분석 활용 :** 과거에는 경험과 통계에 의존하여 보험상품을 개발하고 보험료를 책정했지만, 최근에는 AI 기술을 활용하여 고객의 개별적인 위험 수준을 분석하고 맞춤형 보험상품을 개발한다. 또 AI는 사기 방지, 고객 서비스 개선, 운영 효율성 증대 등에도 활용된다.

- **온라인 플랫폼 활용 :** 온라인 플랫폼을 통해 보험상품 비교 및 가입, 손실 신고, 보험금 청구 등을 간편하게 할 수 있도록 서비스가 확대되고 있다. 또한 챗봇, 가상 비서 등을 통해 고객 서비스를 개선하고, 보험상품 정보를 수집할 수 있으므로 손실 신고 처리 등을 자동화할 수 있다.

- **사물인터넷 기술 활용 :** 웨어러블 기기, 스마트홈 기기 등의 사물인터넷(IoT)Internet of Things 기술을 통해 고객의 건강상태와 생활방식을 실시간으로 관찰하고, 이를 바탕으로 맞춤형 보험상품을 개발하거나 건강관리 서비스를 제공할 수 있다. 이러한 기술은 보험회사가 가입 고객의 사고를 예방하고, 사고에 대한 손실 조사를 수행할 때도 활용할 수 있다.

- **블록체인 기술 활용 : 블록체인**block chain 기술은 변경하거나 조작할 수 없는 네트워크에서 공유되는 분산된 디지털 거래 기록으로, 데이터를 투명하고 안전하게 저장하고 관리할 수 있는 분산형 기술이다. 이 기술로 보험계약 정보를 투명하고 안전하게 관리하고, 보험금 지급 프로세스를 효율화하는 데에도 활용할 수 있다.

제약·바이오 산업

제약·바이오 산업은 인간의 건강 증진과 질병 치료를 위한 의약품, 의료기기, 생체공학 제품 등을 개발, 생산, 판매하는 산업으로 질병 치료, 건강 증진, 삶의 질 향상, 경제 성장을 수행한다.

- **질병 치료 :** 암, 당뇨병, 고혈압, 알츠하이머병 등 다양한 질병을 치료하는 새로운 의약품 개발
- **건강 증진 :** 예방접종 시행, 영양제 또는 건강기능식품 생산 등을 통해 건강 증진에 기여
- **삶의 질 향상 :** 만성질환 관리, 노화방지, 재활치료 등을 통해 삶의 질 향상에 기여
- **경제 성장 :** 신제품 개발, 수출 확대 등을 통해 경제 성장에 기여

제약·바이오 제품은 사람의 인체에 사용되는 만큼, 제품의 효과성과 안전성이 매우 중요하다. 따라서 연구부터 개발, 판매에 이르는 과정은 매우 엄격한 규제와 오랜 시간이 요구되는 복잡한 절차로 이루어진다. 제약·바이오 분야의 신제품을 출시하려면 일반적으로 크게 연구 단계, 개발 단계, 판매 단계 순서를 거친다. 각각의 단계를 세부적으로 살펴보자.

연구 단계에서는 표적(타겟) 발굴, 후보 물질 발굴, 전임상시험을 거친다. 먼저 치료 대상 질병의 원인 물질이나 진행 과정을 밝히는 표적 발굴을 시행한다. 이 질병을 치료하거나 예방하는 데 효과가 있을 것으로 예상하는 화합물이나 생체 물질, 즉 후보 물질을 발굴한다. 다음으로 동물시험을 통해 후보 물질의 안전성과 효능을 평가하는 전임상시험 단계를 거친다.

개발 단계에서는 임상시험, 제조 공정 개발, 규제 심사를 거친다. 먼저 인체 실험을 통해 후보 물질의 안전성과 효능을 평가하는 임상시험을 진행한다. 임상시험을 성공적으로 완료하면 이 물질을 안전하고 효율적으로 제조하는 공정을 개발한다. 마지막으로 정부 기관에 제품의 안전성과 효능에 대한 데이터를 제출하고 승인을 받는다.

판매 단계에서는 의료 전문가와 일반 대중에게 제품을 홍보(마케팅)하고 판매한다. 또 제품을 출시한 뒤에도 안전성과 효능을 지속적으로 평가하며 부작용을 방지하는 등 사후관리를 시행해야 한다.

최근 AI 기술이 신약개발 과정 전반에 걸쳐 혁신을 일으키고 있다. 기존에는 신약개발기간이 수년에서 수십 년이 걸렸다면 지금은 개발기간을 획기적으로 단축하고 있다. 약물 후보 물질 발굴 과정에서 AI는 방대한 데이터를 분석해 질병 치료에 효과적인 새로운 분자 구조를 예측하고, 기존 약물과의 상호작용을 예측하여 유망한 후보 물질을 빠르게 선별하는 데 도움을 준다. 임상시험 설계 및 분석 과정에서는 환자 데이터를 분석해 임상시험 대상 환자를 효율적으로 선정하고, 임상시험 결과를 신속하게 분석해 성공가능성을 높인다.

대표적인 사례로 미국 신약개발 기업인 아톰와이즈Atomwise는 AI 기반의 약물 발굴 플랫폼을 통해 에볼라 바이러스 치료제 후보 물질을 단 며칠 만에 발견한 바 있다. 영국 AI 기반 신약개발 회사인 베네볼런트 AI Benevolent AI도 AI를 활용해 루푸스병 치료제를 개발하는 데 성공하고, 기존 약물을 재활용하여 새로운 치료법을 발견한 사례가 있다.

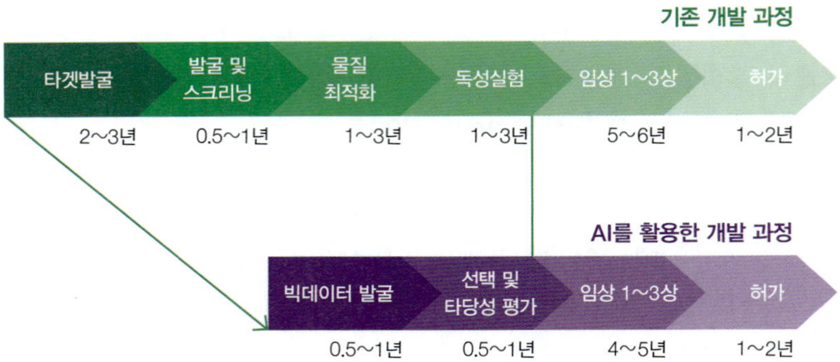

그림 1-5 신약개발 과정 및 소요 기간[2]

제약·바이오 산업에는 이해관계자가 다양하게 존재하고, 각 이해관계자는 서로 다른 목표와 역할을 가지고 있다. 주요 이해관계자는 다음과 같다.

- **제약·바이오 기업 :** 의약품, 의료기기, 생체공학 제품 등을 개발, 생산, 판매
- **연구기관 :** 정부기관, 대학, 민간 연구기관 등 제약·바이오 기술 연구를 수행
- **정부 :** 제약·바이오 산업을 규제하고 감독하며, 연구 개발을 지원
- **의료 전문가 :** 의사, 약사, 간호사 등 제약·바이오 제품을 처방하고 사용
- **환자 :** 제약·바이오 제품을 사용하여 질병을 치료하거나 예방
- **보험회사 :** 제약·바이오 제품을 개발하거나 사용하는 비용을 보장

최근 IT 기술의 발전은 제약·바이오 산업에 큰 영향을 미치고 있다. 과거에는 연구자의 경험과 한정된 데이터를 활용한 소규모 연구 방식이 주를 이루었지만, 이제는 AI, 빅데이터, 클라우드 컴퓨팅 등을 활용하여 연구 범위가 확대되고, 여러 연구자의 경험을 활용할 수 있게 되었다. 이러한 IT 기술의 발전은 다양한 분야에서 새로운 변화를 가져오고 있다.

2 출처 : 보건산업진흥원

- **AI 활용 :** AI 기술은 인간의 학습 능력, 이해 능력, 분석 능력과 유사한 방식으로 질병의 원인을 파악하고 새로운 치료법을 개발하는 데 활용된다. 또 의료영상 분석, 의료 진단 지원, 맞춤형 의료 제공 등에도 활용된다.
- **빅데이터 활용 :** 과거에는 데이터가 병원 내원 시에만 생성되었다면, 이제는 IT 기술이 발전하여 일상생활 속에서도 헬스케어와 관련된 방대한 데이터가 생성되고 있다. 이러한 빅데이터를 분석하여 질병의 원인을 파악하고 새로운 치료법을 개발하며, 맞춤형 의료를 제공하거나 의료서비스 효율성을 개선할 때에도 활용할 수 있다.
- **클라우드 컴퓨팅 활용 : 클라우드 컴퓨팅**cloud computing은 서버, 스토리지, 데이터베이스, 네트워킹, 소프트웨어 등 컴퓨터 시스템 자원을 필요에 따라 인터넷을 통해 빌려 사용하는 서비스이다. 연구 개발을 위해 자체적으로 대규모 시스템을 구축하려면 방대한 예산과 시간이 필요하지만, 클라우드 컴퓨팅을 활용하면 제약·바이오 산업의 모든 단계에서 비용을 절감하고 효율성을 높이며, 협업을 강화할 수 있다.
- **3D 프린팅 활용 : 3D 프린팅**은 컴퓨터에 저장된 3차원 모델 데이터를 바탕으로 실제 물체를 만들어내는 기술이다. 2차원 그림을 프린터로 종이에 인쇄하듯이 3D 프린터는 3차원 모델을 층층이 쌓아 입체적인 물체를 만든다. 이 3D 프린팅 기술을 활용하여 의료기기, 인공장기, 조직 광학[3], 조직 공학[4] 등 여러 분야에서 맞춤형 의료 제품을 생산하고 있다.
- **웨어러블 기기 활용 :** 웨어러블 기기를 통해 환자의 건강상태를 실시간으로 모니터링하고, 질병을 예방하고, 치료 효과를 평가하는 데 활용된다.

의료서비스 산업

의료서비스 산업은 질병예방, 진단, 치료, 재활 등을 통해 개인의 건강을 증진하고 삶의 질을 높이는 것을 목적으로 한다.

- **질병예방 :** 예방접종, 건강검진, 건강교육 등을 통해 질병을 예방
- **질병 진단 :** 정확한 진단을 통해 적절한 치료를 제공
- **질병 치료 :** 약물, 수술, 물리치료, 방사선치료, 항암치료, 면역치료 등 다양한 방법으로 치료

---

3 조직 광학은 조직의 기능과 구조를 연구한다. 예를 들어 병리학적 진단, 약물 효능 평가가 있다.

4 조직 공학은 피부 연골, 인공장기 개발 등과 관련된 공학이다.

- **재활치료 :** 질병으로 인해 손상된 기능을 회복하고 삶의 질을 높임
- **고통 완화 :** 만성질환자나 말기질환자의 고통을 완화
- **건강 증진 :** 다양한 건강정보를 제공하여 건강한 생활습관을 형성시키고 건강을 증진시킴

의료기관은 환자가 질병을 예방하고, 진단하고, 치료받는 과정에서 다양한 의료서비스를 제공한다. 병원급 진료과목에는 무엇이 있는지, 그리고 의료서비스는 어떤 단계로 공급하는지 알아보자.

병원급 진료과목에는 내과, 외과, 신경과, 정신건강의학과, 외과, 정형외과, 신경외과, 흉부외과, 성형외과, 마취통증의학과, 산부인과, 소아청소년과, 안과, 이비인후과, 피부과, 비뇨의학과, 영상의학과, 방사선종양학과, 결핵과, 재활의학과, 핵의학과, 가정의학과, 응급의학과, 직업환경의학과, 예방의학과, 치과, 한의학이 있다. 질병에 따라 각 전문 진료과에서 의료서비스를 공급하고 치료를 수행한다.

의료서비스는 일반적으로 진료 단계, 검사 단계, 치료 단계, 입원 단계의 순서를 거친다. 각각의 단계를 세부적으로 살펴보자.

진료 단계에서는 초진, 진료, 재진이 이뤄진다. 초진에서는 환자의 증상이나 병력, 건강상태를 처음으로 확인하고 진단한다. 진단 결과에 따라 치료계획을 수립하고 약물을 처방한다. 이후 치료 상황을 확인하고, 필요에 따라 치료계획을 조정하는 재진을 할 수 있다.

검사 단계에서는 혈액 검사, 영상 검사, 기능 검사를 시행할 수 있다. 혈액 검사는 혈액 성분을 검사하고, 영상 검사는 X-ray, CT, MRT 등으로 체내를 살핀다. 기능 검사는 심장, 폐, 간, 신장 등 장기의 기능을 평가한다. 이러한 검사를 통해 질병을 진단하고 치료계획을 수립하며, 치료 효과를 평가할 수 있다.

치료 단계에서는 필요에 따라 약물, 수술, 방사선, 물리, 재활치료를 적절하게 선택한다. 약물치료는 약물을 처방하고, 수술치료는 외과적 시술을 시행한다. 방사선치료는 주로 항암치료에 사용하며, 방사선을 이용해 암세포를 소멸시킨다. 물리치료는 운동요법이나 냉찜질, 마사지 등을 통해 근육, 신경, 관절의 기능을 회복시키는 방법이다. 재활치료는 질병으로 손상된 기능을 회복하는 방법으로 삶의 질을 향상시키는 데 중점을 둔다.

입원 단계에서는 급성 질환 치료, 만성질환 치료, 수술 후 회복 서비스를 제공한다. 급성 질환으로는 심장마비, 뇌졸중, 외상 등이 있으며, 만성질환으로는 당뇨병과 고혈압 등이 있다. 입원 단계에서 이러한 질환을 치료하고 관리하며, 수술 후 환자의 상태를 관찰하고 회복을 돕는다.

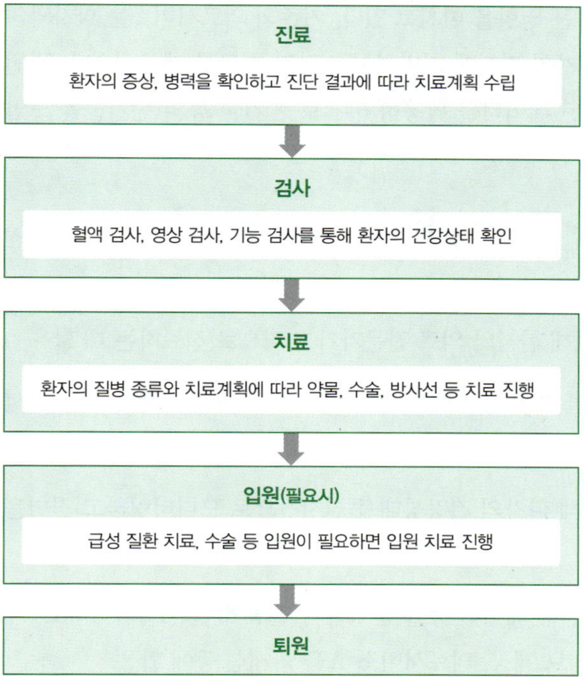

그림 1-6 의료서비스 단계

의료서비스 산업에는 이해관계자가 다양하게 존재하고, 각 이해관계자는 서로 다른 목표와 역할을 가지고 있다. 의료서비스 공급 과정에서 주요 이해관계자는 다음과 같다.

- **의료기관 :** 병원, 클리닉, 요양원 등 의료서비스 제공
- **의료 전문가 :** 의사, 간호사, 약사, 영상의학 전문의 등 의료서비스 제공
- **환자 :** 의료서비스 이용
- **보험회사 :** 보험계약 체결, 환자가 의료서비스를 이용하며 발생한 비용을 계약에 따라 지불
- **정부 :** 의료서비스 산업을 규제, 감독하고 의료서비스 이용 기회 확대를 위한 정책을 마련
- **제약회사 :** 의약품을 개발, 생산, 판매
- **의료기기 회사 :** 의료기기를 개발, 생산, 판매
- **연구기관 :** 의료기술의 연구와 개발을 수행
- **지역 사회 :** 의료서비스를 이용하여 건강 증진 및 삶의 질 향상

최근 IT 기술의 발전이 의료서비스 산업에도 큰 영향을 미치고 있다. 기존의 의료서비스는 환자와의 대면을 중심으로 종이 차트를 사용하며 전문가의 경험에 기반하여 진단과 치료를 제공했으나, 병원 전산 시스템이 디지털화되고 대량으로 축적된 데이터를 활용하거나 로봇 기술 등의 신기술을 도입하며 다양한 분야에서 새로운 변화가 생기고 있다.

- **전자건강기록 활용 :** 환자의 의료정보를 전자적으로 관리하여 의료서비스의 효율성과 품질을 높이는 데 활용
- **원격진료 활용 :** 인터넷, 스마트폰 등을 통해 환자와 의료 전문가가 원격으로 진료하는 데 활용
- **AI 활용 :** 질병 진단, 치료계획 수립, 약물 개발 등 다양한 분야에서 AI 기술을 활용하여 의료서비스의 정확도와 효율을 높임
- **웨어러블 기기 활용 :** 웨어러블 기기를 통해 환자의 건강상태를 실시간으로 모니터링하고 질병을 예방하며 치료 효과를 평가하는 데 활용
- **빅데이터 활용 :** 환자 데이터, 의료기록, 연구 데이터 등을 분석하여 질병의 원인을 파악하고, 새로운 치료법을 개발할 수 있음. 맞춤형 의료 제공, 의료서비스 효율성 개선 등에 활용
- **3D 프린팅 활용 :** 의료기기, 인공장기, 조직 공학 등 여러 분야에서 3D 프린팅 기술을 활용하여 맞춤형 의료 제품을 생산
- **로봇 수술 활용 :** 로봇 수술 시스템을 활용하여 정밀하고 안전한 수술을 가능하게 함

의료기기 산업

의료기기 산업은 질병예방, 진단, 치료, 재활 등을 위한 의료기기를 개발, 생산, 판매하여 인간의 건강 증진과 삶의 질 향상에 기여하는 것을 목적으로 한다.

- **질병예방 :** 예방접종, 건강검진, 건강교육 등을 통해 질병을 예방할 수 있는 의료기기를 개발하고 의료기관에 공급
- **질병 진단 :** 정확하게 진단하고 적절한 치료를 제공하는 의료기기를 개발하고 의료기관에 공급
- **질병 치료 :** 다양한 치료법으로 질병을 치료할 수 있는 의료기기를 개발하고 의료기관에 공급
- **재활치료 :** 질병으로 손상된 기능을 회복하고 삶의 질을 높일 수 있는 의료기기를 개발하고 의료기관에 공급

- **고통 완화 :** 만성질환자나 말기질환자의 고통을 완화할 수 있는 의료기기를 개발하고 의료기관이나 환자에게 공급
- **건강 증진 :** 건강한 생활습관을 만들어주거나 건강정보를 제공하여 건강을 증진할 수 있는 가정용 의료기기 또는 웰니스 기기를 개발하고, 건강 증진이 필요한 일반인에게 공급

의료기기는 연구, 개발, 판매 단계를 거쳐 시장에 출시된다. 각 단계를 세부적으로 살펴보자.

연구 단계에서는 요구사항 정의, 개념 설계, 원형 제작, 전임상시험을 거친다. 먼저 의료 현장과 환자의 니즈를 파악하여 의료기기의 기기와 성능을 정의한다. 그다음에 의료기기의 기본 구조와 작동 방식을 설계한다. 이제 설계된 개념을 기반으로 실제 제품을 제작하고, 동물을 대상으로 의료기기의 안전성과 효능을 평가하는 전임상시험을 실시한다.

개발 단계에서는 임상시험, 제조 공정 개발, 규제 심사를 거친다. 전임상시험이 끝난 후 의료기기를 실제로 사람에게 사용하며 안전성과 효능을 평가하는 임상시험을 실행한다. 그 뒤 안전하고 효율적인 제조 공정을 개발한다. 정부 기관에 의료기기의 안전성과 효능에 대한 데이터를 제출하고 승인받는 규제 심사를 실시한다.

판매 단계에서는 의료 전문가와 일반 대중에게 의료기기를 홍보(마케팅)하고 판매한다. 또 의료기기를 출시한 후에도 안전성과 효능을 지속적으로 평가하고, 부작용을 방지하는 등 사후관리를 철저히 시행해야 한다.

의료기기의 출시 과정을 도식으로 간단히 나타내면 [그림 1-7]과 같다.

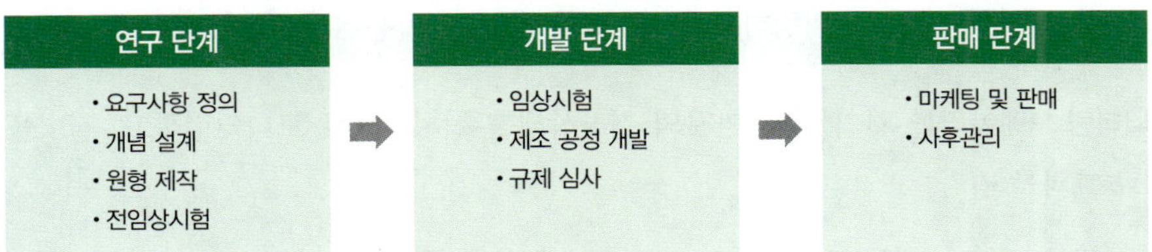

그림 1-7 의료기기 출시 과정

의료기기 산업에는 이해관계자가 다양하게 존재하고, 각 이해관계자는 서로 다른 목표와 역할을 가지고 있다. 의료기기 산업에서 주요 이해관계자는 다음과 같다.

- **의료기기 기업 :** 의료기기를 개발, 생산, 판매
- **연구기관 :** 정부기관, 대학, 민간 연구기관 등 의료기기 기술 연구 개발을 수행

- **정부 :** 의료기기 산업을 규제하고 감독하고 연구 개발을 지원
- **의료 전문가 :** 의사, 간호사, 약사, 영상의학 전문의 등 의료기기를 사용하여 환자를 진료하고 치료
- **환자 :** 의료기기를 사용하여 질병을 예방하고, 진단하고, 치료받음
- **보험회사 :** 의료기기 구매 및 사용 비용을 보장
- **소비자 단체 :** 소비자의 안전과 권익을 보호하기 위해 활동

최근 IT 기술의 발전이 의료기기 산업에도 큰 영향을 미치고 있다. 의료기기 산업에서 IT 기술은 AI, 빅데이터, 웨어러블 기기, 3D 프린팅, 로봇 수술 등에서 활용되고 있다. 각각의 기술을 활용하는 분야를 하나씩 살펴보자.

AI 기술은 의료영상 분석, 의료기기 제어, 신약개발 분야에서 활용된다.

- **의료영상 분석 :** CT, MRI, X-ray 등의 의료영상을 분석하여 질병 진단, 치료계획 수립
- **의료기기 제어 :** 의료기기를 제어하여 더욱 정밀하고 효과적인 치료 제공
- **신약개발 :** 신약개발 속도를 단축하고, 개발 비용 절감

빅데이터 기술은 환자 데이터를 분석하고, 의료기기 성능을 개선하는 데 활용된다.

- **환자 데이터 분석 :** 환자 데이터를 분석하여 질병의 원인을 파악하고, 맞춤형 치료법을 개발하여 의료서비스의 질 향상
- **의료기기 성능 개선 :** 의료기기 사용 데이터를 분석하여 의료기기의 성능 개선, 부작용 예방

웨어러블 기기 기술은 건강상태를 모니터링하고 원격진료를 하는 데 활용된다.

- **건강상태 모니터링 :** 웨어러블 기기 착용 환자의 건강상태를 실시간으로 모니터링하고, 질병을 예방하며 치료 효과를 평가
- **원격진료 :** 웨어러블 기기가 전송하는 정보를 통해 환자와 의료 전문가가 원격으로 진료

3D 프린팅 기술은 맞춤형 의료기기와 인공장기를 제작하는 데 활용된다.

- **맞춤형 의료기기 제작 :** 환자 개인의 신체적 특징을 반영한 맞춤형 의료기기를 제작
- **인공장기 제작 :** 화상 환자의 인공 피부, 관절 환자의 인공 관절 등 인공장기를 제작

로봇 수술 기술은 최소 침습 수술과 고난도 수술에 활용된다.

- **최소 침습 수술 :** 우리 몸에 작은 절개를 내어 수술을 진행하는 방법. 과거에는 큰 절개를 통해 수술을 진행했지만, 로봇 수술 기술이 발달하며 복강경 수술[5]과 같은 최소 침습 수술이 가능해짐. 최소 침습 수술은 환자의 통증을 줄이며 회복 기간을 단축함
- **고난도 수술 :** 아주 정밀한 작업이 필요하거나, 수술 부위가 위험한 고난도 수술을 수행

식품영양 산업

식품영양 산업은 인간의 건강과 삶의 질 향상을 위해 안전하고 영양가 있는 식품을 개발, 생산, 판매, 제공하는 것을 목적으로 한다.

- **영양 결핍 예방 및 해소 :** 영양 불균형으로 인한 질병(빈혈, 비타민 결핍증 등)을 예방하고 치료
- **건강 증진 :** 면역력 강화, 만성질환 예방, 노화방지 등 건강 증진에 기여
- **질병 치료 보조 :** 특정 질병 치료에 도움이 되는 기능성 식품 개발 및 제공
- **생활 품질 향상 :** 편의성이 높고 맛있는 식품을 개발하거나 제공하여 삶의 질 향상
- **지속가능한 식량 시스템 구축 :** 환경 보호, 자원 절약, 농업 생산성 향상 등을 통해 지속가능한 식량 시스템 구축에 기여

식품영양 산업에서 새로운 식품은 연구, 개발, 판매 단계를 거쳐 시장에 출시된다. 각 단계를 세부적으로 살펴보자.

연구 단계에서는 시장조사, 영양 연구, 기능성 연구, 안전성 평가, 맛·관능 평가를 거친다. 먼저 시장조사를 통해 소비자 니즈와 시장 동향을 파악하고 개발할 식품의 방향을 설정한다. 그다음 식품의 영양성분을 분석하고 건강에 미치는 영향을 살펴보는 영양 연구를 진행한다. 기능성 연구에서는 특정 질병을 예방하거나 치료에 도움이 되는 기능성 식품을 연구한다. 안전성 평가는 식품의 안전성을 평가하고 독성 물질이 없는지 확인하는 절차이다. 마지막으로, 개발된 식품의 맛·관능 평가를 진행하여 개선할 부분이 없는지 살핀다.

개발 단계에서는 제조 공정 개발, 품질관리 시스템 구축, 포장 디자인 개발을 거친다. 먼저 안전하고 효율적인 제조 공정을 개발한다. 이어서 식품의 품질을 일관되게 관리할 수 있도록 품질관리 시스템

5 복강경 수술은 복부에 작은 구멍을 뚫고 복강경 카메라와 수술 기구를 삽입하는 기법이다.

을 구축한다. 또 소비자의 관심을 끌고 제품의 특징을 효과적으로 전달할 수 있도록 포장 디자인을 개발한다.

판매 단계에서는 개발된 식품을 소비자에게 홍보(마케팅)하고 판매한다. 또한 소비자의 만족도를 조사하고, 이를 제품 개선에 반영하는 사후관리를 시행해야 한다.

새로운 식품의 출시 과정을 도식으로 간단히 나타내면 [그림 1-8]과 같다.

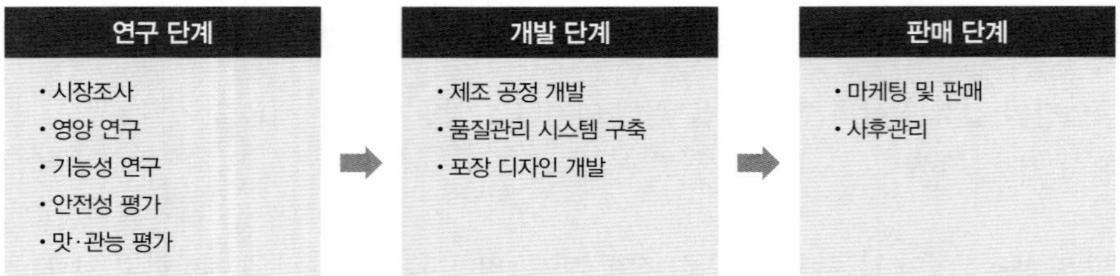

그림 1-8 식품 출시 과정

식품영양 산업에는 다양한 이해관계자가 존재하고, 각 이해관계자는 서로 다른 목표와 역할을 가지고 있다. 식품영양 산업의 주요 이해관계자는 다음과 같다.

- **식품 기업 :** 식품을 개발, 생산, 판매
- **연구기관 :** 정부기관, 대학, 민간 연구기관 등 식품영양 기술 연구 개발을 수행
- **정부 :** 식품영양 산업을 규제하고 감독하고 연구 개발을 지원
- **소비자 :** 식품을 구매하고 소비
- **농업 생산자 :** 식품 생산에 필요한 원료를 생산하는 사람. 채소, 과일, 곡물을 재배하는 생산자와 소, 돼지, 닭, 해산물, 어류 등 가축을 사육하는 생산자를 포함
- **유통업 :** 생산된 식품이 소비자의 식탁까지 안전하게 전달되는 과정에서 도매, 소매, 배송 등 다양한 유통 주체가 참여해 식품의 가치를 더하고, 소비자에게 편리하게 식품을 제공
- **언론 및 소비자 단체 :** 신문, 방송, 온라인 매체 등에서 식품 관련 정보를 제공하며 소비자의 권익을 보호하는 단체로 한국소비자원, 녹색소비자연대가 있음

최근 IT 기술의 발전이 식품영양 산업에도 큰 영향을 미치고 있다. IT 기술을 활용하여 식품의 생산과정이 전산 시스템화되고, 소비자는 다양한 온라인 채널을 통해 식품에 대한 정보를 확인하고 편리

하게 구매하는 등 식품영양 산업의 다양한 분야에서 새로운 변화가 일어나고 있다.

- **온라인 식품 판매 확대 :** 인터넷 쇼핑몰, 모바일 애플리케이션 등을 통해 온라인으로 식품을 구매하는 소비자가 늘어나고 있다. 이에 따라 식품 기업들은 온라인 판매 채널을 확대하고, 온라인 마케팅 전략을 강화하고 있다.
- **맞춤형 식품 서비스 :** 개인의 건강상태, 식습관, 취향 등을 분석하여 맞춤형 식품을 제공하는 서비스가 등장하고 있다. AI, 빅데이터 등을 활용하여 개인에게 적합한 식단을 추천하고, 맞춤형 식품을 개발하는 서비스가 있다.
- **식품 생산 관리 시스템 :** 농장에서부터 식탁까지 식품의 생산, 유통, 판매 과정을 실시간으로 관리하는 스마트팜, 식품 추적 시스템 등이 도입되고 있다. 이를 통해 식품의 안전성과 품질을 높이고, 유통 효율성을 개선하는 데 기여한다.
- **식품 안전 관리 :** 빅데이터, AI 등을 이용하여 식품 안전 위험 요소를 예측하고, 식품 오염 사고를 예방할 수 있다. 또한 소비자들이 식품 관련 정보에 쉽게 접근하고 식품 안전 문제를 신고할 수 있는 모바일 애플리케이션이 다양하게 개발되고 있다.
- **식품 정보제공 :** 식품의약품안전처, 영양 관련 헬스케어 서비스 제공 업체, 개인 맞춤 건강 도시락 상품 판매 기업은 인터넷, 모바일 애플리케이션을 통해 식품의 영양성분, 알레르겐[6], 생산지 등의 정보를 소비자에게 제공한다. 또한 가공식품의 성분 분석 서비스와 건강식품 정보제공 서비스 등이 등장하여 소비자의 선택권이 늘어나고 있다.

IT 산업

기존의 IT 산업은 주로 효율을 중시하는 게임, 엔터테인먼트, 금융, 유통, 교육 등의 산업이나 기업과 기관이 공급하는 시스템에서 활용되었다. 이와 달리 헬스케어 분야는 개인의 건강정보를 사용해야 하고 의료법의 규제가 엄격하여 IT 기술의 활용이 제한적이었다. 최근에는 IT 기술이 발전하며 보건의료시스템의 디지털화가 이루어지고, 일상생활에서도 이용할 수 있는 개인 중심의 헬스케어 서비스와 기술이 다양하게 개발되었다. 이로써 IT 산업은 전통적인 의료서비스를 넘어 질병예방, 진단, 치료, 재활 등 다양한 영역에서 효과적인 서비스를 제공할 수 있는 가능성이 커졌다. 이로 인해 IT 산업이 헬스케어 분야에서 맡게 될 주요 역할은 다음과 같다.

---

6 알레르겐은 알레르기를 유발할 수 있는 원인 물질이다.

- **헬스케어 서비스 접근성 향상 :** 시간과 장소에 제약 없이 헬스케어 서비스 이용 가능
- **헬스케어 서비스 품질 향상 :** 정확한 진단, 효과적이고 맞춤형인 치료 등으로 서비스 품질 향상
- **의료비용 절감 :** 효율적인 의료 전산 시스템을 구축, 불필요한 검사와 치료를 줄여 의료비용 절감
- **환자 만족도 향상 :** 맞춤형 헬스케어 서비스를 편리하게 이용할 수 있게 제공하여 환자 만족도 향상
- **새로운 헬스케어 솔루션 개발 :** 웨어러블 기기, AI, 빅데이터 등으로 새로운 헬스케어 솔루션 개발

헬스케어 분야에서 IT는 크게 의료정보 관리, 텔레메디신, 맞춤형 의료, 의료 로봇 등의 산업에서 활약하고 있다. 각 분야를 세부적으로 살펴보자.

❶ 의료정보 관리

- **전자건강기록 :** 환자의 진료기록, 검사결과, 처방정보 등을 전자적으로 관리하는 시스템
- **의료영상 관리 :** X-ray, CT, MRI 등의 의료영상을 전자적으로 관리하고 공유
- **의료 데이터 분석 :** 의료 데이터를 분석하여 질병 발생 원인을 파악한 뒤 치료 효과를 평가하고 맞춤형 치료계획 수립. 축적된 의료 빅데이터 분석을 통해 새로운 질병을 발견하고, 치료법을 개발하는 데 활용
- **의료 데이터 저장 및 공유 :** 클라우드 컴퓨팅 기술로 의료 데이터를 안전하게 보관하고 의료 전문가들 간에 쉽게 공유. 의료서비스 운영 비용 절감

❷ 텔레메디신

- **원격진료 :** 원격진료는 환자가 인터넷으로 의료 전문가에게 진료, 진단, 처방을 받는 것임. 인터넷 보안 기술의 발전, 속도 저하가 없는 통신 네트워크 기술 발전, 모바일 기술 발전 등으로 원격진료가 편리해짐
- **원격상담 :** 의료 전문가는 온라인에서 환자를 대상으로 건강 상담, 건강관리를 수행
- **모바일 헬스케어 :** 웨어러블 기기, 스마트폰 애플리케이션 등을 활용하여 환자의 건강상태를 모니터링하고, 건강정보를 제공. 웨어러블 기기와 센서 기술이 발전하여 심박수, 혈압, 혈당, 수면 패턴 등 다양한 생체정보를 정확하고 실시간으로 수집할 수 있게 되어, 개인 맞춤형으로 건강관리 서비스를 제공할 수 있음

❸ **맞춤형 의료**

- **유전체 정보 분석 :** 환자의 유전체 정보를 분석하여 개인별로 질병 발생 위험을 예측하고, 개인에게 맞춤형 예방 조치를 취할 수 있음
- **AI 기반 진단 :** AI를 활용하여 질병을 더욱 정확하게 진단하고 개인에게 맞는 치료계획을 수립하며, 치료 효과를 예측하는 등 진단 및 치료 정확도를 높임
- **3D 프린팅 기술 :** 맞춤형 인공장기, 의료기기 등을 제작
- **가상현실, 증강현실 기술 :** 가상현실(VR)Virtual Reality, 증강현실(AR)Augmented Reality 기술을 활용하여 의료 전문가들을 위한 교육 및 훈련 프로그램을 개발하고, 수술 시뮬레이션을 통해 의료 전문가의 수술 실력을 높일 수 있음
- **블록체인 기술 :** 블록체인 기술을 활용하여 의료 데이터를 안전하게 보호하고 개인정보 유출을 방지하며, 의료 데이터를 안전하게 공유함으로써 의료 연구 및 개발에 활용할 수 있음

❹ **의료 로봇**

- **수술 로봇 :** 의료 전문가가 원격으로 수술을 수행하는 데 필요한 보조도구
- **재활 로봇 :** 환자의 재활 과정을 도움
- **돌봄 로봇 :** 노인이나 장애인 등 도움의 손길이 필요한 사람을 도움

헬스케어 분야에서 IT 산업의 주요 이해관계자는 다음과 같다.

- **병원 및 의료기관 :** IT 기술을 활용하여 헬스케어 서비스를 제공
- **IT 기업 :** 헬스케어 분야 IT 솔루션을 개발하고 제공
- **정부 :** 헬스케어 분야 IT 산업 규제 및 지원
- **환자 :** 헬스케어 서비스 이용자
- **보험회사 :** 헬스케어 서비스 비용 지불
- **제약회사 :** 의약품 개발 및 생산
- **연구기관 :** 헬스케어 IT 기술 연구 개발
- **개인정보 보호 관련 기관 :** 개인정보 보호 및 보안 관리

1.3 융복합 디지털 헬스케어 솔루션

보험, 식품영양, 주거공간, 자동차 등 우리의 일상생활에는 다양한 기술과 산업이 융합된 디지털 헬스케어 솔루션이 새롭게 등장하고 있다. 이러한 융복합 디지털 헬스케어 솔루션에는 어떤 것들이 있는지, 그리고 일상생활에 적용된 다양한 사례를 산업 분야별로 살펴보고자 한다.

보험 분야

■ AI 기술

보험회사는 AI 기술을 기반으로 고객의 데이터를 분석하고 고객 대상으로 맞춤형 보험상품 및 서비스를 제공하기도 한다. AI 기술을 이용하는 대표적인 보험회사로는 AIG, FWD, 중국 평안보험 등이 있다.

■ 웨어러블 기기

다국적 보험회사인 AIG는 웨어러블 기기와 스마트폰 애플리케이션 데이터를 분석하여 건강상태를 평가하고, 맞춤형 보험료 및 건강관리 솔루션을 제공하는 Vitality 프로그램을 운영한다. 홍콩계 보험회사인 FWD는 고객의 건강상태 및 생활습관을 분석하고 맞춤형 보험상품과 고객 전담 건강관리팀을 제공하는 FWD Vitality 프로그램을 운영한다. 그리고 중국 평안보험은 질병 발생 위험을 예측하고 예측한 질병별로 맞춤형 예방 조치를 제시하는 Ping An Smart Health 서비스를 제공한다.

몇몇 보험회사는 보험 가입 고객에게 웨어러블 기기로 수집한 데이터로 건강관리를 진행하면 보험료를 할인하는 서비스를 제공하기도 한다. 이러한 건강 증진형 보험상품으로 삼성생명의 더헬스와 중국 앤트파이낸셜의 Alipay Health가 있다.

삼성생명은 웨어러블 기기인 갤럭시 워치를 활용하여 고객의 건강상태를 모니터링하고, 건강한 생활습관을 유지하는 고객에게 보험료 할인 혜택을 제공한다. 그리고 중국 알리바바의 자회사인 앤트파이낸셜은 웨어러블 기기인 Alipay Health를 활용하여 고객의 건강상태를 모니터링하고, 건강한 생활습관을 유지하는 고객에게 건강관리 솔루션 및 보험료 할인 혜택을 제공한다.

■ 블록체인 기술

보험회사는 블록체인 기술로 의료 데이터를 관리하거나 보험금을 지급할 때 활용하여 데이터를 안전하게 보관하고 신뢰할 수 있는 보험금 지급 프로세스를 구축하고 있다.

AXA는 블록체인 기술을 활용하여 의료 데이터를 안전하게 보관하고, 보험금 지급 과정을 자동화하는 AXA Blockchain Platform을 개발했다. 중국 웨이신은 블록체인 기술로 의료 데이터를 분산 저장하여 보안을 강화하고, 실시간 정보 업데이트 및 진료기록의 위변조 방지를 통해 투명하게 공유하는 WeHealth 플랫폼을 운영하고 있다. 그리고 미국의 의료보험회사인 휴매나Humana는 블록체인 기술을 활용하여 의료 데이터를 안전하게 보관하고 보험금 지급 과정을 자동화하는 Humana Blockchain Initiative를 추진하고 있다.

■ 모바일 애플리케이션

보험회사는 그동안 보험상품 소개, 가입, 관리, 보험료 납부, 보험료 청구 등 고객 서비스를 전화, 이메일, 팩스, 지점 방문을 통해 제공했으나, 이제는 이러한 서비스를 모바일 애플리케이션으로 통합하여 제공하고 있다.

동양생명은 모바일 애플리케이션을 통해 보험상품 가입 및 관리, 보험료 납부, 보험금 청구 등 다양한 서비스를 제공한다. KB손해보험은 모바일 애플리케이션 'KB손해보험'을 통해 자동차 보험 가입 및 관리, 사고 처리, 보험금 청구 등 다양한 서비스를 제공하고 있다. 그리고 중국 평안보험은 모바일 애플리케이션인 Ping An Good Doctor를 통해 온라인 진료 상담, 건강정보제공, 약품 구매 등 다양한 건강관리 서비스를 제공하고 있다.

식품영양 분야

■ 빅데이터 분석 기술

여러 식품 기업은 빅데이터 분석 기술을 기반으로 고객의 건강정보를 수집, 분석하여 개인에게 맞춤형 영양 관리 서비스를 제공하고 있다.

맞춤형 식단 추천 기능은 빅데이터 분석 기술을 활용해 개인의 건강상태, 식습관, 생활방식을 분석하여 각자에게 적합한 식단을 제안하는 기능이다. 영양소 섭취 관리 기능은 섭취한 음식의 영양소를 분석해 부족한 영양소를 보충할 수 있도록 식단을 제안하는 기능이다. 그리고 질병예방 및 관리 기능은 질병을 예방하고 관리할 수 있도록 맞춤형 식단을 제공하는 기능으로서 대표적인 예로 당뇨환자에게는 혈당을 관리할 수 있는 재료와 조리 방법을 추천해준다.

급식 전문업체인 삼성웰스토리는 빅데이터 분석 기반의 식단 관리 애플리케이션인 웰스토리 플러스로 개인의 건강상태와 식습관을 바탕으로 맞춤형 식단을 추천하고, 건강한 식습관을 형성할 수 있도록 돕는다. 필라이즈의 슈가케어는 당뇨환자를 위한 빅데이터 분석 기반 개인별 영양 컨설팅 서비스를 제공한다. 개인의 건강 목표와 식습관을 고려해 맞춤형 영양 상담과 식단 관리 프로그램을 제공하고, 개인별로 필요한 영양성분의 제품을 쇼핑몰에서 판매한다.

이러한 서비스는 건강식품의 정보를 제공하거나 건강식품을 추천하여 사용자의 편의성을 높였다.

■ AI 기술

AI 푸드 카메라 기능은 음식 사진을 학습 데이터로 수집하고 ML로 음식 종류별로 AI를 학습시킨 후 스마트폰 카메라로 음식 사진을 촬영하여 어떤 음식인지 인식하는 기술이다. 이를 통해 촬영한 음식의 이름, 영양 정보, 칼로리 정보, 생산 정보, 음식의 양 등을 확인할 수 있고, 이러한 정보는 식습관 관리 도구로 활용할 수 있다.

주요 사례로 삼성전자의 삼성 센스를 들 수 있다. 삼성 센스는 AI 푸드 카메라 기능이 탑재된 냉장고로서 냉장고에 들어간 음식을 인식하고 해당 음식별 영양 정보를 보여준다. 또 냉장고에 보관된 음식을 활용한 조리 레시피를 추천할 수도 있다. 마이크로소프트의 AI 푸드 트래커 애플리케이션은 마이크로소프트에서 개발한 AI 푸드 카메라로, 스마트폰 카메라로 촬영하면 음식 인식, 영양 정보제공, 식습관 개선 및 체중 관리 기능을 사용할 수 있다.

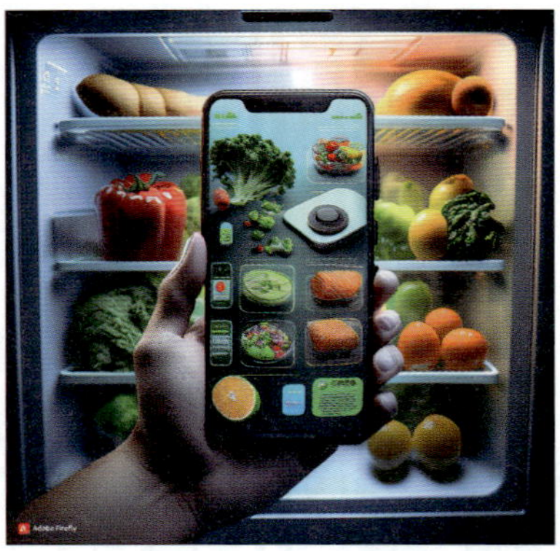

그림 1-9 AI 푸드 카메라

IT 기술이 활용된 분야로는 식품 구매 및 배달 서비스가 있다. 이 서비스를 통해 다양한 식품을 온라인으로 편리하게 구매할 수 있다. 미국의 아마존고Amazon Go와 같은 무인 식품 매장은 AI 기술을 활용하여 매장 입구를 지나가면 고객을 자동으로 인식하고, 선반에서 원하는 제품을 담으면 카메라와 센서로 어떤 물품을 선택했는지 추적한다. 또한 고객이 계산하지 않고 매장을 나가면 자동으로 결제가 이루어진다. 최근에는 AI 기술이 탑재된 이동로봇과 드론을 활용하여 식품을 신속하게 배달하는 기술이 개발 중이고, 핀란드에서는 교통 상황을 감지해 독립적으로 움직이는 자율주행 식품 배달 로봇([그림 1-10] 참고)이 시범운행 중이다.

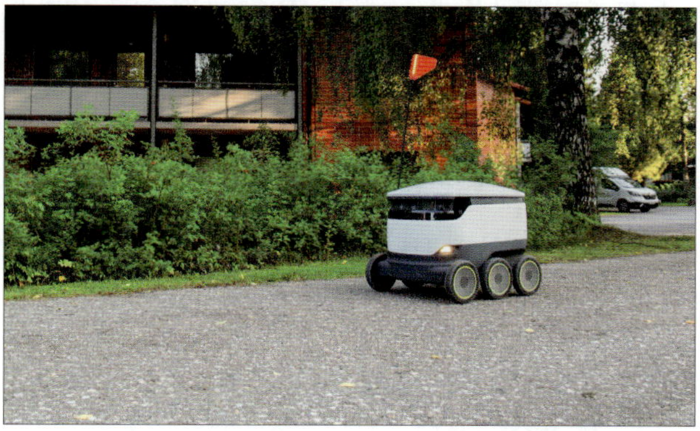

그림 1-10 AI 기술이 적용된 식품 배달 자율주행 배달 로봇

■ 사물인터넷 기술

사물인터넷(IoT)Internet of Things 기술은 다양한 사물이 인터넷에 연결되어 서로 데이터를 주고받는 기술이다. 이 기술을 통해 가전제품, 차량, 산업 장비 등 일상적인 사물이 센서와 소프트웨어를 통해 네트워크에 연결되고, 이를 통해 자동화, 원격 제어, 모니터링 등이 가능해진다. 이러한 IoT 기술은 식품영양 산업 분야에도 활발하게 적용되고 있다.

풀무원은 IoT 기술을 기존 자판기에 적용한 출출박스 기기를 운영하고 있다. 개인 맞춤형 도시락인 디자인밀 서비스를 이용하는 고객에게 출출박스로 도시락을 배송하고, 출출박스 로봇은 고객이 원하는 요리를 조리할 수도 있다.

헬스 데이터를 활용한 맞춤형 영양 보충제 추천 서비스는 개인의 건강상태, 식습관, 생활방식 등을 분석하여 부족한 영양소를 파악하고, 이를 보충할 수 있도록 맞춤형 영양 보충제를 추천하는 알고리즘을 제공한다. 추천된 영양 보충제는 IoT 기술이 적용된 소분·조제 기기로 영양성분을 직접 배합하여 제공하고, 이를 통해 개인의 부족한 영양을 균형있게 맞출 수 있다.

헬스케어 스타트업인 알고케어algocare는 AI가 사용자의 식습관, 수면패턴, 운동 현황 등을 파악한 뒤 실시간으로 영양성분을 배합하고, 질환이나 복용 중인 약을 분석하여 맞지 않는 영양성분을 제외하는 서비스를 제공한다.

스마트홈 분야

아파트, 빌라, 사무실 등 개인이 오랜 시간 생활하는 주거공간은 빌트인 에어컨, 냉장고, 공기청정기, 스마트TV, 무선인터넷, CCTV, 무인 택배 보관함을 비롯해 산책로, 공용 피트니스센터, 전용 구내식당 등 사용자 편의성과 쾌적한 환경을 중심으로 발전해왔다. 이제 주거공간은 개인의 건강 증진 및 질병예방을 위해 개인화된 헬스케어 서비스 중심으로 변화하고 있다.

■ IoT 기술

IoT 기술을 활용한 스마트홈 환경 모니터링은 센서를 통해 실내 온도, 습도, 조명, 대기질 등을 실시간으로 관리하고, 건강에 이상이 있는 환경요소를 조절한다. 이 모니터링 시스템은 웨어러블 기기와 연동하여 사용자의 활동량, 수면패턴, 심박수 등을 추적함으로써 사용자가 건강한 생활습관을 형성할 수 있도록 정보를 제공한다.

사용자가 가정용 또는 아파트 공용 시설에 있는 웨어러블 기기로 혈압, 혈당, 체온 등을 측정하면 IoT 기술이 측정된 데이터를 통합, 분석함으로써 만성질환 관리 및 예방 서비스를 지원할 수 있다. 또 사용자의 건강상태, 생활방식 등을 분석하여 맞춤형 건강정보를 비롯한 건강 증진 및 질병예방을 위한 조언을 제공하고 있다.

주요 사례로 삼성전자의 비스포크 정수기와 IoT 기술이 결합한 스마트싱스SmartThings는 방문 관리 없이도 정수기가 스스로 자동 살균, 간편 필터 교체, 자동 전기분해 살균 시스템을 가동하고 사용자에게 물 사용량을 알려준다. LH 스마트홈은 스마트홈 기기를 통해 실내 온도, 습도, 조명 등을 자동으로 조절하고, 건강에 이상이 있는 환경요소를 조정할 수 있다. 또한 사용자의 활동량과 수면패턴 등을 추적하여 건강정보를 제공한다.

■ 원격 돌봄 기술

노약자와 장애인 돌봄 분야에서는 원격 건강 모니터링 센서와 카메라를 통해 노약자 또는 장애인의 건강상태, 활동, 위치 등을 실시간으로 관찰할 수 있고, 비상 상황이 발생하면 자동으로 알람을 주는 시스템도 구축할 수 있다. 낙상 감지 및 방지 센서를 이용해 노약자가 낙상하면 즉시 가족이나 구급대원에게 알림을 전송할 수 있고, 센서가 수집한 정보를 바탕으로 바닥 재질을 개선하거나 난간을 설치하는 등 낙상 방지 대책을 마련할 수 있다. 인지기능 저하 감지 및 관리 기술은 사용자의 인지기능 저하를 나타내는 행동패턴을 분석해 인지기능 향상을 위한 게임이나 퀴즈를 제공한다. 또 사회적으로 고립되지 않도록 온라인 화상 통화 또는 메시지 전송 서비스를 제공하여 노약자나 장애인이 가족 및 친구들과 소통할 수 있도록 지원하고 있다.

주요 사례를 살펴보자. KT AI 케어는 원격 건강 모니터링, 낙상 감지 및 방지, 인지기능 저하 감지 및 관리 등을 제공하는 노약자 돌봄 서비스이다. 독거노인이 응급상황을 요청하면 KT 텔레캅-119 연계 시스템을 통해 24시간 구조가 가능하다. SK텔레콤 NUGU carecall은 스마트스피커를 통해 노약자의 건강상태, 활동, 위치 등의 정보를 수집하고, 비상 상황이 발생하면 자동으로 알람을 발생시킨다. 이 외에도 음악 재생이나 뉴스 알림 등 다양한 기능을 제공한다. 그리고 치매 지연 서비스 두뇌톡톡은 기억훈련 프로그램으로 어르신들의 치매 이환율을 낮추는 데 도움을 준다.

다른 사례로 LG유플러스는 플라즈마 공기 살균기를 이용하여 실내 공기, 책상, 문 손잡이 등 물체 표면의 세균과 바이러스를 제거하고, 낙상 사고 감지 센서를 적용한 실버 스마트홈 시범 사업을 추진했다. 최근에는 신한라이프케어와 시니어 전용 공간 사업을 확대하고 있다.

■ **AI 기술**

스마트홈은 건강한 실내환경을 조성하기 위해 다양한 기술을 활용한다. 실내 공기 질 관리 기술을 활용하여 미세먼지, 휘발성 유기 화합물(VOC) 등 유해 물질을 측정하고, 공기청정기와 환기 시스템을 통해 실내 공기 질을 개선한다. 스마트홈의 조명 제어 기술은 사용자의 생활패턴 데이터를 AI로 분석한 뒤 조명을 자동으로 조절하고, 생체리듬을 개선할 수 있는 알고리즘을 제공해 건강 증진에 기여한다. 소음관리 기술은 소음을 측정하고 방음 시스템을 설치하여 소음공해를 줄임으로써 조용하고 편안한 실내환경을 조성한다. 온도 및 습도 조절 기술은 사용자가 선호하는 온도와 습도를 유지하고 건강에 영향을 미치는 환경요소를 조절하여 최적의 실내환경을 조성한다.

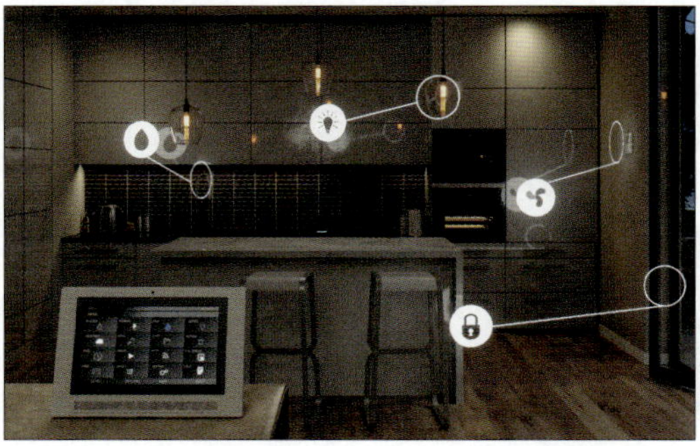

그림 1-11 스마트홈 개념도

주요 사례로 LG 에어컨은 사용자의 생활패턴을 분석하여 자동으로 온도 및 습도를 조절하고 에너지 효율을 높이는 기능을 제공한다. 삼성 스마트홈은 스마트폰 애플리케이션을 통해 조명, 온도, 습도 등을 원격으로 제어하고, 사용자 맞춤형 실내환경을 조성할 수 있게 한다.

스마트카 분야

자동차 산업 분야의 관심사는 IT 기술을 활용한 스마트카로 확장되고 있으며, 디지털 IT 기술의 발전에 힘입어 운전자의 디지털 헬스케어 서비스도 개발되고 있다.

■ AI 기술

AI를 기반으로 한 운전자 주의력 감시 시스템은 운전자의 얼굴, 눈, 손짓 등을 분석해 주의력 저하, 피로, 졸음 등을 감지하고, 경고 메시지를 제공하거나 자동으로 차량을 안전하게 정지시킨다. 생체신호 모니터링 시스템은 운전자의 심박수, 혈압, 체온 등을 측정해 스트레스, 불안, 건강 이상 등을 감지하고, 안전 운전을 할 수 있도록 조언한다.

운전자 안면 인식 AI 기술로 제공되는 서비스의 주요 기능에는 졸음 및 피로 감지, 운전자 신원인증, 감정 분석, 건강상태 모니터링이 있다. 졸음 및 피로 감지는 운전자의 눈 깜빡임 빈도, 눈의 감김 정도, 고개 숙임 정도를 분석해 운전자가 졸음 상태에 있거나 피로가 누적된 상태인지 감지한다. 운전자 신원인증은 안면 인식을 통해 운전석에 탑승한 사람이 등록된 운전자인지 확인한다. 감정 분석은 운전자의 표정을 분석해 화남, 스트레스, 행복 등의 감정을 파악하고, 스트레스를 조절하기 위해 음악을 변경하는 기능을 제공한다. 건강상태 모니터링은 운전자의 피부색 변화, 표정 등을 분석하여 심박수, 혈압, 스트레스 수준 등을 추정한다. 예를 들어 안색이 창백해지거나 땀이 나는 것을 감지해 긴장이나 불안 상태를 인식하고 휴식을 권유하는 알림을 보낼 수 있다.

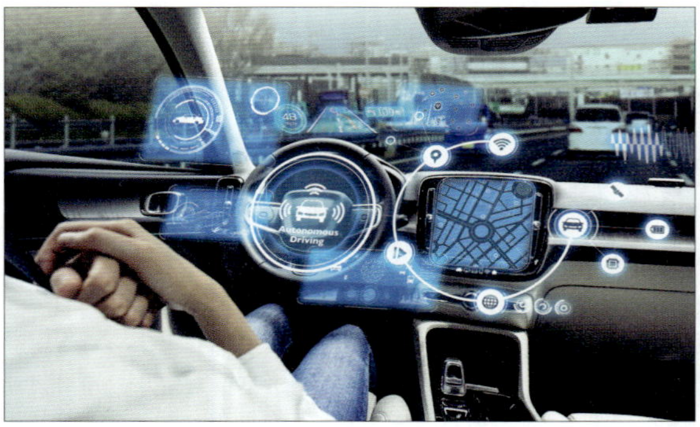

그림 1-12 운전자 안면 인식 AI 기술

■ 빅데이터 분석 기술

응급 치료 및 이송 분야에서는 빅데이터 분석기술을 적용하여 구급차에 실린 응급환자의 상황 수준, 질환 종류, 건강정보, 골든타임, 그리고 주변의 응급환자를 치료할 수 있는 병원정보 등을 종합하고,

최적의 판단 안내 시스템을 활용하여 환자를 신속하게 병원으로 이동시킨다. 원격진료 시스템 기술을 통해 전문 의료기관의 의사가 환자를 진찰하고 구급차 내 의료진과 치료 방안을 상의할 수 있다. 의료자원 공유 시스템은 인근 병원의 의료자원과 환자 수용 가능 여부를 실시간으로 확인해, 환자를 가장 가깝고 적합한 병원으로 이송할 수 있게 한다.

주요 사례로 지능형교통체계(ITS)Intelligent Transport System가 있다. 지능형교통체계는 첨단교통 기술을 적용한 미래형 교통체계로, 교통신호 정보와 차량 위치정보를 실시간으로 분석해 구급차, 소방차, 경찰차 등의 긴급차량이 먼저 통행할 수 있게 한다. 이때 최적 경로 안내 시스템은 긴급차량이 교통체증을 우회하고 신속하게 이동할 수 있도록 지원한다.

의료 및 웰니스 서비스 분야

의료 및 웰니스 서비스 분야에서도 빅데이터, IT, AI 기술이 활용되고 있다. 이러한 기술은 진단과 치료 중심의 전문적인 의료서비스 영역을 넘어 일상생활에서 개인 중심의 웰니스로 확대되어 사용되고 있다. **웰니스**wellness는 단순히 질병이 없거나 건강한 상태를 의미하는 것을 넘어 신체적, 정신적, 사회적, 정서적, 영적 건강이 조화롭게 유지되는 상태를 지향한다. 이에 따라 개인의 요구에 맞춘 서비스가 다양하게 출시되고 있고, 이러한 서비스는 기술을 통해 더욱 정교하고 개인화되고 있다.

■ 빅데이터 기반 서비스

중국의 텐센트는 빅데이터 분석 기술을 활용해 질병 발생 위험을 예측하고 맞춤형 예방 조치를 제시하는 WeHealth 플랫폼을 운영한다. 미국의 구글은 빅데이터 분석 기술을 활용하여 질병이 발생할 위험을 예측하고 맞춤형 예방 조치를 취하는 Google Health 서비스를 제공한다. 대한민국의 카카오헬스케어는 만성질환인 당뇨환자의 건강 데이터를 연속측정 혈당계와 문진정보로 수집하고 분석한 뒤 맞춤형 운동 프로그램이나 식단 관리 팁 등을 제공하는 PASTA 서비스를 운영한다. 이러한 서비스는 모두 빅데이터 분석 기술을 활용하여 개인 맞춤형 건강관리 솔루션을 제공하는 데 중점을 둔다.

■ 만성질환 관리 서비스

스마트홈 기기를 통해 만성질환자의 건강상태를 관찰하고, 약 복용, 식사, 운동 등을 관리할 수 있다. 이러한 기술은 환자의 자가관리 능력을 높여주고 질병 관리 효과를 극대화할 수 있다. AI 기반 건강 코칭 기술을 활용하면 만성질환자에게 건강관리에 대한 맞춤형 조언을 제공하고 생활습관을 개선하도록 동기를 부여할 수 있다. 이는 환자가 건강한 생활습관을 유지하도록 돕고, 합병증을 예방하는 데 기여한다.

주요 사례로 삼성 헬스에서 제공하는 '마음챙김' 서비스가 있다. 이 서비스는 갤럭시 워치로 스트레스 수준을 측정하고 스트레스 해소를 위한 맞춤형 팁을 제공한다. 마음챙김 서비스는 삼성 헬스 애플리케이션을 통해 명상, 수면 관리, 스트레스 완화 등을 제공하고, 글로벌 명상 애플리케이션 전문 업체인 캄Calm과 협력한다.

다른 사례로 카카오같이가치의 '마음챙김' 서비스가 있다. 이 서비스는 AI 기술을 활용하여 사용자가 자신의 감정을 객관적으로 바라보는 연습을 돕는다. 또 우울증과 스트레스 감소, 주의력 강화를 위해 사용자의 감정을 분석하고, 명상 콘텐츠를 제공한다.

■ **웰니스, 운동 및 활동 증진 서비스**

웨어러블 기기 및 센서를 통해 개인의 활동량, 운동량, 수면패턴 등을 측정하고 건강한 운동습관 형성을 위한 목표 설정 및 관리를 지원하는 서비스가 개발되고 있다. AI 기술을 활용하여 개인의 체력 수준, 건강상태, 운동 목표 등을 종합적으로 고려한 뒤 맞춤형 운동 프로그램을 제공한다. 그리고 게임이나 VR을 활용하여 운동에 대한 흥미를 높이고, 지속적으로 운동할 수 있도록 동기를 부여한다.

주요 사례로 나이키 런 클럽(NRC)Nike Run Club은 웨어러블 기기와 연동하여 활동량, 운동량, 수면패턴 등을 측정하고, 건강한 운동습관을 형성할 수 있도록 목표를 설정해 주거나 관리를 지원한다. 핏비트 프리미엄fitbit premium은 AI 기술을 활용하여 개인의 체력 수준, 건강상태, 운동 목표 등을 고려한 맞춤형 운동 프로그램을 제공한다.

CHAPTER 01 연습문제

1 디지털 헬스케어가 무엇인지 설명하라.

2 디지털 헬스케어는 미래의 건강관리 패러다임을 완전히 변화시킬 것으로 예상된다. 디지털 헬스케어가 발전함에 따라 현재의 건강관리 방법과 관련 시장 환경에서 발생할 주요 변화를 설명하라.

3 헬스케어 분야에서 IT 산업의 역할과 그 내용을 설명하라.

4 헬스케어 분야에서 IT 산업의 이해관계자에 대해 설명하라.

5 일상생활에 적용된 디지털 헬스케어 서비스의 사례를 조사하고, 해당 서비스에 어떤 기술이 적용되었는지 설명하라.

읽을거리

CHAPTER

02 디지털 의료서비스

2.1 의료서비스의 이해

오늘날 질병이 발생하면 병·의원을 방문하여 진단과 치료를 받는 것이 대중화되었다. 환자 한 명을 치료하기 위해 의사, 간호사, 약사 등 다양한 전문 의료진이 치료에 참여하고, 이 과정에서 의료서비스가 남용되지 않고 환자에게 가장 적절한 치료가 제공될 수 있도록 다양한 이해관계자가 관여한다. 의료서비스를 이해하기 위해 전통적인 의료서비스 개념과 의료서비스 공급자(의료인, 제약, 의료기기), 이용자(환자, 기업), 지불자(국가보험, 민간보험) 간의 역할을 살펴보고, 적절한 치료를 위해 의료서비스에 IT 기술이 활용되는 사례와 그 효과에 대하여 설명하고자 한다.

의료서비스 이해관계자

의료서비스medical services는 단순히 질병을 치료하는 행위를 넘어 예방, 진단, 치료, 재활 등 다양한 과정을 포함하는 복잡한 시스템이다. 이러한 시스템을 운영하고 발전시키기 위해 의료서비스 제공자, 이용자, 정부, 기업, 보험기관, 학계 등 다양한 이해관계자가 참여하고 있다.

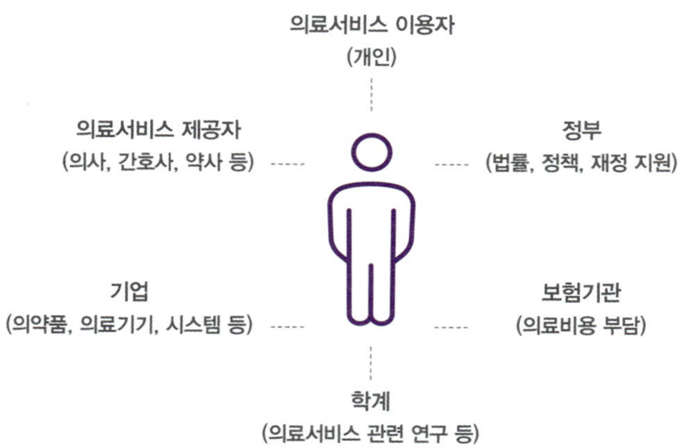

그림 2-1 의료서비스 이용자 중심의 이해관계자

이해관계자stakeholder란 특정 조직, 정책, 사업 등에 영향을 미치거나 영향을 받는 개인 또는 집단을 의미한다. 의료서비스는 의료서비스 제공, 이용, 규제, 자금 지원 등 다양한 방식으로 관련되어 있고, 이러한 관계에 연결된 개인 또는 집단을 이해관계자로 볼 수 있다.

의료서비스 주요 이해관계자는 의료서비스 제공자, 의료서비스 이용자, 정부, 기업, 보험기관, 학계, 시민단체 등이 있다. 각 이해관계자의 의미는 다음과 같다.

- **의료서비스 제공자 :** 의사, 간호사, 약사, 의료기술자 등 의료서비스를 직접 제공
- **의료서비스 이용자 :** 질병 치료, 예방, 건강관리 등을 위해 의료서비스를 이용
- **정부 :** 의료서비스 시스템의 법률 제정, 정책 수립, 재정 지원 등을 담당
- **기업 :** 의약품, 의료기기, 의료정보시스템 등을 개발, 생산, 판매
- **보험기관 :** 의료서비스 이용 비용의 일부 또는 전부를 보장
- **학계 :** 의료서비스 관련 연구를 수행하고, 의료서비스 제공자 양성 및 교육을 담당
- **기타 이해관계자 :** 지역 사회, 언론, 시민단체 등 의료서비스에 영향을 미치거나 받음

■ 의료서비스 이해관계자의 역할과 책임

의료서비스 이해관계자는 어떤 역할을 하고 어떤 책임을 지는지 살펴보자.

의료서비스 제공자는 첫째, 질병 진단, 치료, 예방, 재활 등의 의료서비스를 직접 제공한다. 둘째, 의료서비스의 질과 안전을 유지하고 높이는 책임을 진다. 셋째, 의료서비스 이용자의 권익을 보호하고 윤리적 책임을 수행한다. 넷째, 의료서비스의 연구와 개발에 참여한다.

의료서비스 이용자는 첫째, 자신의 건강상태 정보와 의료서비스 이용 정보에 접근하고 이해할 권리가 있다. 둘째, 안전한 양질의 의료서비스를 받을 권리를 가진다. 셋째, 자신의 의료서비스 이용 과정과 의사결정에 참여할 권리를 가진다. 넷째, 의료서비스 제공자에게 존중과 배려를 받을 권리가 있다.

정부는 첫째, 의료서비스 시스템의 법률을 제정하거나 규제하여 의료서비스의 품질과 안전을 보장한다. 둘째, 국민 건강을 증진하고 질병을 예방하기 위한 정책을 수립하고 시행한다. 셋째, 의료서비스의 접근성을 확대하고 의료서비스 불평등을 해소하기 위한 정책을 추진한다. 넷째, 의료서비스의 연구와 개발을 지원한다.

기업은 첫째, 의약품, 의료기기, 의료정보시스템 등을 개발하거나 생산, 판매하여 의료서비스 제공

을 지원한다. 둘째, 의료서비스의 품질과 효율을 높이는 데 기여한다. 셋째, 의료서비스의 접근성을 확대하는 데 기여한다. 넷째, 의료서비스의 연구와 개발에 참여한다.

보험기관은 첫째, 의료서비스 비용의 일부 또는 전부를 보장함으로써 의료서비스 이용을 지원한다. 둘째, 의료서비스의 접근성을 확대하고 의료서비스 불평등을 해소하는 데 기여한다.

학계는 첫째, 의료서비스에 관한 신기술, 보험 제도, 통계분석 등을 연구하여 의료서비스의 품질을 높이는 데 노력한다. 둘째, 연구 결과에 기반한 의료 정책의 효과를 높일 수 있도록 정부의 정책 수립을 지원한다.

■ 의료서비스 이해관계자 사이의 상호작용

의료서비스의 각 이해관계자는 저마다의 역할에 따라 활동하고 있으며, 더불어 의료서비스 이해관계자 사이에도 다양한 상호작용이 활발하게 이뤄지고 있다. 어떤 상호작용이 이루어지는지 상세하게 살펴보자.

❶ 의료서비스 제공자와 이용자 사이의 상호작용

의료서비스 제공자는 이용자의 건강상태, 의료서비스 이용 이력, 가치관 등을 이해하여 이용자에게 안전한 양질의 의료서비스를 제공해야 한다. 의료서비스 이용자는 의료서비스 제공자의 지시를 따르고, 자신의 건강상태와 의료서비스 이용에 대한 정보를 제공해야 한다. 의료서비스 제공자와 이용자는 서로 존중하고 배려하며, 의사소통하면서 서로의 의견을 공유하고 이해해야 한다.

❷ 정부와 의료서비스 이해관계자 사이의 상호작용

정부는 의료서비스 시스템의 법률을 제정하거나 규제하여 의료서비스 제공자, 이용자, 기업, 보험기관 등의 활동을 지도하고 감독해야 한다. 의료서비스 제공자, 이용자, 기업, 보험기관 등은 정부의 정책을 이해하고 규제를 준수하며, 정부의 정책 수립 과정에 참여하여 의견을 제시해야 한다. 정부는 의료서비스 이해관계자와 협력하여 의료서비스 시스템을 지속적으로 개선하고 발전시켜야 한다.

❸ 기업과 의료서비스 이해관계자 사이의 상호작용

기업은 의료서비스 제공자, 이용자, 정부, 보험기관 등의 요구에 맞는 의약품, 의료기기, 의료정보시스템 등을 개발하고 제공해야 한다. 의료서비스 제공자, 이용자, 정부, 보험기관 등은 기업의 제품과 서비스를 적절하게 평가하고, 기업의 연구 개발 활동에 참여해야 한다. 기업은 여러 의료서비스 이해관계자와 협력하여 의료서비스의 품질과 효율을 높이고, 의료서비스의 접근성을 확대해야 한다.

❹ 보험기관과 의료서비스 이해관계자 사이의 상호작용

보험기관은 의료서비스 제공자, 이용자, 정부, 기업 등과 협력하여 의료서비스 비용을 합리적으로 분담하는 방안을 마련해야 한다. 의료서비스 제공자는 보험기관의 규정을 준수하고, 보험 청구를 적절하게 처리해야 한다. 이용자는 보험 가입과 이용에 대한 정보를 이해하고, 보험 혜택을 적절하게 활용해야 한다. 정부는 보험 시장을 규제하고 감독하여 의료서비스의 접근성을 높이고 의료서비스 불평등을 해소해야 한다. 기업은 보험기관과 협력하여 의료서비스 비용을 절감하고, 의료서비스의 품질을 높이는 데 기여해야 한다.

❺ 학계와 의료서비스 이해관계자 사이의 상호작용

학계는 의료서비스에 관한 연구를 하고, 연구 결과를 의료서비스 제공자, 이용자, 정부, 기업, 보험기관 등에 제공함으로써 의료서비스의 품질과 효율을 높이는 데 기여한다. 의료서비스 제공자, 이용자, 정부, 기업, 보험기관 등은 학계 연구에 참여하고, 연구 결과를 의료서비스 정책과 실무에 적용해야 한다. 학계와 여러 의료서비스 이해관계자는 협력하여 의료서비스 관련 지식을 공유하고, 의료서비스 시스템을 지속적으로 개선하고 발전시켜야 한다.

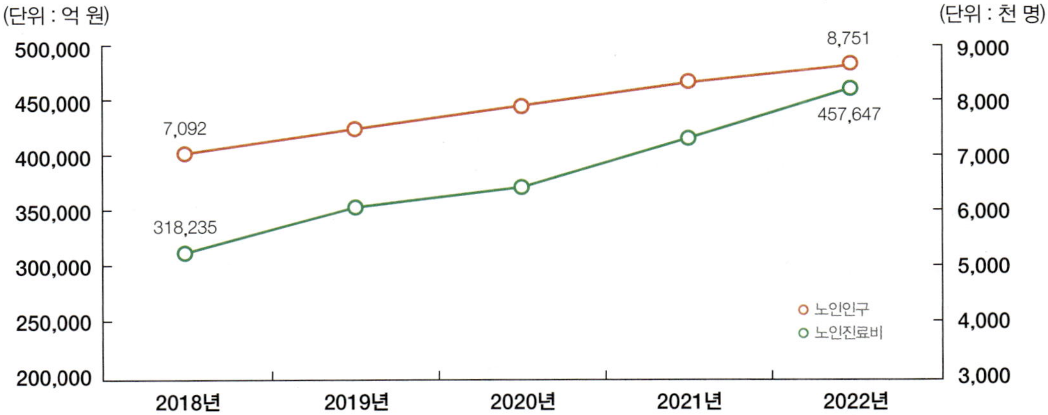

그림 2-2 연도별 65세 이상 노인인구 증가와 노인진료비 증가[1]

인구의 고령화와 이에 따른 만성질환 증가로 인해 의료서비스 수요가 증가하면서 의료비도 증가할 것이다. 이는 국가와 보험기관의 비용 부담으로 이어져 환자에게 좋은 품질의 의료서비스를 제공하는 데 한계로 작용할 수 있다. 이러한 환경 변화에 대응하기 위해 의료기술의 발전과 의료비 증가를 적절한 수준에서 관리해야 하므로 의료서비스 이해관계자 사이에 협력이 더욱 중요해질 것이다.

1 출처 : 건강보험통계연보(2022년)

■ 미래의 의료서비스 이해관계자별 역할

변화에 적응하기 위해 여러 의료서비스 이해관계자는 미래의 의료서비스를 위해 새로운 역할과 책임을 수행해야 할 것이다.

즉 미래에는 의료서비스 이해관계자가 각각 다음과 같은 역할을 할 것으로 기대한다.

의료서비스 제공자는 첨단 의료기술을 활용하여 안전한 양질의 의료서비스를 제공하고, 개인 맞춤형 의료서비스를 개발한다. 의료서비스 이용자는 자신의 건강상태를 관리하고 질병을 예방할 수 있도록 협조하며, 의료서비스 제공자가 제공하는 개인 맞춤형 의료서비스 이용에 적극적으로 참여하여 의료서비스의 효과를 높일 수 있도록 한다.

정부는 의료서비스 시스템이 지속적으로 개선되고 발전할 수 있도록 정책을 수립하고 시행하며, 의료서비스의 접근성을 확대하고 의료서비스 불평등을 해소한다.

기업은 의료서비스의 품질과 효율을 높이는 새로운 의약품이나 의료기기, 의료정보시스템 등을 개발하고 제공한다. 또 예방, 진단, 치료, 재활 등의 의료서비스 전반에 걸쳐 혁신적인 솔루션을 제공한다. 구체적으로는 AI에 기반한 진단 시스템을 개발하거나 맞춤형 의약품과 치료법을 개발한다. 그리고 텔레메디신과 VR 기술을 적재적소에 활용하고, 의료 데이터를 더욱 세밀하게 분석하여 관리 플랫폼을 구축한다.

보험기관은 의료서비스 비용을 합리적으로 분담하는 방안을 마련하고, 의료서비스의 접근성을 확대하는 데 기여한다. 또 질병예방 및 건강관리 서비스를 지원하며, 만성질환 관리 프로그램을 개발하고 지원한다. 구체적으로는 예방접종과 건강검진 비용 보장을 확대하고, 의료서비스 이용 데이터를 분석하여 요금 책정 시스템을 구축한다. 마지막으로 의료서비스 비용의 투명성을 제고하고 비교할 수 있는 정보를 제공한다.

학계는 의료서비스에 관한 연구를 수행하고, 연구 결과를 의료서비스 제공자, 이용자, 정부, 기업, 보험기관 등에 제공하여 의료서비스의 품질과 효율을 높이는 데 기여한다. 또 의료서비스 전문가 양성 및 교육 프로그램을 개발하고, 의료서비스 정책 연구를 수행한다. 구체적으로는 의료서비스 효과의 평가 연구를 수행하고, 의료서비스의 불평등을 해소하는 방안과 의료서비스 윤리 및 법률을 연구한다. 마지막으로 의료서비스 정책 전문가 양성 프로그램을 개발한다.

의료서비스 공급 흐름

의료서비스는 질병 진단, 치료, 예방, 재활 등의 다양한 과정을 포함하는 복잡한 시스템이다. 이러한 서비스는 의료서비스 제공자, 이용자, 정부, 기업, 보험기관 등 다양한 이해관계자의 참여와 협력을 통해 이루어진다. 의료서비스 공급의 주요 단계는 의료서비스 요구 발생, 의료서비스 접근, 치료 및 관리 계획 수립, 진단 및 평가, 치료 및 관리 제공, 추후 관리 및 모니터링의 순서를 거친다. 의료서비스 공급의 각 단계를 세부적으로 살펴보자.

의료서비스 요구 발생 단계에서 의료서비스 이용자는 질병, 부상, 또는 건강 문제 때문에 의료서비스를 이용할 필요성을 느낀다. 이용자는 직접 병원 또는 의료기관을 방문하거나, 전화 상담, 온라인 진료 예약, 응급실 방문을 통해 의료서비스를 요청할 수 있다.

의료서비스 접근 단계에서 의료서비스 이용자는 의사, 간호사, 약사 등의 의료서비스 제공자를 찾아 의료서비스를 요청한다.

치료 및 관리 계획 수립 단계에서 의료서비스 제공자는 진단 및 평가 결과를 바탕으로 적합한 치료 및 관리 계획을 수립한다.

진단 및 평가 단계에서 의료서비스 제공자는 이용자의 증상, 병력, 신체검사결과 등을 종합적으로 분석하여 질병을 진단하고 이용자의 건강상태를 평가한다. 이러한 평가 방법에는 신체검사, X-ray, CT, MRI 등의 영상 검사, 혈액 검사, 조직 검사, 유전자 검사 등이 포함된다.

치료 및 관리 제공 단계에서 의료서비스 제공자는 수립된 계획에 따라 치료, 약물 처방, 재활치료 등을 제공한다. 치료 방법으로 약물치료, 수술, 방사선치료, 물리치료, 재활치료 등이 있다.

추후 관리 및 모니터링 단계에서 의료서비스 제공자는 이용자의 상태를 지속해서 모니터링하며, 치료 또는 관리가 추가로 필요한지 평가한다. 추후 관리를 위한 모니터링 방법으로 정기검진, 혈액 검사, 영상 검사, 환자 교육 및 상담 등이 있다.

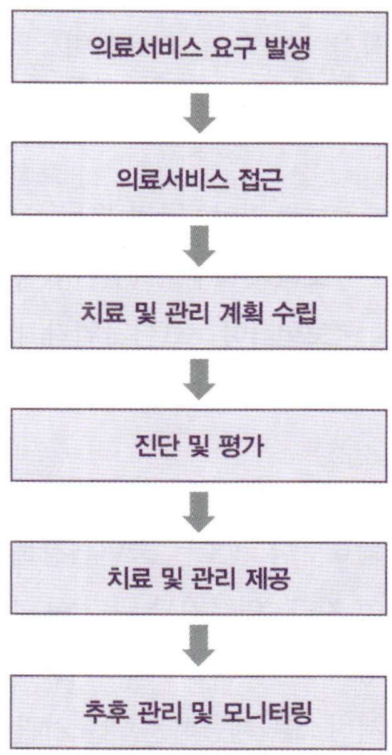

그림 2-3 의료서비스 공급 흐름

의료서비스 공급 흐름에 영향을 미치는 요소에는 의료서비스 이용자의 특성, 의료서비스 제공자의 능력, 정책 및 규제, 기술적 발전, 사회경제적 요인이 있다.

- **의료서비스 이용자의 특성 :** 이용자의 나이, 성별, 질병, 건강상태, 사회경제적 수준, 문화적 배경 등
- **의료서비스 제공자의 능력 :** 의료서비스 제공자의 전문성, 경험, 의료기술과 시설 등
- **정책 및 규제 :** 정부의 의료 정책, 규제, 보험 시스템 등
- **기술적 발전 :** 의료기술 및 ICT의 발전
- **사회경제적 요인 :** 사회경제적 수준, 의료서비스 이용 접근성, 의료서비스 비용 등

의료보험 제도

의료서비스는 질병의 진단, 치료, 예방, 재활 등을 포함하는 복잡한 과정이다. 이러한 과정을 효과적으로 수행하려면 다양한 의료서비스 제공자가 협력하여 서비스를 공급해야 한다. 또한 의료서비스는 비용이 많이 드는 경우가 대다수이므로 의료보험 제도가 중요한 역할을 한다.

의료보험 제도의 주요 목적은 모든 국민이 질병으로 말미암아 경제적 어려움을 겪더라도 의료서비스를 이용할 수 있도록 하는 것이다. 이를 위해 의료서비스의 접근성을 확대하고 의료서비스의 불평등을 해소하며, 의료서비스의 품질과 효율을 높이는 것을 목표로 한다.

국내 의료보험 제도 이용의 주요 단계는 다음과 같다.

- **보험 가입 :** 국민 모두는 의무적으로 의료보험에 가입해야 한다.
- **보험료 납부 :** 보험가입자는 일정 비율의 보험료를 내야 한다.
- **보험급여 :** 보험가입자가 질병 때문에 의료서비스를 이용하면, 보험기관은 일정 비율의 의료비를 지급한다.

■ 의료보험 제도의 운영

의료보험 제도는 국민건강보험공단에 의해 운영된다. 즉 국민건강보험공단은 보험료 징수, 보험급여 지급, 의료기관 관리 등의 업무를 수행한다. 그 외의 건강보험을 관리하고 운영하는 체계는 관련 정책을 결정하고 시행하는 보건복지부, 보험료를 납부하고 보험급여를 받는 보험가입자에게 의료서비스를 제공하는 의료기관(요양기관), 그리고 의료기관의 의료서비스 비용 청구 내용을 심사하는 건강보험심사평가원으로 구성된다.

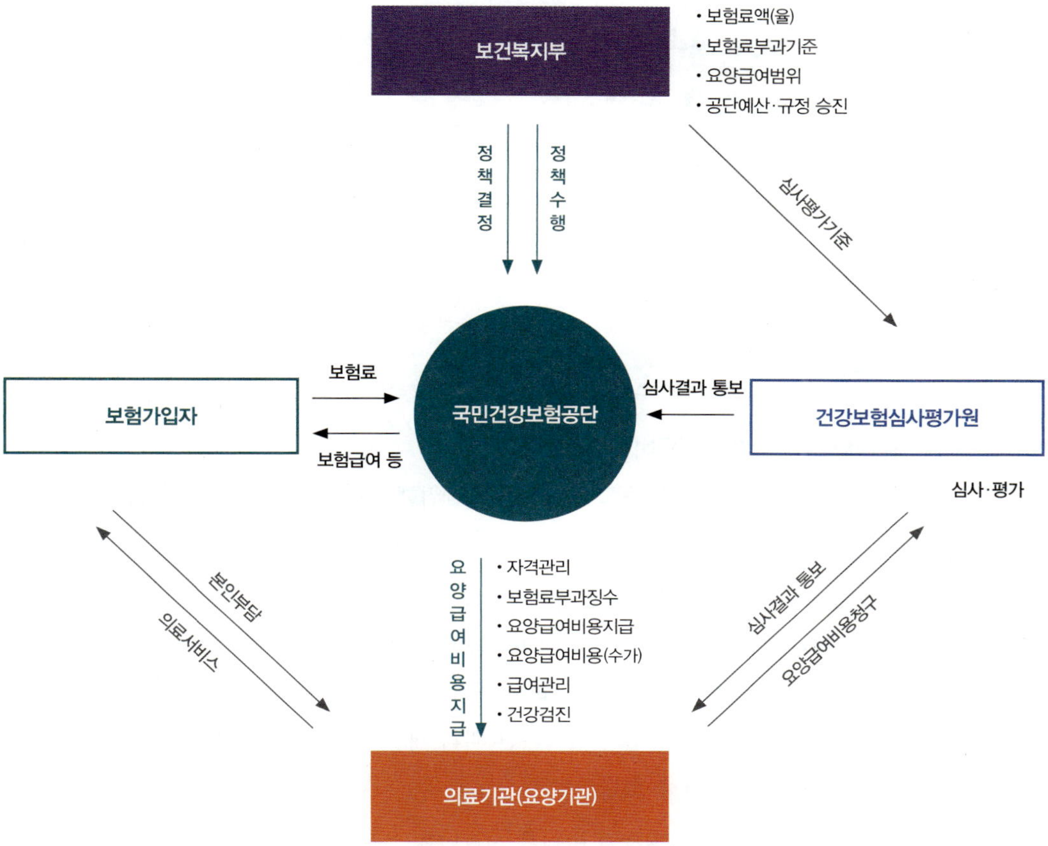

그림 2-4 건강보험 관리운영체계

의료서비스를 이용할 때 의료보험 제도를 이용하려면 보험가입자가 의료서비스를 이용하기 전에 의료보험 자격증을 제시해야 한다. 의료기관은 환자의 진료 및 치료 과정에서 발생한 의료비를 국민건강보험공단에 청구해야 한다. 이후 국민건강보험공단은 의료기관의 청구 내용을 심사하여 적절하다고 판단되면 보험급여를 지급한다.

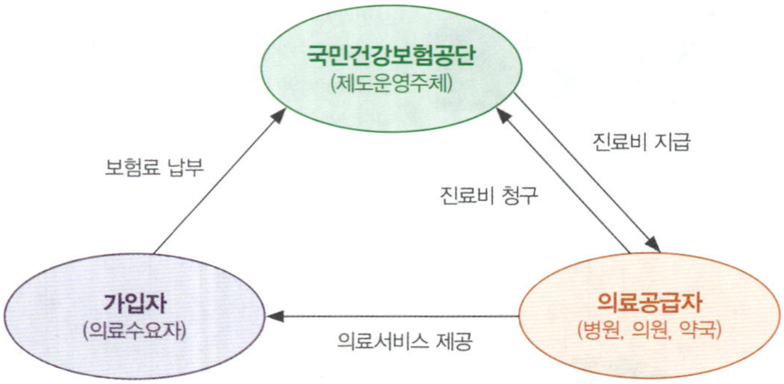

그림 2-5 의료보험 제도 이용 절차

■ 의료보험 가입과 보험료 납부, 의료비 청구

국민은 출생이나 거주지 이전 등의 사유로 의료보험에 가입해야 하고, 의료보험가입자는 매달 일정 비율의 보험료를 내야 한다. 이때의 보험료는 근로소득, 사업소득, 주민세 등을 기준으로 산정된다.

의료서비스를 이용한 후 환자는 일부 의료비를 직접 부담해야 한다. 만약 의료기관이 국민건강보험공단이 정한 의료보험 수가[2]보다 높은 요금을 부과한다면 그 차액을 환자가 부담해야 한다. 또 일정 금액 이상의 의료비가 발생할 때는 환자가 부담해야 하는 의료비가 감면(고액보건급여[3])될 수 있다. 선택진료처럼 국민건강보험공단이 지정한 의료기관 외의 기관에서 의료서비스를 이용한다면 환자가 부담해야 하는 의료비가 증가할 수 있다.

의료기관은 환자의 진료 및 치료 과정에서 발생한 의료비를 국민건강보험공단에 청구한다. 의료기관은 의료비 청구서를 작성해야 하는데, 이 청구서에는 환자정보, 진료 및 치료 내용, 의료비 항목 및 금액 등이 정확하게 기재되어야 한다. 국민건강보험공단은 의료기관의 청구 내용을 심사하고, 적절하다고 판단되면 보험급여를 지급한다.

2 의료보험 수가는 의료기관이 건강보험이 적용되는 의료서비스를 제공한 후, 환자와 국민건강보험공단으로부터 받는 진료비를 의미한다. 즉, 병원에서 진료를 받을 때 국민건강보험공단이 병원에 지급하는 금액을 말한다.

3 고액보건급여는 암, 희귀난치성 질환 등 고액의 의료비가 발생하는 질병을 앓는 환자의 경제적 부담을 덜어주기 위해 국가에서 지원하는 제도이다.

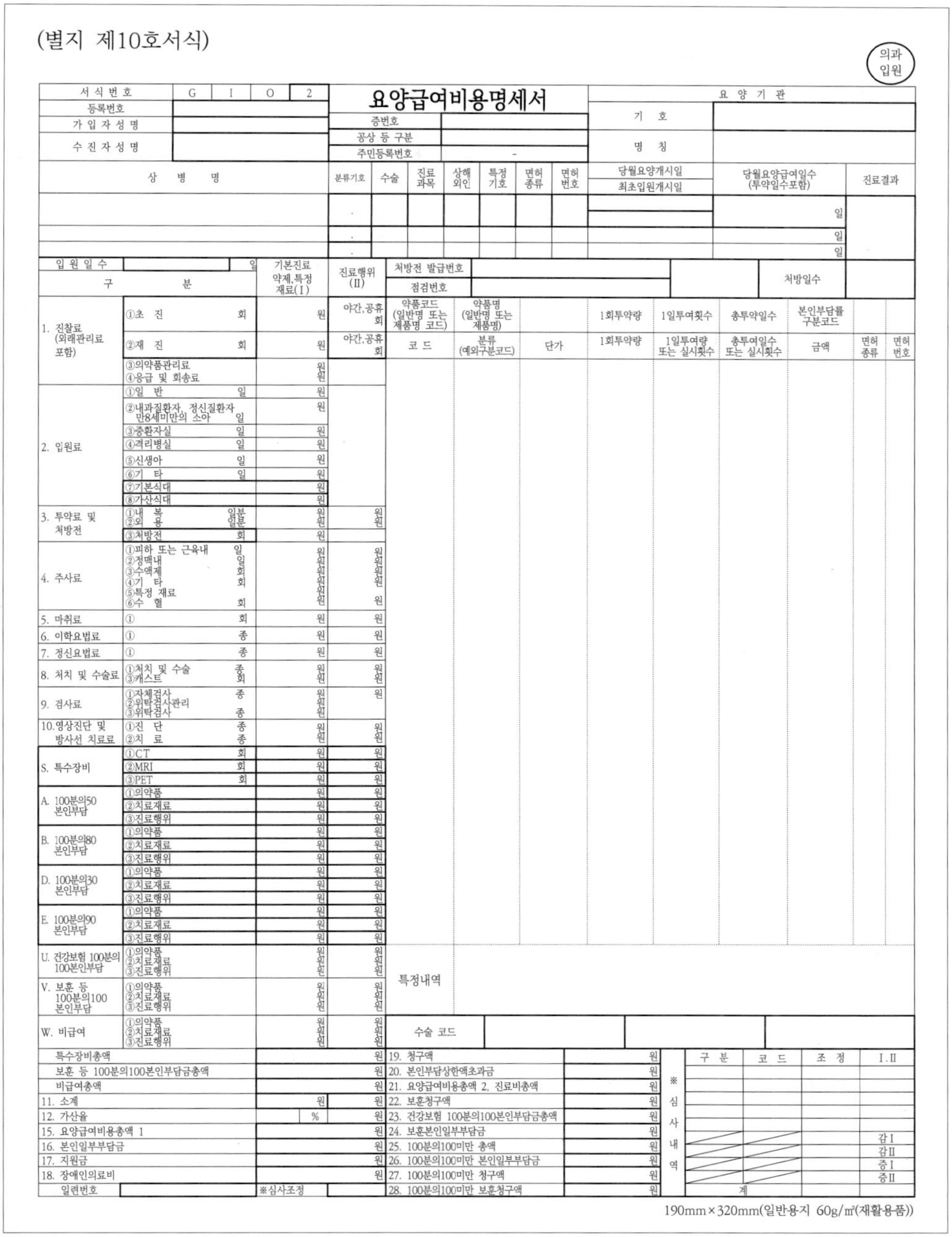

(별지 제10호서식)

의과 입원

요양급여비용명세서

서식번호	G	I	O	2
등록번호				
가입자성명				
수진자성명				

증번호	
공상 등 구분	
주민등록번호	-

요양기관	
기호	
명칭	

상병명	분류기호	수술	진료과목	상해외인	특정기호	면허종류	면허번호	당월요양개시일 / 최초입원개시일	당월요양급여일수(투약일수포함)	진료결과
	.								일	
	.								일	
	.								일	

입원일수 일

구분		기본진료 약제, 특정재료(I)	진료행위(II)
1. 진찰료(외래관리료 포함)	①초 진 회	원	야간,공휴 회
	②재 진 회	원	야간,공휴 회
	③의약품관리료	원	
	④응급 및 회송료	원	
2. 입원료	①일 반 일	원	
	②내과질환자, 정신질환자 만8세미만의 소아 일	원	
	③중환자실 일	원	
	④격리병실 일	원	
	⑤신생아 일	원	
	⑥기 타 일	원	
	⑦기본식대	원	
	⑧가산식대	원	
3. 투약료 및 처방전	①내 복 일분	원	원
	②외 용 일분	원	원
	③처방전 회	원	
4. 주사료	①피하 또는 근육내 일	원	원
	②정맥내 일	원	원
	③수액제 회	원	원
	④기 타 회	원	원
	⑤특정 재료	원	
	⑥수 혈 회	원	원
5. 마취료	① 회	원	원
6. 이학요법료	① 종	원	원
7. 정신요법료	① 종	원	원
8. 처치 및 수술료	①처치 및 수술 종	원	원
	③캐스트 회	원	원
9. 검사료	①자체검사 종	원	원
	②위탁검사관리	원	
	③위탁검사 종	원	
10. 영상진단 및 방사선 치료료	①진 단 종	원	원
	②치 료 종	원	원
S. 특수장비	①CT 회	원	원
	②MRI 회	원	원
	③PET 회	원	원
A. 100분의50 본인부담	①의약품	원	원
	②치료재료	원	원
	③진료행위	원	원
B. 100분의80 본인부담	①의약품	원	원
	②치료재료	원	원
	③진료행위	원	원
D. 100분의30 본인부담	①의약품	원	원
	②치료재료	원	원
	③진료행위	원	원
E. 100분의90 본인부담	①의약품	원	원
	②치료재료	원	원
	③진료행위	원	원
U. 건강보험 100분의100본인부담	①의약품	원	원
	②치료재료	원	원
	③진료행위	원	원
V. 보훈 등 100분의100 본인부담	①의약품	원	원
	②치료재료	원	원
	③진료행위	원	원
W. 비급여	①의약품	원	원
	②치료재료	원	원
	③진료행위	원	원

처방전 발급번호			처방일수	
점검번호				

약품코드(일반명 또는 제품명 코드)	약품명(일반명 또는 제품명)		1회투약량	1일투여횟수	총투약일수	본인부담률 구분코드		
코드	분류(예외구분코드)	단가	1회투약량	1일투여량 또는 실시횟수	총투여일수 또는 실시횟수	금액	면허종류	면허번호

특정내역

수술 코드

특수장비총액		원
보훈 등 100분의100본인부담금총액		원
비급여총액		원
11. 소계	원	원
12. 가산율	%	원
15. 요양급여비용총액 1		원
16. 본인일부부담금		원
17. 지원금		원
18. 장애인의료비		원
일련번호	※심사조정	

19. 청구액	원
20. 본인부담상한액초과금	원
21. 요양급여비용총액 2, 진료비총액	원
22. 보훈청구액	원
23. 건강보험 100분의100본인부담금총액	원
24. 보훈본인일부부담금	원
25. 100분의100미만 총액	원
26. 100분의100미만 본인일부부담금	원
27. 100분의100미만 청구액	원
28. 100분의100미만 보훈청구액	원

※ 심사내역

구분	코드	조정	I.II
			감I
			감II
			증I
			증II
계			

190mm×320mm(일반용지 60g/㎡(재활용품))

그림 2-6 요양급여 청구서 양식 샘플[4]

4 출처 : 건강보험심사평가원

■ 의료보험 제도의 영향

의료보험 제도가 도입된 후 국민의 의료서비스 이용이 증가했다. 이는 국민이 건강을 관리하고 아플 때 치료 받는 기회가 많아졌다는 긍정적인 측면과 동시에 의료비 증가라는 부정적인 측면을 야기했다. 의료서비스를 많이 이용하면서 자연스럽게 의료비도 상승했는데, 이는 의료보험 재정에 큰 부담으로 작용할 수 있다. 의료비가 계속 증가한다면 의료보험 시스템의 지속가능성을 위협할 수 있다. 따라서 이를 방지하는 방안이 필요하다. 의료서비스 이용 과다 현상을 방지하고, 의료비 증가를 억제하기 위해 다양한 정책적 노력이 요구된다. 예를 들어 의료서비스 이용에 대한 적절한 관리와 통제, 예방적 건강관리 강화, 의료비용 절감 방안 마련 등이 필요하다. 이러한 노력을 통해 국민 건강을 유지하면서도 의료보험 재정의 안정성을 확보할 수 있을 것이다.

의료보험 제도가 도입되었음에도 모든 국민에게 의료서비스 이용 기회가 동등하게 제공되지 못하는 경우가 발생할 수 있다. 특히 저소득층이나 소외계층은 경제적 어려움이나 정보 부족 등의 문제로 의료서비스를 이용하는 데 어려움을 겪을 수 있다. 이러한 불평등은 국민 건강에 영향을 주어 사회적 불평등을 심화시킬 수 있다. 따라서 의료서비스 불평등을 해소하기 위해 정책적인 노력이 필요하다. 예를 들어 저소득층을 위한 의료비 지원 확대, 의료 접근성이 낮은 지역에 대한 의료 인프라 강화, 소외계층을 대상으로 한 건강교육 및 홍보 활동 등이 중요하다. 이러한 노력을 통해 모든 국민이 양질의 의료서비스를 동등하게 이용할 수 있도록 해야 한다.

의료보험 제도를 악용하면 의료서비스의 품질이 저하될 가능성이 있다. 의료기관들이 의료비를 절감하기 위해 저렴한 의약품이나 의료기기를 사용할 수도 있고, 환자에게 진료 및 치료 시간을 충분하게 제공하지 않을 수도 있다. 이는 환자의 치료 효과와 만족도에 부정적인 영향을 미칠 수 있으므로 의료서비스의 품질을 꾸준하게 관리하기 위해 다양한 노력이 필요하다. 예를 들어 의료기관에 대한 품질관리와 평가 시스템을 강화하고, 의료진의 교육과 훈련을 통해 전문성을 높이며, 환자 중심의 진료 체계를 구축하는 것이 중요하다. 또한 정부와 의료보험 기관이 협력하여 재정을 적절하게 지원하고 인센티브를 제공함으로써 의료기관이 수준 높은 의료서비스를 지속적으로 제공할 수 있도록 해야한다. 이러한 노력은 국민 건강을 보호하고, 의료서비스의 품질을 보장하는 데 필수이다.

따라서 의료서비스의 질을 높이기 위해 다음과 같은 노력이 필요하다.

첫째, 의료서비스 제공 기준을 강화해야 한다. 의료기관이 의료서비스를 제공하는 과정에서 준수해야 하는 기준을 엄격히 설정하고 이를 철저히 지키도록 함으로써 전반적인 의료서비스의 품질을 높일 수 있다.

둘째, 의료 전문가의 양성 및 교육 프로그램을 강화해야 한다. 의료 전문가가 최신 지식을 습득하고 실력을 높일 수 있도록 교육과 훈련을 주기적으로 제공하는 것이 중요하다. 이를 통해 의료서비스 제공 능력을 전반적으로 높일 수 있다.

셋째, 첨단 의료기술의 개발과 도입을 지원해야 한다. 최신 의료기술의 연구와 개발을 촉진하고, 이를 신속히 의료 현장에 도입함으로써 보다 효과적이고 질 높은 의료서비스를 제공할 수 있다.

이러한 노력은 국민의 건강을 보호하고, 의료서비스의 질을 지속해서 높이는 데 중요한 역할을 한다.

2.2 IT 기술 기반 디지털 의료서비스

현대 의료가 나날이 발전하면서 더욱 정밀하고 복잡한 의료기술과 방대한 양의 의료 데이터를 다루고 있어, 현대 의료시스템이 점점 더 복잡해지고 있다. 의료서비스 제공자는 이러한 복잡성을 극복하고 효율적으로 의료서비스를 제공하기 위해 다양한 정보를 처리해야 한다. 이러한 요구에 부응하기 위해 병원에서는 처방전달시스템(OCS), 의료영상저장전송시스템(PACS), 임상의사결정지원시스템(CDSS)을 도입하고 있다. 이 절에서는 병원에 IT 시스템이 등장한 배경, 역할, 이용 흐름, 기대효과 등을 심층적으로 다루어 병원 IT 시스템에 대한 이해를 높이고자 한다.

처방전달시스템(OCS)

처방전달시스템(OCS)Order Communication System은 통신망을 이용하여 환자의 진료 정보를 보관한 데이터베이스와 환자를 진단하고 작성한 처방내용을 각 해당 진료부서로 전달하는 시스템이다. 이는 환자의 진료 정보를 신속하게 제공하는 의사전달 도구이자 환자의 진료 흐름을 유기적으로 연계하는 시스템이다.

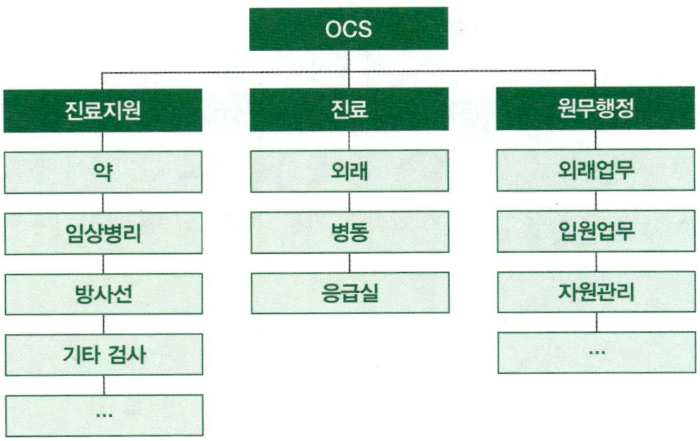

그림 2-7 OCS 구조

■ OCS 도입 배경

병원의 OCS는 의료서비스의 복잡성이 증가하면서 발생한 여러 문제를 해결하기 위해 생겨났다. OCS는 의료서비스 제공 과정에서 발생할 수 있는 오류를 줄이고 의료서비스 효율 향상, 불필요한 의료비 절감 등의 효과를 얻고자 한다. OCS가 도입된 구체적인 원인은 다음과 같다.

첫째, 의료서비스의 복잡도가 증가했다. 현대 의료시스템은 점점 더 복잡해지고 있으며, 이러한 시스템 속에서 의료서비스 제공자는 다양한 정보를 처리하고 문서화하며 여러 협업 부서와 의사소통해야 한다. 이러한 복잡도를 해결하기 위해 OCS가 도입되었다.

둘째, 의료서비스 제공 과정에서 발생할 수 있는 오류를 감소하기 위해서이다. 다른 환자에게 투여해야 할 약물을 잘못 투여하거나, 수술 부위를 잘못 선택하고 잘못된 진단을 하거나, 의료진 간 의사전달 오류로 인해 불필요한 검사를 하는 일 등은 심각한 결과를 초래할 수 있다. OCS는 처방된 약물의 대상 환자를 정확하게 확인하고 약물의 용량과 투여 간격이 적절한지 확인할 수 있으며, 환자의 최신 의료정보를 실시간으로 업데이트하여 의료진이 정확한 정보를 바탕으로 진료할 수 있도록 한다. 또 처방전달 과정을 자동화하여 시간을 단축하고, 적시에 환자를 치료할 수 있게 함으로써 의료오류를 줄이는 데 도움을 준다.

셋째, 의료서비스의 효율성을 향상하기 위해서이다. OCS는 의료서비스 제공자가 업무를 효율적으로 수행할 수 있도록 돕는다. 이를 통해 의료서비스의 품질과 환자 만족도를 높일 수 있다. 또한 의료기관에서 의료서비스를 제공하는 과정에서 발생하는 수많은 차트, 슬립지, 필름, 문진표 및 간호기록지를 4-Less(Paperless, Chartless, Slipless, Filmless)함으로써 진료지원 부서의 생산성을 높이고 진료 업무를 개선할 수 있다.

넷째, 의료비를 절감하기 위해서이다. OCS는 동일한 성분의 약물이 중복 처방되는 것을 방지하여 불필요한 약제비 지출을 줄이고, 다른 약물과의 상호작용을 검사하여 부작용 발생 가능성을 낮춤으로써 추가적인 의료비 지출을 예방한다. 또 환자의 상태에 맞는 적정 용량과 기간의 약물을 처방하도록 유도하여 불필요한 약물 사용을 줄인다. 더불어 의료정보를 실시간으로 공유하면 진단 및 치료 과정의 효율이 높아져서 입원 기간을 단축할 수 있고, 약품 재고를 효율적으로 관리하여 불필요한 재고 비용을 줄일 수 있다. 이러한 기능은 의료서비스 제공자가 의료비를 절감하는 데도 도움을 준다.

■ OCS 이용자와 이용 흐름

OCS는 의료기관 내에서 원무과, 외래진료, 병동 입원환자 관리, 검사 수행 및 결과 전달을 위한 임상

병리, 방사선 검사 및 입원환자의 영양관리 등 다양한 부서 간의 의료서비스 제공 전달 체계이다. 의료서비스 내에서 OCS 이용자와 이용 흐름, 외래 OCS 구조, 병동 OCS 구조는 [그림 2-8]과 같다.

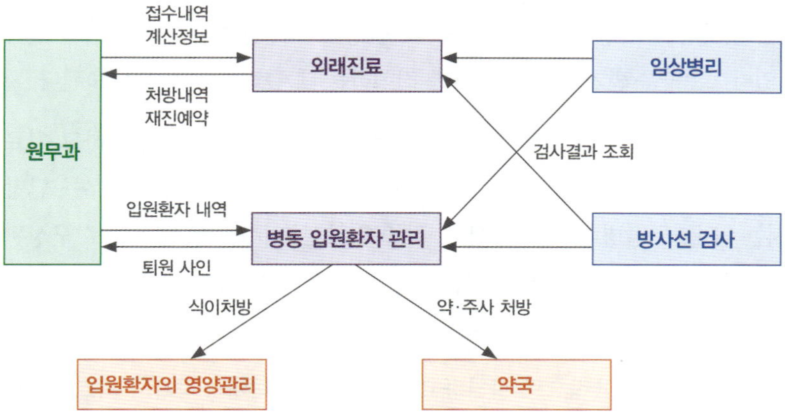

그림 2-8 OCS의 의료기관 내 업무 연계 구조

의료서비스에서 OCS 이용자와 그 이용 흐름을 살펴보자.

첫째, 의사는 OCS로 검사를 주문하고 처방전을 작성하며 치료계획을 수립하는 등 의료서비스를 제공한다. 이를 통해 환자의 상태를 실시간으로 확인하고, 필요하면 다른 의료서비스 제공자와 신속하게 의사소통할 수 있다.

둘째, 간호사는 OCS를 통해 의사의 지시에 따라 환자에게 치료를 제공한다. 또 환자의 상태를 지속해서 모니터링하여 기록하고, 필요하면 의사와 협력하여 환자 관리에 필요한 조처를 취한다.

셋째, 약사는 OCS를 활용하여 처방된 약물을 준비하고, 환자에게 안전하게 제공한다. 약물의 부작용이나 복용 방법에 대한 정보를 제공하여 환자가 약물을 올바르게 사용할 수 있도록 지원한다.

넷째, 물리치료사, 작업치료사, 언어치료사 등 기타 의료서비스 제공자도 OCS를 이용하여 환자에게 필요한 치료를 제공한다. 이들은 환자의 상태를 평가하고 치료계획을 수립하며, 치료 과정에서 발생하는 변화를 의사와 공유하여 협력적인 의료서비스를 제공한다.

OCS를 통해 의료서비스 제공자들은 효율적이고 통합된 방식으로 협력하며, 환자에게 최적의 의료서비스를 제공할 수 있다. 이러한 시스템은 의료서비스의 품질을 높이고, 환자 관리의 효율성을 높이는 데 중요한 역할을 한다.

■ 외래 OCS

외래 OCS는 환자가 병원에 방문하여 진찰받고 귀가하기까지의 모든 과정을 전산화한 시스템이다. 환자는 외래 OCS와 연계된 진료 예약시스템과 진료 접수시스템을 활용하여 진료 대기 시간을 단축할 수 있다. 처방 전달 과정이 자동화되며 진료비가 자동으로 산정되어 계산 오류를 방지하고 신속한 의료서비스를 받을 수 있다. 또 약을 받거나 각종 검사를 진행하는 데 걸리는 시간이 단축된다.

외래 OCS는 크게 세 가지 주요 부서로 구성된다. 첫째, 진료 부서는 의사가 환자를 진찰하고 치료계획을 수립하는 곳이다. 둘째, 원무과는 환자의 접수, 진료비 청구 및 수납 등의 행정 업무를 담당한다. 셋째, 진료지원 부서는 약국, 임상병리과, 방사선과, 각종 검사실, 의무 기록실 등으로 구성된다. 이 부서들은 진료 과정에서 필요한 약물 조제, 혈액, 소변, 조직 등 검체 분석, 영상 촬영, 각종 검사를 수행하고, 그 결과를 기록 관리하는 역할을 한다.

외래 OCS를 통해 병원은 진료 과정을 효율적으로 관리하고, 환자에게 신속하고 정확한 의료서비스를 제공할 수 있다. 이러한 시스템은 의료서비스의 품질을 높이고, 환자의 편의를 증진하는 데 중요한 역할을 한다.

외래 OCS의 일반적인 흐름은 다음과 같다.

- **신환·구환 등록 : 신환**은 처음 병원을 방문하는 환자로, 신규 환자정보를 입력하는 등록 절차를 거친다. 이 과정에서 개인정보, 병력, 알레르기 정보 등을 입력하여 환자의 의무기록을 생성한다. **구환**은 이전에 병원을 방문한 적이 있는 환자로, 등록된 정보를 바탕으로 간단한 확인절차를 거쳐 진찰번호가 부여되고 진료를 받을 수 있다.
- **진료비 수납 :** 환자는 접수 창구에서 진료비를 수납하고, 진찰권 또는 수납증을 받는다.
- **진료 :** 환자는 증상에 따라 배정된 진료과 진료실로 안내받아 의사의 진료를 받는다.
- **의무기록 확인 및 작성 :** 의료진은 환자의 의무기록을 확인하여 과거 병력, 알레르기 정보, 현재 증상 등을 파악하고, 필요한 경우 정보를 추가하여 환자의 의무기록을 완성한다.
- **의사 처방 등록 :** 진료 후 의사는 환자의 상태에 맞는 처방을 내리고, 이를 OCS에 등록한다. 처방 내용에는 약물, 검사, 치료 등이 포함된다.
- **진료지시 :** 의사의 처방에 따라 다양한 약물, 검사, 치료가 이루어지고, 입원이 필요한 경우 입원 수속이 진행된다.
- **약국 :** 의사의 처방에 따라 약국에서 약을 조제하고 환자에게 전달한다.

- **회계정보 :** 모든 진료 과정에서 발생하는 비용 정보가 자동으로 기록되고, 회계 처리에 활용된다.

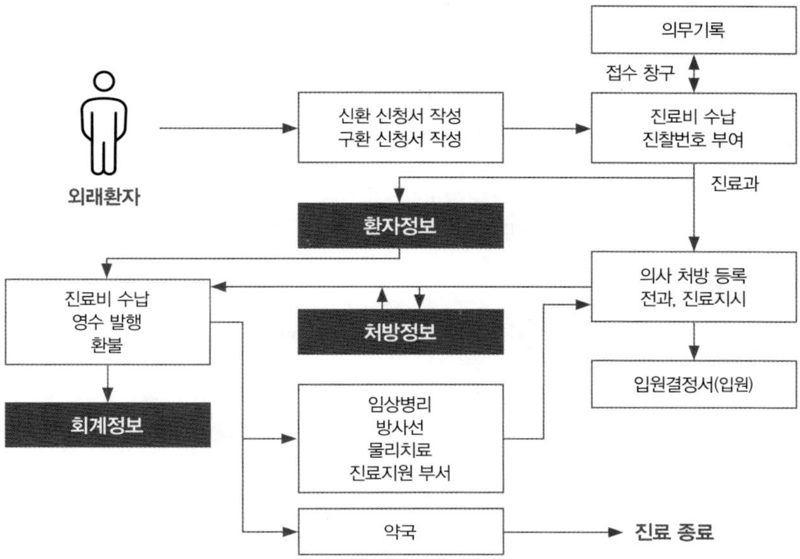

그림 2-9 외래 OCS 흐름도

▪ 병동 OCS

병동 OCS는 환자가 외래나 응급실을 거쳐 입원한 경우, 병동에 있는 동안 처방과 관련된 모든 행위를 전산화한 시스템이다. 병동 OCS는 진료 행위가 이루어진 후에 원무 수납이 이루어지는 후수납 방식이고 식사 처방이 발생한다는 점에서 외래 OCS와 다르다. 환자는 외래 OCS와 달리 정보의 흐름에 따라 병동을 이동하지 않고, 병동에서 대부분의 행위를 겪는다.

병동 OCS는 주로 진료 부서, 원무과, 진료지원 부서로 구성된다. 진료 부서에는 의사와 간호사가 포함된다. 원무과는 입원과 관련된 행정 업무를 처리한다. 진료지원 부서에는 약국, 임상병리과, 방사선과, 각종 검사실, 영양과, 의무기록과, 중앙공급실 등이 포함된다. 이 부서들은 환자의 치료와 관련된 지원 업무를 수행한다.

병동 OCS의 진료 기능은 크게 의사가 사용하는 병동처방 프로그램과 간호사가 사용하는 병동간호 프로그램 두 가지로 나눌 수 있다. 병동처방 프로그램은 과거 수작업 체제의 다단계 처방 전달 방식을 개선하여 의사, 간호사, 진료지원 부서 간의 원활한 의사소통 체계를 구축한다. 이를 통해 처방 전달 과정이 효율적이고 정확해지며, 환자에게 제공되는 의료서비스 품질이 향상된다.

이러한 병동 OCS는 병원 내에서 환자 관리와 치료 과정을 효율적으로 운영하고, 환자에게 신속하고 정확한 의료서비스를 제공하는 데 중요한 역할을 한다.

병동 OCS의 일반적인 흐름은 다음과 같다.

- **외래·응급실 이동 :** 외래 진료 후 입원이 결정됐거나 응급실을 통해 입원한 환자는 병동으로 이동한다.
- **입원정보·병상정보 :** 병동에서는 환자의 개인정보, 진단명, 입원 사유 등 입원 정보와 병실 번호, 침대 번호 등 병상 정보를 입력한다.
- **입원결정서 및 병상 부여 :** 의사는 입원결정서를 작성하고 이를 시스템에 등록한다. 시스템은 등록된 정보를 바탕으로 환자에게 적합한 병상을 자동으로 배정한다.
- **의사 처방 등록·전과·진료지시 :** 입원 후 의사는 환자 상태에 맞는 처방을 내리고, 이를 OCS에 등록한다. 환자의 상태 변화에 따라 처방을 수정하거나 다른 과로 전과할 수 있고, 필요한 경우 추가 검사나 치료를 지시한다.
- **병동에서의 처방입력·병상이동·퇴원처리 :** 담당 간호사는 의사의 처방을 확인하고 OCS에 입력한다. 의사의 판단에 따라 환자의 상태에 맞게 병상을 이동하거나 퇴원 절차를 진행할 수 있다.

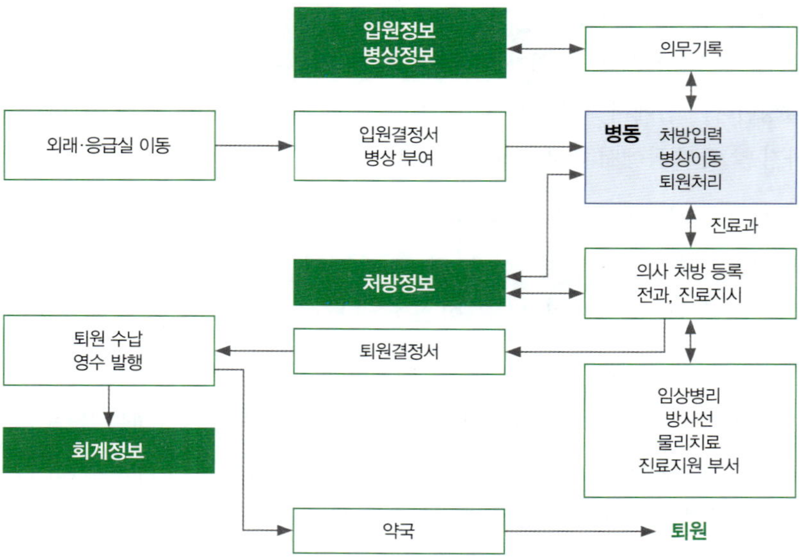

그림 2-10 병동 OCS 흐름도

- **진료지시 :** 의사의 처방에 따라 다양한 약물, 검사, 치료가 이루어진다.
- **퇴원결정서 :** 환자의 상태가 호전되어 퇴원이 결정되면, 의사는 퇴원결정서를 작성한다.
- **퇴원 수납 :** OCS는 환자의 총 진료비를 계산하고, 퇴원 관련 서류를 발행한다.
- **약국 :** 의사의 처방에 따라 약국에서 약을 조제하고 환자에게 전달한다.
- **회계정보 :** 모든 진료 과정에서 발생하는 비용 정보가 자동으로 기록되고, 회계 처리에 활용된다.

의료영상저장전송시스템(PACS)

현대 의료시스템은 진단 및 치료 과정에서 다양한 영상데이터를 활용한다. 이러한 영상데이터를 효과적으로 관리하고 활용하기 위해 병원에서는 의료영상저장전송시스템을 도입하고 있다. **의료영상저장전송시스템**(PACS)Picture Archiving and Communication System은 영상데이터를 디지털화하여 저장하고, 의료서비스 제공자가 영상데이터를 빠르고 안전하게 공유하고 활용할 수 있도록 돕는 시스템이다.

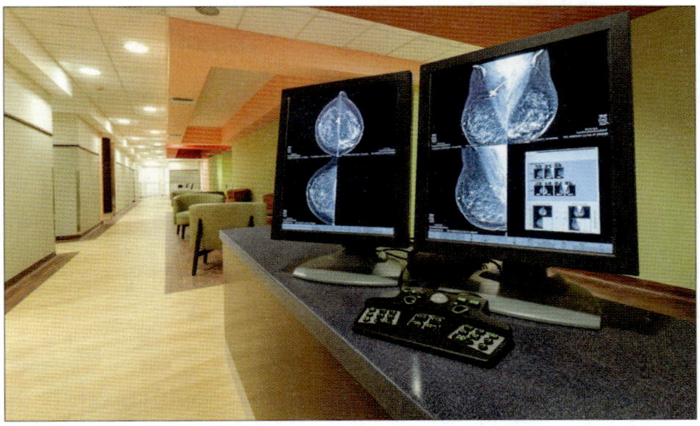

그림 2-11 PACS

■ PACS 사용 목적

병원에 PACS가 도입된 이유로 다음과 같이 세 가지를 생각할 수 있다.

첫째, 의료영상데이터가 증가했기 때문이다. 현대 의료시스템에서는 CT, MRI, 초음파 등 다양한 영상 검사를 통해 진단과 치료를 수행한다. 이에 따라 의료영상데이터의 양이 급격히 증가하고 있다.

둘째, 영상 필름을 이용한 의료영상데이터를 관리하기 어렵기 때문이다. 과거에는 영상 필름을 필름실에 보관했는데, 관리가 어렵고 손상될 위험이 높은 데다 다른 의료진과 협업이 어렵다는 문제가 있다. 또한 필름은 시간이 지남에 따라 품질이 저하될 수 있고, 디지털 영상처럼 자유롭게 확대, 축소, 조작할 수 없어 데이터를 효과적으로 사용하기 어렵다.

셋째, 컴퓨터로 영상 분석 기술을 이용하면 더욱 정확하고 빠른 진단이 가능하기 때문이다. 의료영상데이터를 디지털화하여 관리하면 의료진이 언제 어디서든 환자의 영상정보에 접근하여 빠르고 정확하게 진단하고 치료계획을 수립할 수 있다. 또한 의료영상데이터를 활용하여 새로운 질병 진단법과 치료법을 개발하는 연구를 수행할 수 있고, AI 기술을 활용하여 의료영상을 분석하고 질병을 진단하는 기술을 개발할 수 있다. 이러한 이유로 의료영상데이터는 진단, 치료, 교육, 연구 등 다양한 분야에서 수요가 증가했다.

■ PACS의 역할

PACS는 다음과 같이 네 가지 역할을 한다.

첫째, 영상데이터를 디지털화한다. PACS는 CT, MRI, 초음파 등 다양한 영상 검사 장비로 얻은 영상데이터를 디지털화하여 저장한다. 이를 통해 영상데이터에 손쉽게 접근할 수 있고 품질을 유지하며 보관할 수 있다.

둘째, 영상데이터를 저장하고 관리한다. PACS는 디지털화된 영상데이터를 안전하게 저장하고 관리한다. 중앙 서버나 클라우드 시스템을 이용하여 대량의 데이터를 효율적으로 관리하고 데이터 손실을 방지한다.

셋째, 영상데이터를 편리하게 공유한다. PACS는 의료서비스 제공자가 영상데이터를 빠르고 안전하게 공유할 수 있게 한다. 따라서 의사, 영상의학 전문의, 간호사 등 여러 의료진이 동시에 데이터를 검토하고 환자 치료에 협력할 수 있다.

넷째, 영상데이터를 다양하게 활용할 수 있다. PACS는 의료서비스 제공자가 영상데이터를 진단, 치료, 교육, 연구 등 다양한 목적에 따라 활용할 수 있도록 돕는다. 예를 들어 의사는 영상을 통해 정확한 진단을 내리고 치료계획을 수립하며, 영상을 교육 자료로 사용하거나 연구 자료로 활용할 수 있다.

PACS는 이러한 기능을 통해 의료영상데이터의 관리와 활용을 효율적으로 지원하고, 의료서비스의 질을 높이는 데 중요한 역할을 한다.

■ PACS와 연동되는 의료기기

PACS와 연동되는 의료기기는 대표적으로 CT, MRI, 초음파, X-ray, 심초음파, 내시경이 있다.

CT Computed Tomography는 컴퓨터 단층 촬영 장비로, 신체의 횡단면 영상을 촬영한다. **MRI** Magnetic Resonance Imaging는 자기 공명 영상 장비로, 신체조직을 3D 영상으로 촬영한다. **초음파**는 고주파 음파를 사용하여 신체조직을 촬영하는 장비이다. **X-ray**는 X선을 사용하여 뼈와 같은 조직을 촬영하는 장비이다. **심초음파**는 일종의 초음파 장비로, 심장의 기능을 평가하기 위해 사용한다. **내시경**은 신체조직을 직접 관찰하기 위해 사용하는 장비이다.

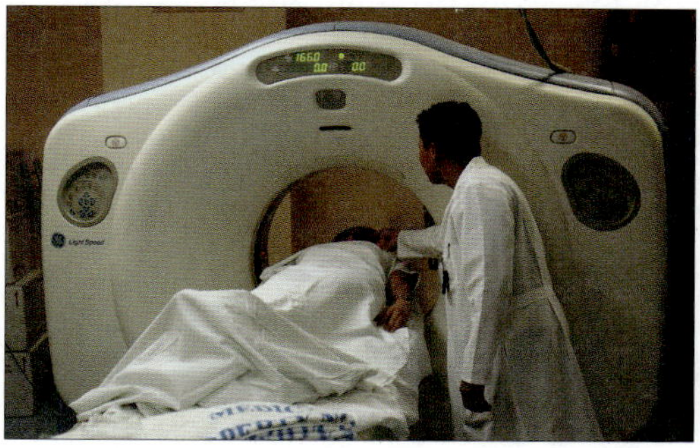

(a) CT

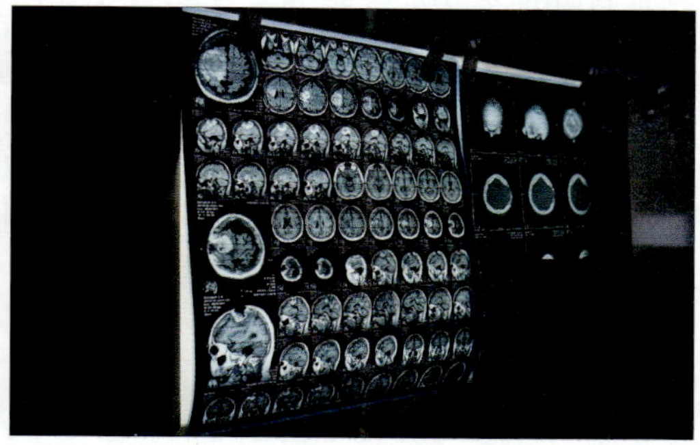

(b) MRI

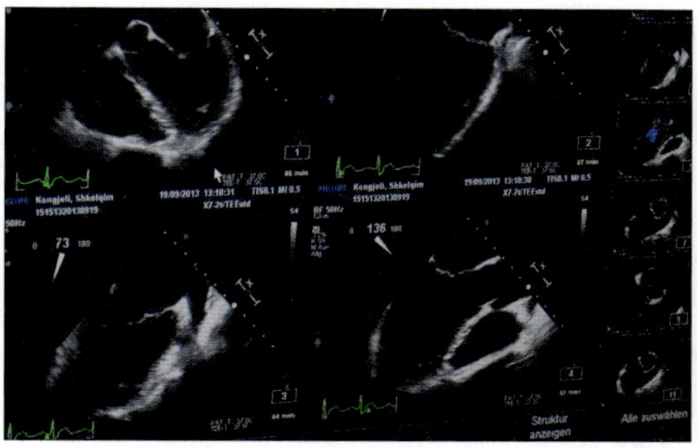

(c) 초음파

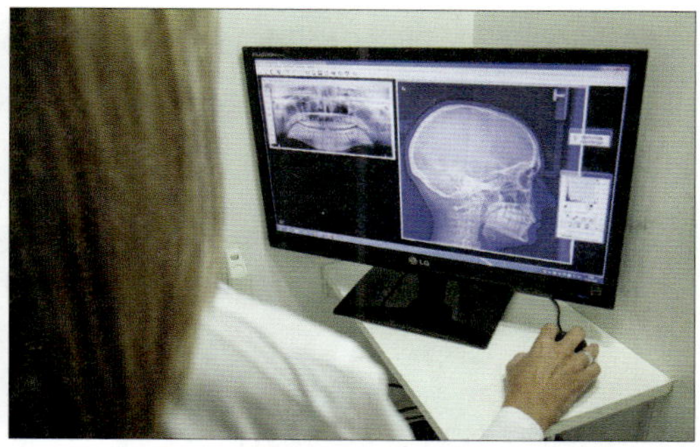

(d) X-ray

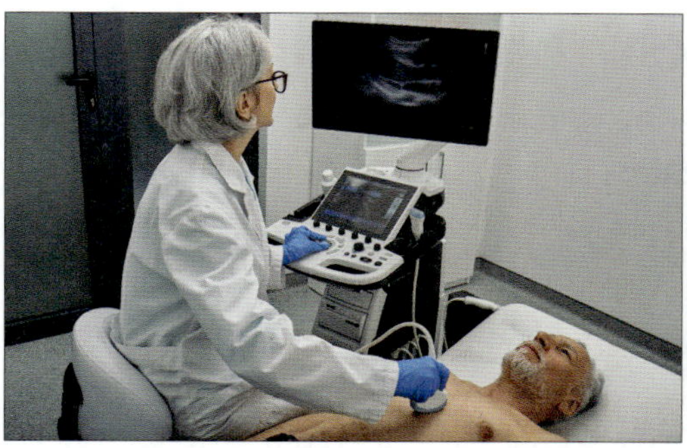

(e) 심초음파

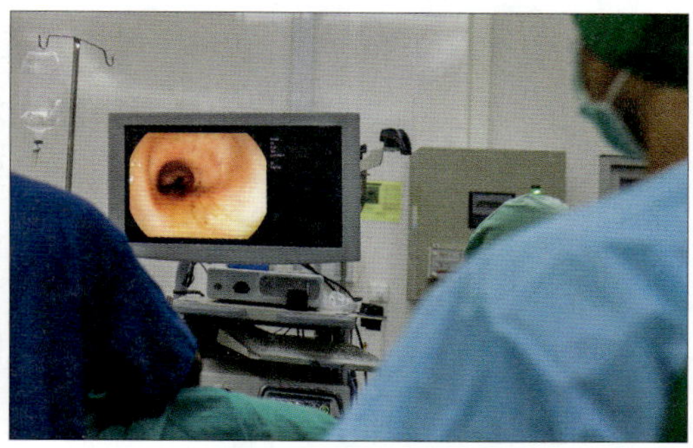

(f) 내시경

그림 2-12 PACS 연동 의료기기의 예

■ PACS의 효과

PACS를 이용하면 다음과 같은 효과를 얻을 수 있다.

첫째, 의료서비스 품질이 향상된다. PACS는 의료서비스 제공자가 환자의 영상데이터를 더 쉽고 빠르게 확인할 수 있도록 돕는다. 이를 통해 의료진은 진단을 정확하게 내리고 치료계획을 신속하게 수립할 수 있어, 결과적으로 의료서비스의 품질을 높일 수 있다.

둘째, 의료서비스의 효율이 높아진다. PACS는 의료서비스 제공자가 업무를 더 효율적으로 수행할 수 있도록 지원한다. 의료진은 필요할 때마다 디지털화된 영상데이터를 즉시 조회할 수 있어, 의료진의 업무 흐름이 원활해지고 시간이 절약된다.

셋째, 의료비가 절감된다. PACS는 영상 촬영 시 필름 사용을 줄이고 디지털 데이터로 관리함으로써 영상데이터가 손상될 위험을 줄인다. 또한 필름을 보관하거나 인화하는 등의 비용을 줄일 수 있으므로 의료비 절감으로 이어진다.

넷째, 환자 만족도가 높아진다. PACS는 환자들이 본인의 영상데이터를 쉽게 확인할 수 있도록 돕는다. 환자 포털을 통해 자신의 검진 결과를 온라인으로 확인하고, 필요하면 의료진과 상담할 수 있어 환자 만족도가 높아진다.

이처럼 PACS는 의료서비스의 품질과 효율을 높이고, 비용 절감과 환자 만족도를 높이는 데 중요한 역할을 한다.

임상의사결정지원시스템(CDSS)

현대 의료시스템은 점점 더 복잡해지고 있다. 의료서비스 제공자는 많은 양의 정보를 처리하고, 복잡한 의사결정을 내려야 한다. 이러한 의사결정을 지원하기 위해 병원에서는 임상의사결정지원시스템을 도입하고 있다. **임상의사결정지원시스템**(CDSS) Clinical Decision Support System은 의료서비스 제공자가 환자의 진단, 치료, 예방 등에 대한 의사결정을 내리는 데 도움을 주는 컴퓨터 기반 시스템이다.

■ CDSS 사용 목적

병원에 CDSS가 도입된 이유는 다음과 같이 세 가지를 생각할 수 있다.

첫째, 의료정보가 증가했기 때문이다. 현대 의료시스템은 다양한 의료 연구, 임상시험, 전문가 의견 등을 통해 끊임없이 새로운 의료정보를 생성한다. 이렇게 셀 수 없이 많은 정보를 의료서비스 제공자가 모두 파악하고 의사결정에 반영하기란 어려운 일이다.

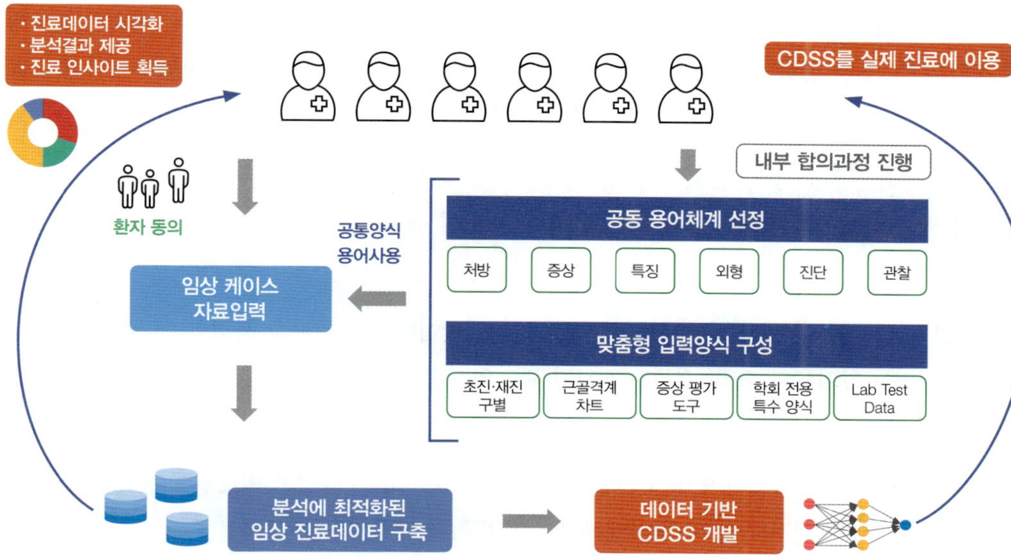

그림 2-13 CDSS 활용 개념도

둘째, 의료 오류의 위험을 낮추기 위해서이다. 의료서비스 제공자는 환자의 증상, 병력, 검사결과 등 다양한 정보를 종합적으로 고려하여 진단 및 치료계획을 수립해야 한다. 그러나 사람은 실수를 할 수 있기 때문에 의료 오류가 발생할 수 있다. CDSS는 이런 오류를 줄이는 데 도움을 준다.

셋째, 의료서비스의 품질을 높이기 위해서이다. 의료서비스 제공자는 최신 의료 지식에 기반하여 환자에게 최적의 진료를 제공해야 한다. 그러나 모든 의료서비스 제공자가 최신 의료 지식을 갖춘 것은 아니므로 CDSS가 중요한 역할을 한다.

■ CDSS의 역할

CDSS는 다양한 방식으로 의료서비스 제공을 지원한다. 구체적으로는 다음과 같이 여섯 가지 역할이 있다.

첫째, 진단 지원 기능이 있다. CDSS는 의료 지식 시스템을 기반으로 환자의 데이터를 평가하여 의심되는 질환에 대한 진단 정보를 제공한다. 따라서 경험이 많지 않은 임상의가 복잡한 케이스나 비연관 질환 케이스를 다룰 때 도움을 얻을 수 있다.

둘째, 치료 방법 결정 지원 기능이 있다. CDSS는 환자에게 적용할 수 있는 치료 방법에 대해 불일치성, 오류, 누락, 가능한 부작용, 기존 사례의 성공 확률 등 다양한 정보를 제공하여 임상의와 환자가 가장 적절한 치료 방법을 결정할 수 있도록 지원한다. 또 환자의 데이터와 표준 치료법을 기반으로 최적화된 치료계획을 제안하고, 의료진이 이를 평가하여 치료 결과를 개선해 나간다. 이러한 맞춤형 치료계획은 CDSS를 통해 지속적으로 고도화되고, CDSS는 질환별 및 환자 상태별로 적합한 치료 프로토콜과 지침을 제공하는 지식 저장소 역할을 한다.

셋째, 처방 결정 지원 기능이 있다. 이 기능이 의료 현장에서 가장 많이 이용된다. 예를 들어 약물 간 상호작용 정보를 제공하는 기술, 여러 약물을 함께 처방할 때 나타나는 부작용을 확인할 수 있는 기술, 처방 약물의 투약량 오류를 확인할 수 있는 기술 등이 있다.

넷째, 정보 검색 기능이 있다. CDSS는 환자에 대한 진단이나 치료계획을 결정할 때 적절하면서도 유용한 데이터를 찾아준다. 또한 검색된 정보가 환자의 치료에 얼마나 중요한지, 적용가능성이 어느 정도인지를 평가하는 기능도 포함한다.

다섯째, 의료영상 분석 기능이 있다. CDSS는 X-ray, MRI, CT 등 다양한 의료영상을 해석할 수 있으므로 연속된 영상에서 시간에 따라 발생하는 작은 변화를 감지하는 데 도움을 준다.

여섯째, 위험 알림 기능이 있다. CDSS는 환자 모니터링 장치에서 수집된 신호를 분석하여 환자의 상태 변화로 인한 위험을 의료진이 즉각 알아차릴 수 있도록 지원한다.

■ CDSS의 구성 요소와 역할

CDSS는 사용자 인터페이스, 의료 지식베이스, 추론 엔진, 데이터베이스, 통신시스템으로 구성되고, 각각 다음과 같은 역할을 한다.

사용자 인터페이스는 CDSS의 핵심으로, 의료 전문가나 의료 종사자가 시스템을 효과적으로 이용할 수 있도록 돕는다. 사용자 인터페이스를 통해 사용자는 환자정보를 입력하고 시스템이 제공하는 의료 결정을 확인할 수 있다.

의료 지식베이스는 CDSS의 기능을 구현하기 위한 중요한 구성 요소로, 의료 지침, 임상 지식, 전문가 의견 등 다양한 의료정보를 포함한다. 이 정보는 추론 엔진에 의해 활용된다.

추론 엔진은 의료 지식베이스에 저장된 정보를 기반으로 환자 상태에 대한 의학적인 판단을 내린다. 이 추론 엔진은 논리적인 의사결정을 지원하고, 의료 전문가가 제시한 규칙과 지식을 활용하여 최적의 진단과 치료를 제안한다.

데이터베이스는 환자정보, 검사결과, 약물정보 등 다양한 의료 데이터를 안전하게 보관하고 관리한다. 데이터베이스는 CDSS가 활용하는 핵심 자원으로, 의사결정에 필요한 정보를 신속하게 검색하고 활용할 수 있도록 한다.

통신시스템은 CDSS와 다른 의료시스템 간의 데이터 교환을 지원하는 시스템이다. 다른 의료시스템에서 수집한 데이터를 CDSS로 전달하거나, CDSS가 생성한 결과를 다른 시스템으로 전송하여 의료 협업과 정보 공유를 원활하게 한다.

■ CDSS의 효과

CDSS를 적용하면 다양한 효과를 얻을 수 있다. 주요 효과는 다음과 같다.

첫째, CDSS는 의료서비스 제공자가 의료 오류를 최소화하는 데 도움을 준다. CDSS는 의료 진단 및 치료 중에 발생할 수 있는 잠재적인 위험을 감지하고 경고함으로써 오류 발생을 사전에 방지한다. 또한 안전한 치료 방법을 제안하여 의료 오류 발생률을 줄일 수 있다.

둘째, CDSS는 의료서비스 제공자가 최신 의료 지침과 연구 결과를 즉시 활용할 수 있도록 도와준다. 이를 통해 환자에게 최적의 진료를 제공하고, 의료서비스의 품질을 높일 수 있다.

셋째, CDSS는 의료서비스 제공자가 업무를 효율적으로 수행할 수 있도록 지원한다. 의사는 시스템을 통해 환자정보를 신속하게 분석하고, 필요한 의료 결정을 빠르게 내릴 수 있다. 이를 통해 진료 시간을 단축하고 업무 프로세스를 최적화하여 전반적인 의료서비스 효율성을 높일 수 있다.

넷째, CDSS를 이용하면 의료비를 절감하는 데 도움이 된다. 의료 오류의 감소와 의료서비스의 품질 향상은 환자의 재입원율을 줄이고, 비용 절감에 이바지한다. 또한 의료서비스의 효율이 높아지면 인력과 자원 사용을 최적화하여 비용을 절감할 수 있다.

2.3 전자의무기록(EMR)

이 절에서는 전자의무기록(EMR)의 역할과 그에 대한 이해를 높이고자 한다. EMR이 생긴 배경, EMR의 역할, 의료서비스에서 EMR의 이용자와 이용 흐름, EMR을 도입한 효과, EMR과 4차 산업혁명과의 관계, EMR 데이터를 활용한 디지털 헬스케어 기술 개발 사례 등에 대해 심층적으로 다룰 것이다.

전자의무기록(EMR)이란

현대 의료시스템은 점점 더 복잡해지고 있다. 의료서비스 제공자는 수많은 환자정보를 관리하고 다양한 의료기록을 처리해야 한다. 이러한 문제를 해결하기 위해 병원에서는 전자의무기록을 도입하고 있다. **전자의무기록**(EMR)Electronic Medical Record System은 환자의 모든 의료정보를 전자적으로 저장하고 관리하는 시스템이다. EMR은 종이에 수작업으로 기록하고 관리하던 환자의 기본정보나 병력, 건강상태, 진료 이력, 입·퇴원기록, 영상 판독 결과, 간호기록 등을 전산화하여 컴퓨터에 체계적으로 저장하는 시스템이다. 즉 의료서비스 제공자는 EMR을 통해 환자에게 제공된 진료 행위를 중심으로 발생한 업무상의 자료나 진료 및 수술, 검사 기록을 전산화된 시스템에 입력하고 정리하여 보관한다.

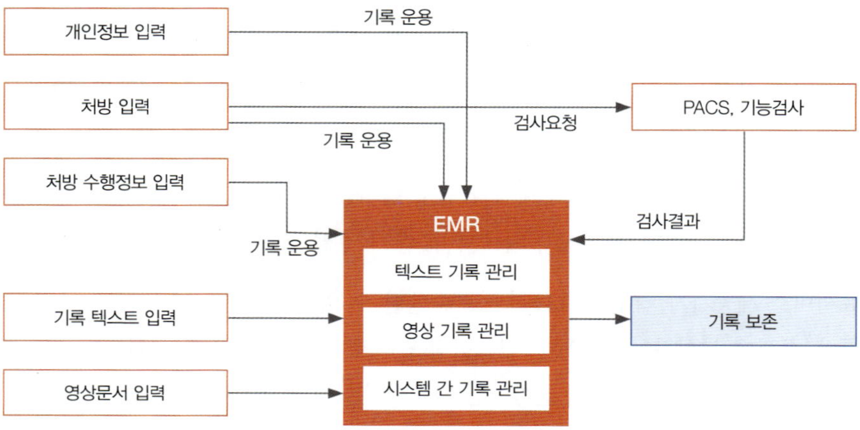

그림 2-14 EMR 구조

■ EMR 도입 배경

병원에 전자의무기록이 도입된 배경은 다음과 같이 크게 네 가지로 생각할 수 있다.

첫째, 종이 기반 의료기록은 한계가 있다. 종이에 기록한 의료기록은 관리하기 어렵고 손상되기 쉬운데다, 의료서비스 제공자가 필요로 하는 정보를 빠르게 찾기 어렵다.

둘째, 의료정보가 폭발적으로 증가했다. 현대 의료시스템은 다양한 검사, 진단, 치료를 통해 수많은 의료정보를 생성한다. 이러한 정보를 효과적으로 관리하려면 전자적 시스템이 필요하다.

셋째, 의료 오류를 줄이기 위해서이다. 의료 오류는 종종 의료정보가 부정확하거나 누락되어 발생한다. EMR은 의료정보를 정확하고 완전하게 저장하여 의료 오류가 발생할 확률을 줄일 수 있다.

넷째, 의료서비스 품질을 높이기 위해서이다. EMR은 의료서비스 제공자가 환자정보에 쉽게 접근하고 의사결정을 내리는 데 도움을 줌으로써 의료서비스 품질을 높일 수 있다.

■ EMR의 역할

EMR 시스템은 환자정보 저장 및 관리, 의사결정 지원, 의료 오류 감소, 의료서비스 효율성 향상, 연구 및 교육에 활용하는 역할을 한다. 구체적인 내용은 다음과 같다.

첫째, 환자정보를 저장하고 관리한다. EMR은 환자의 진료 이력, 검사결과, 약물 처방정보, 알레르기 정보 등 모든 의료정보를 전자적으로 저장하고 관리한다.

둘째, 의사결정을 지원한다. EMR은 의료서비스 제공자에게 환자정보를 쉽게 제공하여 의사결정을 지원한다.

셋째, 의료 오류를 줄인다. EMR은 의료정보를 정확하고 완전하게 저장하여 의료 오류 발생률을 낮출 수 있다.

넷째, 의료서비스의 효율을 높인다. EMR은 의료서비스 제공자가 업무를 더 효율적으로 수행할 수 있도록 돕는다.

다섯째, 연구와 교육에 활용할 수 있다. EMR에 저장된 환자의 데이터는 특정 질병의 유행, 발병률 변화 등을 분석하는 연구에 활용되고, 임상시험 대상 환자를 찾는 데에도 도움을 줄 수 있다. 대규모 EMR 데이터를 분석하여 특정 질병의 발병 원인이나 위험 요인을 규명하고, 새로운 진단법 및 치료법 개발에 기여할 수 있다. 이와 함께 의료진 교육에도 중요한 자료로 활용될 수 있다.

EMR 데이터의 종류 및 특징

EMR은 환자의 모든 의료정보를 전자적으로 저장하고 관리하므로 시스템 내에 다양한 데이터를 저장한다. EMR이 관리하는 주요 데이터로는 인구통계 데이터, 병력 데이터, 검사 및 진단 데이터, 약물 처방 데이터, 치료계획 및 진행 상황 데이터, 비용 데이터, 행정 데이터가 있고, 구체적인 내용은 다음과 같다.

- **인구통계 데이터 :** 환자 이름, 성별, 생년월일, 주소, 연락처 정보 등으로 환자를 식별하거나 연락할 때 사용한다. 의료서비스 제공자가 환자의 인구통계적 특성을 이해할 때 도움을 준다.
- **병력 데이터 :** 과거 질병, 입원, 수술, 알레르기, 약물 반응 등으로 환자의 건강상태를 이해하는 데 중요한 정보이다. 의료서비스 제공자가 환자에게 적절한 진단과 치료를 행할 때 도움을 준다.
- **검사 및 진단 데이터 :** 검사결과, 영상데이터, 진단 코드 등으로 환자의 현재 건강상태를 파악할 때 사용한다. 의료서비스 제공자가 환자의 질병을 진단하고 치료계획을 수립할 때 도움을 준다.

- **약물 처방 데이터 :** 처방 약물 이름, 용량, 복용법, 부작용 정보 등으로 환자에게 처방된 약물을 추적하고 관리할 때 사용한다. 약물 상호작용을 감지하고 약물 오남용을 예방할 때 도움을 준다.
- **치료계획 및 진행 상황 데이터 :** 진단, 치료계획, 치료 진행 상황, 치료 결과 등으로 환자의 치료계획을 수립하고 진행 상황을 추적할 때 사용한다. 의료서비스 제공자가 환자의 치료 효과를 평가하고 필요에 따라 치료계획을 조정할 때 도움을 준다.
- **비용 데이터 :** 의료서비스 비용과 보험 청구 정보 등으로 의료서비스 비용을 관리하고 환자에게 청구서를 발행할 때 사용한다. 의료서비스 제공자가 의료서비스 비용을 분석하고 효율성을 개선할 때 도움을 준다.
- **행정 데이터 :** 입원, 외래 진료, 예약, 결제 등으로 의료서비스 운영을 관리하고 자원을 할당할 때 사용한다. 의료서비스 제공자가 의료서비스 품질을 개선하고 환자 만족도를 높이고자 할 때 도움을 준다.

EMR 시스템에 저장되는 데이터는 다음과 같은 특징이 있다.

- **대량성 :** EMR은 환자의 의료기록뿐만 아니라 검사결과, 진단 정보, 처방 내용 등 많은 양의 의료 데이터를 포함한다.
- **구조화 :** EMR은 데이터를 표준화된 형식으로 저장한다. 이는 의료 전문가가 데이터를 쉽게 읽고 해석할 수 있도록 돕는다.
- **종합성 :** EMR은 환자의 모든 의료정보를 포함한다. 이는 의료서비스 제공자가 환자의 전반적인 의료 상태를 종합적으로 파악할 수 있도록 한다.
- **실시간성 :** EMR의 데이터는 실시간으로 업데이트된다. 이는 의료 전문가가 항상 최신 정보를 활용하여 환자를 진료하고 관리할 수 있도록 한다.
- **보안 및 프라이버시 :** EMR은 승인된 사용자만 데이터에 접근할 수 있도록 엑세스를 제어한다. 저장된 데이터는 암호화되어 허가받지 않은 자가 민감한 의료정보에 무단으로 접근할 수 없게 한다. 또한 EMR 데이터는 정기적으로 백업되고, 데이터가 손실되더라도 복구할 수 있도록 대비한다. EMR은 데이터를 열람하거나 기록하는 등의 모든 활동 내용을 남겨서 데이터 보안을 강화한다. 마지막으로 EMR 사용자는 데이터 보안과 프라이버시 보호 정책에 대한 교육을 받고, 이를 준수해야 한다.

4차 산업혁명과 EMR 데이터

4차 산업혁명에서 EMR이 관리하는 데이터가 더욱 중요해지고 있다. 그 이유는 EMR에 환자의 모든 의료정보가 기록되어 있기 때문이다. 이 데이터는 양도 많지만 질적으로도 우수하다. 4차 산업혁명의 핵심 기술인 AI는 빅데이터를 분석하여 새로운 지식을 발견하고 예측을 수행하는 데 활용된다. 4차 산업혁명 시대에서 EMR 데이터의 특징은 다음과 같다.

첫째, EMR 데이터는 표준화된 형식으로 저장된다. 표준화는 데이터 분석을 쉽게 하며 AI 모델 학습에 최적화된 데이터를 제공한다. 표준화된 형식의 EMR 데이터는 구조화되어 있어, AI, 빅데이터 분석 등 4차 산업혁명 기술의 개발과 활용에 유리한 환경을 조성한다.

둘째, EMR 데이터는 실시간으로 업데이트된다. 이로 인해 환자의 건강상태를 실시간으로 파악하고, 필요하면 적절한 치료를 즉각 제공할 수 있다. 4차 산업혁명 기술로 개발된 서비스와 제품은 실시간 데이터를 기반으로 작동하는 경우가 많다. 이렇게 실시간으로 수집되는 EMR 데이터는 일상생활 속에서도 의료서비스를 받을 수 있는 환경을 조성한다. 이와 더불어 의료기관에서 생성되는 EMR 데이터 외에도 일상생활에서 수집되는 새로운 유형의 EMR 데이터를 통합하여 포괄적인 의료정보를 확보할 수 있다.

셋째, EMR에는 환자의 인구 통계 데이터, 병력 데이터, 검사 및 진단 데이터, 약물 처방 데이터, 치료계획 및 진행 상황 데이터, 비용 데이터, 행정 데이터 등 다양한 데이터가 포함되어 있다. 이러한 다양한 데이터는 AI 모델을 학습하여 질병을 진단하거나 치료계획을 수립하는 등에 활용할 수 있다.

■ EMR 데이터의 활용 방안

데이터는 21세기의 가장 중요한 자원 중 하나로, 이 중심에는 EMR 데이터가 있다. EMR은 단순히 환자정보를 기록하고 관리하는 시스템을 넘어, 의료 데이터를 기반으로 새로운 가치를 창출하고 의료서비스의 품질을 높이는 핵심 역할을 한다. EMR 데이터를 활용하여 의료 혁신을 이끌어낼 수 있는 방안을 알아보자.

EMR 데이터를 활용하여 기존 의료서비스를 개선할 수 있다. 예를 들어 AI 모델을 학습하여 질병을 예측하고, 개인 맞춤형 치료를 제공하는 데 활용할 수 있다. 또한 의료서비스의 품질과 효율성을 높일 수 있다.

실제로 정부는 의료기관과 협력하여 [그림 2-15]와 같이 AI 의료 솔루션인 닥터앤서Dr.Answer를 개발하고 있다. 닥터앤서는 EMR 데이터와 AI 기술을 활용하여 의료 진단과 치료의 효율성을 획기적으로 높이고 있다. 닥터앤서의 연구 개발 결과, 소아희귀병 진단 시간이 기존 평균 5년에서 15분으로 대폭 단축되었고, 치매 진단 시간도 기존 4~6시간에서 1분 이내로 줄어들었다. 대장용종 판독 정확도는 기존 74%~81%에서 92%로 크게 향상했고, 심뇌혈관질환 관련 심장 CT 판독 시간은 기존 수십 분에서 1~2분으로 단축되었다. 심장질환은 발병 예측이 불가능했지만 이제 정량적 예측이 가능해졌고, 전립선암은 재발을 예측하는 진단 정확도가 기존 81%에서 95%로 향상되었다. 유방암 발병 예측 역시 기존에는 일반적인 예측만 가능했지만, 이제는 한국인에 최적화된 예측이 가능해졌다. 뇌전증 관련 뇌파 판독 시간도 기존 30분에서 5분으로 단축되는 등 다양한 분야에서 획기적인 개선이 이루어졌다. 이를 통해 환자에게 더 나은 의료서비스를 제공할 수 있는 기반이 마련되었다.

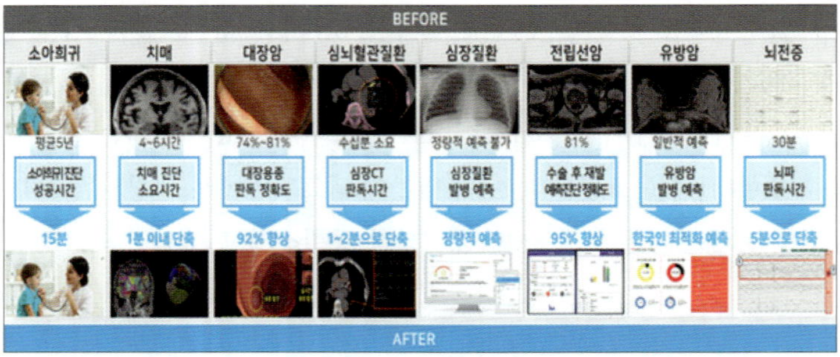

그림 2-15 AI 주치의 닥터앤서

의료 AI 기술을 연구하는 ㈜메인은 환자로부터 실시간으로 수집되는 호흡 및 심박수 정보만으로 심정지 발생을 예측할 수 있는 알고리즘을 개발 중이다([그림 2-16] 참고). 이 기술은 특히 의료기관 내 중환자에게 자주 발생하는 심정지를 사전에 예방할 수 있을 것으로 기대된다.

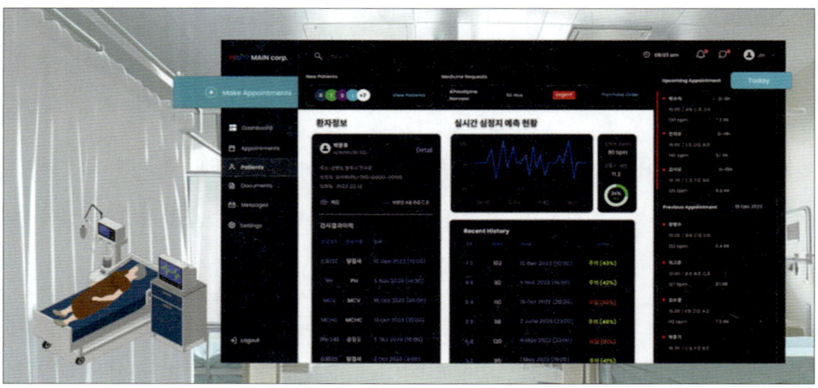

그림 2-16 EMR 데이터를 활용한 ㈜메인의 심정지 발생 예측 알고리즘

EMR 데이터를 활용하여 의료 연구를 진행할 수 있다. 예를 들어 새로운 약물의 효능을 평가하거나 질병의 원인을 규명할 수 있고, 새로운 치료법을 개발할 수도 있다.

EMR 데이터를 활용하여 의료 정책을 수립할 수 있다. 예를 들어 만성질환 관리 정책을 수립하거나 의료자원을 효율적으로 배분할 수 있다. 또한 의료서비스의 불평등을 없애기 위한 정책을 수립할 수 있다.

EMR 국제 인증 HL7

EMR 시스템은 의료서비스 제공자가 환자정보에 쉽게 접근하고 의사결정을 내리는 데 도움을 주어 의료서비스 품질을 높일 수 있다. 하지만 의료기관마다 자체적으로 EMR 시스템을 개발하고 운영함에 따라 의료기관 간의 EMR 시스템 호환성 문제가 발생했다. 이러한 문제를 해결하기 위해 HL7 국제 표준이 개발되었다.

HL7 Health Level Seven 국제 표준은 의료정보시스템 간 데이터 교환을 쉽게 하여 의료서비스의 효율성과 품질을 높일 수 있도록 한다. HL7 국제 표준의 주요 목적은 다음과 같다.

첫째, 의료정보 교환의 효율성을 높인다. HL7 인증을 받은 의료기관은 의료정보를 쉽게 교환할 수 있다. 따라서 의료서비스 제공자가 환자정보에 빠르고 정확하게 접근하여 의사결정을 내릴 수 있다.

둘째, 의료서비스 품질을 높인다. HL7 인증을 받은 의료기관은 HL7 표준을 준수하고 있음을 보증한다. 이는 의료서비스 제공자가 환자에게 안전하고 효과적인 치료를 제공할 수 있도록 돕는다.

셋째, 비용을 절감한다. HL7 인증을 받은 의료기관은 의료정보를 효율적으로 교환할 수 있어 의료서비스 비용을 절감할 수 있다.

넷째, 경쟁력이 강화된다. HL7 인증을 받은 의료기관은 환자의 민감한 의료정보에 대해 보안을 강화하고 국제 표준을 준수함으로써, 환자 중심의 의료서비스를 제공하는 데 주력하고 있음을 보여준다. 이는 다른 의료기관과 차별화되는 요소로 작용하여, 환자에게 더욱 신뢰받는 의료기관으로 인식될 수 있다. 결과적으로 이러한 인증은 의료기관의 경쟁력을 강화하는 데 도움이 된다.

■ HL7 인증 단계

HL7 인증을 받으려면 다음과 같이 세 단계를 거쳐야 한다.

❶ **사전 평가 :** 의료기관은 HL7 국제 표준에 대한 이해도와 준비 정도를 평가하는 사전 평가를 수행한다. 사전 평가를 통과하면 다음 단계로 진행할 수 있다.

❷ **문서 검토 :** 의료기관은 HL7 국제 표준을 준수하고 있음을 입증하는 문서를 제출한다. HL7 전문가들은 HL7 표준에 대한 준수 여부를 확인한다. 문서 검토를 통과하면 다음 단계로 진행할 수 있다.

❸ **현장 평가 :** HL7 전문가들이 의료기관을 방문하여 현장에서 HL7 국제 표준에 대한 준수도를 평가한다. 이 과정에서 의료기관의 시스템과 프로세스를 실제로 확인하고, HL7 국제 표준을 어떻게 적용하고 있는지를 평가한다. 현장 평가를 통과하면 HL7 인증을 획득할 수 있다.

최근에는 의료정보기술표준을 목적으로 하는 국제기구 HL7에서 차세대 의료정보 표준 프레임워크인 HL7 FHIR Fast Healthcare Interoperability Resource을 개발하고 배포했다. FHIR을 통해 다양한 형태의 건강정보 데이터를 구현할 수 있고, CDA Clinical Document Architecture와 같은 의료정보 문서 교환기술과도 대응할 수 있는 등 폭넓은 상호운용성을 지원한다.

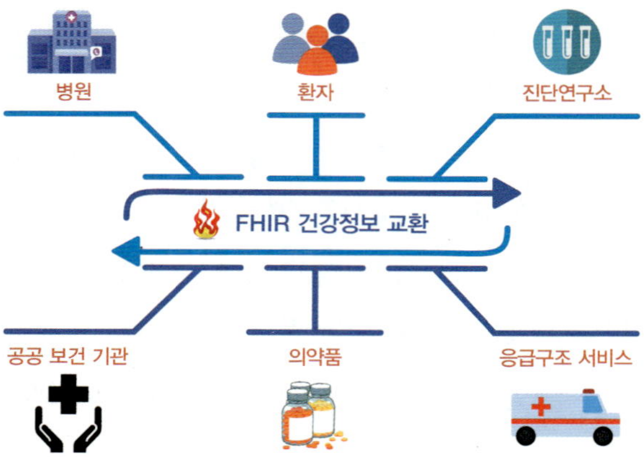

그림 2-17 FHIR 데이터 표준

FHIR 기반 의료정보 교환 네트워크는 병원, 환자, 진단 기관, 공공 보건 기관, 의약품 정보, 응급 구조 서비스 등 다양한 주체가 서로 연결되어 의료정보를 안전하게 교환하고 활용할 수 있는 환경을 조성한다. 이러한 네트워크를 통해 얻을 수 있는 장점은 다음과 같다.

첫째, 데이터를 공유하고 활용할 수 있다. 다양한 주체가 의료 데이터를 안전하게 공유하고 활용하여 더욱 정확하고 효율적인 의료서비스를 제공할 수 있다. 이를 통해 의료진은 풍부한 데이터를 바탕으로 환자에게 최적의 치료를 할 수 있다.

둘째, 환자 중심 의료서비스를 제공할 수 있다. 환자는 자신의 건강정보에 쉽게 접근할 수 있고, 다양한 의료기관에서 통합된 진료를 받을 수 있다. 따라서 환자에게 일관성 있는 치료를 할 수 있다.

셋째, 의료 품질을 향상시킬 수 있다. 데이터 기반의 의사결정을 통해 의료서비스의 품질을 높이고, 환자의 안전을 효과적으로 확보할 수 있다. 이는 의료기관의 신뢰도를 높이고, 환자 만족도를 높인다.

넷째, 공공 보건을 강화할 수 있다. 질병 발생 추이, 유행 지역 등을 분석하여 공중 보건 정책을 수립하는 데 활용할 수 있다. 이를 통해 질병 확산을 효율적으로 예방하고, 공중 보건의 전반적인 수준을 높일 수 있다.

CHAPTER 02 연습문제

1 의료서비스 관련 각 이해관계자의 역할과 책임을 비판적으로 평가하고, 개선 방안을 제시하라.

2 의료서비스 시스템의 주요 문제점을 분석하고, 해결 방안을 모색하라.

3 미래 의료서비스 시스템에서 의료서비스 이해관계자가 어떤 역할을 해야 하는지 논의하라.

4 의료서비스 이용자로서 자신의 권리와 책임을 이해하고, 이를 실천하는 방안을 마련해보라.

5 OCS가 의료서비스에 어떤 영향을 미치는지 논의하라.

6 미래의 OCS가 어떻게 발전될 것으로 예상하는지 논의하라.

7 EMR의 국제 표준 인증인 HL7의 필요성을 설명하라.

읽을거리

CHAPTER

03 디지털 의료기기

3.1 의료기기의 이해

의료기기는 질병으로 고통받는 인체를 치료하고 건강을 회복시키기 위해 인체의 기능을 보조하거나 대체하고, 질병을 치료하는 데 중요한 역할을 한다. 이 절에서는 의료기기의 개념과 개발 과정, 활용 분야, 규제 및 등급, 안전성에 따른 등급제를 설명하여 의료기기에 대해 이해하고 학습할 것이다.

의료기기란

의료기기medical device는 질병의 진단, 예방, 치료, 완화 또는 인간의 신체 기능 보상을 목적으로 사용되는 기기, 도구, 물질, 소프트웨어 등을 의미한다. 목적에 따라 진단, 예방, 치료, 완화 또는 신체 기능 보상을 위한 의료기기로 나눌 수 있다. 구체적으로는 다음과 같은 기기가 있다.

진단을 위한 의료기기에는 대표적으로 혈당측정기, X-ray 장비, 초음파 검사 장비가 있다.

- **혈당측정기 :** 당뇨환자의 혈당 수치를 측정하여 진단 및 치료에 활용
- **X-ray 장비 :** 뼈와 조직의 구조를 확인하기 위해 사용하고, 다양한 질병의 진단에 활용
- **초음파 검사 장비 :** 임부의 태아나 내부 장기의 영상을 얻을 때 사용

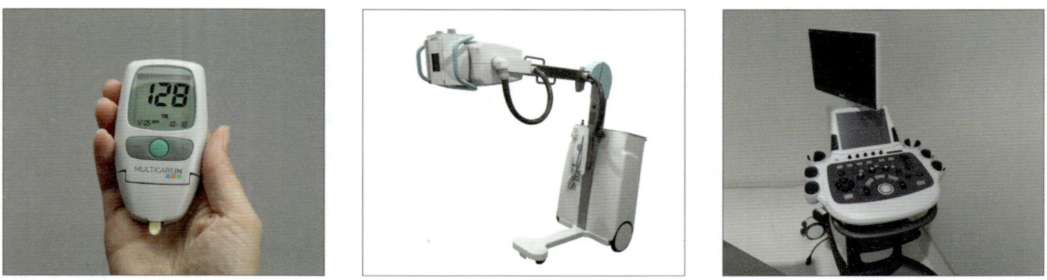

(a) 혈당측정기 (b) X-ray 장비 (c) 초음파 검사 장비

그림 3-1 진단을 위한 의료기기

예방을 위한 의료기기에는 대표적으로 주사기와 혈압계가 있다.

- **주사기 :** 각종 예방접종 및 약물 주입을 위해 사용
- **혈압계 :** 고혈압 및 심혈관 질환의 조기 발견과 예방을 위해 사용

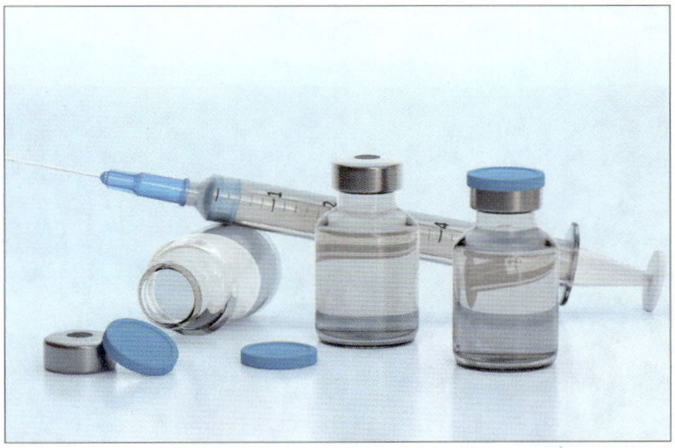

(a) 주사기

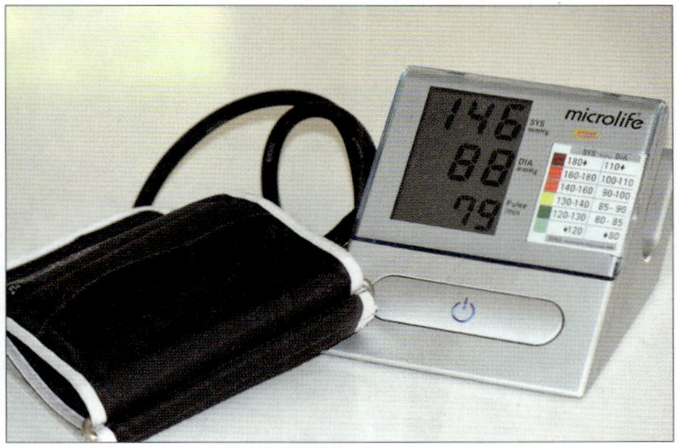

(b) 혈압계

그림 3-2 예방을 위한 의료기기

치료 및 완화를 위한 의료기기에는 대표적으로 자동심장충격기와 호흡 보조기가 있다.

- **자동심장충격기**(AED) Automated External Defibrillator : 심정지 환자에게 자동으로 전기 충격을 가해 심장을 정상 리듬으로 되돌리는 데 사용
- **호흡 보조기 :** 호흡이 곤란한 환자에게 인공적으로 호흡을 지원하기 위해 사용

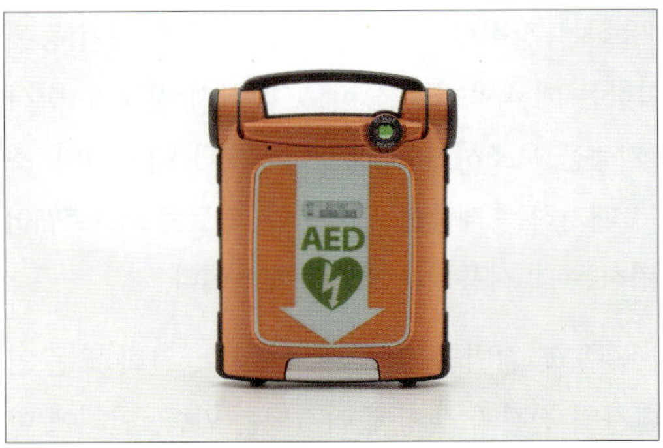

(a) 자동심장충격기

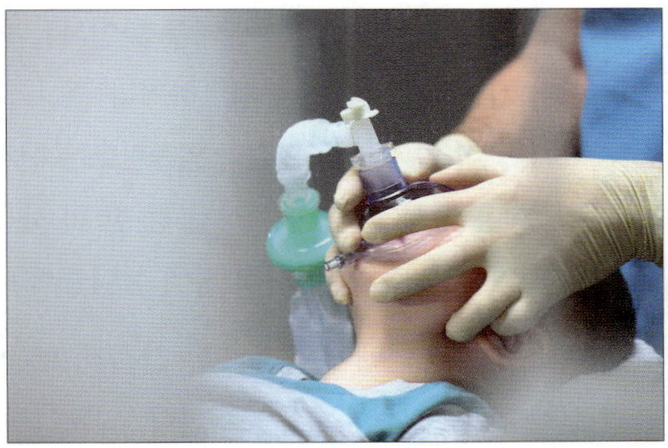

(b) 호흡 보조기

그림 3-3 치료 및 완화를 위한 의료기기

신체 기능 보상을 위한 의료기기에는 대표적으로 인공 보조기와 보청기가 있다.

- **인공 보조기 :** 절단된 팔이나 다리 등 손실된 신체의 기능을 보완하고, 심장, 신장, 간 등 기능을 상실한 장기를 대체하여 일상생활이 가능하도록 지원
- **보청기 :** 청력 상실 환자에게 소리를 전달하여 청력을 보완

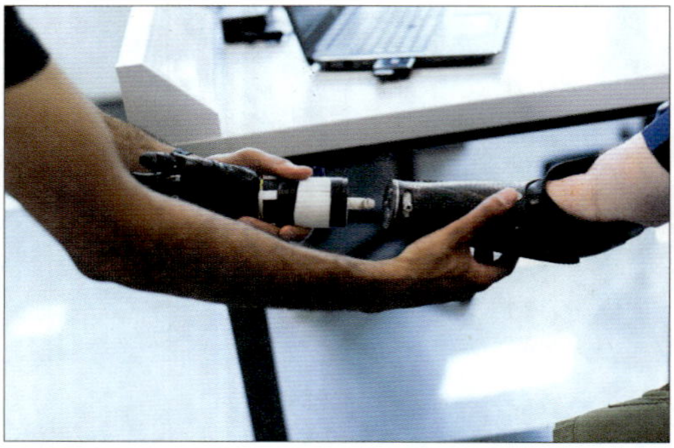

(a) 인공 보조기

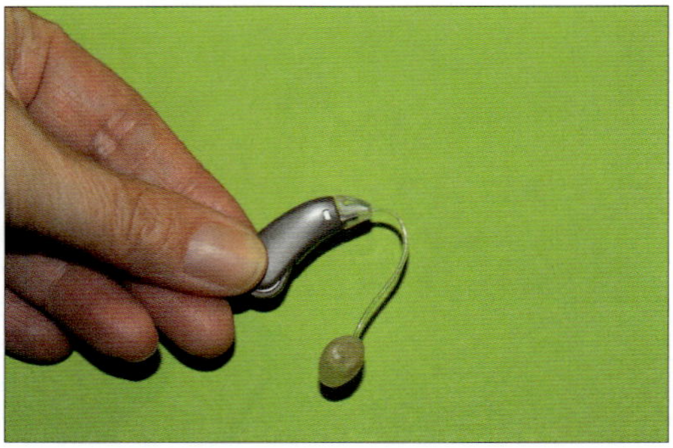

(b) 보청기

그림 3-4 신체 기능 보상을 위한 의료기기

■ 의료기기의 특징

일반적인 제품과 달리 의료기기는 인체의 건강을 위해 사용된다. 그 특징은 다음과 같이 네 가지로 정리할 수 있다.

첫째, 의료기기는 진단기기, 치료기기, 인공관절, 임플란트, 소모품, 의료용 소프트웨어 등 매우 다양하다. **진단기기**는 질병이나 상태를 확인하는 데 사용하는 장비로, X-ray, MRI, 초음파 기기 등이 해당한다. **치료기기**는 질병을 치료하거나 증상을 완화하는 데 사용하는 장비로, 레이저 치료기, 방사선 치료기 등이 있다. **인공관절**과 **임플란트**는 신체의 기능을 보조하거나 대체하기 위해 사용되며, **소모품**은 일회용 주사기, 수술용 장갑 등 한 번 사용하고 폐기하는 제품을 포함한다. **의료용 소프트웨어**는 의료 데이터를 분석하거나 환자의 상태를 모니터링하는 데 사용되는 소프트웨어이다.

둘째, 의료기기는 인체에 직접 또는 간접적으로 영향을 주고, 질병의 진단, 예방, 치료, 완화 또는 인간의 신체 기능 보상을 목적으로 한다. 의료기기는 환자의 건강과 생명에 직결되는 만큼, 인체에 미치는 영향이 매우 중요하다. 진단기기는 질병이나 상태를 정확하게 진단하여 적절한 치료를 계획할 수 있도록 도와주고, 치료기기는 질병을 직접 치료하거나 증상을 경감한다. 예를 들어 인공관절과 임플란트는 손상되거나 상실된 신체 부위를 대체하여 환자가 정상적인 생활을 할 수 있도록 돕는다.

셋째, 의료기기는 사용자에게 안전하고 효과적인 제품임을 입증해야 한다. 이는 의료기기가 인체에 직접 영향을 미치기 때문에 매우 중요한 요소이다. 제품의 안전성은 사용자가 의료기기를 사용하면서 발생할 수 있는 부작용이나 위험을 최소화하는 것을 의미하고, 제품의 효과성은 해당 의료기기가 목적한 기능을 제대로 수행하여 환자에게 실제로 도움이 되는지를 의미한다. 따라서 의료기기를 제조하는 과정에서는 엄격한 시험과 검증 절차를 통해 제품의 안전성과 효과성을 입증해야 한다.

넷째, 의료기기는 엄격한 규제를 통해 안전과 효과를 보장해야 한다. 각 국가의 규제기관은 의료기기가 시장에 출시되기 전에 검토와 승인 과정을 철저하게 거치도록 규정하고 있다. 예를 들어 미국 식품의약국(FDA)Food and Drug Administration, 유럽의 CE 인증[1], 대한민국 식품의약품안전처(MFDS)Ministry of Food and Drug Safety 등 각국의 규제기관은 의료기기의 설계, 제조, 유통에 관한 엄격한 기준을 마련하고 있다. 이러한 규제는 의료기기가 환자와 의료진에게 안전하고 효과적으로 사용될 수 있도록 보장한다.

■ 의료기기의 목적

의료기기는 여러 가지 중요한 목적을 가지고 개발되고 사용된다.

첫째, 의료기기는 환자의 질병을 정확하게 진단, 예방하며, 증상을 완화시켜 환자가 적절한 치료를 받을 수 있도록 돕는다. 둘째, 인공관절이나 심장박동기와 같은 의료기기는 신체 기능을 보조하거나 대체하여 환자가 정상적인 생활을 할 수 있도록 지원한다. 셋째, 혈압계, 체온계 등은 건강상태를 모니터링함으로써 건강을 증진하고 질병을 예방하는 데 중요한 역할을 한다. 넷째, 첨단 의료기기를 도입하면 의료서비스의 정확도와 효율이 높아지므로 의료진이 환자에게 꼭 필요한 치료를 적절하게 제공할 수 있다. 다섯째, 의료기기는 환자의 건강을 유지하고 개선하는 데 도움을 주어, 전반적인 삶의 질을 높이는 데 기여한다.

■ 의료기기의 활용 분야

의료기기는 다양한 분야에서 활용된다. 주요 활용 분야와 예시는 다음과 같다.

- **진단 :** 진단기기는 환자의 질병이나 상태를 정확하게 파악할 때 사용하며, X-ray, MRI, CT, 혈압계, 체온계 등이 있다. 이러한 기기는 정확한 진단을 통해 적절한 치료계획을 세우는 데 필수이다.

---

1 CE는 Conformité Européenne의 준말로 '유럽 적합성'을 뜻하는 프랑스어이다.

- **치료 :** 치료기기는 환자의 질병을 치료하거나 증상을 완화할 때 사용한다. 예를 들어 레이저 치료기, 인공호흡기, 심장박동기, 인공관절 등이 있다. 이러한 기기는 환자 상태를 개선하고 회복을 돕는다.
- **수술 :** 수술 분야에서 사용되는 의료기기는 외과 수술 도구, 마취기, 인공 혈액 등이 포함된다. 이 기기는 안전하고 효과적인 수술을 가능하게 하고, 수술 후 회복 과정을 지원한다.
- **재활 :** 재활기기는 환자가 신체 기능을 회복하고 일상생활로 복귀하는 데 도움을 준다. 예를 들어 물리치료 기기, 작업치료 기기, 언어치료 기기 등이 있다. 이러한 기기는 환자의 재활 과정을 촉진하여 빠른 회복을 돕는다.
- **홈케어 :** 홈케어 기기는 환자가 집에서 자가관리를 할 수 있도록 돕는다. 예를 들어 혈당측정기, 혈압측정기, 인공호흡기 등이 있다. 이러한 기기는 환자가 지속해서 건강상태를 모니터링하고 관리하여 병원 방문 횟수를 줄이고 삶의 질을 높인다.

이와 같이 의료기기는 다양한 목적과 분야에서 중요한 역할을 하며, 환자의 건강과 삶의 질을 높이는 필수 요소이다.

의료기기 개발과 규제

■ 의료기기 개발

의료기기를 시장에 출시하려면 아이디어 발상 및 기획, 기술 개발, 임상시험, 규제 준수, 생산 준비 및 생산, 마케팅 및 판매, 후속 관리 단계를 거쳐야 한다. 구체적인 단계별 내용은 다음과 같다.

❶ **아이디어 발상 및 기획 :** 개발하고자 하는 의료기기의 필요성과 시장 수요를 조사하고, 이를 바탕으로 새로운 아이디어를 도출한다. 아이디어를 구체화하고 세부 기획을 수립하여 개발 방향을 설정한다.

❷ **기술 개발 :** 의료기기의 핵심 기술을 개발하기 위해 연구와 개발을 진행한다. 전문가들과 협력하여 하드웨어, 소프트웨어, 알고리즘 등을 개발하고 테스트한다.

❸ **임상시험 :** 의료기기의 안전성과 효능을 입증하기 위해 임상시험을 진행한다. 임상시험 프로토콜을 작성하고, 생명윤리위원회(IRB)Institutional Review Board[2]의 승인을 받은 후 환자를 대상으로 임상시험을 진행한다.

❹ **규제 준수 :** 의료기기 개발은 해당 국가 또는 지역의 의료기기 규제 규정을 준수해야 한다. 따라서 규제기관에 필요한 문서와 정보를 제출하고, 규정과 인증 프로세스를 보장한다.

❺ **생산 준비 및 생산 :** 대량생산을 위해 생산시설을 구축하고, 필요한 원자재와 부품을 확보한다. 생산공정을 최적화하고 품질관리 시스템을 구축하여 제품의 품질을 보장한다.

❻ **마케팅 및 판매 :** 의료기기의 마케팅 및 판매 전략을 수립하고, 마케팅 자료와 광고를 준비한다. 의료 전문가 및 의료기관과 협력하여 제품을 소개하고 판매를 진행한다.

❼ **후속 관리 :** 제품이 시장에 출시된 후에도 제품의 성능과 안전성을 지속하여 모니터링하고 개선한다. 고객 지원 및 서비스를 제공하여 사용자의 만족도를 유지하고, 제품 생명주기 관리를 진행한다.

■ 의료기기 규제

의료기기를 규제하는 주된 목적은 의료기기 사용자의 안전과 건강을 보호하기 위함이다. 이를 위해 각국의 규제기관은 의료기기의 안전성과 효과성을 확보하기 위해 다양한 기준을 제시하고, 의료기기가 기준에 맞게 안전하게 설계, 제조, 판매, 유통, 사용됨을 보장한다. 이로써 환자와 의료진 모두 안전한 의료 환경을 조성할 수 있다.

각 나라에는 의료기기를 규제하고 감독하는 주요 기관이 존재한다. 대표적인 규제기관으로 다음과 같은 기관이 있다.

- **미국 식품의약국(FDA) :** 미국에서 의료기기의 안전성과 효과성을 규제하는 기관으로, 엄격한 승인 절차를 통해 의료기기의 시장 출시를 관리한다.
- **유럽 의료기기 규정(MDR) :** 유럽연합(EU)의 의료기기 규제 시스템으로, CE 마크를 통해 의료기기의 안전성과 성능을 인증한다.

2 생명윤리위원회는 인간 또는 인체유래물을 대상으로 하는 연구에 참여하는 연구대상자의 권리, 안전, 복지를 보호하기 위해 설치된 독립적 윤리위원회이다.

- **일본 의료기기 및 의료용품법 :** 일본 후생노동성(MHLW) Ministry of Health, Labour and Welfare이 관리하는 규제 시스템으로, 의료기기의 품질과 안전성을 확보하기 위해 다양한 규정을 두고 있다.
- **대한민국 식품의약품안전처(MFDS, 이하 식약처) :** 대한민국의 의료기기 규제기관으로, 의료기기의 허가, 심사, 사후관리를 통해 안전성과 효과성을 보장한다.

의료기기 규제는 의료기기의 설계, 제조, 판매, 유통, 사용 등에 대한 다양한 규정을 포함한다. 규제 수준은 의료기기의 위험성에 따라 다르게 적용된다. 예를 들어 생명에 직접 영향을 미치는 고위험 의료기기는 더욱 엄격한 규제를 받는다. 그래서 의료기기는 안전성, 효과성, 성능 심사 세 가지 주요 항목으로 나누어 심사 받는다.

- **안전성 :** 의료기기가 사용자에게 해를 끼칠 위험이 없는지 평가한다. 이를 위해 위험성 평가, 설계 검증, 생산 시험 등을 포함한다.
- **효과성 :** 의료기기가 의도한 목적을 달성할 수 있는지 평가한다. 이를 위해 임상시험, 동물 시험, 성능 검증 등을 포함한다.
- **성능 심사 :** 의료기기가 제조업체가 주장하는 성능을 달성할 수 있는지 평가한다. 이를 위해 기술적 사양, 기능 검증, 테스트 결과 등을 포함한다.

의료기기 관리제도는 의료기기법에 따라 제품 허가를 기준으로 사전관리와 사후관리로 구분한다. **사전관리**는 제품 개발 후 식약처와 의료기기 품질관리심사기관에 의해 '의료기기 제조 및 품질관리 기준(GMP) Good Manufacturing Practice' 적합 인정을 받은 후 제조업 허가와 제품 허가를 받는 절차이다. 의료기기가 시장에 출시되기 전에 안전성과 품질을 보장하기 위한 과정이다. **사후관리**는 제품이 판매된 후에도 GMP 갱신 심사를 받는 것을 의미한다. 이와 더불어 유통 및 사용 중 제품에 문제가 없는지 관리하기 위해 제품의 수거, 검사, 재평가, 추적관리, GMP 갱신심사 등을 지속하여 수행한다. 이를 통해 의료기기가 시장에 출시된 후에도 안전성과 품질이 유지되도록 한다. 의료기기 관리제도를 간략하게 도식화하면 [그림 3-5]와 같다.

이와 같이 의료기기 규제는 제품의 생명주기 전반을 지속적으로 관리하여, 사용자에게 안전하고 효과적인 의료기기를 제공하는 데 중점을 둔다.

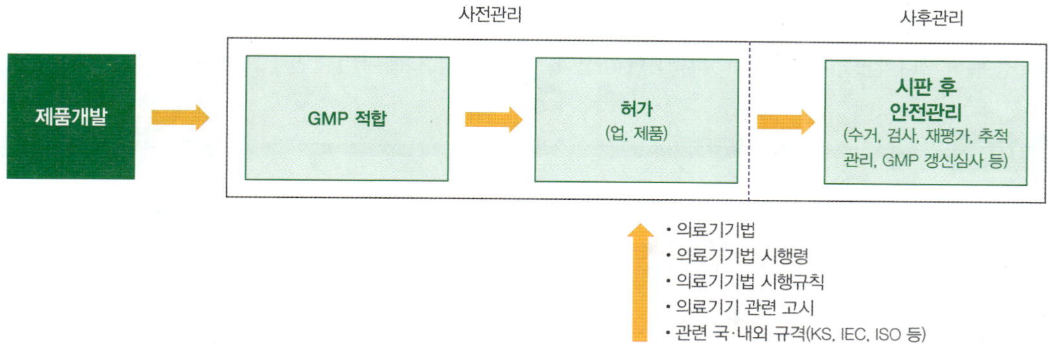

그림 3-5 의료기기 관리제도의 흐름

의료기기 등급제

의료기기 안전성에 따른 등급제는 규제기관마다 의료기기의 위해 정도에 따라 4개 등급으로 분류된다. 일반적으로 인체와 접촉하는 시간, 침습 정도, 약품이나 에너지를 환자에게 전달하는지 여부, 환자에게 생물학적 영향을 미치는지 여부를 기준으로, 위험성이 높을수록 높은 등급으로 분류된다. 다음은 대한민국 식약처의 의료기기 등급제 기준과 그 예이다.[3]

- **1등급 :** 인체에 직접 접촉되지 아니하거나 접촉되더라도 잠재적 위험성이 거의 없는 의료기기이다. 유린백(소변 주머니)urine bag 등이 있다.
- **2등급 :** 사용 중 고장이나 이상으로 인해 인체에 대한 위험성은 있으나, 생명의 위험 또는 중대한 기능장애에 직면할 가능성이 낮은 의료기기이다. 즉, 잠재적 위해성이 거의 낮다. 체온계, 창상피복재, 카테터, 콘텍트렌즈 등이 있다.
- **3등급 :** 인체 내에 일정 기간 삽입되어 사용되는 의료기기이다. 잠재적 위해성이 중간 정도이다. 혈액저장용기, 제거·절단을 목적으로 하는 수술 기구, 인공 엉덩이 관절 등이 있다.
- **4등급 :** 인체 내에 영구적으로 이식되는 의료기기이다. 잠재적 위해성이 높다. 인공심장박동기 등이 있다.

의료기기 등급별 허가 심사는 전자민원시스템등록만 진행하는 1등급, 동일제품, 동등공고제품, 인증, 허가가 필요한지에 따라 허가, 심사 절차가 달라지는 2등급, 기술문서 심사 또는 임상자료 심사

3 출처 : https://www.law.go.kr/법령/의료기기법%20시행규칙

대상으로 심사를 필수적으로 받아야하는 3등급과 4등급으로 구성되어 있다. 의료기기는 등급에 따라 등록하거나 인증, 허가받는 절차가 달라진다. 이를 그림으로 나타내면 [그림 3-6]과 같다.

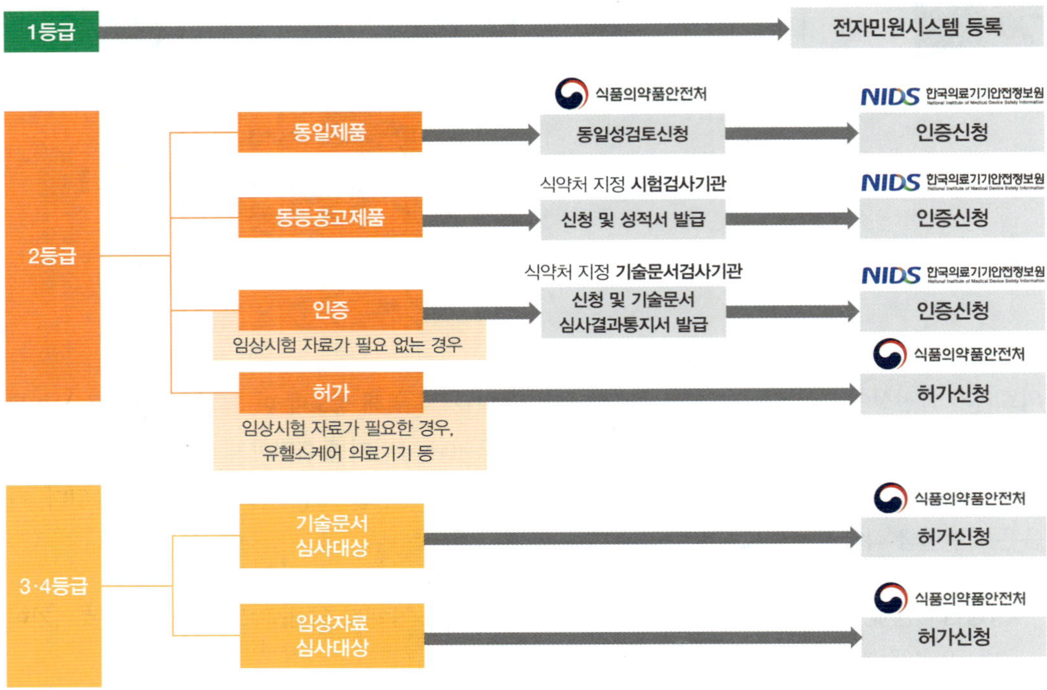

그림 3-6 의료기기 등급별 허가 및 심사 절차

1등급 의료기기는 일반적으로 위험성이 낮고 비교적 단순한 기기이므로 신고 대상으로 분류된다. 이러한 의료기기는 의료기기전자민원시스템[4]에 등록하면 사용할 수 있다. 의료기기전자민원시스템은 의료기기 관련 신고를 접수하고 해당 제품이 적절한 절차를 거쳐 시장에 출시될 수 있도록 관리한다.

2등급, 3등급, 4등급 의료기기는 모두 기술문서 심사 대상이다. 이 등급의 의료기기는 사용자에게 잠재적으로 더 높은 위험을 초래할 수 있으므로 엄격한 심사 절차를 거쳐야 한다. 기술문서 심사는 의료기기의 설계, 제조 과정, 성능심사결과 등을 포함한 포괄적인 문서를 검토하여 해당 기기가 안전하고 효과적으로 사용될 수 있는지 평가한다.

4 https://emedi.mfds.go.kr/msismext/emd/min/mainView.do

2등급 의료기기 중 동등공고제품은 기술문서 심사 대상에서 면제되어 신속허가를 받을 수 있다. **동등공고제품**[5]은 식약처에서 공고한 동등성을 입증할 수 있는 제품을 의미한다. 따라서 의료기기 제조업체는 식약처에서 공고한 제품 목록을 사전에 파악하여 자사 제품이 이 목록에 해당하는지를 확인하는 것이 중요하다. 동등공고제품임이 확인된다면 기술문서 심사 절차를 생략하고 제품을 더 빠르게 시장에 출시하는 이점을 얻을 수 있다.

이와 같이 의료기기 등급별로 규제 절차를 차별화함으로써 각 등급에 맞는 적정 수준의 안전성과 효과성을 확보하는 것이 중요하다. 이는 사용자에게 안전하고 신뢰할 수 있는 의료기기를 제공하기 위한 필수 과정이기 때문이다.

3등급, 4등급 의료기기 중 첨단의료기기, 심혈관기기, 정형재활기기, 구강소화기기, 체외진단기기는 기술문서, 임상문서에 대한 심사와 평가를 식품의약품안전평가원 의료기기심사부로 이관한 뒤, 식약처에 그 결과를 회신한다. 이 과정을 간략하게 도식화하면 [그림 3-7]과 같다.

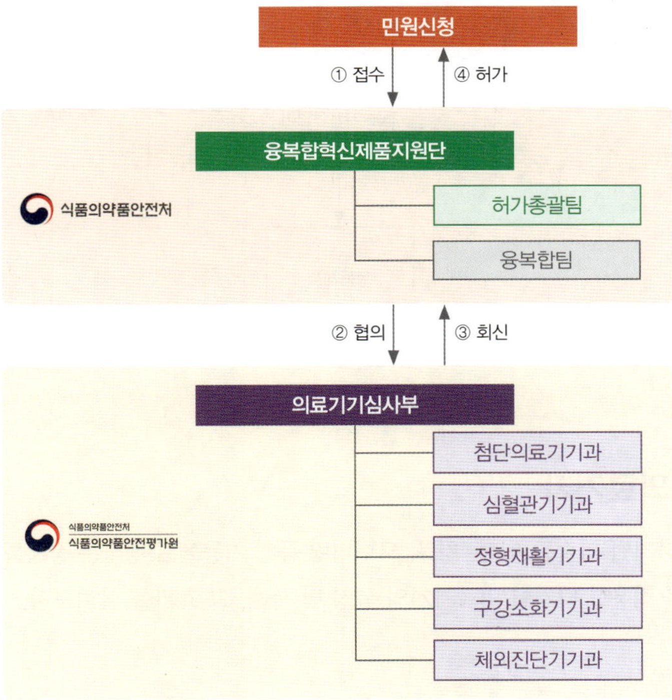

그림 3-7 3등급, 4등급 의료기기 민원처리 흐름도

5 2등급 의료기기 중 식약처 웹사이트를 통해 공고한 제품과 '사용목적, 작용원리, 원재료, 성능, 시험규격 및 사용방법'이 동등한 제품이다.

그 외에 **동등제품**이란 수입하려는 제품이 이미 허가, 인증받은 의료기기와 사용목적, 작용원리, 원재료, 성능, 시험규격, 사용방법 등이 동등한 의료기기를 말한다(제조원 동일).

동등제품인지를 판단하는 기준은 이미 허가된 제품과 사용목적, 작용원리가 동등한지를 비교한 후 원재료가 동등한지를 확인하는 것이다. 원재료가 동등하고 인체에 접촉하거나 삽입하지 않는 제품이면 이미 허가된 제품의 성능, 시험 규격, 사용방법과 동등한지 확인하고, 동등하다고 인정되면 동등제품으로 시장에 출시할 수 있도록 허가를 받는다. 이러한 순서를 도식화하면 [그림 3-8]과 같다.

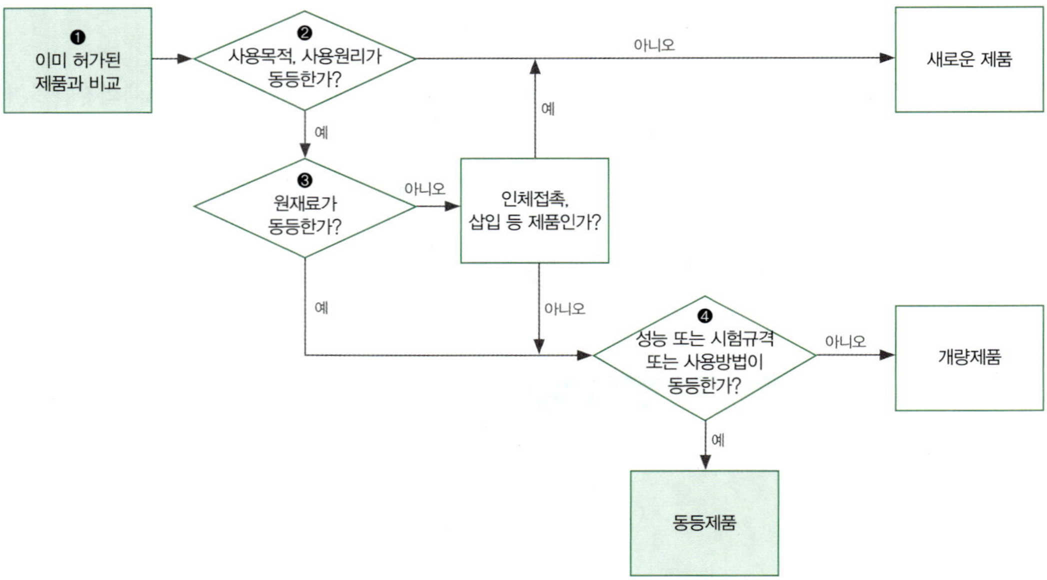

그림 3-8 동등판단기준 및 흐름도

3.2 IT 기술 기반 디지털 의료기기

디지털 의료기기는 의료 분야에서 디지털 기술로 진단, 치료, 모니터링 등의 기능을 수행하는 장치를 의미한다. 기존 의료기기에 IT 기술을 적용한 디지털 의료기기의 특징 및 사례, 그 효과를 살펴보자.

디지털 의료기기란

디지털 헬스케어 분야에서는 사용자가 환자인지의 여부와 의료 목적 사용 여부에 따라 의료기기와 비의료기기를 구분한다. **디지털 의료기기**는 ICT를 활용하여 진단, 치료, 예방, 재활 등의 의료 행위를 수행하는 의료기기이다. 기존 의료기기보다 데이터 수집, 분석, 활용 기능을 강화하여 더욱 효과적이고 정밀한 의료서비스를 제공할 수 있다. 디지털 의료기기는 사용 목적과 필요 기능, 그리고 규제 여부에 따라 [그림 3–9]와 같이 디지털 헬스, 디지털 메디신, 디지털 치료제로 구분한다.

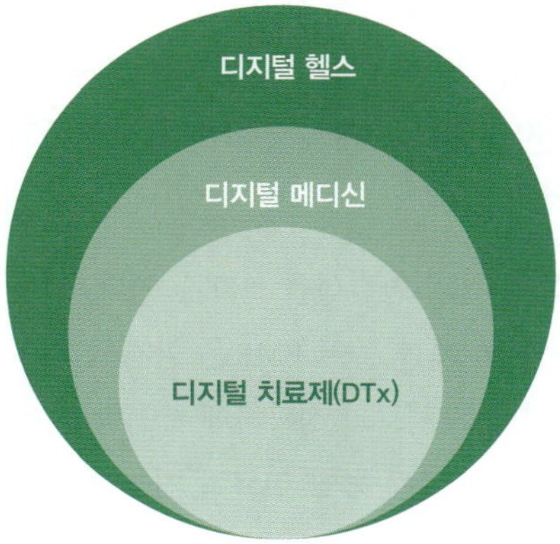

그림 3–9 건강상태를 측정하는 기기 구분

디지털 헬스digital health는 가장 넓은 의미의 건강관리 목적을 갖는 기기라고 할 수 있다. 그러나 의료기기에는 해당하지 않는다. 디지털 헬스는 건강 데이터를 활용하여 소비자가 건강관리에 적극 참여하도록 유도한다. 또한 임상적 근거 필요성이 낮다. 따라서 의료기기 규제 정의를 충족하지 않으므로 규제 감독이 필요하지 않다. 즉 의료 수가를 적용할 수 없다.

디지털 메디신digital medicine은 디지털 헬스보다 더 좁은 의미로, 주로 의료기기에 해당한다. 디지털 메디신은 사람의 건강을 측정하는 증거 기반 소프트웨어 또는 하드웨어 제품이므로 임상적 근거가 필요하다. 디지털 메디신의 규제 감독 요건은 다양하다. 의료기기로 분류된 제품은 규제 승인이 필요하다. 반면에 식약처에서 의료기기로 분류하지 않은 제품이나 의료제품 개발 도구는 개인정보 보호와 소프트웨어 안전성 및 신뢰성에 대해 개인정보보호위원회, 정보통신기술협회 등의 시험 및 인증이 필요하다.

디지털 치료제(DTx)Digital Therapeutics는 셋 중 가장 좁은 의미이며 의료기기에 해당한다. 디지털 치료제는 질병을 예방하고 관리하거나 치료하기 위해, 증거에 기반한 치료적 의도를 전달하는 제품이다. 디지털 치료제는 실제 사용 결과에 대한 데이터뿐만 아니라 임상적 증거가 필요하다. 따라서 해당 제품의 위험성, 유효성 및 의도된 사용에 대해 검토와 승인을 받아야 한다.

■ 디지털 의료기기의 특징

디지털 의료기기의 특징으로 데이터 중심 의료, 연결성, 원격진료, 예방적 의료, 환자의 참여가 있다.

첫째, 디지털 의료기기는 데이터 중심 의료를 가능하게 한다. 디지털 의료기기를 이용하면 환자의 건강 데이터를 실시간으로 수집하고 분석하여 맞춤형 진단과 치료를 가능하게 하고, 환자 상태를 지속적으로 모니터링할 수 있다. 예를 들어 웨어러블 기기는 환자의 심박수, 혈압, 혈당 수치 등을 실시간으로 측정하여 의료진에게 전달하고, 이러한 데이터는 환자의 건강상태를 정확하게 파악하고 최적의 치료 방법을 결정하는 데 중요한 역할을 한다.

둘째, 디지털 의료기기는 의료기기, 의료기관, 그리고 의료 전문가 간의 연결성을 크게 높인다. 이는 의료정보의 공유와 협업을 쉽게하여, 의료서비스의 품질을 높인다. 예를 들어 EMR은 환자의 의료정보를 디지털화하여 의료진이 환자의 병력, 검사결과, 처방 내역 등을 빠르고 정확하게 확인할 수 있도록 한다. 또 다양한 의료기기가 상호 연결되어 데이터를 주고받음으로써 통합 진료가 가능해진다.

셋째, 디지털 의료기기는 시간과 장소에 제약 없이 환자와 의료 전문가를 연결하여 원격진료와 치료를 가능하게 한다. 이는 특히 지리적 한계나 이동이 어려운 환자에게 큰 도움이 된다. 원격진료 시스템을 통해 환자는 집에서도 의료 상담을 받을 수 있고, 필요하면 처방전도 원격으로 받을 수 있다. 이는 의료 접근성을 크게 높이고 의료자원을 효율적으로 활용할 수 있게 한다.

넷째, 디지털 의료기기는 건강 데이터를 분석하여 질병의 위험 요소를 파악하고 예방 조치를 취할 수 있게 한다. 예를 들어 만성질환 관리 시스템은 환자의 생활습관과 건강 데이터를 분석하여 질병이 발병할 가능성을 예측하고 예방 조치를 취할 수 있다. 이러한 예방적 의료 접근법은 환자의 건강을 유지하고 질병을 조기에 발견하여 치료할 수 있도록 도와준다.

다섯째, 디지털 의료기기는 환자가 자신의 건강 데이터를 관리하고 의료 과정에 적극 참여할 수 있도록 한다. 환자는 모바일 애플리케이션이나 웨어러블 기기를 통해 자신의 건강상태를 모니터링하고, 이를 의료진과 공유할 수 있다. 이는 환자가 자신의 건강관리에 대한 책임감을 느끼게 하고, 의료 과정에 더 깊이 참여할 수 있게 한다. 예를 들어 환자는 자신의 혈압이나 혈당 수치를 정기적으로 기록하고, 이러한 데이터를 바탕으로 의사와 상담하여 더 나은 건강관리 계획을 세울 수 있다.

이와 같이 디지털 의료기기는 데이터 중심의 맞춤형 의료를 가능하게 한다. 또한 의료서비스의 연결성과 효율성을 높이고, 원격진료와 예방적 의료를 확대하며 환자의 적극적인 참여를 촉진하는 등 여러 가지 중요한 특징을 지닌다. 이러한 특징은 현대 의료 환경에서 디지털 의료기기의 중요성을 더욱 부각시킨다.

디지털 의료기기에 적용된 IT 기술

디지털 의료기기는 다양한 IT 기술을 적용하여 기능을 수행한다. 주요 기술로는 AI, IoT, 빅데이터, 클라우드 컴퓨팅이 있다. 이를 자세히 살펴보자.

디지털 의료기기에 AI를 적용하는 경우는 다음과 같다.

- **영상 진단 :** AI 알고리즘을 사용하여 의료영상을 분석하고 질병을 진단하는 데 활용한다. 예를 들어 전립선암 진단 보조 AI 시스템이 있다.
- **개인 맞춤형 치료 :** 환자의 건강 데이터를 분석하여 개인 맞춤형 치료계획을 수립하는 데 활용한다. 예를 들어 유전자 정보 기반 암 치료가 있다.
- **의료 로봇 :** 의료 로봇을 제어하고 의사결정을 지원하는 데 사용한다. 예를 들어 수술 로봇과 재활 로봇이 있다.

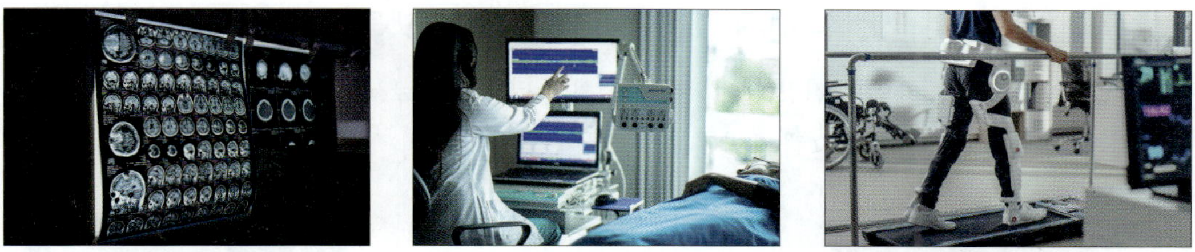

(a) 영상 진단　(b) 개인 맞춤형 치료　(c) 의료 로봇

그림 3-10 AI를 적용한 디지털 의료기기

디지털 의료기기에 IoT를 적용하는 경우는 다음과 같다.

- **웨어러블 기기 :** 건강 데이터를 실시간으로 수집하고 분석하는 데 활용한다. 예를 들어 스마트워치, 활동량 측정기가 있다.
- **원격 모니터링 의료기기 :** 환자 상태를 실시간으로 모니터링하고 의료 전문가에게 알리는 데 활용한다. 예를 들어 원격 혈압측정기, 원격 혈당측정기가 있다.
- **스마트병원 :** 병원 내 의료기기와 시스템을 연결하고 관리하는 데 활용한다. 예를 들어 환자 위치 추적 시스템, 의료자원 관리 시스템, 돌봄 로봇이 있다.

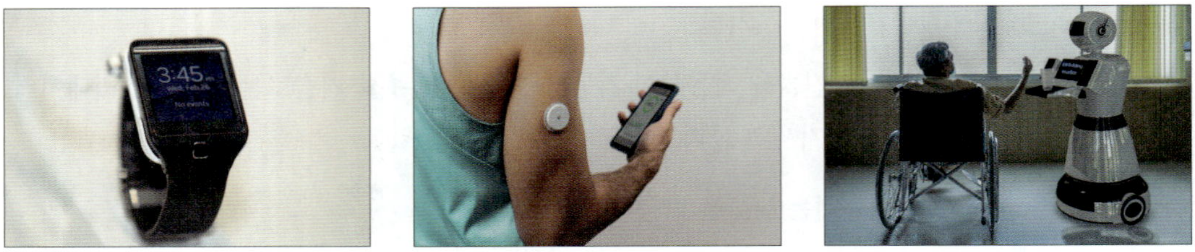

(a) 웨어러블 기기 (b) 원격 모니터링 의료기기 (c) 스마트병원

그림 3-11 IoT를 적용한 디지털 의료기기

디지털 의료기기에 빅데이터를 적용하는 경우는 다음과 같다.

- **질병패턴 분석 :** 방대한 의료 데이터를 분석하여 질병의 패턴을 파악하고 새로운 치료법을 개발하는 데 활용한다. 예를 들어 암 치료 효과 분석, 백신 개발이 있다.
- **의료 정책 수립 :** 의료서비스의 효율성을 분석하고 의료 정책을 수립하는 데 활용한다. 예를 들어 의료자원 배분, 의료서비스 비용 관리, 보건의료 빅데이터 플랫폼이 있다.
- **개인 맞춤형 의료 :** 개인의 건강 데이터를 분석하여 맞춤형 의료서비스를 제공하는 데 활용한다. 예를 들어 건강 증진 프로그램 개발이 있다.

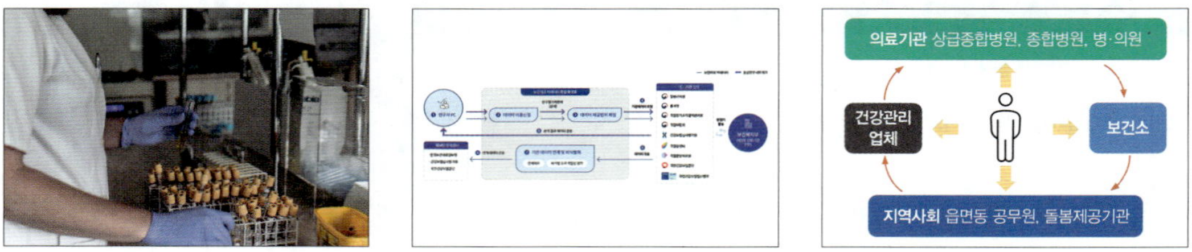

(a) 질병패턴 분석 (b) 의료 정책 수립 (c) 개인 맞춤형 의료

그림 3-12 빅데이터를 적용한 디지털 의료기기

디지털 의료기기에 클라우드 컴퓨팅을 적용하는 경우는 다음과 같다.

- **의료 데이터 저장 및 관리 :** 방대한 의료 데이터를 안전하게 저장하고 관리하는 데 활용한다. 예를 들어 EMR, PACS, 네이버 클라우드 정밀의료 병원정보시스템[6]이 있다.

6 https://www.ncloud.com/medicalCloudService

- **의료 접근성 향상 :** 원거리 지역의 환자도 의료서비스에 쉽게 접근할 수 있도록 한다. 예를 들어 EMR, PACS가 있다.

- **의료 협업 강화 :** 의료 전문가들이 의료정보를 공유하고 협업하는 진료 협진 시스템을 사용할 수 있다. 예를 들어 코이헬스케어 원격협진 시스템이 있다.

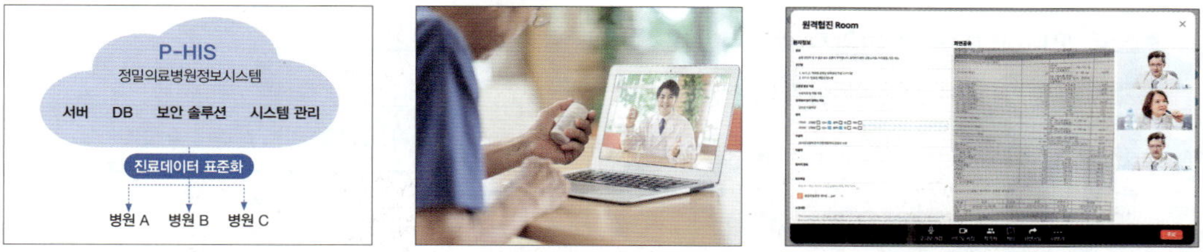

(a) 의료 데이터 저장 및 관리 (b) 의료 접근성 향상 (c) 의료 협업 강화

그림 3-13 클라우드 컴퓨팅을 적용한 디지털 의료기기

디지털 의료기기의 발전 모습 및 효과

미래에는 디지털 의료기기가 우리 삶에서 어떻게 활용될 수 있을지 가늠하기 위해 어떤 만성 폐쇄성 폐질환(COPD)Chronic Obstructive Pulmonary Disease 환자를 생각해보겠다. 다음과 같은 시나리오를 통해 환자는 언제 어디서나 의료서비스를 받을 수 있을 것이다.

❶ **수면 중 호흡 이상 증상 감지 :** COPD 환자는 수면 중에 호흡 이상 증상을 느낀다.

❷ **IoT 의료기기를 통한 호흡 측정 :** 환자는 자신이 보유한 호흡기 진단 측정 IoT 의료기기로 호흡을 측정한다. 이 IoT 의료기기는 환자의 호흡패턴과 기타 생체 데이터를 실시간으로 감지하고 기록한다.

❸ **스마트폰 애플리케이션과 연동 :** IoT 의료기기로 측정한 생체 데이터는 환자의 스마트폰에 설치된 애플리케이션으로 전송되고, 이 애플리케이션은 IoT 의료기기와 연동되어 환자의 생체 데이터를 실시간으로 분석한다.

❹ **공기 질 환경 데이터 수집 :** 애플리케이션은 환자의 주변 공기 질 환경 데이터도 수집한다. 이는 환자의 호흡 상태와 공기 질의 상관관계를 분석하여 향후 상태 변화를 예측하는 데 중요한 자료로 사용된다.

❺ **분석 결과 및 건강관리센터 연락 :** 애플리케이션은 생체 데이터와 공기 질 데이터를 분석하여 결과를 보여준다. 분석 결과에서 건강 이상이 예상되면 애플리케이션은 자동으로 건강관리센터나 의료기관에 연락한다.

❻ **원격 모니터링으로 주치의가 데이터 확인 :** 담당 주치의는 병원이 보유한 환자의 기존 데이터와 IoT 의료기기로 분석한 최신 결과를 함께 검토한다.

❼ **빅데이터와 AI를 통한 건강상태 예측 :** 주치의는 병원 데이터와 IoT 수집 데이터를 결합하고 빅데이터와 AI 기술을 활용하여 환자의 향후 건강상태를 정확하게 예측할 수 있다.

❽ **CDSS를 활용한 원격진료와 처방 :** 분석된 결과를 바탕으로 CDSS는 주치의에게 최적의 치료계획을 추천한다. 주치의는 이를 참고하여 환자에게 원격진료를 진행하고 맞춤형 처방을 내린다.

❾ **3D 프린팅 기술을 이용한 개인 맞춤형 약물 조제 :** 환자는 처방된 내용에 따라 가정에 보유한 3D 프린터로 약물을 조제한다. 이는 환자의 개인적 필요에 최적화된 약물을 제공함으로써 치료 효과를 극대화한다.

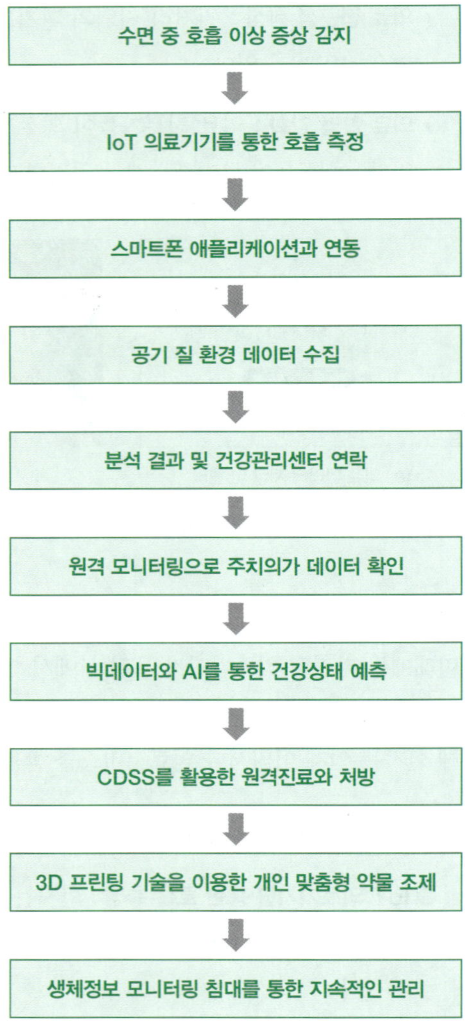

그림 3-14 COPD 환자 대상의 미래 의료서비스 시나리오

❿ **생체정보 모니터링 침대를 통한 지속적인 관리 :** 환자는 처방받은 약물을 복용한 후, IoT 기술이 적용된 생체정보 모니터링 침대에 누워 수면을 취한다. 이 침대는 환자의 수면 중 생체 데이터를 계속 모니터링하고, 필요시 의료진에게 실시간으로 데이터를 전송한다.

이와 같은 IoT 기반의 디지털 의료기술은 COPD 환자의 건강상태를 효과적으로 관리하고, 맞춤형 치료를 제공함으로써 환자의 삶의 질을 크게 높일 수 있을 것이다.

디지털 치료제

디지털 치료제(DTx)는 ICT를 활용하여 질병의 예방, 진단, 치료, 관리를 목적으로 하는 혁신적인 의료서비스이다. 단순히 건강정보를 제공하거나 소통을 지원하는 것을 넘어, 증상을 개선하고 질병 관리 효과를 입증하는 등 의료기기의 한 가지 형태라고 볼 수 있다. 즉 디지털 치료제는 기존 치료제와 마찬가지로 치료 효과를 나타내는 방식에 대한 과학적, 임상적 근거를 바탕으로 질병의 예방, 관리, 치료를 목적으로 사용하는 의료기기이다. 디지털 치료제는 하드웨어에 종속되지 않고 독립적인 형태의 소프트웨어로 이루어져 있다. 기존 치료제와 디지털 치료제의 공통점과 차이점은 [표 3-1]과 같다.

표 3-1 기존 치료제와 디지털 치료제의 공통점과 차이점

구분		기존 치료제	디지털 치료제
공통점		임상시험을 통해 검증된 치료 효과, 규제 당국의 심사, 의사 처방, 보험 적용	
차이점	독성과 부작용	있음	없음
	비용	다양함(원가 규모, 개발기간 등으로 인해 고비용, 고위험 구조)	매우 적음(코딩 등 개발 및 복제비용, 서비스 제공단가 낮음)
	복약 관리	불가	실시간, 연속적인 관리 가능
	모니터링	진료시간 외 환자상태 모니터링 불가	24시간 실시간 환자상태 모니터링 가능
	데이터	환자데이터 수집, 관리, 저장 어려움	환자데이터 맞춤 분석 가능(환자 스스로 데이터 수집, 관리)

디지털 치료제는 크게 독립형, 증강형, 보완형으로 구분된다.

- **독립형**standalone : 다른 약물의 개입 없이 독립적으로 질병을 치료하도록 설계된 것이다. 기존 치료제를 대체하여 단독으로 사용할 수 있고, 다른 치료와 함께 사용할 수도 있다.
- **증강형**augment : 기존 약리학적 치료요법과 병용하여 치료 효과를 강화하기 위해 만든 치료제이다. 일반적으로 당뇨병과 같은 만성질환의 치료 효과 향상을 지원한다.
- **보완형**complementary : 기존 치료법을 보완하도록 설계된 디지털 방식이다. 치료약물과 함께 자가 건강상태 관리를 개선하고, 비만, 고혈압 등 주요 질병 요인과 관련된 행동패턴 및 생활습관을 관리한다.

디지털 치료제는 대부분 모바일 애플리케이션을 기반으로 다양하게 개발되고 있다. 주로 개발 중인 분야는 불면증, 약물 중독, ADHD 등의 정신질환과 암, 뇌졸중, 당뇨, 통증 등의 만성질환이다. [표 3-2]는 한국바이오협회가 2020년에 소개한 디지털 치료제 제품의 예이다.

표 3-2 질환 분야별 디지털 치료제 제품의 예

질환 분야	제품	특징
2형 당뇨	BlueStar(웰닥WellDoc 사)	당뇨 자가관리 애플리케이션이며 FDA 허가를 받음 (단, 치료 목적 명시 불허)
	Insulia(볼룬티스Volutis 사)	인슐린 투여량, 계산 복약 관리 및 당뇨환자 자가관리 개선용 애플리케이션으로 FDA 허가를 받음
	Omada(오마다 헬스Omada Health 사)	당뇨 예방 온라인 프로그램
	마이헬스노트My Health Note (휴레이포지티브Huray Positive 사)	당뇨 관리 서비스
	Transform(블루 메사 헬스Blue Mesa Health 사)	당뇨 예방 원격 프로그램
	Better Choice, Better Health (카나리아헬스Canary Health 사)	자가관리 기반 만성질환 관리 프로그램
	Virta(비타 헬스Virta Health 사)	저탄수화물 고지방 식이조절 당뇨 치료 프로그램
	mySugr(로슈 당뇨 케어Roche Diabetes Care 사)	당수치 모니터링 당뇨 관리 애플리케이션
암	Oleena(Voluntis 사)	암환자의 자가관리와 원격 모니터링을 위한 플랫폼이며 FDA 허가를 받음(치료 목적 명시)
심뇌혈관	Precision Eating(Suggestic 사)	심혈관질환자 개인 맞춤형 식이조절 프로그램
조현병	Pear-004(Pear Thearapeutics 사)	조현병 온라인 상담 프로그램
COPD	Kaia COPD (카이아 헬스Kaia Health 사)	COPD 질환 통증 감소 애플리케이션
	myCOPD(My mhealth 사)	COPD 악화 감소 및 천식 증상 개선 애플리케이션
자폐증	AKL-T02(아킬리 인터랙티브Akili Interactive 사)	자폐증 치료용 비디오 게임
	Autism Diagnostic(코그노아Cognoa 사)	AI 기반 자폐증 조기 진단 프로그램
	Autism Therapeutic(Cognoa 사)	AI 기반 발달 장애아 맞춤 행동치료 프로그램

약물중독	reSET(Pear Thearapeutics 사)	약물중독 온라인 상담 프로그램 FDA 허가를 받음(치료 목적 명시)
	reSET-O(Pear Thearapeutics 사)	오피오이드Opioid 중독 온라인 상담 프로그램 FDA 허가를 받음(치료 목적 명시)
우울증·불면증	Somryst(Pear Thearapeutics 사)	성인 만성 불면증 및 우울증 치료 프로그램
	AKL-T01(Akili Interactive 사)	우울증 치료 프로그램
	CT-152(클릭 테라퓨틱스Click Therapeutics 사)	우울증 치료 프로그램
	Clickadian(Click Therapeutics 사)	불면증 치료 프로그램
	슬립피오Sleepio(빅 헬스Big Health 사)	불면증 환자를 위한 시각적 훈련 프로그램
	Happify health(해피파이 헬스Happify Health 사)	우울 증상 치료 애플리케이션
ADHD[7]	AKL-T01(아킬리 인터랙티브Akili Interactive 사)	아동 ADHD 치료용 비디오 게임
	ATENTIVmynd(ATENTIV 사)	주의력 개선 애플리케이션
알츠하이머·치매	DTHR-ALZ(디테라 사이언스Dthera Science 사)	화상치료 기반 알츠하이머 치료 프로그램
	tES LAB(뉴로핏Neurophet 사)	치매 환자의 뇌 자극 효과 시뮬레이션 프로그램
PTSD[8]·**공황장애**	Freespira (팔로 알토 헬스 사이언스Palo Alto Health Science 사)	PTSD·공황장애 환자 스트레스 이완 바이오 피드백 기기이며 FDA 허가를 받음(치료 목적 명시)
다발성 경화증	Pear-006(Pear Thearapeutics 사)	다발성 경화증 환자의 우울 증상 완화 프로그램
금연	Clickotine(클릭 테라퓨틱스Click Therapeutics 사)	개인 맞춤형 금연 치료 애플리케이션
	SmartQuit(투모로우2Morrow 사)	니코틴 대체요법 수준의 금연 치료 모바일 애플리케이션
통증	Motion coach(카이아 헬스Kaia Health 사)	운동패턴 기반 요통 재활 모바일 애플리케이션
	Kiio(Kiio and Quartz 사)	온라인 기반 맞춤형 요통 치료 프로그램

디지털 치료제는 의료기기로 분류되므로 안전성과 효능을 입증하기 위해 엄격한 규제를 거친다. 디지털 치료제가 시장에 출시되려면 다음과 같이 네 가지 등록 조건을 충족해야 한다.

7 ADHD Attention Deficit Hyperactivity Disorder : 정신 주의력 결핍 과잉행동 장애

8 PTSD Post-Traumatic Stress Disorder : 외상 후 스트레스 장애

첫째, 디지털 치료제는 제품의 안전성과 효능을 입증하기 위한 임상시험을 수행해야 한다. 임상시험은 치료제가 실제로 환자에게 안전하고 효과적으로 작용하는지 확인하기 위해 여러 단계로 나누어 진행된다. 임상시험에서 얻은 데이터는 치료제 승인 과정에서 중요한 역할을 하고, 제품의 신뢰성을 보장한다.

둘째, 디지털 치료제는 출시하려는 모든 국가의 규제기관의 심사를 거쳐 승인받아야 한다. 주요 규제기관으로 미국 식품의약국(FDA), 유럽의약품청(EMA)European Medicines Agency, 대한민국 식약처(MFDS) 등이 있다. 이들 기관은 디지털 치료제가 안전하고 효과적인지 평가하고 승인 여부를 결정한다. 규제기관 심사는 치료제의 임상시험 결과와 품질관리 시스템 등을 종합적으로 검토하여 이루어진다.

셋째, 디지털 치료제의 제조업체는 제품의 품질관리 시스템을 구축하고 품질을 유지해야 한다. 품질관리 시스템은 제품의 설계, 개발, 생산, 유통과정에서 일관된 품질을 유지하기 위해 체계적인 절차와 관리 방안을 포함한다. 이를 통해 치료제의 안전성과 효과가 지속적으로 유지될 수 있도록 한다.

넷째, 디지털 치료제는 제품이 출시된 후에도 안전성을 지속적으로 모니터링해야 한다. 이를 위해 제조업체는 치료제를 사용하는 환자의 데이터를 수집하고 분석하여 부작용이나 이상 반응을 신속하게 파악해야 한다. 부작용이 발생했다면 제조업체는 이를 즉시 보고하고 필요한 조치를 취해야 한다. 안전성 모니터링은 장기적으로 제품의 안전성을 보장하고, 환자의 건강을 보호하는 데 중요한 역할을 한다.

이와 같이 디지털 치료제는 엄격한 규제 절차와 등록 조건을 충족해야만 시장에 출시할 수 있고, 이러한 절차를 통해 디지털 치료제의 안전성과 효능이 보장된다. 이는 환자에게 신뢰할 수 있는 치료 옵션을 제공한다. [그림 3-15]는 식약처가 디지털 치료제인지를 구분하는 프로세스를 간략하게 도식화한 것이다.

디지털 치료제를 통해 얻을 수 있는 의료서비스의 기대효과는 다음과 같다.

- **접근성 향상 :** 디지털 치료제는 시간과 장소에 구애받지 않고 언제 어디서든 의료서비스를 이용할 수 있게 하여 지리적·경제적 불평등을 해소하는 데 기여한다. 예를 들어 의료시설이 부족한 지역에 거주하는 환자도 디지털 치료제를 이용하여 고품질 의료서비스를 받을 수 있다. 이는 의료 접근성이 제한된 환자에게 특히 유익하며, 전체적인 의료서비스의 접근성을 크게 높일 수 있다.

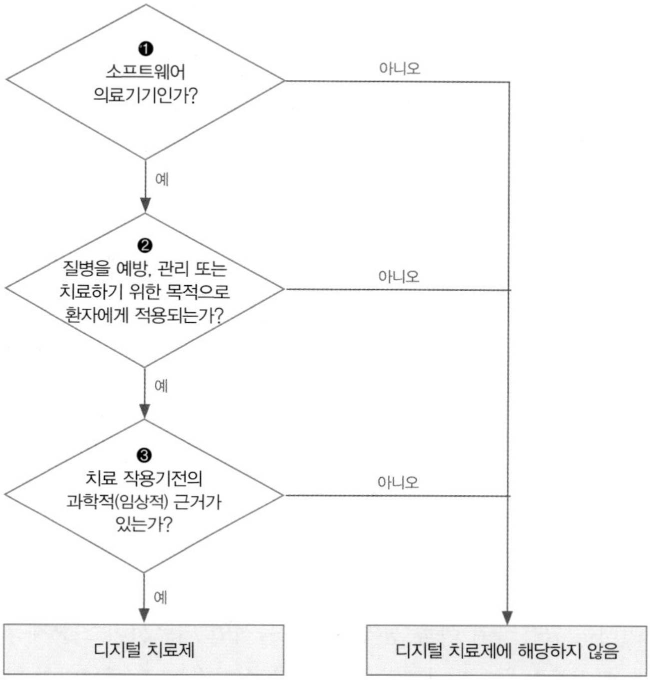

그림 3-15 디지털 치료제 판단 프로세스

- **효율성 증대 :** 디지털 치료제는 개인 맞춤형 치료와 가정 내 자가관리 지원, 원격진료 등을 통해 의료서비스의 효율성을 높일 수 있다. 개인 맞춤형 치료는 각 환자 상태와 필요에 맞춰 치료계획을 제공하므로 치료 효과를 극대화한다. 또한 원격진료 시스템을 통해 환자는 직접 병원을 방문하지 않고도 의료 상담과 진단을 받을 수 있다. 이는 시간과 비용을 절약하는 동시에 의료진의 업무 효율성을 높여준다.
- **삶의 질 향상 :** 디지털 치료제를 이용하면 질병을 조기에 발견하고 예방할 수 있으며, 관리 및 치료 효과를 높여 환자의 삶의 질을 개선할 수 있다. 예를 들어 지속적인 건강 모니터링과 데이터를 기반으로 한 예방적 조치는 질병을 조기에 발견하고 적절한 예방 조치를 취할 수 있게 한다. 이는 장기적으로 환자의 건강상태를 개선하고 만성질환의 관리와 치료에 큰 도움을 줄 수 있다. 결과적으로 환자는 더 건강하고 더 높은 삶의 질을 유지할 수 있다.
- **의료비용 절감 :** 디지털 치료제는 불필요한 방문과 입원을 줄이고, 자가관리 능력을 높여주어 의료비용을 절감할 수 있다. 또한 질병을 조기에 발견할 수도 있고 예방적인 관리를 할 수 있으므로 심각한 합병증을 피할 수 있어 장기적으로는 의료비용을 절감하는 효과가 있다.

이와 같이 디지털 치료제는 의료서비스의 접근성, 효율성, 삶의 질 향상, 의료비용 절감 등 여러 가지 기대효과를 제공한다. 이는 전체 의료시스템의 개선뿐만 아니라 환자 개개인의 건강과 삶의 질을 높이는 데 중요한 역할을 한다. 디지털 치료제의 이러한 장점은 현대 의료 환경에서 점점 더 중요한 요소로 자리 잡고 있으며, 앞으로 의료서비스의 발전에 크게 기여할 것으로 기대된다.

디지털 치료제 산업은 매출이 발생하기까지 제약·바이오 산업처럼 장기간의 연구와 대규모 자금 투자가 필요하다. 이러한 특성으로 인해 많은 기업이 새롭게 생겨나고 사라지는 등 초기단계의 성장통을 겪고 있다. 그러나 개인 맞춤형 의료라는 패러다임의 변화 속에서 디지털 치료제는 미래 의료 시장을 선도할 잠재력을 가지고 있다. 이러한 이유로 많은 기업이 이 분야에 투자하고 있으며, 각국의 규제 환경이 개선됨에 따라 디지털 치료제 산업은 더욱 빠르게 성장할 것으로 기대된다.

3.3 IoMT 센서 기술

4차 산업혁명 시대를 맞이하여 의료 분야에도 혁신적인 변화가 일어나고 있다. 특히, IoMT는 다양한 의료기기와 센서로 수집한 헬스 데이터를 활용하여 더욱 정확하고 효율적인 의료서비스를 제공하는 새로운 패러다임을 제시하고 있다. 이러한 IoMT 센서 기술의 개념과 수집된 헬스 데이터의 활용 사례, 기술 발전 동향을 이해하고, 이를 통해 의료서비스 분야에서 기대되는 효과를 알아보자.

의료 사물인터넷

의료 사물인터넷(IoMT)Internet of Medical Things은 IoT 기술을 의료 분야에 접목하여 의료기기, 의료시스템, 생체정보 등을 상호 연결하고 데이터를 실시간으로 교환하는 기술이다.

IoMT는 개인의 건강과 의료에 관한 정보, 기기, 시스템, 플랫폼을 포괄하는 분야로, 주된 목표는 항상 연결된connected 환경에서 개인 맞춤형 건강관리 서비스를 제공하는 것이다. IoMT는 의료기술과 ICT를 융합하여 환자의 건강을 실시간으로 모니터링하고, 효율적인 의료서비스를 제공하는 데 초점을 맞춘다. IoMT가 주로 활용되는 분야는 다음과 같다.

첫째, IoMT는 개인이 소유한 모바일 및 웨어러블 기기, 클라우드 기반의 병원정보시스템 등에서 확보된 데이터를 기반으로 개인 중심의 건강관리 생태계를 구축한다. 이 생태계는 환자의 일상생활과 의료 데이터를 통합하여 맞춤형 건강관리와 치료를 지원한다. 예를 들어 스마트워치는 환자의 심박수, 혈압, 걸음 수 등을 측정하여 클라우드에 저장하고, 이를 통해 환자의 건강상태를 지속적으로 모니터링할 수 있다.

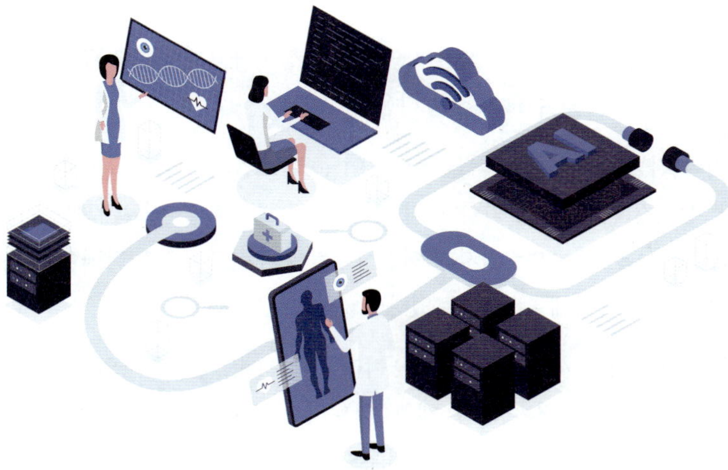

그림 3-16 IoMT 개념도

둘째, IoMT는 개인의 생활습관, 신체검진, 의료 이용 정보, 질병 이력, 유전체 정보 등 다양한 유형의 데이터를 포괄한다. 이러한 데이터는 환자의 전반적인 건강상태를 종합적으로 평가하여 더욱 정확한 맞춤형 치료를 제공하는 데 중요한 역할을 한다. 예를 들어 환자의 유전체 정보는 특정 질병에 대한 감수성을 평가하고 이에 맞춘 예방적 조치를 취하는 데 사용할 수 있다.

셋째, IoMT의 핵심은 환자의 증상과 치료 관리 현황을 꾸준히 모니터링하여 공백이 발생하지 않도록 하는 것이다. 이를 통해 환자 스스로 본인의 치료 상황을 관리하고, 의료진이 더 쉽고 편리하게 환자의 치료와 재활 상황을 파악하는 기반을 마련할 수 있다. 예를 들어 만성질환자가 IoMT 기기를 사용하면, 의료진은 실시간으로 환자 상태를 확인하여 필요할 때 즉각 대응할 수 있다.

넷째, IoMT는 의료 데이터를 통합하고 분석하는 수준을 넘어, 환자의 삶의 질을 높이고 환자 중심의 의료 가치를 실현하는 수단으로 활용되는 추세이다. 이는 환자의 건강을 정밀하게 관리하고 맞춤형 치료를 제공함으로써 환자의 만족도를 높이는 데 일조한다. 예를 들어 통합된 의료 데이터 분석을 통해 환자에게 최적화된 치료 방안을 제시하고 치료 효과를 극대화할 수 있다.

이와 같이 IoMT는 개인 맞춤형 건강관리 서비스를 제공하여 환자의 건강을 효과적으로 관리하고, 의료서비스의 품질을 높이는 데 중요한 역할을 한다. 이는 환자와 의료진 모두에게 큰 혜택을 제공하고, 현대 의료 환경에서 점점 더 중요한 요소로 자리 잡고 있다.

■ IoMT의 특징

IoMT는 환자, 의료 제공자, 환자 가족, 보험사 등을 긴밀히 연결하여 신속하고 편리한 환경에서 더 나은 건강관리를 지원하는 기술이다. IoMT의 주요 특징은 다음과 같다.

첫째, IoMT는 연결된 의료기기와 지능형 데이터 분석을 통합하여 운영 효율성을 높이고 다양한 기능을 제공한다. 원격 모니터링, 실시간 환자 참여, 약물 관리, 입원 환자 모니터링, 의료기관의 워크플로 관리 등이 이에 포함된다. 예를 들어 IoMT는 환자의 건강상태를 실시간으로 모니터링할 수 있으므로 의료진은 진료 및 치료계획을 신속하게 수정할 수 있다.

둘째, IoMT에서는 보건의료 목적의 다양한 기기가 활용된다. 이러한 IoMT 장치는 환자의 생체신호를 측정하고 모니터링과 피드백을 제공하며, 질환 관리, 재활, 피트니스 분야 등에 적용된다. IoMT 장치는 환자의 건강 데이터를 실시간으로 수집하고, 이를 클라우드 플랫폼에 저장할 수 있으므로 의료진은 맞춤형 치료를 더욱 정확하게 제공할 수 있다.

셋째, IoMT는 환자와 의료 제공자 사이의 상호작용을 강화하여 건강관리의 품질을 높인다. 환자는 집에서 자신의 건강상태를 편안하게 모니터링할 수 있고, 의료 제공자는 실시간으로 환자 상태를 파악하고 필요한 조치를 취할 수 있다. 이러한 기능은 질병예방과 조기 발견, 만성질환 관리, 재활, 건강한 생활습관 유지 등에 큰 도움을 준다.

IoMT는 보건의료 분야에서 혁신적인 기술로 자리 잡고 있고, 앞으로 다양한 응용 분야로 확장될 것이다. 이를 통해 환자 중심의 의료서비스가 강화되고 의료비용이 절감되며, 더욱 효율적이고 효과적인 의료서비스가 제공될 것으로 기대된다.

IoMT를 구성하는 시스템

IoMT는 개인의 건강정보를 측정하고 수집할 수 있는 기기, 수집된 건강정보를 인터넷으로 전송할 수 있는 통신기술과 데이터 전송을 연계하는 통신 게이트웨이, 전송된 데이터를 수집, 저장, 분석하여 헬스케어 서비스를 제공하는 전문가용 소프트웨어로 구성된다.

각 구성 요소는 다음과 같은 역할을 한다.

- **센서 :** 센서는 체온, 혈압, 심박수, 혈당 등 다양한 생체정보를 측정하고 수집한다. 이 센서들은 환자의 건강상태를 실시간으로 모니터링하면서 데이터를 생성한다.
- **통신 모듈 :** 통신 모듈은 센서에서 수집된 데이터를 무선 또는 유선으로 전송한다. 이를 통해 의료서비스 제공자는 실시간으로 환자 상태를 파악하고, 필요한 조치를 즉각 취할 수 있다.

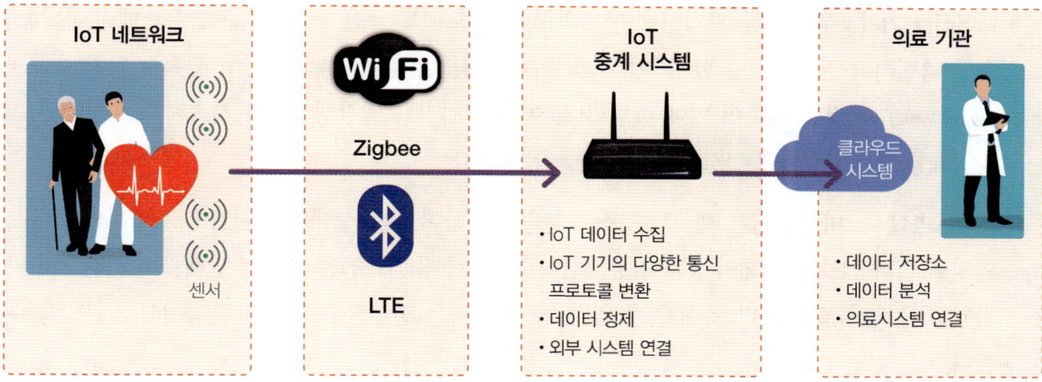

그림 3-17 IoMT 시스템 구성

- **데이터 저장 및 분석 시스템 :** 데이터 저장 및 분석 시스템은 센서에서 전송된 데이터를 저장하고, 이를 분석하여 의료서비스 제공에 활용한다. 이 시스템을 통해 환자의 건강상태에 대한 패턴을 파악하고, 미래의 건강상태를 예측할 수 있다.
- **의료기기 및 시스템 :** 의료기기 및 시스템은 센서 데이터를 기반으로 환자 상태를 모니터링하고 치료를 진행한다. 이를 통해 의료진은 환자의 건강상태를 실시간으로 추적하여 필요한 조치를 취할 수 있다.
- **사용자 인터페이스 :** 사용자 인터페이스는 의료서비스 제공자와 환자가 IoMT 시스템을 사용하여 상호작용하는 창구이다. 의료서비스 제공자는 환자의 데이터를 확인하고, 환자는 자신의 건강상태를 모니터링하고 관리할 수 있다.

이러한 IoMT 구성 요소는 유기적으로 연동되어 사용자와 의료 전문가 간에 효율적이고 효과적인 헬스케어 서비스를 제공할 수 있도록 한다.

IoMT 종류 및 사례

IoMT 기술은 다양한 의료 분야에 적용되고 있다. 주요 사례는 다음과 같다.

- **원격 건강 모니터링 :** 원격 건강 모니터링 시스템은 만성질환자의 건강상태를 실시간으로 모니터링하여 문제상황에 조기 개입하거나 예방 치료를 가능하게 한다. 예를 들어 혈압 측정 시스템, 혈당 측정 시스템, 심전도 모니터링 시스템 등을 사용하여 환자의 건강상태를 원격으로 관리할 수 있다. 이를 통해 의료진은 환자 상태 변화에 신속하게 대응할 수 있다.

- **웨어러블 기기 :** 웨어러블 기기인 스마트워치, 스마트밴드 등을 통해 활동량, 수면패턴, 생체정보를 측정하고 건강관리를 할 수 있다. 핏빗Fibit, 애플워치Apple Watch, 삼성 갤럭시 워치Samsung Galaxy Watch와 같은 제품이 이에 해당한다. 이러한 기기는 일상생활에서 지속적으로 환자의 건강상태를 모니터링하고 건강한 생활습관을 유도한다.
- **스마트병실 :** 스마트병실은 센서와 통신기술을 활용하여 환자 상태를 실시간으로 모니터링하고, 환경 조절과 의료기기 제어 등을 자동화한다. 이를 통해 의료진은 환자의 상태를 실시간으로 파악하고 필요한 조치를 바로 취할 수 있다. 또한 환자는 편안하고 안전한 환경에서 치료받을 수 있다.
- **CDSS :** CDSS는 센서 데이터와 의료기록을 분석하여 의료진의 진단 및 치료 의사결정을 돕는 시스템이다. 이를 통해 의료진은 환자의 건강상태에 대해 종합적인 정보를 얻고, 근거 있는 의료 결정을 내릴 수 있다.

이러한 IoMT 보건의료서비스에 적용되는 대표적인 기술은 다음과 같다.

- **생체정보 측정 센서 :** 이 센서는 체온, 혈압, 심박수, 혈당, 호흡 등의 생체신호를 측정하여 환자의 생리학적 상태를 실시간으로 모니터링한다.
- **운동 센서 :** 가속도계, 자이로스코프[9], 자기장 센서 등을 이용하여 활동량, 자세, 균형 등을 측정한다. 이를 통해 환자의 활동 수준을 추적하고 분석할 수 있다.
- **환경 센서 :** 환경 센서는 온도, 습도, 조도, 소음 등의 정보를 측정하여 환자의 주변 환경을 모니터링하고, 이 환경이 건강상태에 미치는 영향을 파악한다.
- **위치 센서 :** 위치 센서는 GPS[10], RFID[11] 등을 활용하여 위치정보를 측정한다. 이를 통해 환자의 위치를 추적하여 응급상황에 대비하거나 환자의 활동패턴을 분석할 수 있다.

---

9 자이로스코프 센서는 물체의 각속도를 전압 등의 전기신호로 변화시켜서 회전 운동을 감지하는 장치이다.

10 GPSGlobal Positioning System는 위성을 이용한 자동 위치 추적 시스템으로 지구상에 있는 모든 이동체의 거리 및 속도를 측정하여 위치정보를 자동으로 알려주는 기술이다.

11 RFIDRadio Frequency IDentification는 반도체 칩이 내장된 태그에 데이터가 저장되어 있으며 무선주파수를 이용해 이 데이터를 비접촉으로 읽는 인식시스템이다. 무선인식이라고도 한다.

- **화학 센서 :** 화학 센서는 혈당, 혈중 산소 농도 등의 체내 화학 물질을 측정하여 환자의 건강상태를 객관적으로 평가하는 데 사용한다.
- **라이다 센서 :** 라이다(LiDAR)Light Detection And Ranging 센서는 레이저를 사용하여 사물까지의 거리, 방향, 속도, 온도, 물질 분포 및 농도 특성 등을 감지할 수 있다. 일반적으로 자동차 산업에서 많이 사용되는 기술이며 의료 분야에서는 환자의 위치와 환경을 정확하게 파악하는 데 활용된다.
- **AI 카메라 이미지 센서 :** AI 카메라 이미지 센서는 AI 기술을 활용하여 이미지를 처리하고 해석한다. 이미지 분석, 패턴 인식, 객체 감지 등의 고급 기능을 수행한다.
- **의류 센서 :** 의류 센서는 일렉실ElecSil[12]과 같은 스마트의류 소재를 활용하여 심전도, 근전도 등의 생체정보를 수집한다. 이를 통해 환자의 생리학적 상태를 모니터링할 수 있다.
- **압력 센서 :** 압력 센서는 주변의 압력 변화를 감지하고 이를 전기신호로 변환해주는 장치로 압력 변화를 측정하여 혈압, 심박수 등의 생체정보를 수집한다.

이러한 센서 기술을 적용한 IoMT 사례는 다음과 같다.

- **수액 모니터링 :** 수액 모니터링IV monitoring 시스템은 압력 센서를 활용하여 수액의 투약 속도, 잔량, 투약 이상징후를 모니터링한다. 또 RFID 센서를 사용하여 의료인을 인식하고 사용 등록을 할 수 있다.
- **환자 모니터링 :** 환자 모니터링bedside monitoring 시스템은 의료기기가 생체정보 수집 센서로 모은 정보를 통신 네트워크에 공유하여 환자의 건강상태를 확인할 수 있다.
- **뇌파 측정기기 :** 뇌파 측정기기는 뇌파 측정 센서를 사용하여 뇌파의 정상 여부를 진단하는 목적으로 개발되었다.
- **안질환eye disease 측정기기 :** 안질환 측정기기는 카메라 센서를 활용하여 안질환을 진단할 수 있는 기기로 개발되었다.
- **재활치료 기기 :** 재활치료 기기는 압력 센서와 동작 센서를 사용하여 신경계 및 근골격계 환자의 재활을 돕는 개인 맞춤형 재활치료 기기이다.

---

12 웨이브컴퍼니wave company가 개발한 전도성 실리콘 섬유 기술로 의류 내부에 쉽게 적용할 수 있다.

- **복약 관리 시스템 :** 복약 관리 시스템은 AI 모션 카메라 센서를 사용하여 환자가 복용하는 약물을 인식하고, 복약 여부를 기록하고 관리한다.

IoMT 시스템은 의료기기로 분류되므로 안전성과 효능 입증을 위해 엄격한 규제를 거쳐야 한다. 주요 등록 조건은 다음과 같다.

- **임상시험 :** 제품의 안전성과 효능을 입증하는 임상시험은 필수이다. 임상시험을 통해 제품의 안전성과 효능이 신뢰할 수 있는 데이터로 입증되어야 한다.
- **규제기관 심사 :** 미국 식품의약국(FDA), 유럽의약품청(EMA), 대한민국 식약처(MFDS) 등 각 국가의 규제기관은 제품의 안전성과 효능을 평가하고, 이를 승인해야 한다.
- **품질관리 시스템 :** 제품의 제조 과정과 품질을 철저히 관리하여 안전성과 효능을 보장할 수 있는 품질관리 시스템을 구축하고 유지해야 한다.
- **안전성 모니터링 :** 제품이 시장에 출시된 이후에도 계속 안전성을 모니터링해야 하고, 부작용이 발생하면 신속하고 적절하게 대응해야 한다. 이러한 안전성 모니터링은 사용자에게 안전한 의료서비스를 제공하는 데 중요한 역할을 한다.

IoMT 기술 발전 동향

IoMT 기술은 센서 기술, 통신기술, AI 기술 등의 성장에 힘입어 빠르게 발전하고 있다. 기술별 발전 현황은 다음과 같다.

첫째, 센서와 통신 모듈의 크기가 줄어들고 전력 소비가 감소하면서 IoMT가 웨어러블 기기 등에 적용될 가능성이 커졌다. 이와 함께 고밀도 센서가 개발되어 생체신호 측정의 정확도가 향상되었고, 다양한 생체정보를 측정할 수 있게 되었다. 생체 통합 센서 개발도 진행 중인데, 이러한 센서는 인체에 직접 삽입되거나 이식되어 생체정보를 지속적으로 측정하는 데 활용될 전망이다.

둘째, IoMT의 데이터 전송 속도와 안전성이 향상되었다. 5G와 차세대 통신기술이 도입되어 고속, 저지연, 대용량 데이터 전송이 가능해졌다. 또 저전력 광역 네트워크(LPWAN)Low-Power Wide-Area Network 기술을 활용하여 저전력으로 광범위한 커버리지를 제공할 수 있게 되면서, 배터리 수명을 연장하고 광범위한 지역에서 IoMT 데이터를 수집할 수 있게 되었다. 엣지 컴퓨팅edge computing 기술[13]

13 엣지 컴퓨팅 기술은 데이터를 중앙 서버로 보내 처리하는 기존 방식과 달리, 데이터가 생성되는 현장인 IoMT 기기에서 직접 처리하는 기술이다.

의 활용은 센서 데이터를 실시간으로 분석하고 처리하여 데이터 처리 속도를 높이고, 프라이버시와 보안을 강화할 수 있게 되었다.

셋째, AI는 IoMT에 많은 혁신을 가져왔다. AI를 활용하여 센서 데이터를 분석하고 질병을 조기 진단하거나 예측, 예방하는 시스템이 다양하게 개발되고 있다. 이를 통해 개인의 생체정보와 건강상태 데이터를 분석하여 맞춤형 치료 및 관리 서비스를 제공하는 시스템이 여럿 등장했다. 또한 의료영상 분석 기술이 발전하여 AI가 의료영상을 분석하여 질병을 진단하고 치료하는 데 도움을 준다.

이 외에 블록체인 기술은 IoMT 데이터의 보안성, 투명성, 신뢰성을 높이는 데 활용된다. 또한 AR과 VR 기술을 의료 교육, 환자 재활, 수술 시뮬레이션 등에 활용하는 연구가 진행되고 있고, 3D 프린팅 기술은 맞춤형 인공 관절, 임플란트를 제작하는 데 사용된다. 이렇게 다양한 기술 발전은 IoMT가 전반적으로 성장하는 데 크게 도움을 준다.

IoMT를 활용한 의료서비스의 기대효과

IoMT는 의료서비스의 접근성, 효율성, 품질 향상에 크게 기여할 것으로 기대된다.

첫째, IoMT는 시간 및 장소의 제약을 극복하여 원격 건강 모니터링과 의료 상담을 제공함으로써 의료서비스 접근성을 크게 높인다. 환자는 언제 어디서나 필요한 의료서비스를 받을 수 있고, 특히 의료 인프라가 부족한 지역에서도 수준 높은 의료서비스를 받을 수 있다.

둘째, IoMT는 의료서비스의 효율성을 높인다. 센서 데이터를 분석함으로써 질병을 조기에 발견하거나 예방할 수 있으며 관리와 치료도 할 수 있다. 이는 환자와 의료진 모두에게 유리한 결과를 가져온다. 예를 들어 만성질환자는 지속적인 모니터링을 통해 상태를 관리하고, 악화되기 전에 적절한 조치를 받을 수 있다.

셋째, IoMT는 의료서비스의 품질 향상에도 기여한다. 개별 환자의 데이터에 기반하여 맞춤형 의료서비스를 제공함으로써 의료 오류를 줄이고, 환자의 삶의 질을 개선할 수 있다. 이러한 맞춤형 접근은 특히 복잡한 질병 관리에서 중요한 역할을 한다.

넷째, IoMT는 불필요한 진료 방문과 입원을 줄이고, 자가관리 능력을 높여주어 전체 의료시스템의 비용을 낮춘다. 이를 통해 의료자원을 효율적으로 활용할 수 있다.

IoMT는 기술적인 발전뿐만 아니라 의료서비스 산업에서 비즈니스 운영 환경의 변화도 이끌 것으로 기대된다. IoMT 솔루션을 통해 환자의 건강상태를 일상적으로 파악하면서, 의사의 진료 시간을 최소화하고도 환자의 건강을 더욱 긴밀하게 관리할 수 있다. 예를 들어 지속적인 건강 모니터링을 통해 환자는 병원을 방문하지 않아도 실시간으로 건강상태를 확인하고 관리할 수 있다.

특히 클라우드 컴퓨팅 및 빅데이터와 결합한 IoMT는 의료 데이터 분석을 통해 예방 솔루션을 제공하는 등 새로운 서비스를 발굴할 수 있다. 이는 예방 중심의 의료서비스를 가능하게 하고, 개인화된 건강관리 솔루션을 제공하여 전체 의료서비스의 패러다임을 바꿀 수 있다. 최근 IoMT 센서 기술, 클라우드 컴퓨팅, 인터넷 통신기술의 발전으로 인해, 사용자가 IoMT 기기를 직접 착용하지 않더라도 일상생활에서 무의식적으로 사용자의 건강상태를 파악하고 분석할 수 있는 수준으로 발전하고 있다.

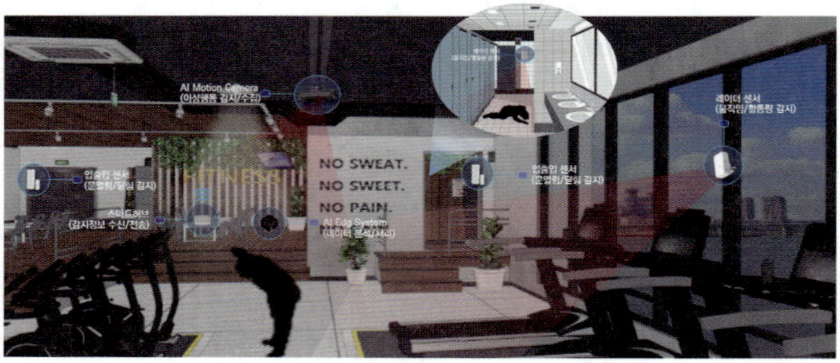
AI Motion Camera
(이상행동 감지/수집)
레이더 센서
(움직임/활동량 감지)
입출입 센서
(문열림/닫힘 감지)
NO SWEAT.
NO SWEET.
NO PAIN.
입출입 센서
(문열림/닫힘 감지)
스마트허브
(감지정보 수신/전송)

그림 3-18 코이헬스케어의 인도어 헬스케어Indoor Healthcare 서비스

CHAPTER 03 연습문제

1 디지털 의료기기의 특징을 설명하라.

2 디지털 치료제와 기존 의료서비스의 차이점을 설명하라.

3 디지털 치료제가 의료서비스에 미치는 기대효과를 설명하라.

4 디지털 치료제의 미래 전망을 개인 관점에서 작성하라.

5 IoMT와 기존 의료시스템의 차이점을 설명하라.

6 IoMT를 구성하는 주요 요소를 설명하고, 각 요소의 역할을 설명하라.

읽을거리

CHAPTER

04 디지털 웰니스 서비스

4.1 웰니스 서비스의 이해

웰니스란 현대 사회에서 단순히 질병이 없는 건강한 상태를 넘어, 심신의 조화와 삶의 질 향상을 의미하는 포괄적인 개념으로 자리 잡은 것을 말한다. 이 절에서는 웰니스의 개념과 적용 사례를 살펴보고, 일상생활에서 볼 수 있는 웰니스 서비스를 이해하는 데 중점을 둔다. 이와 함께 웰니스 산업과 직접 연관된 식품영양 및 피트니스 분야의 변화를 분석하고자 한다.

웰니스란

웰니스 wellness는 단순히 질병이 없는 상태를 넘어 신체적, 정신적, 사회적, 영적 측면에서 모두 건강하고 행복한 삶을 추구하는 개념이다. 1961년 미국 의학자 헐버트 L. 던 Halbert L. Dunn 박사가 처음으로 웰니스라는 개념을 제창했는데, 이는 세계보건기구(WHO) World Health Organization의 '건강'을 심화시키고 광범위한 관점에서 접근한 새로운 건강관이라 할 수 있다.

웰니스는 건강이나 상쾌함을 의미하는 영어단어 well에서 유래했으며, 질병을 의미하는 illness와는 대조적인 개념이다. 건강은 질병이 없는 상태를 의미하지만, 웰니스는 건강을 바탕으로 보다 풍요롭고 멋진 삶을 지향한다. 이는 개인의 삶의 질을 향상할 뿐만 아니라 사회 전체의 건강 증진에도 중요한 역할을 한다. 즉, 웰니스는 웰빙 well-being, 행복 happiness, 건강 fitness을 합친 개념으로 건강하고 균형 잡힌 행복한 삶을 추구한다.

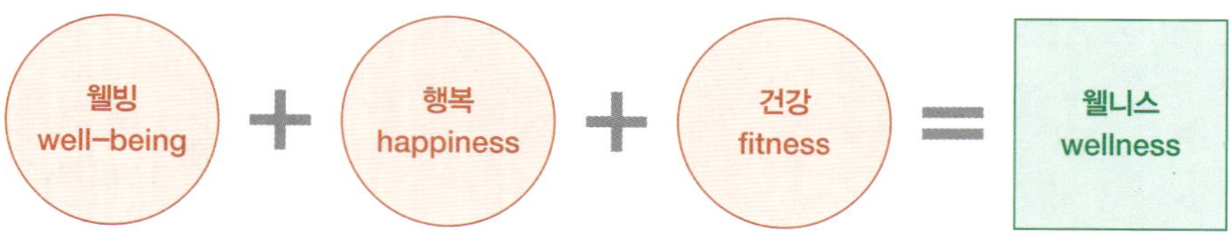

그림 4-1 웰니스 개념

■ 웰니스의 목적과 구성 요소

웰니스의 주요 목적은 신체 건강, 정신건강, 사회적 건강, 영적 건강을 증진하는 데 있다.

- **신체 건강 증진 :** 건강한 식습관, 규칙적인 운동, 충분한 수면 등을 통해 신체 건강을 유지하고 질병예방 및 치료에 도움을 준다.
- **정신건강 증진 :** 스트레스 관리, 정서 조절, 심리적 안녕을 통해 정신건강을 증진하고 우울증, 불안 장애 등의 정신질환을 예방한다.
- **사회적 건강 증진 :** 건강한 인간관계 형성, 사회 참여, 사회적 지지를 통해 사회적 건강을 증진하고 사회 구성원으로서 역할을 수행하도록 돕는다.
- **영적 건강 증진 :** 가치관 형성, 삶의 의미 추구, 내면의 성장을 통해 영적 건강을 증진하고 삶의 만족도를 높인다.

웰니스는 정신적, 신체적, 사회적, 감성적, 환경적, 지적, 직업적, 경제적 측면으로 구성된다.

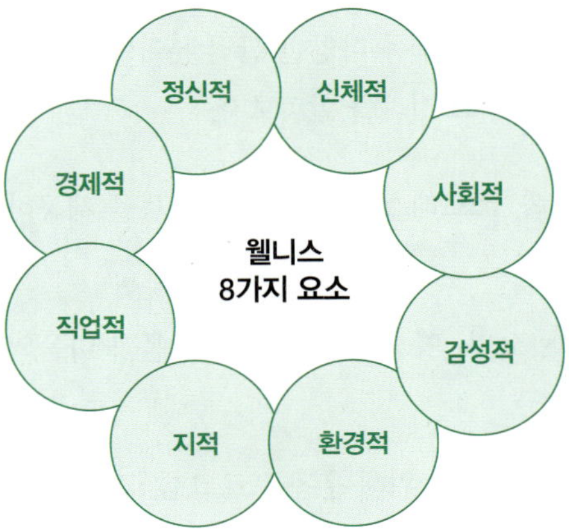

그림 4-2 웰니스를 구성하는 8가지 세부 요소

- **정신적 요소 :** 스트레스 관리, 감정 안정, 자기 인식, 긍정적인 태도 등 마음의 건강과 안녕을 포함한다.
- **신체적 요소 :** 적절한 영양 섭취, 정기적인 운동, 충분한 휴식과 수면, 유해 환경으로부터의 보호 등이 포함된다.

- **사회적 요소 :** 사회적 관계의 만족과 조화를 의미하고, 가족, 친구, 커뮤니티와의 관계, 타인에 대한 이해와 존중, 소통 능력 등이 포함된다.
- **감성적 요소 :** 감정의 안정과 균형을 의미한다. 자기 인식, 감정 지능, 대인 관계의 풍요로움 등이 포함된다.
- **환경적 요소 :** 주변 환경과의 조화를 의미한다. 자연과의 연결, 지구 환경에 대한 책임, 지역사회 참여 등이 포함된다.
- **지적 요소 :** 학습, 창의성, 문제 해결 능력 등 지식 습득과 지적 호기심을 유지하는 것이 포함된다.
- **직업적 요소 :** 직업적 만족이 관련된 부분으로 직업 목표 설정, 업무와 개인 생활의 균형, 직업 내 스트레스 관리 등이 포함된다.
- **경제적 요소 :** 재정적 안정이 관련된 부분으로 충분한 수입과 적절한 지출, 빚 없이 삶을 유지하는 것이 포함된다.

■ 웰니스 서비스 적용 사례

최근 몇 년간 웰니스는 스파spa 산업, 미용업계, 요식업계, 관광업계 등 다양한 산업 분야에서 주목받고 있고, 이를 활용한 새로운 서비스가 여럿 출시되고 있다. 주요 사례를 살펴보자.

- **건강관리 센터 분야 :** 건강검진, 영양 상담, 운동 프로그램, 스트레스 관리 프로그램 등을 제공하여 개인의 건강상태를 관리하고 증진시킨다.
- **웰니스 리조트 분야 :** 건강한 식단, 운동 프로그램, 스파, 요가, 명상 등을 제공하여 몸과 마음의 휴식을 돕는다.
- **기업 웰니스 프로그램 분야 :** 직원들의 건강 증진과 생산성 향상을 위해 운동 프로그램, 건강교육, 스트레스 관리 프로그램 등을 제공한다.
- **웨어러블 기기 분야 :** 활동량 측정, 수면패턴 분석, 스트레스 관리 기능을 제공하여 개인의 건강상태를 실시간으로 모니터링하고 관리한다.
- **헬스케어 애플리케이션 분야 :** 건강정보, 운동 프로그램, 영양 상담 등을 제공함으로써 개인의 건강관리를 지원한다.

웰니스 시장의 빠른 성장을 가능하게 한 주요 요인은 다음과 같다. 첫째, 개인의 건강에 대한 관심이 증가하고 있다. 건강한 생활방식의 중요성에 대한 인식이 높아짐에 따라 웰니스에 대한 투자가 증가하고 있다. 둘째, 노령화 사회로 진입하면서 노령 인구 비율이 증가하고 있다. 이는 만성질환 발생률이 높아지고, 웰니스 서비스에 대한 수요로 이어진다. 셋째, 소득 수준이 향상됨에 따라 소비자들은 여가와 자기 계발에 대한 지출을 늘리고 있고, 웰니스 서비스에 대한 접근성도 높아지고 있다. 넷째, 웨어러블 기기와 헬스케어 애플리케이션 등 첨단기술이 발전하며 개인의 건강관리와 웰니스 증진을 위한 새로운 가능성이 열렸다. 다섯째, 기업이 직원의 건강 증진과 생산성 향상을 위해 웰니스 프로그램을 도입하고 있다. 여섯째, 정부가 국민 건강 증진을 위해 웰니스 산업 육성 정책을 지원하고 있다.

웰니스 시장은 다음과 같은 트렌드에 따라 발전하고 있다. 첫째, 개인 맞춤형 웰니스 서비스가 증가하고 있다. 개인의 건강상태, 생활방식, 선호도 등을 고려한 서비스가 확대되고 있다. 둘째, 질병 치료보다는 예방과 건강 유지에 관한 관심이 높아져 웰니스가 강조되고 있다. 셋째, 웨어러블 기기와 헬스케어 애플리케이션 등 디지털 기술을 활용한 웰니스 서비스가 점차 확산되고 있다. 넷째, 단순한 서비스를 넘어 웰빙 경험을 제공하는 경험 중심의 웰니스 서비스가 증가하고 있다. 다섯째, 여러 웰니스 기업이 해외 시장에 진출하여 성장 기회를 모색하고 있다.

웰니스와 식품영양 산업의 관계

식품영양 산업은 인류의 과학기술과 생활의 변화에 따라 발전해 왔다. 식품영양 산업의 발전과 변화는 시대별로 다음과 같은 특징을 보인다.

20세기 이전, 식품영양 산업은 주로 식품 생산과 가공에 중점을 두었다. 이 시기는 대량생산과 보관 방법 개선이 주요 과제로, 영양에 대한 이해보다는 단순히 식량을 확보하고 저장하는 것이 중요했다.

1960년대에 접어서면서 영양학이 발달하기 시작했다. 영양소의 중요성이 두드러졌고, 건강한 식품을 개발하려는 노력이 본격화되었다. 이 시기에는 영양 불균형을 해소하고 각종 영양 결핍을 예방하기 위한 연구와 개발이 활발하게 이루어졌다.

1980년대는 건강 증진과 질병예방을 위한 식품 연구가 활발해진 시기였다. 이 시기에는 영양소뿐만 아니라 식품의 기능성에 관한 연구가 활발하게 진행되었고, 이를 바탕으로 식품이 건강 유지와 질병 예방에 미치는 중요성이 강조되었다. 다양한 기능성 식품이 시장에 등장하기 시작한 것도 이때부터이다.

1990년대에는 웰니스 개념이 등장하면서 식품영양 산업이 웰니스 시장으로 확장되었다. 식품영양 산업은 웰니스를 실현하기 위한 다양한 제품과 서비스를 개발하기 시작했다. 마침 건강한 라이프스타일을 추구하는 소비자가 늘어나면서 웰니스 관련 식품의 수요도 급격히 증가했다.

2000년대에 들어서면서 개인 맞춤형 영양 서비스와 기능성 식품 개발이 활발해졌다. 개인의 유전자, 생활습관, 건강상태 등을 고려한 맞춤형 영양 서비스가 등장했고, 기능성 식품의 종류와 효능도 다양해졌다. 소비자가 자신의 건강상태와 목표에 맞춘 제품을 선택함으로써 건강을 맞춤형으로 관리할 수 있게 되었다.

현재 식품영양 산업은 웰니스 시장의 주요 성장 동력으로 자리매김하고 있다. 웰니스와 관련된 식품과 서비스는 계속 발전하고 있으며, 소비자들은 건강을 유지하고 질병을 예방하는 데 중점을 두고 있다. 기술 발전과 더불어 개인 맞춤형 영양 서비스와 기능성 식품의 중요성은 더욱 커지면서, 식품영양 산업은 건강과 웰빙을 중심으로 지속가능한 성장을 이루고 있다.

식품영양 산업은 이러한 변화를 통해 더이상 단순한 식량 공급 기능이 아닌, 개인의 건강과 웰빙을 증진하는 중요한 역할을 하게 되었다. 앞으로도 영양학의 발전과 기술 혁신을 바탕으로 더욱 다양하고 효과적인 제품과 서비스가 개발될 것으로 기대된다.

이러한 식품영양 산업의 발전은 웰니스에서 중요한 부분을 차지한다. 주요 식품영양 산업과 웰니스 서비스의 결합 사례는 다음과 같다.

- **맞춤형 영양 상담 서비스 :** 개인의 건강상태, 식습관, 생활방식을 종합적으로 평가하여 맞춤형 영양 상담을 제공한다. 이 상담은 영양 전문가와의 1:1 상담, 온라인 상담, 애플리케이션 기반 상담 등 다양한 방식으로 이루어진다. 헬스업, 코이헬스케어, 웰니스프로, 케어플렉스 등의 헬스케어 스타트업이 개인의 건강관리와 웰니스 서비스 제공에 주력하고 있다.
- **기능성 식품 개발 및 판매 :** 과학적 근거를 바탕으로 기능성 식품을 개발하여 시장에 출시한다. 면역력 강화, 피로 해소, 소화 기능 개선, 콜레스테롤 감소, 혈압 조절 등 다양한 기능성 식품을 제공하고, 이러한 기능성 제품의 효능과 안전성을 입증하기 위해 임상 연구도 진행한다. 주요 식품 회사로는 CJ헬스케어, 롯데푸드, 풀무원식품 등이 있다.
- **온라인 영양 교육 프로그램 :** 온라인으로 건강한 식습관, 영양소의 중요성, 식품 선택 방법 등을 교육한다. 전문 영양사의 강의나 영양 관련 콘텐츠, 온라인 커뮤니케이션을 통해 영양 지식을 전달하고, 언제 어디서든 누구나 쉽게 참여할 수 있는 교육 방식을 제공한다. 주요 교육 기관으로 에듀웰, 헬스플러스 등이 있다.

- **헬스 리조트 :** 헬스 리조트는 건강한 식단, 운동 프로그램, 스파, 요가, 명상 등을 통해 몸과 마음의 휴식과 재충전을 돕는다. 맞춤형 프로그램, 전문가 상담, 다양한 시설과 서비스를 제공하여 스트레스 해소, 피로 해소, 면역력 강화, 건강 증진을 목표로 한다. 주요 웰니스 리조트 운영업체로는 힐리언스 선마을, 켄싱턴호텔, 롯데리조트 등이 있다.

- **기업 웰니스 프로그램 :** 기업은 직원의 건강 증진과 생산성 향상을 위해 운동 프로그램, 건강교육, 영양 상담, 금연 프로그램, 스트레스 관리 프로그램 등을 제공한다. 이러한 프로그램은 건강한 업무 환경을 조성하고 직원의 참여를 유도하며, 건강 관련 데이터를 분석하고 관리한다. 직원의 건강을 증진함으로써 생산성을 향상하고 궁극적으로는 기업 이미지를 개선하고 우수 인재를 유치하는 등 다양한 효과를 기대할 수 있다. 대표적인 기업으로 삼성전자, LG전자, SK그룹 등이 있다.

- **웨어러블 기기 기반 영양 관리 :** 웨어러블 기기를 통해 활동량, 수면패턴, 영양 섭취 등을 모니터링하며 맞춤형 영양 관리 정보를 제공한다. 이를 통해 칼로리 소모량, 영양소 섭취량, 식사 시간 등을 분석하고 개선 방안을 제시하여 건강한 생활습관의 형성과 유지를 돕는다. 주요 웨어러블 기기 제조업체로는 애플, 핏빗, 삼성전자 등이 있다.

- **헬스케어 애플리케이션 기반 영양 관리 :** 헬스케어 애플리케이션은 건강정보, 식단 관리 도구, 운동 프로그램 등을 제공하여 개인의 건강관리를 지원한다. 또 영양 식단 구성, 칼로리 계산, 영양소 섭취량 분석 등의 기능을 제공하여 건강한 식습관을 형성하고 유지할 수 있도록 돕는다. 주요 헬스케어 애플리케이션 개발업체로는 디자인밀, 헬시플러스 등이 있다.

- **맞춤형 식단 배달 서비스 :** 개인의 건강상태, 식습관, 생활방식을 고려하여 맞춤형 식단을 설계하고, 식재료와 조리된 음식을 배달한다. 이를 통해 소비자는 균형 잡힌 식단을 유지할 수 있으며, 식사 준비에 드는 시간을 줄이고 조리의 번거로움에서 벗어날 수 있다. 또 이러한 서비스는 체중 관리, 질병예방 및 치료, 운동선수의 영양 관리 등 다양한 목적에 맞춘 식단을 제공한다. 주요 식단 배달 서비스 회사로는 헬로프레시, 망고플레이트, 디자인밀 등이 있다.

웰니스와 피트니스 산업과의 관계

피트니스 산업은 인류의 과학기술 발전과 생활의 변화에 발맞춰 진화해 왔다. 각 시대별로 피트니스 산업의 발전과 변화는 다음과 같다.

1960년대는 제2차 세계대전 이후 경제 성장과 생활 수준이 향상되어 건강에 관한 관심이 높아지면서 피트니스 활동 참여가 증가한 시기이다. 이 시기에 헬스장이 등장하기 시작했는데, 초기 헬스장은 주로 남성을 대상으로 운영했으며 근력 운동에 초점을 맞췄다. 이는 체력과 근육 강화를 중시하는 사회적 분위기를 반영한 것이다.

1970년대에는 미국 배우 제인 폰다Jane Fonda의 영향으로 에어로빅 운동이 유행하며 운동 참여 범위가 확대되었다. 이 시기에 여성의 사회 진출과 경제적 독립이 증가하면서 여성 피트니스 시장이 성장했다. 즉 피트니스가 성별을 초월해 다양한 인구층으로 확산한 중요한 시기였다.

1980년대는 건강과 웰니스 개념이 등장하면서 피트니스가 단순한 체형 개선을 넘어 건강 증진과 웰빙 추구로 확장되기 시작했다. 이 시기에 요가, 필라테스, 댄스 등 다양한 운동 프로그램이 개발되고 확산되었다. 이러한 프로그램은 신체적 건강뿐만 아니라 정신적 웰빙에도 긍정적인 영향을 주고, 피트니스의 범위를 넓혔다.

1990년대는 VCR과 케이블 TV의 보급으로 홈 피트니스 시장이 성장한 시기이다. 개인의 목표에 맞춘 맞춤형 운동 지도 서비스인 개인 트레이닝 서비스가 등장하면서 피트니스가 더욱 개인화되고 전문화되었다. 이는 바쁜 현대인이 집에서도 손쉽게 운동할 수 있는 환경을 제공하여 피트니스의 접근성을 높이는 효과를 가져왔다.

2000년대에는 웰니스 산업의 성장에 따라 피트니스 산업도 웰니스 시장으로 변화하기 시작했다. 건강한 식단, 충분한 수면, 스트레스 관리 등 건강한 라이프스타일을 추구하는 피트니스 프로그램이 개발되었고, 이는 피트니스가 단순한 운동을 넘어 전반적인 건강과 웰빙을 목표로 하는 중요한 계기가 되었다.

2010년대에는 웨어러블 기기가 등장하여 활동량 측정, 수면패턴 분석 등 건강관리와 운동 관리 기능을 제공했다. 또한 온라인 피트니스 플랫폼이 성장하면서 언제 어디서나 운동에 참여할 수 있는 환경이 조성되었다. 이러한 기술 발전은 개인 맞춤형 피트니스 경험을 가능하게 했으며 피트니스의 디지털화를 촉진했다.

2024년 하반기 기준으로 피트니스 산업은 디지털 기술이 발전함에 따라 개인 맞춤형 피트니스, 온라인 피트니스, 웨어러블 기기를 활용한 개인화된 피트니스 등의 트렌드를 보이고 있다. 사회적으로 건강과 웰니스가 연계되고 정신건강에 관한 관심이 증가하면서 다양한 운동 프로그램이 개발되고 있다. 또한 기업 피트니스 프로그램이 확산되어 직장에서도 피트니스가 장려되는 추세이다. 이러한 변화는 피트니스 산업을 웰니스 시장의 중요한 분야로 자리 잡게 해준다.

피트니스 산업은 시대의 변화와 함께 진화하며 개인의 건강과 웰빙을 증진하는 중요한 역할을 하고 있다. 앞으로도 기술 발전과 사회적 요구에 맞춰 더욱 다양하고 혁신적인 피트니스 프로그램과 서비스가 개발될 것으로 기대된다.

이러한 피트니스 산업의 발전은 웰니스에서 중요한 부분을 차지한다. 피트니스 산업과 다양한 웰니스 서비스와의 결합 사례를 세부적으로 살펴보자.

- **맞춤형 운동 프로그램 설계 :** 인바디 등으로 측정한 개인의 건강상태, 체력 수준, 운동 목표 등을 고려하여 맞춤형 운동 프로그램을 설계한다. 이 프로그램은 전문 트레이너나 AI 기반 시스템을 통해 제공되고, 근력, 유산소, 스트레칭 등 다양한 운동 요소를 포함한다. 주요 제공처로는 헬스장, 피트니스 스튜디오, 온라인 피트니스 플랫폼 등이 있다.
- **개인 트레이닝 :** 전문 트레이너가 개인에게 맞춤형 운동을 지도한다. 여기에는 운동 프로그램 설계, 운동 기술 교육, 운동 동작 교정 등이 포함되고, 운동 목표 달성을 위한 전문적인 조언과 지원이 제공된다. 또 트레이너는 동기부여와 긍정적인 운동 경험을 제공한다. 개인 트레이닝은 헬스장, 피트니스 스튜디오, 온라인 피트니스 플랫폼에서 이용할 수 있다.
- **그룹 운동 프로그램 :** 여러 참가자가 함께하는 다양한 운동 프로그램이 제공된다. 에어로빅, 요가, 필라테스, 줌바, 크로스핏 등 다양한 종류의 운동이 있고, 전문 강사가 운동을 지도하면서 참가자 간의 소통과 협력 기회를 제공한다. 그룹 운동 프로그램을 이용하면서 운동의 즐거움을 느끼고 동기부여를 얻을 수 있다. 그룹 운동 프로그램은 헬스장, 피트니스 스튜디오, 온라인 피트니스 플랫폼에서 이용할 수 있다.
- **온라인 피트니스 클래스 :** 온라인에는 에어로빅, 요가, 필라테스, 줌바, 크로스핏 등 다양한 운동 클래스가 있으며 전문 강사가 운동을 지도한다. 온라인 피트니스 클래스는 언제 어디서든 참여할 수 있어 시간과 장소에 구애받지 않고 편리하게 운동할 수 있다. 다양한 온라인 피트니스 플랫폼에서 클래스를 제공한다.
- **웨어러블 기기 기반 운동 관리 :** 웨어러블 기기로 걸음 수, 거리, 소모 칼로리, 활동 시간 등 다양한 활동량 데이터를 측정하고, 수면 시간, 수면 품질, 수면 단계 등 수면패턴 데이터를 분석한다. 또 운동 종류, 시간, 강도, 거리 등의 운동기록 데이터를 관리하고 심박수, 혈압, 체온 등 건강상태 데이터를 모니터링한다. 개인의 건강상태, 체력 수준, 운동 목표를 고려하여 맞춤형 운동 목표를 설정, 관리하고, 운동 목표를 달성하기 위한 동기를 부여하며 성과 관리도 한다. 이외

에도 건강한 운동습관, 식습관, 수면 습관 형성을 지원한다. 애플, 핏빗, 삼성전자 등 웨어러블 기기 제조업체와 헬스업, 웨이브, 헬시플러스 등 운동 관리 애플리케이션 개발업체에서 운동 관리를 제공한다.

- **스트레스 관리 프로그램 :** 요가, 명상, 호흡법, 마음챙김 등 다양한 스트레스 관리 프로그램을 제공한다. 프로그램은 전문 강사나 AI 기반 시스템을 통해 진행되는데, 스트레스 감소, 정신건강 증진, 휴식 및 재충전에 도움을 준다. 또 긍정적인 사고방식을 형성하고 스트레스에 대한 대처 능력을 높여준다. 스트레스 관리 프로그램은 온라인 피트니스 플랫폼과 정신건강 전문 기관에서 제공한다.
- **수면 관리 프로그램 :** 건강한 수면 습관 형성과 수면 질 향상을 위한 프로그램을 제공한다. 프로그램에는 수면패턴 분석, 수면 환경 개선, 수면 유도법 교육 등이 포함되어, 충분한 수면을 통한 신체적, 정신적 건강 증진과 피로 해소를 돕는다. 이 프로그램을 이용함으로써 일상생활에서 삶의 질을 높일 수 있다. 수면 관리 프로그램은 온라인 피트니스 플랫폼과 수면 전문 기관에서 제공한다.

4.2 IT 기술 기반 디지털 웰니스 서비스

스마트폰 하나로 세상과 소통하고 AI 스피커와 대화하며, 웨어러블 기기로 건강상태를 체크하는 시대가 도래했다. 이처럼 IT 기술이 우리 삶의 모든 영역에 깊숙이 스며들면서, 전통적으로 오프라인 중심이었던 웰니스 서비스 분야도 온라인과 데이터 기반의 IT 기술을 활용한 디지털 웰니스로 발전하고 있다. 이에 따라 웰니스의 핵심 분야인 식품영양과 피트니스 산업에서 IT 기술이 어떻게 활용되고 있으며 그 발전 양상은 어떤지 이해하고자 한다.

디지털 웰니스 서비스 현황

디지털 기술은 웰니스 산업 분야에 큰 영향을 미치고 있다. 이 기술은 건강관리부터 정신건강에 이르기까지 다양한 측면에서 긍정적인 부분과 부정적인 영향을 모두 끼치고 있다.

디지털 웰니스 기술의 긍정적인 영향은 다음과 같다.

- 웨어러블 기기와 건강 애플리케이션을 활용하여 활동량, 심박수, 심박패턴 등을 실시간으로 모니터링하여 개인의 건강상태를 추적하고 개선할 수 있다. 또 원격 건강관리 서비스를 이용하면

이용자가 시간과 장소의 제약 없이 건강관리 서비스를 받을 수 있어 건강관리의 접근성이 향상된다.

- 명상과 마음챙김 애플리케이션을 이용하여 정신적 웰빙을 증진할 수 있다. 휴식 및 이완 기술이 적용된 디지털 기기로 편안한 음악과 자연의 소리를 들으며 스트레스를 완화할 수 있다.
- 심리 상담 애플리케이션을 통해 언제 어디서나 심리 상담을 받을 수 있어 정신건강을 관리하기 쉬워진다. 온라인 플랫폼을 통해 유사한 정신건강 문제를 겪는 사람들과 소통할 수 있어, 심리적 지지를 받고 사회적 고립감을 해소할 수 있다.
- 건강 모니터링 시스템을 통해 건강상태의 이상징후를 조기에 경고하고, 질병의 징후를 사전에 감지해 예방할 수 있다. 이용자는 맞춤형 조언과 프로그램을 통해 건강한 식습관과 운동습관을 형성할 수 있다.

반면 디지털 웰니스 기술은 다음과 같이 부정적인 영향을 미치기도 한다.

- 디지털 중독에 빠지면 스마트폰, 소셜 미디어 등에 과도하게 의존하면서 일상생활에 부정적인 영향을 미칠 수 있다. 디지털 기기 사용 시간이 증가하면 신체적, 정신적 피로가 발생할 수 있다.
- 소셜 미디어에서 다른 사람의 삶과 자신을 비교하여 자존감이 낮아질 수 있고, 소셜 미디어에 게시된 이상화된 이미지와 현실의 차이로 인해 불안감과 열등감을 느낄 수 있다.
- 디지털 기기가 제공하는 과도한 정보와 디지털 소통에 의존하여 실제 인간관계가 소홀해져 사회적 고립감을 초래할 수 있다. 이로 인해 불안, 우울, 외로움 등 정서적 문제가 발생할 수 있다.

■ 디지털 웰니스 서비스의 특징

디지털 기술을 기반으로 한 웰니스 서비스는 현대인의 건강과 삶의 질을 높이기 위해 다양한 기능과 편의성을 제공한다. 이 서비스의 주요 특징을 네 가지로 나누어 하나씩 살펴보자.

첫째, 디지털 웰니스 서비스는 접근성이 높고 편리하다. 이러한 서비스는 시간과 장소의 제약을 받지 않고, 스마트폰, 태블릿, 컴퓨터 등 다양한 디지털 기기를 통해 언제 어디서나 쉽게 접근할 수 있다. 이를 통해 사용자는 자신의 건강상태를 실시간으로 모니터링하고 필요한 정보를 즉시 얻을 수 있다. 또 원격의료 서비스, 온라인 상담, 가상 피트니스 클래스 등 다양한 형태의 웰니스 서비스를 제공하여 사용자에게 편리함을 더한다.

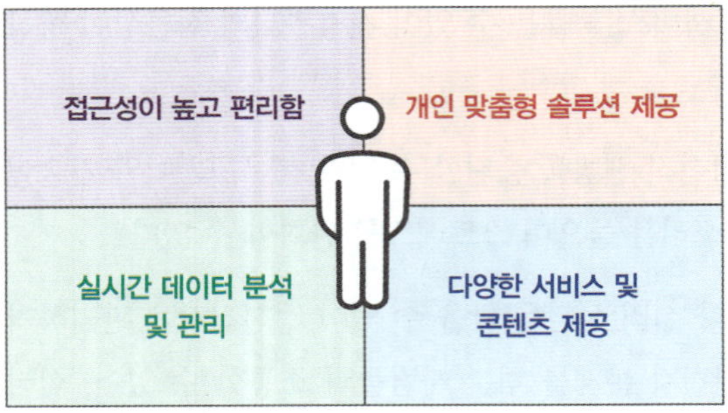

그림 4-3 디지털 기술 기반 웰니스 서비스 특징

둘째, 디지털 웰니스 서비스는 개인 맞춤형 솔루션을 제공한다. 이 서비스는 사용자의 건강 데이터를 수집하고 분석하여 개인에게 맞는 솔루션을 제공한다. 예를 들어 웨어러블 기기로 수집한 활동량, 심박수, 수면패턴 등의 데이터를 바탕으로 개인의 건강상태에 맞춘 운동 프로그램, 식단 계획, 스트레스 관리 방안을 제안한다. 이러한 개인 맞춤형 접근 방식은 사용자의 건강 목표 달성에 효과적으로 기여하고, 더욱 만족스러운 웰니스 경험을 제공한다.

셋째, 디지털 웰니스 서비스는 실시간으로 데이터를 수집하고 분석하여 사용자에게 곧바로 피드백을 제공한다. 이는 사용자가 자신의 건강상태를 지속적으로 모니터링하고, 필요할 때 신속하게 대응할 수 있도록 돕는다. 예를 들어 혈당측정기나 심전도 모니터링 기기 등은 실시간으로 생체 데이터를 분석하여 이상징후를 발견하면 사용자에게 즉시 알림을 보낸다. 이를 통해 조기 진단과 예방 치료가 가능해져 건강관리의 효율성이 높아진다.

넷째, 디지털 웰니스 서비스는 건강관리, 피트니스, 정신건강 등 다양한 분야의 서비스를 포괄한다. 예를 들어 명상 애플리케이션, 온라인 피트니스 클래스, 건강정보제공 플랫폼 등은 사용자가 원하는 웰니스 서비스를 선택하여 이용할 수 있게 한다. 또 비디오, 오디오, 텍스트 등 다양한 형태의 콘텐츠를 제공하여 사용자에게 풍부한 정보를 전달한다. 이러한 다양한 서비스와 콘텐츠는 사용자의 웰니스 경험을 다각도로 지원하고, 건강한 라이프스타일을 유지하는 데 도움을 준다.

디지털 기술 기반 웰니스 서비스는 접근성, 개인 맞춤형 솔루션, 실시간 데이터 분석, 다양한 서비스 및 콘텐츠 제공 측면에서 사용자에게 큰 이점을 제공한다. 이러한 서비스는 현대인의 건강관리에 필수인 도구로 자리 잡았고, 앞으로도 계속해서 발전할 것으로 예상된다.

■ 디지털 웰니스 시장 동향

디지털 웰니스 시장은 최근 몇 년간 급격하게 성장했고, 앞으로도 계속 성장할 것으로 예상된다. 2023년 기준 글로벌 디지털 웰니스 시장규모는 약 100억 달러이고, 2028년까지 연평균 성장률(CAGR)Compound Annual Growth Rate 20% 이상을 기록할 것으로 전망된다. 이는 스마트폰 보급률이 증가하고 인터넷 접근성이 확대되어 디지털 헬스케어에 대한 인식이 변화한 것 등이 주요 요인으로 작용한 결과이다.

디지털 웰니스 시장의 주요 트렌드는 다음과 같다. 첫째, 개인화 서비스의 증가로 사용자 개인의 건강 데이터를 분석하여 맞춤형 웰니스 솔루션을 제공하는 서비스가 증가하고 있다. 둘째, 팬데믹 이후 비대면 의료서비스의 수요가 급증하면서 원격진료 및 상담 서비스가 빠르게 확산되고 있다. 셋째, 웨어러블 기기의 기능이 고도화되면서 사용자의 일상생활에서 건강관리의 역할이 커지고 있다. 넷째, AI와 빅데이터 분석 기술이 발전하여 정교한 건강관리와 예측이 가능해지고 있다.

디지털 웰니스에 적용되는 최신 기술 트렌드로는 AI, ML, 빅데이터 분석이 있다. AI와 ML 기술을 통해 사용자 데이터를 분석하고 건강상태를 예측하며 맞춤형 솔루션을 제공할 수 있다. 빅데이터는 방대한 건강 데이터를 처리하고, 통찰을 도출하여 정확한 건강관리와 예방을 가능하게 한다.

이러한 기술이 적용되며 새로운 디지털 웰니스 서비스와 경험이 개발되고 있다. 그 발전은 다음과 같은 방식으로 이루어지고 있다.

- **가상 피트니스 클래스 :** 온라인 플랫폼을 통해 실시간 운동 클래스를 제공한다.
- **맞춤형 영양 서비스 :** 개인의 건강상태와 목표에 맞춰 식단과 영양 관리 서비스를 제공한다.
- **정신건강관리 :** 명상, 심리 상담, 스트레스 관리 애플리케이션 등을 통해 정신건강을 관리한다.
- **종합 건강관리 플랫폼 :** 하나의 플랫폼에서 다양한 건강관리 서비스를 통합 제공한다.

디지털 웰니스 시장은 기술 발전과 함께 계속해서 진화하고 있다. 특히 개인 맞춤형 서비스, 실시간 데이터 분석, 다양한 서비스 제공 등을 통해 사용자에게 더욱 나은 건강관리 경험을 제공한다.

식품영양 산업과 디지털 기술

현대 사회에서 식품영양은 건강한 삶을 유지하는 데 필수이기 때문에 개인의 영양관리가 중요해짐에 따라 디지털 기술이 이를 보완하고 있다. 영양정보를 제공하는 애플리케이션이나 맞춤형 식단 설계 플랫폼 등 다양한 디지털 솔루션이 등장해 사람들의 식생활을 개선하고 있다. 특히, 식품영양 데이터가 디지털 웰니스와 연계되면서 개인의 라이프스타일 전반에 걸쳐 맞춤형으로 건강관리를 할 수 있게 되었고, 더 나은 삶의 질을 추구할 수 있게 되었다.

■ 디지털 기술을 활용한 식품영양 산업의 발전 단계

식품영양 산업에서 디지털 기술의 활용은 시간이 지나면서 점차 진화해왔다. 초기에는 주로 식품 생산과정의 관리 및 효율화, 마케팅 및 판매 활동에 중점을 두었지만, 1990년대 이후 인터넷 기술의 발전과 함께 개인 맞춤형 영양 정보제공과 건강관리 지원으로 그 범위가 확대되었다. 시대별로 주요 발전 단계를 살펴보면 다음과 같다.

❶ 1980년대 : 식품 생산과정 자동화를 위한 컴퓨터 시스템 도입

1980년대에는 디지털 기술이 식품 생산과정의 효율성을 높이는 데 주로 사용되었다. 컴퓨터 시스템이 도입되면서 생산 라인이 자동화되었고, 이를 통해 생산과정의 속도와 정확성이 높아졌다. 이러한 자동화 기술은 식품 품질관리와 안전성을 높이는 데 기여했다.

❷ 1990년대 : 인터넷 웹사이트를 통한 영양 정보제공 시작

1990년대에는 인터넷이 보급되어 식품영양 산업에서도 디지털 기술 활용이 크게 증가했다. 이 시기에는 웹사이트에 영양 정보가 게시되어 소비자는 인터넷을 통해 다양한 식품의 영양성분, 건강정보 등을 쉽게 접할 수 있었다. 이러한 정보제공은 소비자들이 건강한 식습관을 형성하는 데 도움을 주었다.

❸ 2000년대 : 온라인 식품 영양 상담 서비스 등장

2000년대에 들어서면서 온라인 식품 영양 상담 서비스가 등장했다. 이 서비스는 온라인으로 전문 영양사와 상담할 수 있는 서비스를 제공하여, 소비자가 개인의 건강상태와 목표에 맞춘 식단 조언을 받을 수 있게 되었다. 이러한 온라인 상담 서비스는 시간과 장소에 구애받지 않고 전문가의 도움을 받을 수 있어 많은 사람이 건강관리를 하기 좋았다. 초기 온라인 상담 서비스 중 대표적인 예로 미국에서 출시된 NutriBase가 있다. 이 소프트웨어는 사용자가 자신의 식단과 영양 상태를 관리할 수 있도록 도와주어 큰 인기를 끌었다. 이 서비스는 영양사와의 상담 기능도 제공하여 사용자가 정확하고 신뢰할만한 영양 정보를 얻을 수 있게 했다.

❹ 2010년대 : 스마트폰 애플리케이션, 웨어러블 기기를 통한 개인 맞춤형 식습관 관리 지원

2010년대는 스마트폰이 보급되고 웨어러블 기기가 발전하여 디지털 기술이 식품영양 산업에서 주요 역할을 하기 시작한 시기이다. 사용자는 스마트폰 애플리케이션으로 자신의 식습관을 기록하고 분석하며, 웨어러블 기기를 통해 실시간으로 신체 활동과 식습관을 모니터링할 수 있었다. 이러한 기술은 개인 맞춤형 건강관리와 식습관을 개선하는 데 큰 도움을 주었다.

❺ 2020년대 : AI, ML 등 첨단기술을 통한 식품영양 산업 혁신 가속화

2020년대에는 AI와 ML 등 첨단기술이 식품영양 산업의 혁신을 가속화하고 있다. 이러한 디지털 기술은 방대한 데이터를 분석하여 개인의 영양 요구와 건강상태에 맞춘 맞춤형 영양 솔루션을 제공한다. 또한 AI를 활용한 영양 상담, ML을 통한 식습관 예측과 개선 등 다양한 분야에서 디지털 기술이 적용되고 있다.

■ 식품영양 산업의 디지털 기술 활용 목적

식품영양 산업에서 디지털 기술을 활용하는 주요 목적은 소비자에게 맞춤형 영양 정보를 제공하여 건강관리를 지원하고, 식품 생산 및 가공 과정을 효율적으로 처리하며 식품의 안전과 품질관리를 강화함으로써 새로운 식품 시장을 창출하기 위함이다. 구체적인 내용은 다음과 같다.

첫째, 디지털 기술을 통해 소비자에게 맞춤형 영양 정보를 제공함으로써 건강관리를 지원한다. 이 기술은 개인의 나이, 성별, 건강상태, 생활패턴 등을 고려하여 맞춤형 식단과 영양 섭취 관리 방법을 제공한다. 이를 통해 소비자는 자신의 건강상태에 최적화된 영양 정보를 손쉽게 얻을 수 있고, 건강한 식습관을 유지하는 데 도움을 받을 수 있다. 또 디지털 기술을 활용한 다양한 서비스는 소비자가 건강한 식습관을 형성하고 체중 감량, 질병예방, 건강상태 모니터링 등을 효율적으로 관리할 수 있도록 지원한다. 예를 들어 스마트폰 애플리케이션과 웨어러블 기기를 통해 실시간으로 건강상태를 모니터링하고, 필요에 따라 전문가의 조언을 받을 수 있다.

둘째, 디지털 기술은 식품 생산과 가공 과정을 효율화하고, 식품의 안전과 품질관리를 강화하는 데 중요한 역할을 한다. 이 기술을 통해 생산성을 높이고 비용을 절감할 수 있다. 예를 들어 IoT 기술을 통해 생산공정을 실시간으로 모니터링하고 최적화할 수 있다. 또 디지털 기술을 통해 식품 생산과정을 추적하고 원재료 관리, 유통 시스템 관리 등을 체계적으로 수행하여 식품 안전을 확보하고 품질을 높일 수 있다. 이를테면 블록체인 기술을 활용하여 식품의 원산지부터 소비자에게 도달하기까지의 모든 과정을 투명하게 기록하고 관리할 수 있다. 또 다른 예로 균등한 온도와 습도 관리가 중요한 식품인 나또(낫토) 발효 과정에 IoT 기술을 적용한 사례가 있다. [그림 4-4]와 같이 스마트뮤(온도·습도 무선 센서)를 설치하여 나또 발효실 공간에서 발생할 수 있는 온도편차 문제를 해결하고 생산 품질을 관리할 수 있다.

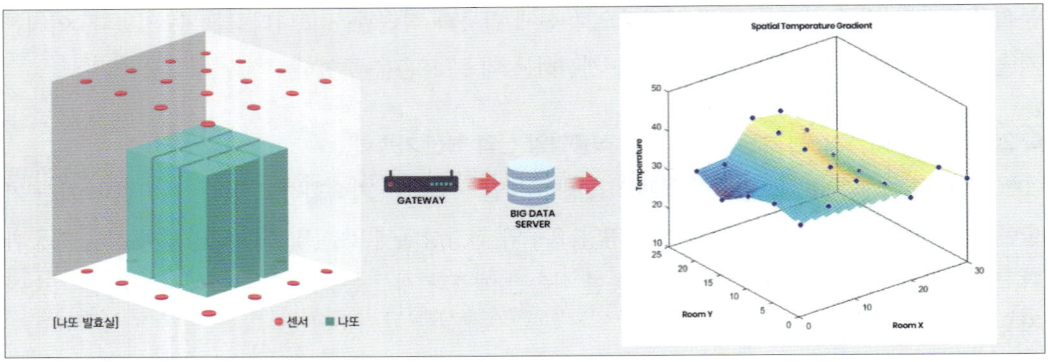

그림 4-4 IoT 기술을 활용한 나또 발효실 온도편차 해결

셋째, 디지털 플랫폼을 활용하여 새로운 식품 시장을 창출할 수 있다. 이를 통해 온라인 식품 판매 분야에서는 자사몰, 오픈마켓, 소셜커머스 등 다양한 온라인 채널을 통해 제품을 판매하고 소비자 접점을 확대할 수 있다. 또 소비자의 취향과 라이프스타일에 맞춘 맞춤형 상품을 개발하고, 정기 식품 배송 서비스로 시장을 더욱 확대할 수 있다. 음식 배달 서비스 분야에서는 온라인 주문 시스템을 구축하여 실제 매장을 운영하지 않고 주문과 배달에 집중하는 키친리스kitchenless 레스토랑으로 비용을 절감하고 효율을 높일 수 있다. 환자식 도시락 분야에서는 병원과 연계하여 환자에게 안전하고 신뢰할 수 있는 식단을 제공할 수 있다. 이러한 디지털 플랫폼은 새로운 비즈니스 모델을 가능하게 하여 새로운 수익을 창출하는 기회를 제공한다.

피트니스 산업과 디지털 기술

디지털 기술은 개인화된 피트니스 경험 제공부터 개인정보 문제에 이르기까지, 다양한 방면에서 피트니스 산업 분야에 긍정적인 영향과 부정적인 영향을 동시에 주고 있다.

디지털 웰니스 기술이 사회에 미치는 긍정적인 영향은 다음과 같다.

- 디지털 기술을 통해 개인화된 피트니스 경험을 제공할 수 있다. 웨어러블 기기와 피트니스 애플리케이션은 사용자의 신체 데이터(심박수, 칼로리 소모량, 운동 빈도 등)를 분석하여 맞춤형 운동 계획을 제시한다. 이를 통해 사용자는 효율적이고 효과적인 운동을 할 수 있다.
- 피트니스 애플리케이션과 소셜 미디어 플랫폼은 사용자에게 운동에 대한 동기를 부여하는 다양한 요소를 제공한다. 목표 달성 시 보상을 제공하거나 친구와의 경쟁을 통해 운동을 지속하게 만드는 동기부여 기능이 있어 사용자가 꾸준히 운동을 이어가도록 도와준다.

- 디지털 기술을 통해 사용자는 언제 어디서나 운동을 할 수 있다. 온라인 피트니스 클래스, 유튜브 운동 영상, 모바일 애플리케이션 등을 통해 시간과 장소에 구애받지 않고 운동을 즐길 수 있어 바쁜 현대인에게 특히 유용하다.
- 스마트워치와 같은 기기는 실시간으로 사용자의 운동 데이터를 수집하고 피드백을 제공한다. 이를 통해 사용자는 자신의 운동 상태를 즉각 파악하고 필요한 경우 즉시 수정할 수 있다. 따라서 부상을 예방하고 운동의 질을 높이는 데 도움이 된다.
- 디지털 피트니스 솔루션은 전통적인 피트니스 센터보다 비용 효율적일 수 있다. 누구나 무료 또는 저렴한 애플리케이션과 온라인 클래스를 통해 쉽게 운동을 시작할 수 있다. 이는 경제적인 이유로 피트니스 센터를 이용하기 어려운 사람에게 큰 도움이 된다.

반면 디지털 웰니스 기술이 사회에 미치는 부정적인 영향은 다음과 같다.

- 디지털 피트니스의 정보는 방대하여 사용자에게 혼란을 줄 수 있다. 너무 많은 선택지와 정보로 인해 사용자는 어떤 프로그램이 자신에게 적합한지 결정하기 어려울 수 있고, 잘못된 정보로 인해 비효율적이거나 부상 위험이 있는 운동을 할 수도 있다.
- 피트니스 애플리케이션과 웨어러블 기기는 개인 건강 데이터를 다량으로 수집한다. 이러한 정보가 해킹되거나 오용되면 사용자의 프라이버시가 침해될 위험이 있다. 특히 민감한 건강정보가 유출되면 심각한 문제가 발생할 수 있다.
- 디지털 기기에 지나치게 의존하면 기기 없이 운동하기 어려워질 수 있다. 또한 기술적 문제가 발생하면 운동 계획이 중단될 수 있어 사용자의 운동 지속성을 저해할 수 있다.
- 디지털 피트니스는 개인 운동을 강조하기 때문에 대면 상호작용이 줄어들 수 있다. 이는 운동의 사회적 측면을 감소시키고, 피트니스 센터나 그룹 운동에서 얻을 수 있는 동기부여와 즐거움을 감소시킬 수 있다.
- 모든 디지털 기기가 완벽하게 정확한 데이터를 제공하는 것은 아니다. 센서가 잘못되거나 소프트웨어 오류로 인해 잘못된 정보가 제공될 수 있고, 잘못된 운동 방법이나 계획으로 이어질 수 있다. 이는 사용자의 건강에 부정적인 영향을 미칠 수 있다.

■ 디지털 기술을 활용한 피트니스 산업의 발전 단계

디지털 기술은 피트니스 산업의 발전과 혁신에 지대한 영향을 미쳤다. 초기에는 운동 데이터 수집 및 분석을 위한 기계 개발과 운동 프로그램 제공을 위한 비디오 테이프 등이 도입되었다. 그러나 인터넷, 모바일 기술, AI 등 첨단기술이 발전함에 따라 피트니스 산업은 급격하게 성장하여, 현재는 더욱 다양하고 효과적인 디지털 기술이 적용되고 있다.

❶ 1970년대 : 운동 데이터 수집 및 분석을 위한 기계 개발

1970년대에는 피트니스 산업에서 디지털 기술의 활용이 초기단계였지만, 이미 운동 데이터 수집 및 분석을 위한 기계가 개발되기 시작했다. 이러한 기계는 사용자의 운동 상태를 모니터링하고 데이터를 수집하여 운동 효과를 분석하는 데 도움을 주었다.

❷ 1980년대 : 운동 프로그램을 제공하는 비디오 테이프 등장

1980년대에는 운동 프로그램을 제공하는 비디오 테이프가 등장했다. 제인 폰다와 같은 인물이 주도한 홈 피트니스 비디오 테이프는 큰 인기를 끌었고, 많은 사람이 집에서도 쉽게 운동할 수 있게 되었다. 이는 피트니스 산업의 대중화에 중요한 역할을 했다.

❸ 1990년대 : 인터넷 웹사이트를 통한 피트니스 정보제공 시작

1990년대에는 인터넷이 보급되며 피트니스 정보를 제공하는 웹사이트가 등장했다. 이러한 웹사이트는 운동 방법, 건강정보, 식단 관리 등 사람들에게 유용한 정보를 제공했다. 이는 피트니스 산업이 온라인으로 확장되는 시발점이 되었다.

❹ 2000년대 : 온라인 피트니스 프로그램 개발, 웨어러블 기기를 통한 운동 데이터 추적

2000년대에는 인터넷과 모바일 기술이 발전하며 온라인 피트니스 프로그램이 개발되었고, 웨어러블 기기를 통한 운동 데이터 추적 기능이 등장했다. 사용자는 온라인에서 다양한 운동 프로그램을 이용할 수 있고, 웨어러블 기기를 통해 자신의 운동 상태를 실시간으로 모니터링할 수 있게 되었다.

❺ 2010년대 : 스마트폰 애플리케이션 개발, AI 기반 맞춤형 운동 프로그램 제공, VR 피트니스 등장

2010년대에는 스마트폰 애플리케이션을 통해 피트니스를 더욱 간편하게 관리할 수 있게 되었다. AI 기반의 맞춤형 운동 프로그램이 등장하여 개인의 운동 목표와 상태에 맞는 프로그램을 제공했다. 또 VR 기술이 피트니스에 도입되면서 사용자는 가상 환경에서 운동을 즐길 수 있게 되었다. 대표적인 사례로는 즈위프트Zwift의 온라인 플랫폼 시스템이 있다. 이 시스템은 헬스 자전거를 온라인 게임과 결합하여 사용자가 집이나 헬스장에서 게임과 운동, 커뮤니티를 동시에 즐길 수 있게 한다. 사용자는 기존의 자전거나 헬스용 자전거에 저전력 블루투스(BLE)Bluetooth Low Energy 통신을 활용하여 온라인 플랫폼과 연결할 수 있게 했다.

⑥ 2020년대 : AI, 빅데이터 등 첨단기술을 통한 피트니스 산업의 혁신 가속화

2020년대에는 AI와 빅데이터 같은 첨단기술이 피트니스 산업에 본격적으로 도입되면서 혁신이 가속화되고 있다. AI는 운동 데이터 분석, 맞춤형 운동 프로그램 제공, 운동 동작 교정 등에 활용되고, 빅데이터는 사용자의 건강상태와 운동 데이터를 분석하여 더 효과적인 피트니스 솔루션을 제공한다. 이러한 기술의 발전은 피트니스 산업의 새로운 가능성을 열어가고 있다.

■ 피트니스 산업의 디지털 기술 활용 목적

디지털 기술은 피트니스 산업에서 다양한 목적으로 활용되고 있다. 이러한 기술은 개인 맞춤형 운동 프로그램 제공부터 운동 효과 극대화, 운동 참여 유도, 피트니스 트렌드 분석 및 시장 확장, 비즈니스 효율성 증대에 이르기까지 광범위한 영역에서 피트니스 산업을 혁신하고 있다. 구체적인 목적은 다음과 같다.

첫째, 디지털 기술은 개인의 체력 수준, 건강 목표, 운동 선호도 등을 고려하여 맞춤형 운동 프로그램을 제공하는 데 활용된다. AI와 ML 알고리즘은 개인의 신체 데이터를 분석하여 그에 맞는 최적의 운동 계획을 추천하므로 사용자는 자신의 필요와 목표에 맞는 효과적인 운동을 수행할 수 있다.

둘째, 디지털 기술은 운동 데이터를 분석하여 운동 효과를 극대화할 방법을 제공한다. 웨어러블 기기나 스마트폰 애플리케이션에서 수집한 데이터를 바탕으로 사용자의 운동패턴, 강도, 빈도 등을 분석하고, 그 결과를 바탕으로 운동 방법을 조정하거나 새로운 운동을 제안한다. 이는 사용자가 자신의 운동 효과를 정확히 파악하고 지속적으로 개선해 나가는 데 도움을 준다.

셋째, 디지털 기술은 사용자에게 편리하고 재미있는 운동 경험을 제공함으로써 운동 참여를 유도하고 지속가능성을 확보한다. 예를 들어 VR이나 AR을 이용한 피트니스 프로그램은 운동을 게임처럼

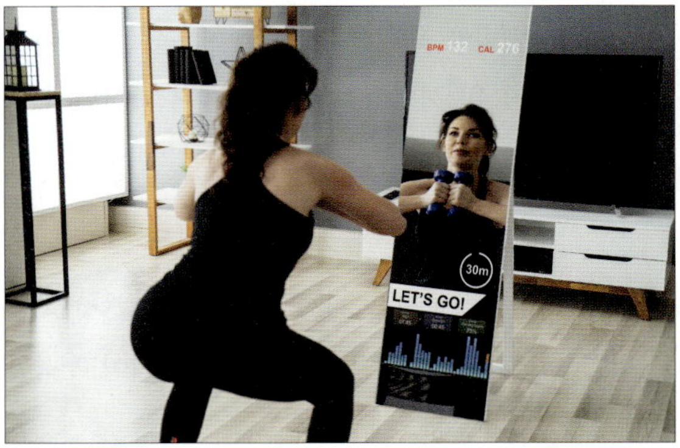

그림 4-5 AI 홈트레이닝 예시

즐길 수 있게 하여 사용자들의 흥미를 끌고, 지속적으로 운동에 참여하도록 유도한다. 또 소셜 미디어와 연계된 피트니스 애플리케이션은 사용자가 서로의 운동기록을 공유하고 동기부여를 받을 수 있는 플랫폼을 제공한다.

넷째, 디지털 기술은 소비자 데이터를 분석하여 피트니스 트렌드를 파악하고, 이를 바탕으로 새로운 시장을 창출하고자 한다. 빅데이터와 데이터 분석 기술을 통해 사용자의 운동 선호도, 행동패턴, 시장 동향 등을 분석함으로써, 피트니스 기업은 새로운 제품이나 서비스를 개발하고 효과적인 마케팅 전략을 세울 수 있다. 이는 피트니스 산업의 성장을 촉진하고 더 많은 소비자를 유치하는 데 기여한다.

다섯째, 디지털 기술은 피트니스 비즈니스 효율성을 높이는 데 중요한 역할을 한다. 데이터 기반으로 의사결정을 함으로써 운영 효율성을 높이고, 온라인 마케팅을 통해 더 많은 고객을 유치할 수 있다. 자동화된 운영 시스템은 인력과 시간을 절약해주고, 고객 관리, 예약시스템, 결제 처리 등의 비즈니스 프로세스를 원활하게 만든다. 이러한 효율성 증대는 기업의 경쟁력을 강화하고 더 나은 서비스를 제공할 수 있게 한다.

4.3 영양과학과 운동과학

식품영양 산업과 피트니스 산업은 IoT 센서 기기에서 건강 데이터를 수집하고, 이를 바탕으로 과학적 근거에 기반하여 발전을 이뤄가고 있다. 개인 맞춤형 건강관리를 위한 헬스 데이터와 마이크로바이옴 등의 진단기술을 활용한 영양과학과 운동과학에 대해 설명하고, 이들 산업의 발전 변화에 대하여 이해하고자 한다.

과학적 근거 기반의 디지털 웰니스

디지털 웰니스는 과학적 근거를 바탕으로 개인의 건강과 웰빙을 최적화하는 데 중점을 둔다. 이를 위해 정밀의료, 정밀영양, 정밀운동, 보건의료 마이데이터 등의 개념이 발전하여 웰니스 산업의 혁신과 변화를 이끌고 있다.

■ 정밀의료

정밀의료precision medicine는 유전자, 환경, 생활습관 등 개인의 다양한 특성을 고려하여 맞춤형 치료와 예방을 제공하는 의료 접근 방식이다. 이 접근 방식의 목적은 각 개인에게 가장 효과적이고 적합한 치료법을 제시하여 치료 효과를 극대화하고 부작용을 최소화하는 데 있다.

정밀의료는 유전체 분석, 생체 마커, 환자 데이터 등을 활용하여 질병의 발생 원인과 진행 과정을 정확하게 파악한다. 이를 바탕으로 환자에게 최적화된 치료법을 설계하고, 이를 실시간으로 조정한다. 예를 들어 암 치료에서 특정 유전자 변이를 타겟으로 하는 항암제를 사용하면 치료 효과를 높이고 불필요한 치료를 줄일 수 있다.

정밀의료는 네 가지 개념(4P)으로 구성된다. 첫째는 **예측의료** predictive medicine로, 질병 가능성을 예측하여 예방 조치를 취하는 것을 의미한다. 둘째는 **예방의료** preventive medicine로, 질병이 발생하기 전에 예방 조처를 하여 질병 발생을 막거나 지연시키는 것을 목표로 한다. 셋째는 **맞춤의료** personalized medicine로, 개인의 특성에 맞춰 치료법을 선택하고 적용하는 것을 의미한다. 넷째는 **참여의료** participatory medicine로, 환자가 자신의 건강관리에 적극적으로 참여하는 것을 의미한다.

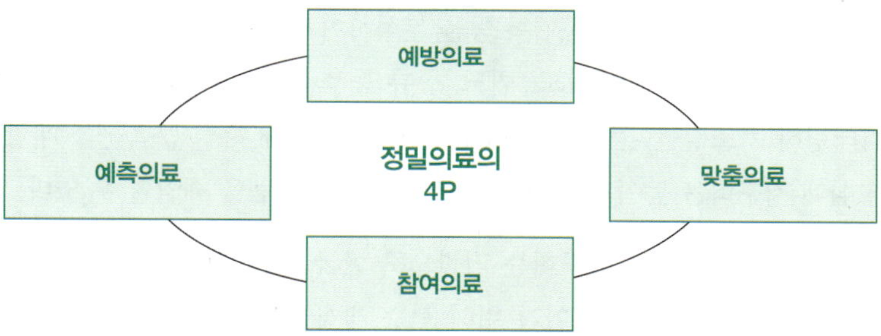

그림 4-6 정밀의료의 4P

■ 정밀영양

정밀영양 precision nutrition은 개인의 유전자, 건강상태, 생활습관 등을 고려하여 맞춤형 영양과 식사 계획을 제공하는 접근 방식이다. 이를 통해 개인에게 최적화된 영양 섭취를 가능하게 하여 건강 증진과 질병예방을 목표로 한다.

정밀영양은 유전자 분석, 대사 상태, 식사 기록 등을 기반으로 개인의 영양 요구를 평가함으로써 개인별 맞춤형 식단을 설계하고 필요한 영양소를 최적의 비율로 제공하여 건강을 개선한다. 예를 들어 특정 유전적 요인으로 인해 비타민 D 흡수가 저조한 사람에게는 비타민 D가 풍부한 식단을 추천하거나 보충제를 권장할 수 있다.

우리나라에서는 정밀영양의 발전을 위해 의료 및 식품영양 전문가와 식품영양 산업 및 디지털 헬스케어 관련 기업이 한데 모였다. 그리하여 2023년도에 식약처를 주무관청으로 지정한 사단법인 정밀영양협회[1]가 설립되었다. 이 협회는 식습관, 생활습관, 의료 데이터, 유전자 정보를 바탕으로 빅데이터에 디지털 헬스케어 기술을 접목하여 개인 맞춤형 건강증진을 위한 소비자의 요구를 충족시키는 것을 목표로 한다. 이를 위해 네 가지 세부 목표를 설정하고 있다. 첫째, 개인 맞춤형 영양관리를 위한 빅데이터 구축 및 영양 지표 표준화를 진행한다. 둘째, 산학협력을 통해 정밀영양 연구를 수행한다. 셋째, 정밀영양 발전을 위한 학술 세미나와 토론회를 개최한다. 넷째, 정밀영양의 실질적인 발전을 위해 대국민 교육 및 홍보 활동을 한다.

■ 정밀운동

정밀운동precision exercise은 개인의 신체 특성, 건강상태, 목표 등에 맞춘 운동 프로그램을 제공하는 접근 방식이다. 이를 통해 운동 효과를 극대화하고 부상의 위험을 최소화할 수 있다.

정밀운동은 개인의 유전자, 근육 특성, 심폐 기능, 운동기록 등을 분석하여 맞춤형 운동 계획을 세운다. 그리고 개인의 체력 수준과 목표에 맞춘 운동의 강도, 빈도, 종류 등을 제안하며, 실시간 데이터를 바탕으로 운동 효과를 모니터링하고 조정한다. 예를 들어 근육 발달을 위해 특정 근육군을 대상으로 하는 운동을 추천하거나, 심폐 지구력을 높이기 위한 유산소 운동 프로그램을 제안할 수 있다.

우리나라에는 정밀운동 기반 스포츠 과학 발전을 선도하는 기관으로 한국스포츠과학원이 있다. 이 기관의 설립 목적은 국가대표 선수의 운동 능력을 높이기 위해 선수 개개인의 특성과 종목에 맞춘 최적화된 운동 프로그램을 제공하여 운동 효과를 극대화하고 부상 위험을 줄이는 데 있다. 이를 위한 세부적인 과정은 다음과 같다. 첫째, 개인 맞춤형 운동 프로그램을 통해 선수 개개인의 특성에 맞게 운동 강도, 횟수, 휴식 시간을 조절하여 최적의 효과를 얻을 수 있도록 한다. 둘째, 과학적 데이터 분석을 활용하여 웨어러블 기기와 운동 분석 시스템 등으로 수집한 운동 데이터를 분석하여 프로그램을 지속적으로 개선한다. 셋째, 과도한 훈련으로 인한 부상을 예방하고, 부상이 발생하면 빠르게 회복할 수 있도록 맞춤형 재활 프로그램을 제공한다. 넷째, 최첨단 장비를 활용하여 운동생리학[2], 운동역학[3] 등 다양한 분야에서 정밀분석과 평가를 진행한다.

---

1 사단법인 정밀영양학회 웹사이트 : https://www.precision-nutrition.kr

2 운동생리학은 운동이 인체에 미치는 생리적인 변화를 연구하는 학문이다. 운동 전후의 심박수, 호흡, 근육 활성화 등의 변화를 측정하여 운동 효과를 극대화하고 부상을 예방하는 데 활용된다.

3 운동역학은 인체의 움직임을 물리학적 원리로 분석하는 학문이다. 힘, 속도, 가속도 등의 물리량을 이용하여 운동기술을 정밀하게 분석하고, 이를 바탕으로 더욱 효율적인 움직임을 구현하는 방법을 연구한다.

■ 보건의료 마이데이터

보건의료 마이데이터 My HealthWay는 개인의 건강 데이터를 수집, 관리, 활용하여 개인 맞춤형 건강관리 서비스를 제공하는 시스템이다. 이를 통해 개인은 자신의 건강정보를 체계적으로 관리하고 정확한 의료서비스를 받을 수 있다.

보건의료 마이데이터를 활용하면 병원 기록, 유전자 정보, 생활습관 데이터 등을 통합하여 개인의 건강상태를 종합적으로 파악할 수 있고, 개인별 건강관리 계획을 수립하고 건강상태를 실시간으로 모니터링할 수 있다. 개인은 자신의 건강 데이터를 직접 관리하고 필요한 정보를 의료진과 공유하여 맞춤형 의료서비스를 받을 수 있다. 예를 들어 만성질환자는 자신의 혈당, 혈압 데이터를 꾸준히 기록함으로써 의료진이 이 데이터에 기반하여 치료계획을 조정할 수 있다. 우리나라의 보건복지부는 이러한 목적으로 개인 진료기록이나 건강정보를 스마트폰으로 확인하고 원하는 곳에 활용할 수 있는 '마이헬스웨이' 서비스를 개발하여 시범 운영하고 있다.

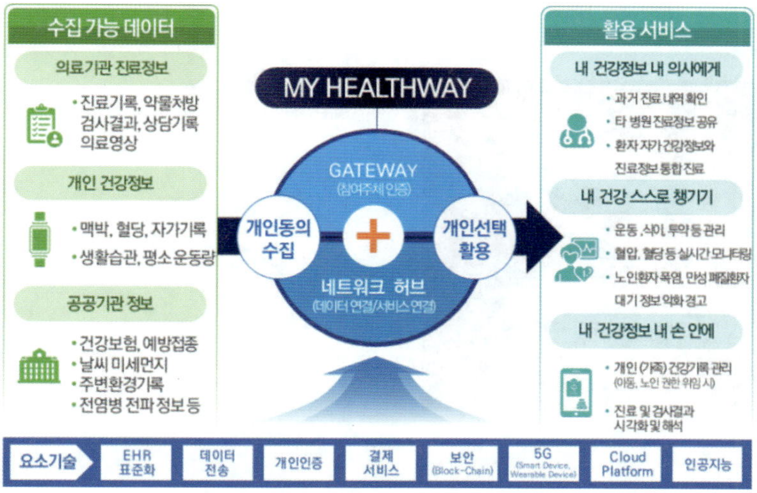

그림 4-7 보건복지부의 마이헬스웨이 시스템 구성안

디지털 기술과 과학적 근거 기반 접근 방식의 결합은 웰니스 산업에 큰 변화를 가져오고 있다. 이러한 변화는 소비자에게 더 나은 건강관리 경험을 제공하고, 질병예방과 건강 증진에 기여한다. 웰니스 산업은 이제 과학적 근거를 바탕으로 더욱 정교하고 효과적인 서비스를 제공하고, 개인의 삶의 질을 높이는 데 중요한 역할을 한다. 국가와 전문가는 웰니스 산업의 발전과 개인의 건강관리 수준을 높일 수 있도록 정책을 개발하고 있다.

헬스 데이터 기반의 영양과학 발전

현대의 영양과학은 헬스 데이터를 활용하여 더욱 정밀하고 개인화된 접근 방식을 발전시키고 있다. 이 과정에서 마이크로바이옴, 유전자 분석 기반 영양 관리, 임상 효과 기반의 환자식 도시락 등이 중요한 역할을 하고 있다.

■ 마이크로바이옴

마이크로바이옴microbiome은 인간의 장내 미생물 군집을 의미한다. 이 미생물은 소화, 면역, 대사 등 다양한 생리적 기능에 영향을 미친다. 최근 연구에 따르면 마이크로바이옴이 건강과 질병에 중요한 역할을 한다는 사실이 밝혀졌다. 마이크로바이옴 연구는 장내 미생물 종류와 상호작용을 분석하여 개인의 건강상태를 평가하고 개선하는 데 중점을 둔다. 예를 들어 특정 마이크로바이옴 프로파일[4]이 대사 증후군, 비만, 당뇨병 등의 질환과 연관이 있다는 연구 결과를 바탕으로 개인의 장내 미생물 구성을 분석하여 맞춤형 영양 조언을 제공할 수 있다. 또 프로바이오틱스probiotics나 프리바이오틱스prebiotics 등을 통해 장내 미생물 균형을 맞추는 식이 요법을 제안할 수 있다.

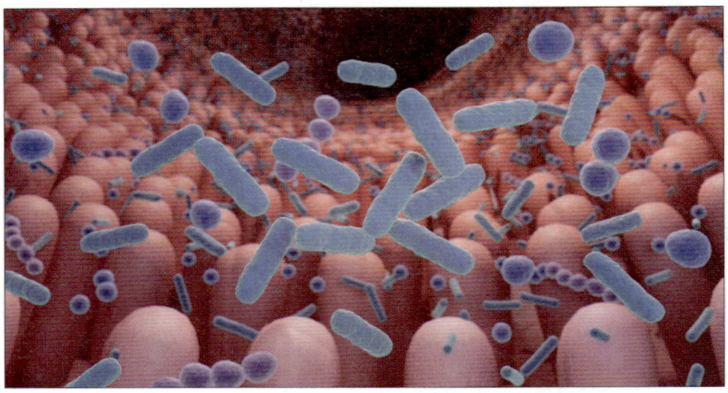

그림 4-8 마이크로바이옴

■ 유전자 분석 기반 영양 관리

유전자 분석 기반 영양 관리는 개인의 유전자 정보를 바탕으로 최적의 영양 관리 방안을 제공하는 접근 방식이다. 유전자는 개인의 영양소 요구량, 대사 과정, 특정 음식에 대한 반응 등을 결정짓는 중요한 요소이다. 유전자 분석을 통해 개인의 유전적 특성을 파악하고, 이에 맞춘 영양 관리 전략을 설계한다. 예를 들어 특정 유전자 변이를 가진 사람은 카페인을 대사하는 속도가 느리므로 과도한

4 마이크로바이옴 프로파일은 마치 사람의 지문처럼 각 개인의 미생물 구성을 나타내는 고유한 패턴을 의미한다. 이는 특정 개인의 몸속에 어떤 종류의 미생물이 얼마나 많은 비율로 존재하는지를 나타내는 일종의 '미생물 지문'이라고 할 수 있다.

카페인 섭취가 부작용을 유발할 수 있다. 이러한 정보를 바탕으로 카페인 섭취량 조절을 권장할 수 있다. 또 다른 예로 비타민 D 수용체 유전자 변이에 따라 비타민 D 흡수율이 달라질 수 있으므로 비타민 D 보충제 섭취를 권장할 수 있다. 이처럼 유전자 분석 기반 영양 관리는 개인 맞춤형 식이 요법을 통해 건강을 최적화하는 데 기여한다.

■ 임상 효과 기반의 환자식 도시락

임상 효과 기반의 **환자식 도시락**은 특정 질환을 앓는 환자를 위해 설계된 식사를 맞춤 제공하는 프로그램이다. 이러한 도시락은 환자의 건강상태를 개선하고 회복을 돕기 위한 임상 연구를 기반으로 한다. 임상 효과 기반의 환자식 도시락은 각 환자의 질환 유형과 건강상태에 따라 설계된다. 예를 들어 당뇨환자를 위한 도시락은 혈당 조절을 돕는 저당, 고섬유질 식품으로 구성될 수 있고, 암 환자를 위한 도시락은 면역력을 강화하고 부작용을 줄이기 위해 항산화 성분이 풍부한 식품으로 구성될 수 있다. 영양사와 의학 전문가들이 협력하여 환자식 도시락을 개발한 뒤 환자의 식사 기록과 건강 데이터를 지속적으로 모니터링하여 필요에 따라 식단을 조정한다. 이를 통해 환자들은 최적의 영양 상태를 유지하며 치료 효과를 극대화할 수 있다. 식약처에서는 **특수의료용도식품**을 일반적인 식사를 하기 어려운 특정 질환이나 상태를 가진 환자를 위해 제조된 식품으로 정의한다. 이때 임상 연구는 필수 요건이 아니다. 이러한 식품은 식약처가 고시한 영양성분 기준에 부합해야 하고, 생산설비가 식품안전관리인증기준(HACCP)Hazard Analysis and Critical Control Point[5]을 충족해야 환자식 식품으로 인정받을 수 있다. 풀무원에서 환자식 도시락으로 개발한 메디케어 식품은 특수의료용도식품의 한 가지 예이다.

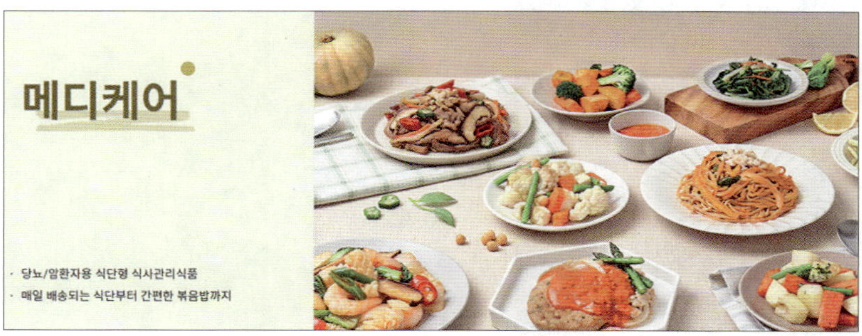
메디케어
· 당뇨/암환자용 식단형 식사관리식품
· 매일 배송되는 식단부터 간편한 볶음밥까지

그림 4-9 풀무원 디자인밀의 메디케어 식품[6]

5 HACCP 제도는 식품을 생산하는 과정에서 발생할 수 있는 모든 위험 요소를 미리 분석하고, 이러한 위험 요소를 효과적으로 관리하여 안전한 식품을 생산하기 위한 시스템이다.

6 출처 : 풀무원 디자인밀

이와 같은 헬스 데이터 기반의 영양과학 발전은 개인화된 맞춤형 영양 관리와 치료를 가능하게 하여 건강 증진과 질병예방에 크게 기여한다. 영양과학은 디지털 기술과 과학 연구가 결합하여 크게 발전했고, 개인의 건강과 웰빙을 위한 중요한 도구로 자리 잡고 있다.

헬스 데이터 기반의 운동과학 발전

헬스 데이터 기반의 운동과학은 운동과 건강 데이터를 활용하여 개인 맞춤형 피트니스 프로그램을 제공하고 운동 효과를 극대화하며, 건강한 생활을 지원한다. 특히 임상 효과 기반의 재활 프로그램, 보행 교정 기술, 스포츠 과학 등의 분야에서 디지털 기술과 데이터를 활용한 혁신이 이루어지고 있다.

■ 임상 효과 기반의 재활 프로그램

임상 효과 기반의 재활 프로그램은 환자의 건강상태와 재활 목표에 따라 개인 맞춤형 재활 운동을 설계하고, 임상 데이터를 바탕으로 효과를 모니터링하여 최적의 재활 성과를 도출하는 프로그램이다. 이러한 프로그램은 물리치료사, 의사, 운동 전문가들이 협력하여 개발한다. 환자의 초기 상태를 평가한 후 필요한 운동 종류와 강도를 결정하고, 재활 과정을 모니터링한다. 디지털 센서와 웨어러블 기기를 활용하여 운동 데이터(관절의 움직임, 근력, 균형 등)를 실시간으로 수집하고 분석함으로써 재활 과정의 진행 상황을 정확하게 파악할 수 있다. 이를 통해 환자는 효과적으로 회복할 수 있고, 필요에 따라 프로그램을 조정하여 최적의 결과를 얻을 수 있다.

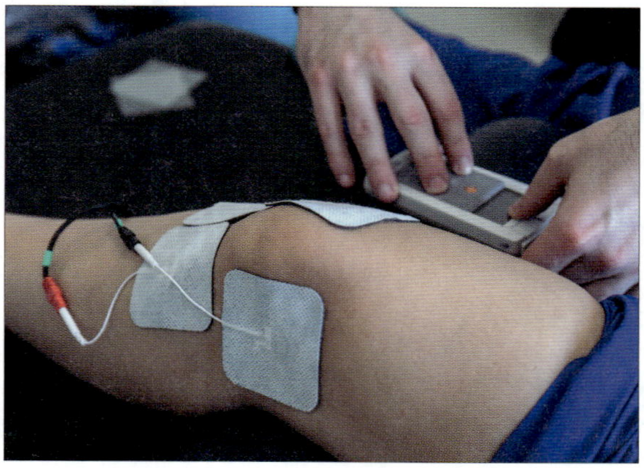

그림 4-10 재활 프로그램 예시

■ 보행 교정 기술

보행 교정 기술은 보행 장애가 있는 사람의 걸음걸이를 개선하고, 보행 능력을 높여주는 기술이다. 주로 신경근육계 질환, 외상 후 재활, 노화로 인해 보행에 어려움을 겪는 사람을 대상으로 한다. 보행 교정 기술은 다양한 센서와 분석 도구를 활용하여 환자의 보행패턴을 정밀하게 분석한다. 예를 들어 착용형 센서나 압력 매트 등을 통해 보행 시 발의 압력 분포, 걸음걸이 주기, 균형 등을 측정한다. 이러한 데이터를 바탕으로 보행 문제의 원인을 파악하고, 맞춤형 교정 운동 프로그램을 설계할 수 있다. 또한 로봇 보행 보조기기나 전자적 피드백 장치를 활용하여 보행 훈련을 시행하고, 실시간으로 보행패턴을 교정할 수 있다. 이를 통해 환자는 안정적이고 효율적으로 보행할 수 있고, 일상생활의 독립성을 높일 수 있다.

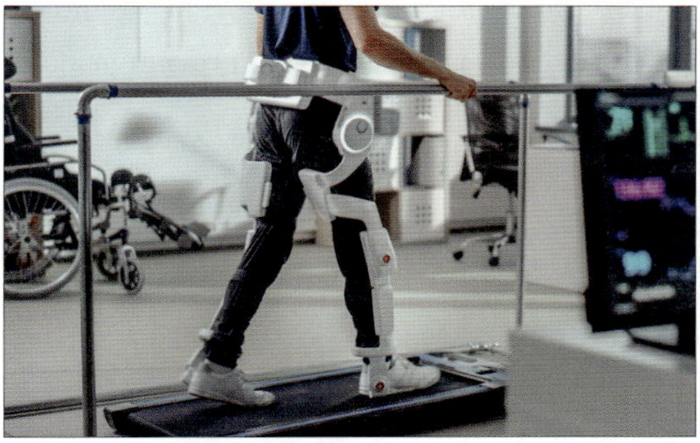

그림 4-11 보행 교정 기술 예시

■ 스포츠 과학

스포츠 과학sports science은 운동선수의 성과를 극대화하고 부상을 예방하기 위해 생리학, 심리학, 생체역학 등의 과학적 원리를 적용하는 학문이다. 최근에는 헬스 데이터와 디지털 기술을 활용하여 훈련과 분석을 더욱 정밀하고 효과적으로 할 수 있다. 스포츠 과학에서는 운동선수의 신체 데이터(심박수, 산소 소비량, 근육 활동 등)를 모니터링하여 최적의 훈련 강도와 운동 계획을 수립한다. 웨어러블 기기와 스마트센서를 통해 실시간으로 데이터를 수집하고 분석하여 운동 피로, 회복 상태, 부상 위험 등을 평가한다. 또한 비디오 분석 기술을 통해 운동 동작을 분석하고, 자세 교정과 기술 향상을 위한 피드백을 제공한다. 이러한 데이터 기반 접근 방식은 운동선수의 경기력을 높이고, 부상 예방과 빠른 회복을 돕는 데 중요한 역할을 한다.

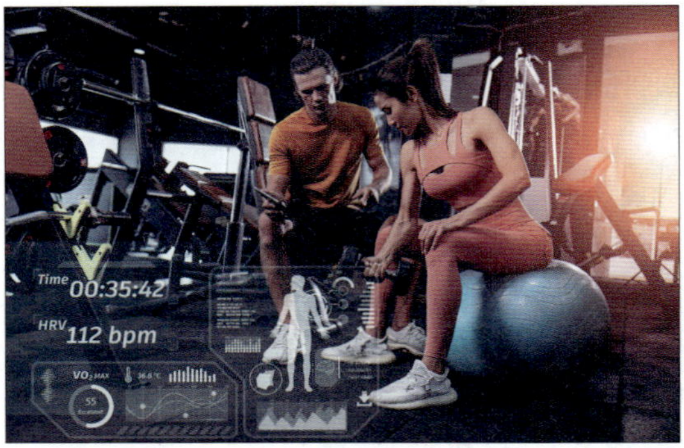

그림 4-12 스포츠 과학 예시

헬스 데이터 기반의 운동과학은 디지털 기술의 발전과 함께 혁신하고 있으며, 개인의 운동 효과를 극대화하고 건강한 생활을 지원하는 중요한 도구로 자리 잡고 있다. 이를 통해 개인 맞춤형 재활, 운동 프로그램 제공, 스포츠 성과 향상 등 다양한 분야에서 긍정적인 변화를 끌어내고 있다.

CHAPTER 04 연습문제

1 웰니스의 목적과 웰니스를 구성하는 세부 요소를 설명하라.

2 웰니스가 발전하는 성장 동력과 주요 트렌드에 대해 설명하라.

3 일상생활에서 발견할 수 있는 웰니스 서비스를 제시하고 서비스의 주요 내용을 설명하라.

4 IT 기술이 웰니스 시장에서 활용되는 이유와 공급자인 기업 입장에서 기대효과를 서술하라.

5 디지털 기술이 웰니스 산업 분야에 활용되면서 발생할 수 있는 부작용 사례를 한 가지 제시하고, 문제 해결 방안을 논의하라.

6 헬스 데이터 기반의 웰니스 산업이 발전하고 있다. 웰니스 산업에서 헬스 데이터를 활용하는 이유와 미래의 발전 모습에 대해 논하라.

7 보건의료 마이데이터 사업의 목적을 설명하고, 마이데이터를 일상생활에 적용할 수 있는 서비스에 대한 아이디어를 기술하라.

읽을거리

CHAPTER

05 헬스 데이터

5.1 의료 데이터

디지털 헬스케어를 구성하는 요소 중 하나인 의료 데이터는 질병의 진단, 치료, 예방 등 의료 활동과 관련된 모든 정보를 포괄한다. 환자의 진료기록과 의료영상 등 다양한 형태로 존재하는 의료 데이터는 효과적으로 활용하면 더욱 정확하고, 개인 맞춤형 의료서비스를 가능하게 한다. 이번 절에서는 의료 데이터의 개념, 종류, 특징, 생성 과정을 알아보고자 한다.

의료 데이터란

의료 데이터medical data는 진료, 검사, 치료 과정에서 발생하는 환자의 건강정보를 의미한다. 의료기관이 환자를 진료하면서 만들어지는 이 데이터는 구체적으로 다음과 같은 정보를 포함한다.

- **환자의 인구통계 정보 :** 이름, 나이, 성별, 주소, 연락처 등
- **병력 정보 :** 과거 및 현재의 질환, 알레르기, 가족력 등
- **진료 정보 :** 진료기록, 검사결과, 처방정보, 입원 및 수술 기록 등
- **생체정보 :** 체온, 혈압, 심박수, 혈당, 콜레스테롤 수치 등
- **영상정보 :** X-ray, CT, MRI, 초음파 영상 등
- **유전정보 :** DNA 서열, 유전자 발현 정보 등

의료 데이터는 표준 서식으로 기록되어 각 병원의 EMR에 저장되며, 환자의 건강 및 질병과 관련된 정보를 포함한다. 이 데이터는 병원에서 진료 및 치료 과정에서 발생한 모든 내용을 기록하며, EHR, 청구 데이터, 임상 연구 데이터, 의료영상데이터, 유전자 분석 데이터, 웨어러블 기기 데이터 등 다양한 형태로 존재한다. 의료 데이터는 의료서비스 제공, 질병 연구, 의료 정책 수립 등에 활용된다.

의료 데이터는 여러 가지 측면에서 중요한 역할을 한다. 의료 데이터의 주요 역할은 다음과 같다.

- 질병의 원인과 진행 과정을 더 깊이 이해하고, 더욱 효과적인 진단 및 치료 방법을 개발할 수 있다.
- 신약의 안전성과 효능을 평가하는 데 사용되며, 새로운 치료법 개발을 위한 연구에도 활용된다.
- 개인의 건강상태와 질병 위험 요인을 분석하여 맞춤형 의료서비스를 제공할 수 있다.
- 의료서비스의 품질과 효율성을 평가하고, 이를 바탕으로 의료시스템을 개선할 수 있게 한다.
- 새로운 질병을 발견하고 기존 질병에 대한 이해를 높이는 필수 자료로 활용된다.

또한 의료 데이터는 다음과 같은 특징을 지닌다.

- 대규모로 생성되고 축적되며, 이를 효과적으로 분석하기 위해 고도의 기술력이 필요하다.
- 개인의 건강정보를 포함하는 민감한 정보이므로 보안 및 개인정보 보호가 매우 중요하다.
- 불완전하거나 오류가 포함될 수 있으므로 데이터 분석 시 이러한 문제를 고려해야 한다.
- 다양한 형태로 서로 다른 시스템에서 생성되기 때문에 데이터를 통합하거나 분석하기 어려울 수 있다.

의료 데이터 종류

의료 데이터는 크게 정형 데이터와 비정형 데이터로 구분할 수 있다.

정형 데이터 structured data는 미리 만들어진 형식 또는 틀에 저장되는 데이터를 의미한다. 이러한 데이터는 행과 열로 이루어진 표 형식으로 저장할 수 있으며, 엑셀, 구글 스프레드시트, 워드에 저장하는 데이터로 쉽게 이해할 수 있다. 대표적인 정형 데이터에는 환자의 진료기록, 검사결과, 처방정보 등을 포함한 EHR, 의료서비스의 비용 정보를 포함한 청구 데이터, 그리고 임상 연구의 결과 데이터를 포함한 임상 연구 데이터가 있다.

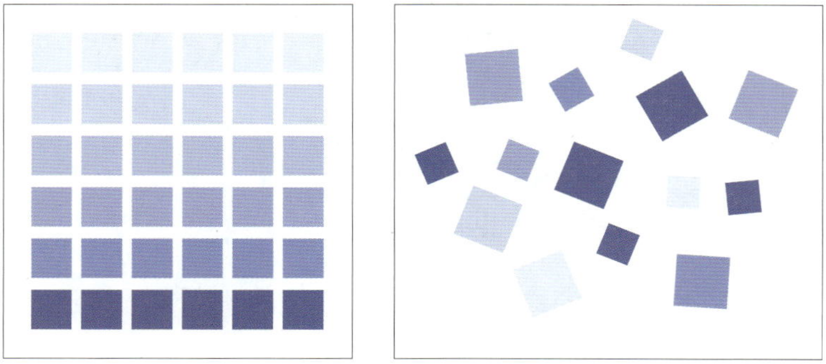

(a) 정형 데이터 (b) 비정형 데이터

그림 5-1 데이터 형태

비정형 데이터unstructured data는 그림, 음성과 같이 구조화되지 않은 데이터를 의미한다. 이러한 데이터는 하나의 뭉치처럼 보이지만 이를 분석하려면 특정 데이터 형태로 변환해야 한다. 예를 들어 텍스트 파일도 비정형 데이터에 속한다. 대표적인 비정형 데이터에는 X-ray, CT, MRI 등의 의료영상 데이터와 개인의 건강상태를 기록한 의사의 소견 및 간호기록 등이 있다. 정형 데이터와 비정형 데이터의 특징을 정리하면 [표 5-1]과 같다.

표 5-1 정형 데이터와 비정형 데이터의 특징

특징	정형 데이터	비정형 데이터
구조	구조화되어 있음	구조화되지 않음
저장 방식	데이터베이스	텍스트, 이미지, 오디오, 비디오 파일 등
검색 및 분석	쉬움	어려움
활용	의료서비스 제공, 질병 연구, 의료 정책 수립 등	질병 진단, 신약개발, 맞춤형 의료 제공 등

정형 데이터와 비정형 데이터를 활용하기 위해서는 EHR, 개인정보, 멀티소스 정보 등 다양한 데이터 소스에서 데이터 전처리와 결측 자료missing data 삭제와 같은 데이터 클리닝 단계를 거쳐야 한다. 이후 클러스터링, 분류, 이상치 탐지, 연관성 분석 등 데이터 분석을 통해 결과를 도출한다. 도출된 결과물은 의료서비스 현장에서 치료 부작용과 치료 오류 등을 예방하기 위한 전략 수립 및 현장 적용, 그리고 의료서비스 제공 결과 예측 분석에 활용된다. 이러한 순서를 도식화하면 [그림 5-2]와 같다.

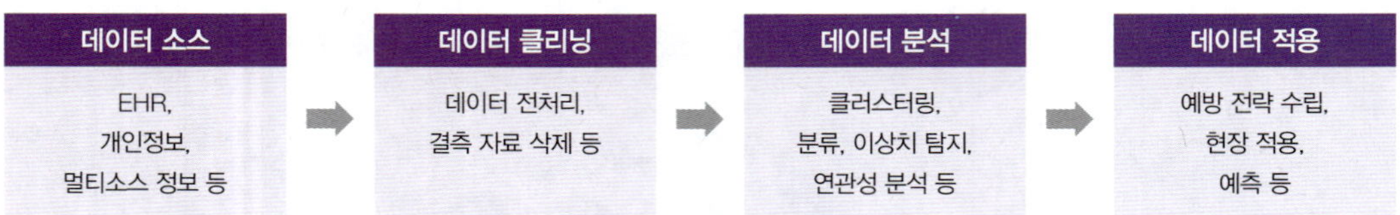

그림 5-2 의료 데이터 분석 과정

의료 데이터는 발생 기관에 따라 여러 종류로 분류할 수 있다.

- **병원 데이터 :** 진료, 검사, 치료 과정에서 발생하는 데이터
- **연구 데이터 :** 의학 연구를 위해 수집된 데이터

- **보험 데이터 :** 건강 보험 청구 및 지급 과정에서 발생하는 데이터
- **정보 데이터 :** 질병 통계, 인구통계, 의료 정책 등과 관련된 데이터
- **생명공학 데이터 :** 유전자, 단백질, 질병 등과 관련된 데이터

의료기관에서 생성되는 의료 데이터는 병원마다 자체 EMR에 기록되고 관리된다. 일반적으로 의료 데이터는 국민건강보험법에 따라 건강보험심사평가원이 정한 기록 양식과 방법의 기준에 따라 기록된다. 기록 양식의 표준 서식은 28종이며, 주요 서식은 [표 5-2]와 같다.[1]

표 5-2 심사자료 제출을 위한 표준 서식 종류

구분	표준 서식 명칭	구분	표준 서식 명칭
1	퇴원요약자료	15	간호정보조사자료
2	진단검사결과지	16	기타간호기록자료
3	영상검사결과지	17	수술간호기록자료
4	병리검사결과지	18	응급간호기록자료
5	수술기록자료	19	의사지시기록자료
6	응급기록자료	20	임상관찰기록자료
7	입원초진기록자료	21	투석기록자료
8	입원경과기록자료	22	전입기록자료
9	외래초진기록자료	23	전출기록자료
10	외래경과기록자료	24	시술기록자료
11	중환자실기록자료	25	투약기록자료
12	협의진료기록자료	26	신생아중환자실기록자료
13	마취기록자료	27	의원급 진료기록자료
14	회복기록자료	28	방사선치료기록자료

1 출처 : 건강보험심사평가원 심사서식정보

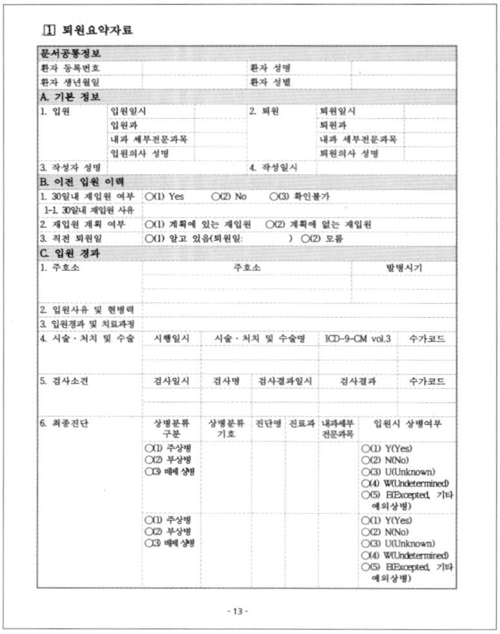

[1] 퇴원요약자료

문서공통정보

환자 등록번호 | 환자 성명
환자 생년월일 | 환자 성별

A. 기본 정보

1. 입원: 입원일시 / 입원과 / 내과 세부전문과목 / 입원의사 성명
2. 퇴원: 퇴원일시 / 퇴원과 / 내과 세부전문과목 / 퇴원의사 성명
3. 작성자 성명
4. 작성일시

B. 이전 입원 이력

1. 30일내 재입원 여부 ○(1) Yes ○(2) No ○(3) 확인불가
1-1. 30일내 재입원 사유
2. 재입원 계획 여부 ○(1) 계획에 있는 재입원 ○(2) 계획에 없는 재입원
3. 직전 퇴원일 ○(1) 알고 있음(퇴원일:) ○(2) 모름

C. 입원 경과

1. 주호소: 주호소 / 발병시기
2. 입원사유 및 현병력
3. 입원경과 및 치료과정
4. 시술·처치 및 수술: 시행일시 / 시술·처치 및 수술명 / ICD-9-CM vol.3 / 수가코드
5. 검사소견: 검사일시 / 검사명 / 검사결과일시 / 검사결과 / 수가코드
6. 최종진단: 상병분류 구분 / 상병분류 기호 / 진단명 / 진료과 / 내과세부 전문과목 / 입원시 상병여부
   - 상병분류 구분: ○(1) 주상병 ○(2) 부상병 ○(3) 배제 상병
   - 입원시 상병여부: ○(1) Y(Yes) ○(2) N(No) ○(3) U(Unknown) ○(4) W(Undetermined) ○(5) E(Excepted, 기타 예외상병)
   - 상병분류 구분: ○(1) 주상병 ○(2) 부상병 ○(3) 배제 상병
   - 입원시 상병여부: ○(1) Y(Yes) ○(2) N(No) ○(3) U(Unknown) ○(4) W(Undetermined) ○(5) E(Excepted, 기타 예외상병)

- 13 -

그림 5-3 퇴원요약자료 서식

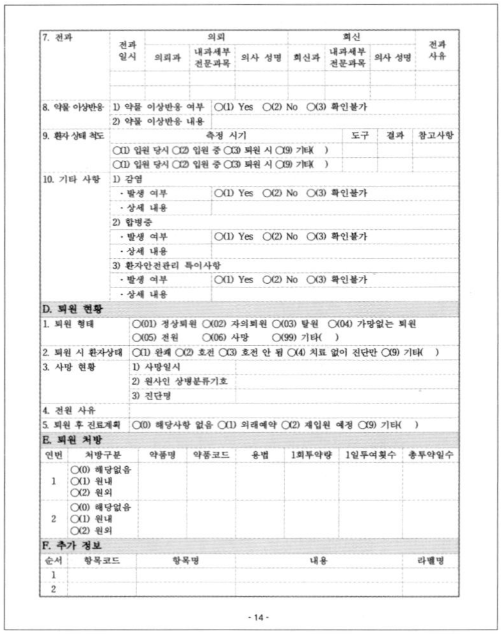

7. 전과: 전과일시 / 의뢰(의뢰과 / 내과세부 전문과목 / 의사 성명) / 회신(회신과 / 내과세부 전문과목 / 의사 성명) / 전과사유
8. 약물 이상반응: 1) 약물 이상반응 여부 ○(1) Yes ○(2) No ○(3) 확인불가 / 2) 약물 이상반응 내용
9. 환자 상태 척도: 측정 시기 / 도구 / 결과 / 참고사항
   - ○(1) 입원 당시 ○(2) 입원 중 ○(3) 퇴원 시 ○(9) 기타( )
   - ○(1) 입원 당시 ○(2) 입원 중 ○(3) 퇴원 시 ○(9) 기타( )
10. 기타 사항
    - 1) 감염: ·발생 여부 ○(1) Yes ○(2) No ○(3) 확인불가 / ·상세 내용
    - 2) 합병증: ·발생 여부 ○(1) Yes ○(2) No ○(3) 확인불가 / ·상세 내용
    - 3) 환자안전관리 특이사항: ·발생 여부 ○(1) Yes ○(2) No ○(3) 확인불가 / ·상세 내용

D. 퇴원 현황

1. 퇴원 형태 ○(01) 정상퇴원 ○(02) 자의퇴원 ○(03) 탈원 ○(04) 가망없는 퇴원 ○(05) 전원 ○(06) 사망 ○(99) 기타( )
2. 퇴원 시 환자상태 ○(1) 완쾌 ○(2) 호전 ○(3) 호전 안 됨 ○(4) 치료 없이 진단만 ○(9) 기타( )
3. 사망 현황: 1) 사망일시 / 2) 원사인 상병분류기호 / 3) 진단명
4. 전원 사유
5. 퇴원 후 진료계획 ○(0) 해당사항 없음 ○(1) 외래예약 ○(2) 재입원 예정 ○(9) 기타( )

E. 퇴원 처방

연번	처방구분	약품명	약품코드	용법	1회투약량	1일투여횟수	총투약일수
1	○(0) 해당없음 ○(1) 원내 ○(2) 원외						
2	○(0) 해당없음 ○(1) 원내 ○(2) 원외						

F. 추가 정보

순서	항목코드	항목명	내용	라벨명
1				
2				

- 14 -

그림 5-4 퇴원요약자료 서식

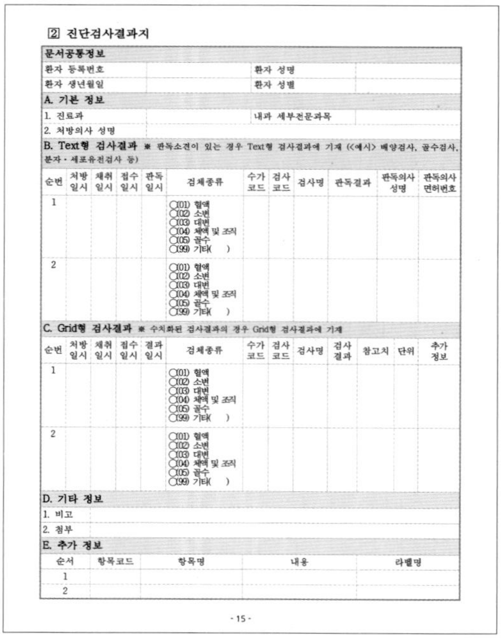

[2] 진단검사결과지

문서공통정보

환자 등록번호 | 환자 성명
환자 생년월일 | 환자 성별

A. 기본 정보

1. 진료과 | 내과 세부전문과목
2. 처방의사 성명

B. Text형 검사결과 ※ 판독소견이 있는 경우 Text형 검사결과에 기재 (<예시> 배양검사, 골수검사, 분자·세포유전검사 등)

순번	처방일시	채취일시	접수일시	판독일시	검체종류	수가코드	검사코드	검사명	판독결과	판독의사 성명	판독의사 면허번호
1					○(01) 혈액 ○(02) 소변 ○(03) 대변 ○(04) 체액 및 조직 ○(05) 골수 ○(99) 기타( )						
2					○(01) 혈액 ○(02) 소변 ○(03) 대변 ○(04) 체액 및 조직 ○(05) 골수 ○(99) 기타( )						

C. Grid형 검사결과 ※ 수치화된 검사결과의 경우 Grid형 검사결과에 기재

순번	처방일시	채취일시	접수일시	결과일시	검체종류	수가코드	검사코드	검사명	검사결과	참고치	단위	추가정보
1					○(01) 혈액 ○(02) 소변 ○(03) 대변 ○(04) 체액 및 조직 ○(05) 골수 ○(99) 기타( )							
2					○(01) 혈액 ○(02) 소변 ○(03) 대변 ○(04) 체액 및 조직 ○(05) 골수 ○(99) 기타( )							

D. 기타 정보

1. 비고
2. 첨부

E. 추가 정보

순서	항목코드	항목명	내용	라벨명
1				
2				

- 15 -

그림 5-5 진단검사결과지 서식

의료 데이터 활용

의료 데이터는 다양한 분야에서 활용된다.

- **질병 진단 및 예방 :** 의료 데이터를 분석하면 질병의 원인과 진행 과정을 더 잘 이해할 수 있으며, 이를 통해 더 정확한 진단을 내릴 수 있다. 또 질병의 위험 요인을 파악하여 예방에도 활용할 수 있다. 예를 들어 EHR 데이터를 분석해 특정 질병이 발병할 위험이 큰 환자를 식별하고, 맞춤형 예방 프로그램을 제공할 수 있다.
- **신약개발 :** 의료 데이터는 신약의 안전성과 효능을 평가하는 데 사용되며, 새로운 치료법 개발 연구에도 활용된다. 예를 들어 임상 데이터를 분석해 새로운 약물의 효과를 평가하고 부작용을 파악할 수 있다.
- **맞춤형 의료 제공 :** 의료 데이터를 사용해 개인의 건강상태와 질병 위험 요인을 분석하고, 맞춤형 의료서비스를 제공할 수 있다. 예를 들어 게놈 데이터를 분석하여 개인에게 적합한 약물을 처방하거나 맞춤형 운동 및 영양 프로그램을 제공할 수 있다.
- **의료시스템 개선 :** 의료 데이터를 통해 의료서비스 품질과 효율을 평가하고, 이를 기반으로 의료시스템을 개선할 수 있다. 예를 들어 청구 데이터를 분석하여 의료서비스 제공 효율을 평가하고, 의료자원의 배분을 개선할 수 있다.
- **의료 연구 :** 의료 데이터는 새로운 질병을 발견하고, 기존 질병에 대한 이해를 높이는 필수 자료로 활용된다. 예를 들어 의료영상데이터를 분석하여 새로운 질병의 진단 방법을 개발하거나 기존 질병의 치료법을 개선할 수 있다.

우리나라는 세계 최고 수준의 의료 빅데이터와 IT 인프라를 보유하고 있다. 우리나라의 의료 데이터 보유량과 인프라는 세계적으로 높은 평가를 받고 있으며, 이는 두 가지 이유에서 기인한다.

첫째, 우리나라는 높은 품질의 공공의료 데이터를 많이 축적해 왔다. 이는 전 국민이 건강보험에 가입해 지속적으로 건강검진 기록이 생성된 결과이다. 건강보험심사평가원에 따르면 국내 환자 4,890만 명이 매년 약 9억 5천만 건의 진료를 받고 있으며, 2019년 5월 건강보험공단과 건강보험심사평가원이 보유한 메디컬 빅데이터는 각각 3조 4천억 건과 3조 건에 달하는 것으로 확인된다.

둘째, 우리나라는 병원마다 매우 높은 수준의 IT 의료 인프라가 구축되어 있다. 대한민국의 EMR 보급률은 92%로, 유럽의 84%와 미국의 60%를 크게 상회하여 세계 1위를 기록하고 있다. 이는 우리나라가 비정형 데이터를 정형 데이터로 활용할 수 있는 기반을 확보했음을 보여준다.

5.2 라이프로그 데이터

디지털 헬스케어를 구성하는 요소 중 하나인 라이프로그 데이터는 개인의 건강, 활동, 수면, 식습관 등 다양한 생활패턴을 기록한 데이터로, 스마트폰 애플리케이션, 웨어러블 기기, 센서, 소셜 미디어, 웹사이트 등을 통해 폭넓게 수집된다. 이 절에서는 라이프로그 데이터의 개념, 종류, 활용을 알아보고, 그 특징과 생성 과정을 명확히 이해하고자 한다.

라이프로그 데이터란

라이프로그 데이터 lifelog data는 개인의 일상생활에서 생성되는 다양한 디지털 데이터를 의미한다. 스마트폰, 웨어러블 기기, 소셜 미디어, 웹사이트 등을 통해 생성된 이 데이터에는 활동량 정보, 섭취한 식품의 영양성분, 식습관, 영양제 섭취 이력 등 개인의 건강 및 영양 정보를 비롯해 혈압계, 혈당계, 체온계 등의 의료기기로 자가 측정한 임상 데이터가 포함된다. 또한 페이스북, 트위터, 쇼핑몰 구매 이력 등 개인의 행동, 선호도, 의견을 알 수 있는 커뮤니케이션 데이터도 포함되어 개인을 심도 있게 이해할 수 있도록 돕는다.

활동량 정보	영양 데이터	자가 측정 임상 데이터	커뮤니케이션 데이터
스마트폰, 웨어러블 기기 등에서 수집되는 정보 등	섭취한 식품의 영양성분, 식습관, 영양제 섭취 이력 등	혈압계, 혈당계, 체온계 등 의료기기로 자가 측정한 임상 데이터 등	페이스북, 트위터, 쇼핑몰 구매 이력 등 개인의 커뮤니케이션 활동 정보 등

그림 5-6 라이프로그 데이터 종류

라이프로그 데이터는 디지털로 기록할 수 있는 모든 데이터를 포함하는데, 소셜 미디어에 업로드한 글, 일상 대화가 담긴 음성 파일 등이 그 예이다. 특히 헬스케어 분야에서 라이프로그 데이터는 병원에 방문하지 않고도 환자의 건강상태를 실시간으로 업데이트하거나 질환의 예후를 감지 및 예측하는 중요한 자료로 사용할 수 있는 데이터, 즉 환자유래건강데이터(PGHD) Patient Generated Health Data의 확장된 범주로 분류된다. 환자유래건강데이터가 주로 환자가 데이터를 생성하는 데이터라고 하면, 라이프로그 데이터는 건강한 사람이 데이터를 생성하는 것까지 포함하는 개념이다.

라이프로그 데이터는 저장 장치의 용량이 확장되고 데이터를 수집하는 센서 기술이 발전함에 따라 데이터의 양이 기하급수적으로 증가하면서 그 중요성이 커졌다. 또한 IT 기술이 발전하고 정보와 지식을 공유하는 문화가 사회 전반에 자리잡으며 더 많은 사람이 다양한 종류의 라이프로그 데이터를 생산하고 있다.

라이프로그 데이터는 다음과 같은 중요한 역할을 한다.

- **개인에 대한 풍부한 정보제공 :** 라이프로그 데이터는 개인의 활동, 행동, 선호도, 의견 등을 포함하므로 개인을 이해하는 데 유용하다. 이러한 정보는 개인의 라이프스타일, 습관, 건강상태 등을 종합적으로 파악할 수 있게 해준다.
- **개인 맞춤형 서비스 제공 :** 라이프로그 데이터를 활용하면 개인의 특성에 맞는 맞춤형 서비스를 제공할 수 있다. 예를 들어 건강상태와 활동 데이터를 분석하여 맞춤형 운동 프로그램을 제공하거나, 구매 기록과 검색 기록을 분석하여 맞춤형 상품을 추천할 수 있다. 이는 사용자 경험 수준을 높이고, 개인화된 서비스를 가능하게 한다.
- **새로운 지식 발견 :** 라이프로그 데이터를 분석하면 새로운 지식을 발견하고, 사회 문제를 해결하는 데 도움을 줄 수 있다. 예를 들어 교통 데이터를 분석해 교통체증을 완화하는 방법을 개발하거나, 범죄 데이터를 분석해 범죄 예방 전략을 수립할 수 있다. 이러한 지식 발견은 개인을 비롯해 사회 전반에 걸쳐 긍정적인 영향을 미칠 수 있는 혁신적인 솔루션을 제공하는 데 기여한다.

라이프로그 데이터의 특징은 다음과 같다.

- **방대한 양 :** 스마트폰, 웨어러블 기기, 소셜 미디어 등 다양한 디지털 기기와 플랫폼을 통해 엄청난 양의 라이프로그 데이터가 생성되고 축적된다. 이 방대한 데이터로 유의미한 인사이트를 도출하려면 고도화된 데이터 분석 기술이 필요하다.
- **개인정보 포함 :** 라이프로그 데이터는 개인의 위치, 활동, 의견 등 민감한 개인정보를 포함한다. 이러한 데이터는 프라이버시와 관련된 문제를 야기할 수 있으므로 데이터 수집과 분석 과정에서 개인정보 보호가 필수이다.
- **실시간성 :** 라이프로그 데이터는 실시간으로 생성되며, 연속으로 축적된다. 기존의 임상 데이터와 달리 병원 외부의 일상생활까지 포함해 실시간으로 수집되므로 질병의 위험도와 임상적 결과를 예측하기 좋다. 또 의료 전문가가 적절한 시기에 개입하여 건강관리를 최적화할 수 있게끔 정보를 제공한다.
- **다양성 :** 라이프로그 데이터는 텍스트, 이미지, 음성, 동영상 등 다양한 형태로 존재하며, 여러 다른 시스템에서 생성된다. 이러한 다양성은 데이터 통합과 분석을 복잡하게 만들 수 있으므로 데이터 처리와 통합 관리가 중요하다.

라이프로그 데이터 종류

개인의 일상생활에서 생성되는 라이프로그 데이터는 수집 방법, 기록된 정보, 활용 목적 등에 따라 다양하게 분류된다. 대표적인 라이프로그 데이터 종류는 다음과 같다.

활동 데이터에는 걸음 수, 운동, 수면, 영양 섭취 데이터 등이 있다.

- **걸음 수 :** 웨어러블 기기나 스마트폰 애플리케이션으로 걸음 수를 측정하여 운동량을 추적하고 일일 목표 달성 여부를 확인하며, 장기적인 활동패턴을 분석해 건강상태를 평가한다.
- **운동 :** 운동 종류(걷기, 달리기, 요가 등), 시간, 강도, 소모 칼로리 등을 기록해 운동패턴을 파악하고, 맞춤형 운동 프로그램을 설계하여 건강관리와 다이어트 목표 달성에 활용한다.
- **수면 :** 수면 시간, 품질, 패턴을 추적하여 수면 장애 여부를 진단하고, 개인 맞춤형 수면 개선 전략을 수립하여 피로 해소와 전반적인 건강 증진에 기여한다.
- **영양 섭취 :** 섭취한 음식의 종류, 양, 영양소 함량 등을 기록해 식습관을 분석하고, 건강한 식단을 계획하거나 체중 조절을 위한 영양 관리에 활용한다.

위치 데이터에는 GPS, 체크인 데이터 등이 있다.

- **GPS :** GPS 센서로 수집한 이동 경로와 방문 장소 데이터를 분석해 사용자의 이동패턴을 파악하고, 이를 바탕으로 출퇴근 경로를 최적화하거나 여행 계획을 수립할 때 활용한다.
- **체크인 :** 소셜 미디어나 위치 기반 서비스(LBS)Location-Based Service 애플리케이션이 방문 장소 기록을 분석해 사용자의 관심사를 파악하고, 맞춤형 광고를 제공하거나 지역 정보를 검색할 때 이용한다.

건강 데이터에는 체온, 혈압, 심박수, 혈당 데이터 등이 있다.

- **체온 :** 체온 변화를 추적하여 감기나 발열과 같은 건강 이상징후를 조기에 발견하고, 질병예방을 위해 필요한 조치를 취할 수 있다.
- **혈압 :** 정기적으로 혈압을 측정하여 고혈압 관리와 심혈관 질환 예방에 도움을 주고, 의사와의 상담 자료로 활용할 수 있다.
- **심박수 :** 운동 중이나 일상에서 심박수를 측정하여 운동 효과를 평가하고, 스트레스 수준을 관리하는 데 활용한다.

- **혈당 :** 혈당 수치를 지속적으로 모니터링하여 당뇨병 관리와 식이 조절, 운동 계획을 수립하는 데 활용한다.

생리 데이터에는 월경 주기, 임신 데이터 등이 있다.

- **월경 주기 :** 월경 주기와 관련된 데이터(통증, 기분 변화 등)를 추적하여 자궁 건강을 관리하고, 임신 계획을 수립하는 데 도움을 준다.
- **임신 :** 임신 중 태아의 발달 상태와 출산 예정일, 산모의 건강정보를 기록해 임신 과정을 모니터링하고 출산 준비에 활용한다.

환경 데이터에는 미세먼지, 소음, 온도, 습도 데이터 등이 있다.

- **미세먼지 :** 미세먼지 농도를 측정해 건강을 보호하고, 실내외 활동을 계획하는 데 참고 자료로 활용한다.
- **소음 :** 소음 수준을 기록해 소음공해를 방지하고, 적절한 생활 환경을 조성하는 데 활용한다.
- **온도·습도 :** 실내 온도와 습도를 측정하여 쾌적한 생활 환경을 유지하는 데 도움을 준다.

소통 데이터에는 전화 통화, 문자 메시지, 소셜 미디어 활동, 이메일 데이터 등이 있다.

- **전화 통화 :** 통화 기록과 시간, 전화번호 데이터를 분석하여 인간관계와 소통패턴을 이해하고, 이를 개선하는 전략을 수립할 수 있다.
- **문자 메시지 :** 문자 메시지 내용, 발신 및 수신 시간, 상대방 정보 등을 분석해 소통 방식을 이해하고, 개인의 감정 상태를 파악하는 데 활용한다.
- **소셜 미디어 활동 :** 소셜 미디어 이용패턴과 게시물 데이터를 분석해 사용자의 관심사와 네트워크를 이해하고, 이를 바탕으로 마케팅 전략을 수립한다.
- **이메일 :** 이메일 기록을 분석하여 업무 효율성을 높이고, 의사소통 방식을 개선할 수 있다.

미디어 데이터에는 사진, 동영상, 음악 데이터 등이 있다.

- **사진 :** 촬영한 사진과 그 메타데이터를 분석하여 개인의 경험과 추억을 관리하고, 사진 편집이나 개인의 경험 분석에 활용한다.

- **동영상 :** 동영상 기록을 관리하고 분석하여 개인의 경험을 보존하고, 이를 활용해 동영상 편집이나 개인의 경험 분석에 이용할 수 있다.
- **음악 :** 청취한 음악 데이터를 분석하여 취향을 파악하고, 개인 맞춤형 음악 추천을 통해 감정 상태를 조절할 수 있다.

생산성 데이터에는 업무 시간, 학습, 독서 데이터 등이 있다.

- **업무 시간 :** 업무 시작 및 종료 시간 데이터를 기록하여 업무 효율성을 분석하고, 시간 관리 개선을 위한 전략을 수립한다.
- **학습 :** 학습 시간과 성과를 분석하여 학습 계획을 최적화하고, 학습 목표를 달성하는 데 활용한다.
- **독서 :** 독서 기록을 분석하여 독서 습관을 파악하고, 새로운 책 추천이나 독서 계획 수립에 활용한다.

금융 데이터에는 지출 내역, 수입 내역, 투자 데이터 등이 있다.

- **지출 :** 지출 내역을 분석하여 소비패턴을 이해하고, 예산 관리 및 저축 목표 달성에 도움을 준다.
- **수입 :** 수입 기록으로 재정 상황을 분석하고, 장단기적인 투자 계획과 경제적 안정을 도모한다.
- **투자 :** 투자 성과를 분석하여 투자 전략을 수립하고, 자산 증식을 위한 결정을 내릴 수 있다.

기타 데이터에는 날씨, 교통, 여행 데이터 등이 있다.

- **날씨 :** 기상 데이터를 기록하여 일상 계획을 수립하거나 건강관리 및 야외 활동을 준비할 때 활용한다.
- **교통 :** 교통수단과 경로를 분석하여 최적의 이동 경로를 선택하고, 교통체증을 피할 수 있다.
- **여행 :** 여행 기록을 관리하여 향후 여행 계획을 수립하고, 여행 경험을 기록하는 데 활용한다.

라이프로그 데이터 활용

라이프로그 데이터는 다음과 같은 다양한 분야에서 활용된다.

- **개인 건강관리 :** 라이프로그 데이터는 개인의 건강상태를 실시간으로 관리하고 질병을 예방하는 데 도움을 준다. 예를 들어 웨어러블 기기에서 수집된 행동 데이터(걸음 수, 운동량 등)와 생체

데이터(심박수, 혈압 등)를 분석하면 현재의 건강상태를 평가하고, 필요하면 건강 개선을 위한 조언을 제공할 수 있다. 또 과거 건강 데이터를 분석해 질병의 위험 요인을 파악하고, 효과적인 질병예방 전략을 수립할 수 있다.

- **행동 변화 유도 :** 라이프로그 데이터는 개인의 행동패턴을 이해하고, 이를 바탕으로 행동 변화를 유도하는 데 도움을 준다. 예를 들어 활동 데이터를 분석해 운동 부족 여부를 파악하고, 사용자에게 운동을 독려하는 알림을 보낼 수 있다. 소셜 데이터를 분석해 개인의 소비패턴을 파악하고, 건강한 소비 습관을 형성하도록 도울 수 있다.
- **사회과학 연구 :** 사회과학 연구에서도 라이프로그 데이터는 중요한 역할을 한다. 예를 들어 도시 교통 데이터를 분석해 교통체증 완화 방안을 도출하거나, 소셜 데이터를 분석해 사회적 트렌드와 여론 형성 과정을 연구할 수 있다. 이러한 연구는 정책을 개발하거나 사회 문제를 해결하는 데 기여할 수 있다.
- **제품 및 서비스 개발 :** 라이프로그 데이터는 새로운 제품 및 서비스 개발에 활용할 수 있다. 예를 들어 활동 데이터를 분석해 개인 맞춤형 운동 프로그램을 개발하거나, 소셜 데이터를 분석해 개인 관심사에 맞는 광고를 제공하는 서비스를 개발할 수 있다.
- **개인화된 마케팅 :** 라이프로그 데이터는 개인 맞춤형 마케팅에 활용할 수 있다. 예를 들어 구매 기록과 검색 기록을 분석해 적절한 상품을 추천하거나, 소셜 미디어 활동을 분석해 사용자의 관심사에 맞는 맞춤형 광고를 제공할 수 있다. 이를 통해 마케팅의 효율을 극대화할 수 있다.

■ 보건의료 산업의 변화

라이프로그 데이터는 보건의료 산업에서 혁신을 이끌고 있다. 과거에는 환자의 현재 증상에 기반해 의료 전문가의 경험과 직관에 의존하는 직관의학이 주를 이루었으나, 현재는 과거의 패턴 데이터를 활용한 경험의학이 중요해지고 있다. 앞으로는 라이프로그 데이터가 빅데이터 분석, 알고리즘 기반 기술과 결합하여 환자의 데이터를 분석하고 예측하는 새로운 형태의 의학으로 발전할 것이다.

이러한 변화는 의료서비스의 접근성을 높이고, 환자 맞춤형 의료를 실현하는 데 기여한다. 예를 들어 웨어러블 기기나 디지털 헬스케어 플랫폼을 통해 환자의 상태를 실시간으로 모니터링하고, 이상 징후가 발생한다면 조치를 즉각 취할 수 있다. 또 질병 관련 가족력이나 생활습관 데이터를 기반으로 맞춤형 예방 및 치료계획을 수립할 수 있어, 환자의 건강을 더 효과적으로 관리할 수 있다.

5.3 유전체 데이터

디지털 헬스케어를 구성하는 요소 중 하나인 유전체 데이터는 개인의 유전정보를 디지털 형태로 저장한 데이터를 의미한다. 이 데이터는 개인의 유전적 특징과 질병 감수성 등 다양한 정보를 담고 있다. 이 절에서 유전체 데이터의 개념과 유전체 검사의 종류 및 특징을 살펴보고, 이를 활용한 사례를 통해 유전체 데이터의 가치를 이해하고자 한다.

유전체 데이터란

유전체 데이터는 DNA 염기서열의 형태로 저장되며, 세대를 거쳐 전달된다. 이러한 유전체 데이터는 개인의 신체적 특징, 성향, 질병에 대한 정보를 포함한다. 생명윤리 및 안전에 관한 법률[2] 제1장 제2조 15항에서는 유전자 검사를 '인체유래물로부터 유전정보를 얻는 행위로서 개인의 식별 또는 질병의 예방·진단·치료 등을 위하여 하는 검사'로 정의한다.

인체유래물은 인체로부터 수집하거나 채취한 조직, 세포, 혈액, 체액 등 인체 구성물 또는 이들로부터 분리된 혈청, 혈장, 염색체, DNA, RNA, 단백질 등을 말한다. 대표적으로 모발, 타액, 구강상피세포, 혈액, 조직 등이 있다.

유전자gene는 DNAdeoxyribonucleic acid로 구성된 유전정보 단위이다. DNA는 염색체에 존재하고, 염색체는 세포핵 안에 위치한다. DNA는 두 가닥의 사슬로 이루어져 있으며, 각 가닥은 서로 꼬여 있는 이중 나선 구조를 형성한다([그림 5-7] 참고). 유전자 정보를 구성하는 주요 요소는 다음과 같다.

- **유전자 :** 유전자는 DNA의 특정 구역으로, 특정 단백질을 합성하도록 지시하는 정보를 담고 있다. 인간은 약 2만 개의 유전자를 가지고 있으며, 각 유전자는 서로 다른 단백질을 합성하도록 지시한다. 유전자는 생명체의 발달과 기능에 필수적인 역할을 한다.
- **염기서열**nucleic sequence **:** 염기서열은 DNA 가닥을 구성하는 염기[3]의 배열 순서이다. 염기서열은 유전정보를 담고 있으며, 염기서열의 변화(돌연변이)는 유전 질환을 유발할 수 있다.
- **코돈**codon **:** 코돈은 세 개의 염기로 구성된 단위이며, 특정 아미노산을 합성하도록 지시하는 정보를 담고 있다. DNA의 염기서열은 코돈의 순서를 결정하며, 이 순서에 따라 특정 아미노산이 연속으로 연결되어 단백질이 합성된다.

---

2 이하 생명윤리법이라고 표현한다.

3 DNA는 아데닌(A)Adenine, 구아닌(G)Guanine, 사이토신(C)Cytosine, 티민(T)Thymine이라는 네 가지 염기로 구성되며, 이들이 특정한 순서로 배열되어 유전정보를 형성한다.

- **인트론**intron : 인트론은 유전자의 일부이지만, 단백질 합성에 직접 관여하지 않는다. 인트론은 유전정보를 담고 있지 않다.
- **엑손**exon : 엑손은 유전자의 일부이며, 단백질 합성에 직접 관여한다.

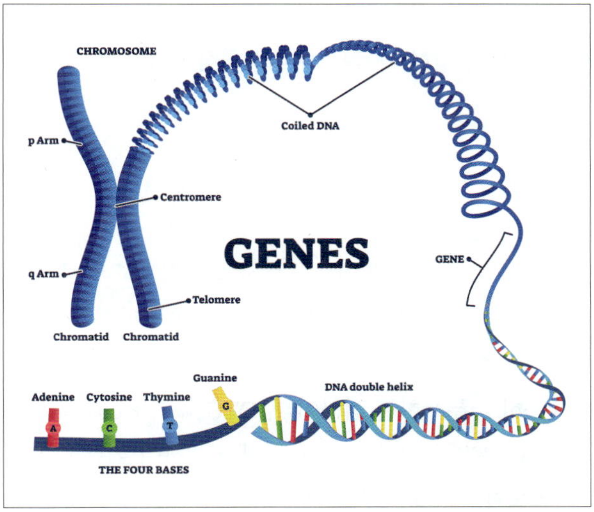

그림 5-7 유전자 정보

유전체 데이터를 사용할 때, 다음을 고려해야 한다.

- **민감성 :** 유전체 데이터는 개인의 유전정보를 포함하는, 아주 민감한 정보이므로 데이터 보안 및 개인정보 보호가 매우 중요하다.
- **복잡성 :** 유전체 데이터는 아주 복잡하고 양이 방대하므로 데이터 분석에는 전문 지식과 기술이 필요하다.
- **윤리적 문제 :** 유전체 데이터 활용은 유전적 차별, 우생학, 프라이버시 침해 등 다양한 윤리적 문제를 야기할 수 있다.

유전체 데이터는 다양한 분야에서 다음과 같이 중요하게 활용된다.

- **질병 진단 및 치료 개선 :** 유전체 데이터를 분석하면 질병의 원인과 진행 과정을 더 잘 이해할 수 있으며, 더 정확한 진단을 내릴 수 있다. 또한 개인의 유전적 특성에 맞는 맞춤형 치료법을 개발하는 데 활용할 수 있다.

- **신약개발 :** 새로운 약물의 표적을 발견하고, 약물의 효능 및 안전성을 평가하는 데 사용된다.
- **진화 연구 :** 종의 진화 과정을 이해하고, 인간과 다른 종의 유전적 차이를 파악하는 데 사용된다.
- **인류 유전체 다양성 연구 :** 인류의 유전적 다양성을 연구하고, 인간 진화의 역사를 이해할 때 활용된다. 이를 통해 유전적 차이점에 기반해 질환의 치료법을 개발할 수 있다.
- **식품 및 농업 :** 새로운 작물 품종을 개발하고, 질병에 강한 작물을 개발하는 데 사용된다.
- **법의학 :** 범죄 수사에 사용되며, 실종된 사람을 식별하는 데도 활용된다.

유전체 데이터 검사의 종류

생명윤리법에 정의된 유전자 검사는 크게 개인의 식별, 질병의 예방·진단·치료 목적으로 구분된다. **개인의 식별**을 목적으로하는 검사에는 개인의 유전자 일치 여부를 판단하는 DNA 프로파일 검사(개인식별검사)와 부모의 유전자 결합 일치 여부를 판단하는 친자확인검사가 포함된다. **질병의 예방**을 위한 예측성 유전자 검사는 질병의 위험도를 예측하고 분석하는 검사이다. **DTC** Direct To Consumer 유전자 검사는 개인이 질병 외 또는 웰니스 목적으로 유전자 검사 기업에 직접 의뢰하여 예측하고 분석하는 방식이다. 또한 의료기관에서는 환자의 **질병의 진단과 치료**를 위해 의학 유전 검사를 한다.

❶ 개인의 식별

개인의 식별검사 중 하나인 DNA 프로파일은 DNA 지문과 단일 STR Short Tandem Repeat[4]로 검사한다. STR이 나타나는 부위의 서열 반복 횟수는 개인마다 다르므로 이를 이용해 개인 식별, 친자 확인, 범죄 용의자 수사, 골수 이식 후 치료 추적 마커로 사용할 수 있다. 이 방법은 DNA 염기서열 중 STR 마커의 반복 횟수가 얼마나 일치하는지를 비교하는 방식으로 분석한다.

개인의 식별검사는 주로 범죄 용의자 수사를 위한 DNA 프로파일 검사와 부모로부터 물려받은 유전자의 결합 일치 여부를 확인하는 친자확인검사에 활용된다. 범죄 용의자 수사는 범죄 현장에서 수집한 DNA를 비교해 일치율을 확인하는 방법으로 진행된다. 친자확인검사의 예로 엄마와 아이의 DNA 프로파일이 주어졌을 때, 친부를 찾는 문제를 생각해보자. 아이의 유전자는 아빠와 엄마 양쪽에서 물려받으므로 엄마에게 받은 유전자를 제외한 나머지 유전자 정보를 남성의 DNA와 비교하면 된다. 이 과정에서 가장 일치율이 높은 사람을 찾으면 친부를 확인할 수 있다.

---

4 STR은 단일 염기서열 반복을 의미한다.

❷ 질병의 예방

질병의 예방을 위한 예측성 유전자 검사에는 웰니스 및 신체적 특성을 예측하는 검사와 질병의 위험도를 예측하는 검사가 포함된다. 이 검사는 특정 형질 또는 표현형과 연관된 SNP 유전형 검사 방법을 사용하여, 타고난 형질과 표현형에 대한 유전적 성향을 분석하고 예측하는 방식이다. 대표적으로 탈모, 피부노화, 비만, 암, 당뇨, 고혈압, 심장질환 등 유전적으로 발생할 수 있는 질환에 대한 검사가 있다.

유전자 검사 방법은 의료기관에서 검사받는 방법과 DTC 유전자 검사를 통해 질병 외 또는 웰니스 항목의 예측과 분석을 수령하는 방법으로 구분된다.

과거 12개 항목에서 시작한 DTC 유전자 검사는 과학적 근거에 따라 검사항목이 계속 확대되었고, 2024년 국가생명윤리정책원 기준으로 190개 항목까지 증가했다. DTC 유전자 검사는 주로 웰니스 분야에 초점을 맞추며, 영양소, 운동, 피부·모발, 식욕·맛·알코올·니코틴·카페인, 수면·생활주기·통증·관절염·멀미, 건강관리, 혈통으로 분류된다. 주요 DTC 유전자 검사항목은 [표 5-3]에 요약되어 있다.

표 5-3 국내 DTC 유전자 검사 허용 주요 항목(2022년 기준, 70항목)[5]

분류	DTC 유전자 검사 허용 주요 항목		
영양소 (19항목)	비타민 C 농도	비타민 D 농도	코엔자임 Q10 농도
	마그네슘 농도	아연 농도	철 저장 및 농도
	칼륨 농도	칼슘 농도	아르기닌 농도
	지방산 농도	비타민 A 농도	비타민 B6 농도
	비타민 B12 농도	비타민 E 농도	비타민 K 농도
	타이로신 농도	베타인 농도	셀레늄 농도
	루테인&지아잔틴 농도		
운동 (8항목)	근력 운동 적합성	유산소 운동 적합성	지구력 운동 적합성
	근육발달능력	단거리 질주 능력	발목 부상 위험도
	악력	운동 후 회복 능력	

5 출처 : 국가생명윤리정책원, DTC 유전자검사 소비자를 위한 길라잡이(2022. 7)

피부·모발 (11항목)	기미·주근깨	색소 침착	여드름 발생
	피부 노화	피부 염증	태양 노출 후 태닝 반응
	튼살·각질	남성형 탈모	모발 굵기
	새치	원형 탈모	
식욕·맛·알코올·니코틴·카페인 (13항목)	식욕	포만감	단맛 민감도
	쓴맛 민감도	짠맛 민감도	알코올 대사
	알코올 의존성	알코올 홍조	와인 선호도
	니코틴 대사	니코틴 의존성	카페인 대사
	카페인 의존성		
수면·생활주기·통증·관절염·멀미 (6항목)	불면증	수면시간·시간	아침형·저녁형 인간
	통증 민감성	퇴행성 관절염증 감수성	멀미
건강관리 (12항목)	비만	요산치	중성지방농도
	체지방율	체질량지수	콜레스테롤
	혈당	혈압	골질량
	복부비만 (허리엉덩이비율)	운동에 의한 체중감량 효과	체중 감량 후 체중 회복 가능성 (요요 가능성)
혈통 (1항목)	조상 찾기		

DTC 유전자 검사는 주로 민간 사업자가 운영하는 서비스로, 유전자 검사의 목적에 관계없이 모두 인체유래물에서 유전정보를 얻는 행위가 포함된다. 따라서 검사의 유효성과 연관성에 대한 검증이 필요하며, 불확실한 검사결과로 인해 검사 대상자가 오도될 가능성에 주의해야 한다. 이러한 이유로 DTC 유전자 검사는 검사결과로 인한 오도의 우려가 적고, 검사 대상자가 건강관리를 받을 수 있는 웰니스 항목을 중심으로 서비스되도록 도입되었다.

DTC 유전자 검사는 영양, 생활습관, 신체적 특징 등에 관한 웰니스 검사만 가능하다. 그러나 모든 유전자 검사는 개인의 유전적 특징을 포함한 유전정보를 취급하므로 누가, 어떤 목적으로 소비자를 대상으로 유전자 검사를 수행하며, 그 결과와 유전정보를 어떻게 취급하는지가 매우 중요하다.

이에 따라 DTC 유전자 검사 서비스는 소비자를 대상으로 직접 유전자 검사를 수행하고, 해당 검사결과를 제공하는 역량을 갖춘 유전자 검사기관에서만 수행할 수 있도록 규제되었다. 이를 위해 DTC 유전자 검사 서비스를 제공하려는 검사기관에 대해 검사 역량 평가 및 인증 제도가 국내에 도입되었다.

이 인증 제도는 2019년부터 3년간 시행된 DTC 유전자 검사 서비스에 대한 인증제 시범사업의 경험과 결과를 바탕으로 마련됐으며, 2020년 12월에 개정된 생명윤리법에 의해 도입됐다.

PLUS 설명 **유전자 검사 역량 인증 제도**

DTC 유전자 검사 역량 인증 제도는 생명윤리법 제49조의2 제2항을 근거로 한다.

유전자 검사를 하려는 유전자검사기관의 장은 보건복지부령으로 정하는 시설 및 인력 등을 갖추고 보건복지부장관으로부터 검사항목별 숙련도, 검사결과의 분석·해석·전달, 검사대상자와 개인정보의 보호방안 등 해당 기관의 검사 역량에 대하여 인증을 받아야 한다.

디지털 헬스케어 분야에서 유전체 데이터 활용

유전체 데이터는 다음과 같은 다양한 분야에서 활용된다.

- **유전적 질환 진단 :** 유전적 질환은 유전자 돌연변이로 인해 발생하며, 유전자 검사를 통해 유전적 질환을 미리 진단하고 예방할 수 있다. 예를 들어 유전성 유방암에 관련된 유전자 돌연변이를 가진 여성은 정기적으로 검진해 암을 조기에 발견하고 치료할 수 있다.
- **생활습관 개선 :** 유전자 검사결과는 개인의 질병 위험 요인을 파악하는 데 도움을 준다. 이를 통해 개인은 자신의 건강상태에 맞는 생활습관을 개선하여 질병 발병 위험을 낮출 수 있다. 예를 들어 심혈관 질환 위험이 높은 사람은 식이 요법과 운동을 통해 콜레스테롤 수치를 낮추고 혈압을 조절할 수 있다.
- **암 진단 :** 유전자 검사는 특정 암의 조기 진단에 활용할 수 있다. 예를 들어 대장암 위험이 높은 사람은 대장내시경 검사를 통해 암을 조기에 발견하고 치료할 수 있다.
- **신생아 선천성 질환 진단 :** 임신 중에 유전자 검사를 통해 태아의 유전 질환을 진단할 수 있다. 이를 통해 출산 전에 태아의 건강상태를 파악하고, 필요시 적절한 치료를 준비할 수 있다.
- **약물 반응 예측 :** 유전자 검사결과는 특정 약물에 대한 개인의 반응을 예측하는 데 유용하다. 이를 통해 의사는 환자에게 가장 효과적이고 안전한 약물을 처방할 수 있다. 예를 들어 특정 항암

제에 대한 반응성을 결정하는 유전자 변이가 존재하면, 해당 항암제에 반응하지 않을 가능성이 높으므로 다른 치료법을 선택해야 한다.

- **표적 치료 :** 유전자 검사결과는 특정 질병의 원인 유전자를 파악하는 데 도움을 준다. 이를 통해 의사는 질병의 원인 유전자를 표적으로 하는 맞춤형 치료법을 개발하고 적용할 수 있다. 예를 들어 특정 유전자 돌연변이가 만성 림프구 백혈병의 원인이 되는 경우, 이러한 돌연변이를 표적으로 하는 표적 치료제를 사용하여 치료할 수 있다.

- **건강 증진 :** 유전자 검사결과는 개인의 건강상태와 질병 위험 요인을 파악하는 데 유용하다. 이를 통해 개인은 건강관리 계획을 세우고, 건강 증진을 위한 노력을 할 수 있다. 예를 들어 골다공증 위험이 높은 사람은 칼슘과 비타민 D 보충제를 섭취하고 규칙적으로 운동해서 골밀도를 유지할 수 있다.

- **질병의 원인 규명 :** 유전자 검사는 질병의 원인을 규명하는 데 도움을 준다. 연구원은 유전자 검사를 통해 특정 질병에 관한 유전자 변이를 발견하고, 이러한 유전자 변이가 질병 발병에 미치는 영향을 연구할 수 있다.

- **식품 및 농업 :** 유전체 데이터는 새로운 작물 품종을 개발하고, 질병에 강한 작물을 개발하는 데 사용된다. 예를 들어 유전체 데이터를 분석해 가뭄에 강한 벼 품종이나 해충에 강한 옥수수 품종을 개발할 수 있다. 또 질병예방에 특화된 건강식품을 개발하여 건강관리에 도움을 줄 수 있다.

CHAPTER 05 연습문제

1 의료 데이터와 라이프로그 데이터의 공통적인 특징을 설명하라.

2 의료 데이터의 형태적 특징을 설명하라.

3 우리나라가 타 국가에 비해 의료 데이터가 많이 구축된 배경을 설명하라.

4 라이프로그 데이터의 종류를 설명하라. 일상생활에서 찾을 수 있는 라이프로그 데이터 생성 기기 또는 소프트웨어를 제시하고, 어떠한 데이터를 생성하는지 설명하라.

5 의료 데이터, 유전체 데이터와 다른 라이프로그 데이터만의 특징을 설명하라.

6 유전자 검사의 목적을 설명하라.

7 유전자 검사 종류별로 그 목적을 설명하라.

읽을거리

CHAPTER

06 디지털 헬스케어 IT 시스템

6.1 디지털 헬스케어 IT 시스템의 구조

스마트폰 애플리케이션으로 건강을 관리하고, 원격으로 의사와 상담하는 시대가 열렸다. 이러한 변화의 중심에는 디지털 헬스케어 IT 시스템이 있다. 이 시스템을 구성하는 센서, 네트워크 통신, 애플리케이션 등 다양한 구성 요소를 이해하고 살펴보자.

디지털 헬스케어 IT 시스템

디지털 헬스케어 IT 시스템은 개인의 건강 데이터를 수집, 관리, 분석하여 건강관리와 질병예방을 지원하는 시스템이다. 이 시스템은 [그림 6-1]과 같이 크게 데이터 수집, 네트워크 통신, 데이터 저장 및 분석, 서비스 제공의 네 단계로 구성된다.

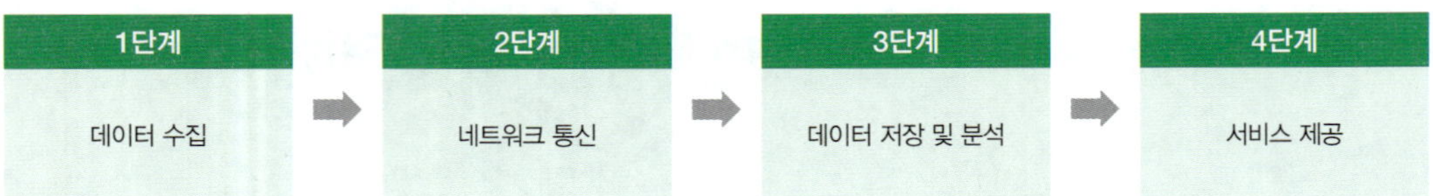

그림 6-1 디지털 헬스케어 IT 시스템 단계별 흐름

❶ **데이터 수집 :** 웨어러블 기기, 스마트폰, 의료 센서 등 다양한 장치로 개인의 건강 데이터를 모은다.

❷ **네트워크 통신 :** 수집된 데이터를 안전하게 전송하기 위해 BLE, 지그비Zigbee, 5G, Wi-Fi, LoRa, RFID 등 다양한 기술이 사용된다.

❸ **데이터 저장 및 분석 :** 수집된 데이터를 저장하고 분석하여 건강상태를 파악하고 질병 위험을 예측한다. 최근에는 클라우드 기반 빅데이터 플랫폼의 활용이 증가하고 있다.

❹ **서비스 제공 :** 개인 맞춤형 건강관리 정보, 질병예방 및 치료 가이드라인, 의료서비스 연계 등 다양한 서비스를 제공한다.

디지털 헬스케어 IT 시스템의 주요 구성 요소

디지털 헬스케어 IT 시스템은 [그림 6-2]와 같이 센서 기기, 네트워크 통신, 스마트폰과 애플리케이션 서비스, 통신 게이트웨이, 서버·클라우드, 데이터 분석 기술, 서비스 콘텐츠, 전문가용 애플리케이션·웹 서비스로 구성된다. 하나씩 살펴보자.

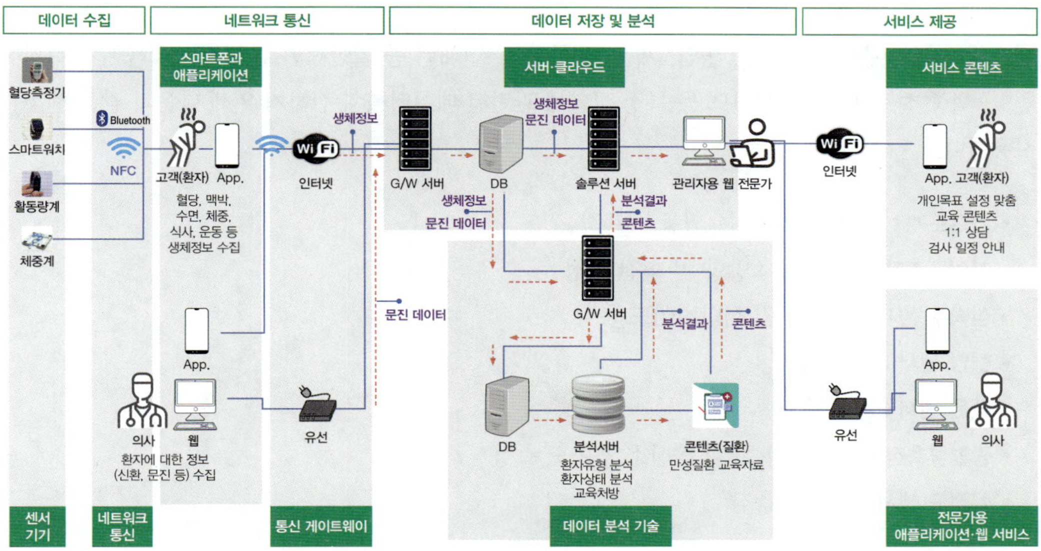

그림 6-2 디지털 헬스케어 IT 시스템 주요 구성 요소

■ 센서 기기

센서 기기는 주변 환경의 물리적 변화를 감지하고 측정하여 전기신호로 변환하는 장치이다. 이 장치는 마치 인간의 몸이나 눈, 귀처럼 주변 세계를 인지하고 정보를 전달하는 역할을 한다.

센서 기기의 역사는 놀랍도록 오래전부터 시작한다. 기원전 16세기에는 고대 이집트에서 나일강의 수위를 측정하는 수위계가 사용됐으며, 18세기에는 온도를 측정하는 온도계가 발명되었다. 또한 19세기에는 빛의 강도를 측정하는 광센서가 등장했다.

20세기에는 기술 발전과 함께 센서 기기의 종류와 활용 범위가 폭발적으로 증가했다. 1950년대에는 트랜지스터가 발명되어 센서의 소형화가 가능해졌고, 1960년대에는 반도체 기술이 발전하여 다양한 기능을 가진 센서가 개발되었다. 1970년대에는 마이크로프로세서가 등장하여 센서 데이터를 처리하고 분석할 수 있게 되었고, 1980년대에는 개인용 컴퓨터의 보급과 함께 센서 데이터를 시각화하고 활용하는 응용 분야가 확대되었다.

21세기에는 인터넷과 모바일 기술이 발전하여 센서 기기가 더욱 지능화되고 네트워크화되었으며, IoT가 등장하자 센서 기기가 다양한 기기와 연결되어 데이터를 실시간으로 공유하고 분석할 수 있게 되었다. 오늘날 센서 기기는 스마트폰, 웨어러블 기기, 가전제품, 자동차, 산업 시설, 의료기기 등 우리 삶의 거의 모든 영역에서 주변 환경을 감지하고 데이터를 모은다.

헬스케어 분야에서는 심박수, 혈압, 체온, 운동량, 수면패턴 등 일반적인 건강 데이터를 수집하거나 혈당, 혈중 산소 포화도, 심전도 등 특정 질환에 관련된 데이터를 수집하기 위해 다음과 같은 센서를 사용한다.

- **가속도계 :** 운동량, 걸음 수, 활동량 측정
- **자이로스코프**gyroscope **:** 방향 및 회전 측정
- **심박수 센서 :** 심박수 및 심박변이도 측정
- **혈압 센서 :** 혈압 측정
- **체온 센서 :** 체온 측정
- **광혈류측정 센서 :** 심박수, 혈중 산소 포화도 측정
- **심전도 센서 :** 심전도 측정

참고로 센서 기기는 데이터를 수집하는 방식에 따라 다음과 같이 구분된다.

- **비침습적 센서 :** 몸에 직접 착용하거나 휴대하여 데이터 수집
- **침습적 센서 :** 몸 안에 삽입하여 데이터 수집(의료 전문가의 도움 필요)

■ 네트워크 통신

네트워크 통신은 컴퓨터, 스마트폰 등 다양한 기기가 서로 정보를 주고받을 수 있도록 하는 기술로, 마치 우리가 말로 의사소통하듯 기기가 데이터를 전송하고 공유하는 기반이 된다.

네트워크 통신의 역사는 생각보다 오래전부터 시작되었다. 1837년에는 전신기가 발명되어 전기신호로 정보를 전달하는 시대가 열렸고, 1876년에는 전화기가 발명되어 더욱 빠르고 편리한 음성 통신이 가능해졌다.

20세기에는 컴퓨터 기술의 발전과 함께 네트워크 통신도 빠르게 발전하였으며, 1960년대에는 최초의 컴퓨터 네트워크인 아파넷(ARPANET)Advanced Research Projects Agency NETwork이 구축되었다. 1970년대에 개발된 TCP/IP 프로토콜은 인터넷의 기반이 되었다. 1980년대에는 모뎀이 컴퓨터와 전화선을 연결하여 데이터 통신을 가능하게 했고, 1990년대에는 인터넷이 대중화되면서 전 세계가 네트워크를 통해 정보를 공유하고 소통하는 시대가 열렸다.

21세기에는 무선 네트워크 기술이 발전하여 네트워크 통신이 더욱 자유롭고 편리해졌고, Wi-Fi, 블루투스, LTE, 5G 등 다양한 무선 기술이 등장하여 스마트폰, 웨어러블 기기, IoT 기기 등 다양한 기기를 네트워크에 연결할 수 있게 되었다. 오늘날 네트워크 통신은 우리 삶에서 필수 요소가 되었다. 우리는 인터넷을 통해 정보를 얻고 소통하며, 비즈니스를 하고 엔터테인먼트를 즐긴다.

데이터 수집 장치로 모은 데이터는 네트워크에서 안전하게 전송되어야 한다. 디지털 헬스케어 IT 시스템에서 주로 사용되는 네트워크 통신기술은 다음과 같다.

- **BLE :** 짧은 거리의 무선 통신으로 전력이 적게 소모되며 스마트폰과 연동하기에 적합
- **지그비 :** 메쉬 네트워크 구축 가능, 넓은 범위 데이터 전송, 센서 네트워크에 적합
- **5G :** 고속 데이터 전송, 대용량 데이터 처리, 미래 헬스케어 IT 시스템의 핵심 기술
- **Wi-Fi :** 고속 데이터 전송, 인터넷 연결 가능, 스마트폰 애플리케이션과 연동하기에 적합
- **LoRa :** 넓은 범위, 저전력, 저비용, 야외 환경에 적합
- **RFID :** 무선 태그 기술로 물체 식별 및 추적, 의료 자재 관리에 활용
- **프로토콜**protocol **:** 기기들이 서로 통신할 수 있게 규칙을 정하는 것으로 TCP/IP, HTTP가 있음
- **네트워크 장비 :** 네트워크를 구축하고 운영하는 데 필요한 장비. 예를 들어 라우터, 스위치가 있음

■ 스마트폰과 애플리케이션 서비스

스마트폰은 단순한 전화기를 넘어 다양한 기능을 탑재한 휴대용 컴퓨터이다. 휴대성이 높고 인터넷에 편리하게 접속할 수 있으며, 여러 가지 애플리케이션을 실행하는 등 다양한 특징을 통해 우리의 삶을 근본적으로 변화시켰다.

스마트폰의 역사는 다른 기기에 비해 짧은 편이다. 1990년대에는 IBM Simon과 Nokia Communicator와 같은 초기 스마트폰이 등장했다. 2000년대에는 아이폰 또는 안드로이드 기반의 터치스크린 스마트폰이 보급되었고, 2010년대에는 애플리케이션 생태계가 확장되며 AI, VR 등 다양한 기능이 발전했다. 2020년대에는 5G 통신, 폴더블폰, 웨어러블 기기 연동 등의 기술이 스마트폰의 발전을 이끌고 있다. 이러한 발전을 통해 오늘날 스마트폰은 다양한 기능을 갖추게 되었다.

스마트폰의 주요 핵심 기능은 다음과 같다.

- 음성 통화와 문자 메시지
- 인터넷 검색과 웹 브라우징
- 애플리케이션 실행(게임, 소셜 미디어, 쇼핑, 금융, 생산성 도구 등)
- 카메라 기능(사진 및 영상 촬영)
- 위치정보 서비스(GPS)
- 모바일 결제 기능

애플리케이션 서비스는 스마트폰에 설치하여 실행되는 소프트웨어 응용 프로그램으로, 다양한 기능을 제공하여 우리의 삶을 더욱 편리하게 만들었다. 애플리케이션 서비스의 주요 유형은 다음과 같다.

- **소셜 미디어 :** 페이스북, 인스타그램, 카카오톡 등
- **메시징 :** 카카오톡, 텔레그램, 왓츠애플리케이션 등
- **게임 :** 캔디크러쉬, 포켓몬고, 리니지 등
- **쇼핑 :** 쿠팡, 11번가, G마켓 등
- **음악 및 영상 스트리밍 :** 스포티파이, 넷플릭스, 유튜브 등
- **금융 :** 토스, 카카오뱅크, 네이버페이 등
- **교통 :** 카카오맵, 티맵, 웨이즈 등
- **생산성 :** 구글 문서, 에버노트, 마인드맵 등

애플리케이션 서비스는 2000년대에 애플 애플리케이션스토어와 구글 플레이스토어가 등장하면서 시작했다. 2010년대에는 애플리케이션 개발이 활성화되면서 카테고리가 다양하게 확대되었다. 2020년대에는 클라우드 기반 서비스와 AI 연동 애플리케이션 서비스가 등장하며 더욱 진화하고 있다.

스마트폰과 애플리케이션 서비스는 디지털 헬스케어 IT 시스템에서 중요한 사용자 인터페이스 역할을 한다. 이러한 디지털 헬스케어 관련 애플리케이션의 주요 기능은 다음과 같다.

- 건강 데이터 실시간 확인 및 그래프 분석
- 운동기록 및 목표 설정
- 건강정보제공 및 질병예방 가이드

- 원격진료 및 의료서비스 연계
- 맞춤형 건강관리 팁 제공

스마트폰과 애플리케이션 서비스는 지금도 다음과 같이 삶의 거의 모든 측면에 영향을 미치고 있다.

- **소통 방식의 변화 :** 문자 메시지, 소셜 미디어, 화상 통화 등을 통해 소통 방식이 다양화됨
- **정보 접근의 용이성 :** 인터넷 검색, 뉴스, 정보 애플리케이션 등을 통해 정보 접근성이 크게 좋아짐
- **생활의 편리함 :** 쇼핑, 음식 주문, 결제, 예약 등 일상생활의 편리성이 크게 개선됨
- **새로운 기회 창출 :** 애플리케이션 기반 비즈니스 모델 등장과 새로운 일자리 창출
- **문화적 변화 :** 모바일 게임, 짧은 영상 소비, 온라인 커뮤니티 활성화 등으로 문화적 변화 유발

■ 통신 게이트웨이

통신 게이트웨이gateway는 서로 다른 네트워크나 프로토콜을 사용하는 기기들 간의 통신을 가능하게 하는 핵심 장치이다. 마치 통역사가 서로 다른 언어를 사용하는 사람들의 소통을 돕는 것처럼, 통신 게이트웨이는 서로 다른 네트워크의 데이터를 변환하고 전달하여 원활한 통신을 지원한다.

통신 게이트웨이의 역사는 컴퓨터 네트워크의 발전 초기부터 시작되었다. 초기 네트워크는 서로 다른 프로토콜을 사용하여 구축되었으므로 네트워크 간의 통신이 매우 어려웠다. 이러한 문제를 해결하기 위해 개발된 것이 바로 통신 게이트웨이이다. 1960년대에는 최초의 통신 게이트웨이가 등장하여 주로 메인프레임 컴퓨터 네트워크 간의 통신을 지원했다.

1970년대에는 TCP/IP 프로토콜이 개발되면서 표준화된 네트워크 프로토콜이 등장했지만, 여전히 다양한 프로토콜을 사용하는 네트워크가 존재했으므로 통신 게이트웨이의 중요성이 더욱 커졌다. 1980년대에는 개인용 컴퓨터가 보급되며 로컬 네트워크(LAN)Local Area Network가 활성화되었고, LAN과 인터넷 간의 통신을 지원하는 통신 게이트웨이가 등장했다.

1990년대에는 인터넷이 대중화되었고, 다양한 기기가 네트워크에 동시 연결되면서 통신 게이트웨이의 역할이 더욱 중요해졌다. 특히 무선 네트워크 기술이 발전하여 무선 LAN과 유선 LAN 간의 통신을 지원하는 통신 게이트웨이의 수요가 증가했다.

2000년대에는 IoT가 등장하며 네트워크에 센서까지 연결되면서 통신 게이트웨이의 역할은 더욱 복잡해졌다. 통신 게이트웨이는 다양한 프로토콜을 지원하고, 데이터를 변환하며 보안을 강화하는 등 다양한 기능을 제공하게 되었다.

2010년대에는 클라우드 서비스의 발전과 함께 클라우드 기반 서비스와 온프레미스on-premise 시스템[1] 간의 통신을 지원하는 통신 게이트웨이가 등장했다. 2020년대에는 5G 기술이 발전하며 고속 데이터 전송과 대용량 데이터 처리를 지원하는 통신 게이트웨이가 개발되었고, AI 기술을 활용해 데이터 분석과 자동화 기능을 제공하는 통신 게이트웨이도 등장하고 있다.

통신 게이트웨이가 제공하는 주요 기능은 다음과 같다.

- **다양한 네트워크 연결 :** 서로 다른 프로토콜을 사용하는 네트워크를 연결하여 통신을 가능하게 함. 예를 들어 LAN, WAN, PAN, SAN, MAN 등이 있음
- **데이터 표준화 및 변환 :** 서로 다른 형식의 데이터를 변환하여 모든 기기에서 이해하고 사용할 수 있게 함
- **프로토콜 변환 :** 서로 다른 프로토콜을 변환하여 기기가 서로 통신할 수 있게 함. 예를 들어 TCP/IP, HTTP, 지그비, BLE 등이 있음
- **데이터 암호화 및 보안 :** 네트워크 간의 데이터 전송을 보호하고 무단 침입을 방지
- **데이터 전송 및 관리 :** 불필요한 데이터를 걸러내고 중요한 데이터만 전송
- **네트워크 관리 :** 네트워크 트래픽을 모니터링하고 관리
- **애플리케이션 게이트웨이 기능 :** 특정 애플리케이션에 대한 인증, 권한 부여, 로깅 등의 기능 제공

■ 서버·클라우드

서버server는 네트워크상에 연결되어 클라이언트의 요청을 처리하고 서비스를 제공하는 컴퓨터 시스템이다. 마치 주문을 받으면 주방에서 음식을 준비하는 것처럼, 서버는 사용자의 요청을 받아 필요한 데이터와 서비스를 제공하는 역할을 한다.

서버의 역사는 컴퓨터 네트워크의 발전과 함께 시작되었다. 초기에는 메인프레임 컴퓨터가 서버 역할을 수행했으며, 1960년대에는 메인프레임 컴퓨터를 이용한 초기 네트워크가 등장했다. 1970년대에는 클라이언트-서버 모델이 도입되면서 전용 서버를 활용할 수 있게 되었고, 1980년대에는 개인용 컴퓨터가 발달하면서 서버의 종류도 다양화되었다. 1990년대에는 인터넷이 보급되며 웹 서버가 등장했다. 2000년대에는 가상화 기술이 발전하여 서버 활용 효율성이 향상되고, 2010년대에는 클

1 온프레미스 시스템은 기업이 자체 서버나 데이터 센터에 소프트웨어와 데이터를 직접 설치해 운영하는 방식이다. 클라우드와 달리 외부 서비스를 이용하지 않고, 모든 시스템을 자체적으로 직접 관리한다.

라우드 서비스가 등장하여 클라우드 서버가 보급되었다. 이러한 발전을 통해 서버는 다양한 기능을 수행하게 되었다.

서버의 주요 기능은 다음과 같다.

- **데이터 저장 및 관리 :** 웹사이트, 애플리케이션, 파일 등 다양한 데이터를 저장하고 관리
- **컴퓨팅 처리 :** 웹사이트 실행, 애플리케이션 실행, 데이터 분석 등 컴퓨팅 작업 수행
- **네트워크 통신 :** 클라이언트와의 통신을 처리하고 데이터를 주고받음
- **보안 :** 데이터를 보호하고 무단 침입을 방지
- **자원 공유 :** 여러 사용자가 동시에 서버의 자원을 공유하여 사용할 수 있게 함

또한 서버의 사용 목적과 용도에 따른 서버의 종류는 다음과 같다.

- **웹 서버 :** 웹사이트를 호스팅하고 웹페이지를 제공
- **애플리케이션 서버 :** 웹 애플리케이션을 실행하고 데이터베이스와 연동
- **데이터베이스 서버 :** 데이터베이스를 저장하고 관리
- **파일 서버 :** 파일을 저장하고 공유
- **메일 서버 :** 전자 메일을 저장하고 전송

클라우드 서비스는 인터넷을 통해 다양한 컴퓨팅 자원과 서비스를 제공하는 서비스로, 마치 전기나 수도처럼 필요한 자원을 언제 어디서든 사용할 수 있도록 한다.[2]

클라우드 서비스의 역사는 인터넷과 분산 컴퓨팅 기술의 발전과 함께 시작되었다. 초기에는 단순한 파일 저장 서비스가 제공되었지만, 점차 다양한 기능을 갖춘 클라우드 서비스로 발전했다. 클라우드 서비스의 초기 모습은 1960년대에 등장한 분산 컴퓨팅[3] 개념에서 비롯한다.

1970년대에는 최초의 컴퓨터 네트워크인 아파넷ARPANET이 구축되면서 네트워크를 통한 데이터 공유가 가능해졌고, 1980년대에는 컴퓨서브CompuServe와 같은 초기 클라우드 서비스가 등장하여 사용자가 온라인으로 파일을 저장하고 공유할 수 있게 되었다. 1990년대에는 월드 와이드 웹(WWW)

2 클라우드 서비스와 클라우드 컴퓨팅은 엄밀히 말해 서로 다른 개념이지만, 클라우드 서비스에 클라우드 컴퓨팅이 포함되어 있으므로 이 책에서는 클라우드 서비스로 통일했다.

3 분산 컴퓨팅은 여러 컴퓨터를 하나의 시스템처럼 연결하여 처리 능력을 높이는 기술로, 초기 클라우드 서비스의 토대를 마련했다.

이 등장하여 인터넷 사용이 급증했다. 이를 바탕으로 Yahoo! Storage, Hotmail 등 웹 기반 파일 저장 서비스와 Salesforce.com과 같은 초기 SaaS 기업이 등장했다.

2000년대 중반에는 가상화 기술, 분산 컴퓨팅, 저장 기술이 발전하며 클라우드 서비스라는 새로운 패러다임이 등장했고, 아마존 웹 서비스(AWS)Amazon Web Services, 마이크로소프트 애저Microsoft Azure, 구글 클라우드 플랫폼(GCP)Google Cloud Platform, 네이버 클라우드와 같은 클라우드 서비스 제공업체가 시장을 이끌며 빠르게 성장했다.

클라우드 서비스의 주요 특징은 다음과 같다.

- **사용 편의성 :** 인터넷만 연결되면 언제 어디서든 서비스 이용 가능
- **확장성 :** 필요에 따라 컴퓨팅 자원을 쉽게 확장하거나 축소 가능
- **비용 절감 :** 초기 투자 비용이 적고, 사용한 만큼만 비용을 지불
- **유지 관리 용이 :** 서비스 제공업체가 서버 관리와 유지보수를 담당
- **자동화 :** AI, ML 등을 활용하여 자동화된 서비스 제공

클라우드 서비스는 목적과 용도에 따라 다음과 같이 구분된다.

- **IaaS** Infrastructure as a Service **:** 가상 서버, 스토리지, 네트워킹 등 기본적인 컴퓨팅 자원 제공
- **PaaS** Platform as a Service **:** 웹 애플리케이션 개발 및 실행을 위한 플랫폼 제공
- **SaaS** Software as a Service **:** 웹 기반 소프트웨어 애플리케이션 제공

서버와 클라우드는 수집된 건강 데이터를 저장하고 분석하며, 사용자에게 맞춤형 서비스를 제공하기 위한 플랫폼을 제공한다. 또 클라우드 기반 솔루션을 활용하면 데이터 확장성, 처리 능력, 보안성을 강화할 수 있다. 이러한 기능을 바탕으로 디지털 헬스케어 분야에서 서버와 클라우드는 다음과 같은 역할을 수행한다.

- 방대한 건강 데이터 저장 및 관리
- 빅데이터 분석 및 AI 기반 질병 예측
- 맞춤형 건강관리 알고리즘 개발
- 사용자 프로필 및 선호도 관리
- 서비스 운영 및 관리

■ 데이터 분석 기술

데이터 분석 기술은 방대한 양의 데이터에서 의미 있는 정보와 패턴을 발견하고 해석하는 과정이다. 이를 통해 비즈니스 운영을 개선하고 의사결정을 지원하며, 새로운 기회를 발굴할 수 있다. 이러한 데이터 분석 기술은 크게 수집, 저장, 처리, 분석, 활용의 다섯 단계로 구성된다.

❶ **수집 :** 센서, 거래 시스템, 소셜 미디어 등 다양한 곳에서 데이터 수집
❷ **저장 :** 수집된 데이터를 안전하고 효율적으로 저장
❸ **처리 :** 누락된 값 처리, 데이터 정제, 데이터 변환 등을 통해 데이터를 분석에 적합한 형태로 변환
❹ **분석 :** 통계분석, ML, 텍스트 분석 등 다양한 방법으로 데이터에서 의미 있는 정보와 패턴 발견
❺ **활용 :** 분석 결과를 시각화, 보고서 작성, 의사결정 지원 등에 활용

데이터 분석 기술은 크게 통계분석, ML, 텍스트 분석으로 분류된다.

- **통계분석 :** 평균, 중앙값, 표준편차, 회귀분석 등 통계적 방법을 사용하여 데이터를 분석
- **ML :** 컴퓨터가 데이터를 자동으로 학습하여 예측, 분류, 군집화 등을 수행하는 기술
- **텍스트 분석 :** 문서, 소셜 미디어 게시글, 온라인 리뷰 등 텍스트 데이터를 분석하여 주제, 감정, 의견 등을 파악

최근 헬스케어 분야에서 데이터 분석 기술은 의료서비스의 품질과 효율을 높이는 데 중요한 역할을 하고 있다. 과거에는 의료 전문가의 경험과 사후 통계분석에 의존했지만, 실시간으로 수집된 데이터를 과학적 근거에 기반하여 분석하는 기술이 발전하면서 의료 전문가는 방대한 의료 데이터를 활용해 질병을 진단하고 치료계획을 수립하며, 예방 전략을 개발하거나 환자의 치료 결과를 개선할 수 있게 되었다.

1980년대까지는 의료 데이터 분석에 주로 통계 방법을 사용했으며, 환자 인구통계, 질병 발생률, 사망률 등을 분석하여 질병의 패턴과 추세를 파악했다. 병원정보시스템(HIS)Hospital Information System이 도입되면서 의료 데이터가 디지털화되었고, 이를 통해 데이터 분석의 기반이 마련되었다.

1990년대에는 EHR이 도입되어 환자의 모든 의료정보를 전자적으로 저장하고 관리할 수 있게 되었으며, 다양한 의료기관에서 사용하는 의료 데이터 형식을 표준화하려는 노력이 시작되었다. 2000년대 후반에는 빅데이터 시대가 도래하면서 의료 데이터의 양과 복잡성이 급증했으며, 클라우드 서비스 기술을 활용해 방대한 의료 데이터를 안전하게 저장하고 처리할 수 있게 되었다. AI 기술, 특히

ML은 의료영상 분석, 질병 진단, 맞춤형 치료계획 수립, 임상 연구 자동화 등 다양한 분야에서 활용된다.

디지털 헬스케어 분야에서 데이터 분석 기술은 수집된 건강 데이터를 다양한 방식으로 분석하여 개인의 건강상태를 파악하고 질병 위험을 예측하는 데 활용된다. 이러한 데이터 분석 기술의 주요 기능은 다음과 같다.

- **기본 통계분석 :** 평균, 최댓값, 최솟값, 표준편차 등
- **상관관계 분석 :** 변수 간의 상관관계 파악
- **회귀분석 :** 예측변수와 종속변수 간의 관계 파악
- **ML :** 질병 예측, 건강상태 분류, 맞춤형 건강관리 모델 개발
- **AI :** 데이터 패턴 인식, 질병 진단 및 치료 지원

■ 서비스 콘텐츠

디지털 헬스케어 분야의 서비스 콘텐츠는 다양한 도구와 플랫폼을 통해 제공되는 건강과 웰빙 관련 콘텐츠를 의미한다. 이는 사용자가 건강상태를 관리하고 질병을 예방하며, 건강한 생활방식을 유지하도록 돕는다. 디지털 헬스케어 분야의 서비스 콘텐츠는 다음과 같은 다양한 형태로 제공된다.

- **건강정보 :** 질병, 증상, 치료법, 예방법 등 건강 관련 정보제공
- **건강 도구 :** 건강상태를 측정하고 데이터를 추적하며, 목표를 설정하는 데 도움이 되는 도구 제공
- **건강 관련 애플리케이션 :** 건강한 생활방식을 유지하도록 운동, 식단, 수면 등을 돕는 기능 제공
- **온라인 커뮤니티 :** 건강 관련 질문을 하고 정보를 공유하며, 서로를 지원하는 온라인 공간
- **웨어러블 기기 :** 활동량, 심박수, 수면패턴 등 건강 데이터를 실시간으로 추적하는 기기
- **텔레메디신 :** 의료 전문가와 원격으로 상담하고 진료받는 서비스

헬스케어 분야의 서비스 콘텐츠는 기술 발전과 함께 지속적으로 발전해 왔으며, 사용자에게 제공되는 정보 및 도구의 양과 질이 크게 높아졌다. 1990년대 이전에는 건강정보가 주로 의료 전문가에게만 제공되어 일반 사용자는 정보를 얻기 어려웠다. 그나마 도서관이나 의료기관에서 의학 서적이나 건강 관련 팸플릿을 통해 정보를 접할 수 있었다.

1990년부터 2000년대 초반까지는 인터넷의 등장으로 웹사이트가 생겨나면서 일반인이 쉽게 건강정보를 검색하거나 접근할 수 있게 되었다. 메드라인, 웹엠디 등 다양한 온라인 건강정보 플랫폼이 운영되었고, 질병, 증상, 치료법 등을 공유하고 서로를 지원하는 온라인 커뮤니티도 형성되었다.

2000년대 후반부터 스마트폰이 등장하여 운동, 식단, 수면 등 건강상태를 관리하고 질병을 예방하는 데 도움이 되는 애플리케이션이 다양하게 출시되었다.

이러한 발전을 통해 디지털 헬스케어 분야의 서비스 콘텐츠는 환자와 일반 사용자에게 다양한 건강 관련 서비스를 제공하게 되었다. 디지털 헬스케어 분야의 서비스 콘텐츠 종류는 다음과 같다.

- **건강관리 :** 건강 데이터 기반 건강상태 확인, 질병 위험 예측, 건강관리 팁 제공
- **운동 및 활동 :** 운동기록 관리, 운동 목표 설정, 맞춤형 운동 프로그램 제공
- **영양 :** 식단 관리, 영양 정보제공, 건강 식단 레시피 제공
- **수면 :** 수면패턴 분석, 수면 개선 팁 제공
- **정신건강 :** 스트레스 관리, 명상 가이드, 심리 상담 연결
- **질병 관리 :** 만성질환 관리, 복약 관리, 질병 관리 정보제공
- **원격진료 :** 의사와의 화상 상담, 진단, 처방 제공

■ 전문가용 애플리케이션·웹 서비스

전문가용 애플리케이션과 웹 서비스는 특정 분야의 전문가가 업무를 수행하고 생산성을 높이기 위해 사용하는 도구이다. 일반적인 애플리케이션·웹 서비스와는 달리 전문가용은 특정 분야의 전문 지식과 업무 요구에 맞춰 설계되고 개발된다.

헬스케어 분야의 전문가용 애플리케이션·웹 서비스의 역사는 1990년대부터 시작한다. 1990년대에는 인터넷의 등장과 함께 웹 기반 헬스케어 서비스가 등장했다. 환자는 온라인으로 의료정보를 검색하고 진료를 예약하며, 진료를 받을 수 있게 되었다. 의료 전문가는 웹 기반의 플랫폼을 통해 환자정보를 공유하고 의료 지침을 확인하며, 임상 연구에 참여할 수 있게 되었다.

2000년대 중반에는 스마트폰이 보급되면서 모바일 헬스케어 애플리케이션이 등장했다. 환자는 스마트폰 애플리케이션으로 건강상태를 모니터링하고 약물복용을 관리하며, 의료정보를 확인할 수 있게 되었다. 의료 전문가는 모바일 애플리케이션으로 환자정보를 실시간으로 확인하고 진단을 내리며, 치료계획을 수립할 수 있게 되었다.

2010년대 후반에는 클라우드 서비스, 빅데이터, AI 등 신기술이 애플리케이션·웹 서비스에 적용되었다. 클라우드 서비스 기술은 의료 데이터를 안전하게 저장하고 공유하며, 의료서비스 제공자가 쉽게 접근할 수 있도록 지원한다. 빅데이터 기술은 방대한 의료 데이터를 분석하여 질병 진단, 치료 예측, 맞춤형 의료서비스 제공에 활용되며, AI 기술은 의료영상 분석, 의료 진단 지원, 임상 연구 자동화 등 다양한 분야에서 활용된다.

이러한 발전을 통해 전문가용 애플리케이션·웹 서비스는 다음과 같은 특징을 가지게 되었다.

- **특정 분야에 특화 :** 회계, 법률, 의료, 엔지니어링, 디자인 등 다양한 전문 업무에 필요한 기능 제공
- **전문적인 도구 및 분석 :** 데이터 분석, 시각화, 보고서 작성 등 전문 작업을 수행하는 데 필요한 도구와 기능 제공
- **높은 보안성 및 개인정보 보호 :** 민감한 데이터를 처리하는 전문가의 업무 특성을 고려하여 높은 보안성과 개인정보 보호 기능 제공
- **사용 편의성 :** 전문가가 직관적으로 사용할 수 있도록 설계된 사용자 인터페이스 제공
- **다양한 플랫폼 지원 :** 데스크톱, 모바일, 웹 등 다양한 플랫폼에서 사용할 수 있도록 지원
- **실시간 협업 :** 실시간 협업 기능을 제공하여 여러 사용자가 동시에 작업을 수행하고 정보 공유 가능

의료 전문가는 헬스케어 분야의 애플리케이션·웹 서비스를 통해 환자 데이터를 분석하고 진단을 내리며, 치료계획을 수립한다. 또 연구 목적으로 데이터를 활용하거나 의료기관 간 데이터를 공유하는 플랫폼도 이용할 수 있다. 이러한 전문가용 애플리케이션·웹 서비스의 주요 기능은 다음과 같다.

- 환자 건강 데이터 상세 분석 및 진단 지원
- 의료영상 및 검사결과 확인
- 치료계획 수립 및 처방전 작성
- 의료기관 간 데이터 공유 및 연계
- 의료 연구 및 개발 지원

6.2 사용자를 위한 모바일 헬스

스마트폰 하나로 건강을 관리하는 시대가 열렸다. 이제 병원에 가지 않아도 언제 어디서나 자신의 건강상태를 확인하고 관리할 수 있다. 이러한 변화를 가능하게 한 것이 바로 모바일 헬스이다. 모바일 헬스는 의사, 건강관리 전문가, 환자, 그리고 일반인 등 다양한 사용자가 각자의 목적에 맞게 활용하고 있다. 이들의 사용 목적과 활용 방법을 이해하고자 한다.

모바일 헬스mHealth는 스마트폰, 태블릿 등 모바일 기기를 활용하여 건강정보 관리, 질병예방, 건강한 생활방식 유지를 지원하는 서비스이다. 다양한 사용자가 모바일 헬스를 활용하고 있으므로 각 사용자의 필요에 따라 서비스 기능도 달라진다.

모바일 헬스의 사용자는 크게 의사, 건강관리 전문가, 환자, 일반인으로 구분할 수 있다. 사용자의 특성에 따라 모바일 헬스 서비스의 이용 목적, 데이터 수집 및 조회 기능, 데이터 통계 및 분석 기능, 개인 헬스 데이터 저장 기능, 개인 맞춤형 서비스 기능이 부분적으로 차이가 난다.

의사 대상 모바일 헬스 서비스

의사를 대상으로 하는 모바일 헬스 서비스는 정확한 진단, 효과적인 치료, 질병예방 및 관리를 통해 환자의 건강상태를 개선하고 진료의 품질을 높인다. 또 의료자원의 효율적인 활용, 의료비용 절감, 환자 만족도 향상 등을 통해 의료서비스의 효율을 높인다. 의사를 대상으로 하는 모바일 헬스 서비스의 이용 목적은 다음과 같다.

- **환자 진단 :** 환자의 증상, 검사결과, 의무기록 등을 종합적으로 분석하여 질병을 진단한다. 딥러닝deep learning 기반 진단 시스템을 활용하여 진단 정확도를 높이고, 환자 데이터에 실시간으로 접근하여 신속하게 진단한다. 시간과 공간의 제약 없이 진료를 제공하는 원격진료가 가능해진다.
- **치료계획 수립 :** 진단 결과를 바탕으로 환자에게 적합한 치료계획을 수립한다. 맞춤형 치료계획을 세워 치료 효과를 극대화하고 부작용을 최소화하여 환자의 삶의 질(QOL)quality of life을 높일 수 있다. 또 치료계획을 EMR에 연동하여 체계적으로 관리할 수 있다.
- **치료 효과 평가 :** 치료 진행 상황을 모니터링하고 환자 데이터를 실시간으로 확인하여 치료 효과를 신속하게 파악할 수 있다. AI 기반 분석을 통해 치료 효과를 정확하게 평가할 수 있다. 이를 바탕으로 치료계획을 조정하여 최적의 치료 효과를 달성할 수 있다.
- **의료정보제공 :** 환자에게 질병의 치료법, 예방법 등과 관련된 의료정보를 제공한다. 텍스트, 이미지, 영상 등 다양한 형식으로 제공하여 이해도를 높이고, 질의응답을 통해 불안감을 해소할 수 있다.

의사를 대상으로 하는 모바일 헬스 서비스의 주요 기능을 상세하게 살펴보자.

■ 데이터 수집

❶ 환자 의무기록

환자 의무기록은 진료기록, 검사결과, 처방정보를 포함하며, EMR과 연동하여 데이터를 자동으로 수집한다. 과거 진료기록을 통해 환자의 건강상태를 종합적으로 파악할 수 있으며, 진단 및 치료계획 수립에 중요한 정보를 얻는다.

❷ 검사결과

혈액 검사, 영상 검사 등의 결과를 포함한다. 검사결과를 실시간으로 확인하여 진단과 치료를 신속하게 수행할 수 있다. AI 기반 분석을 통해 검사결과를 정확하게 해석하고, 환자의 건강상태 변화를 추적하여 치료 효과를 평가할 수 있다.

❸ 신체 활동 데이터

웨어러블 기기로 수집한 운동량, 심박수, 수면패턴 등의 데이터를 포함한다. 신체 활동 데이터를 활용하여 환자의 생활습관을 파악하고 건강상태를 개선할 수 있도록 조언하며, 만성질환 관리에도 도움을 준다. 또 환자의 건강상태 변화를 조기에 감지하고 예방 조치를 취할 수 있다.

❹ 생활습관 데이터

식습관, 음주, 흡연 등의 생활습관 데이터를 포함한다. 환자의 건강위험요인을 파악하여 건강 증진을 위한 맞춤형 교육을 제공하고, 만성질환의 예방 및 관리에 활용할 수 있다. 이러한 데이터는 환자의 건강상태를 개선하기 위한 효과적인 치료계획을 수립하는 데에도 도움이 된다.

■ 데이터 조회

❶ 환자별 의무기록

진료기록, 검사결과, 처방정보를 환자별로 조회할 수 있다. EMR과 연동하여 데이터를 간편하게 확인하고, 과거 진료기록을 종합적으로 파악하여 진단과 치료에 활용할 수 있다.

❷ 건강상태 지표

체중, 체지방률, 혈압, 혈당 등의 건강상태 지표를 추적하여 확인할 수 있다. 그래프나 차트 등 시각적으로 표현된 데이터로 건강상태 변화를 쉽게 파악하고, 환자의 건강상태를 실시간으로 모니터링하여 이상징후를 조기에 감지할 수 있다. 만성질환 관리에도 효과적이다.

❸ 치료 진행 상황

치료계획에 따라 치료가 제대로 진행되고 있는지 확인할 수 있다. 치료 효과를 평가하고 치료계획을 조정할 수 있으며, 환자와 의사가 치료 과정에 대한 정보를 공유하여 의사소통을 개선하고 환자의 치료 참여도를 높일 수 있다.

■ 데이터 통계분석 활용

❶ 환자 집단별 질병 발생률

특정 질병의 발생률을 환자 집단별로 분석하여 질병의 위험 요인을 파악할 수 있다. 이러한 분석 결과는 질병예방 및 관리 전략을 수립할 때 활용되며, 맞춤형 건강관리 프로그램을 개발하거나 의료자원을 효율적으로 배분하는 과정을 돕는다.

❷ 치료 효과

특정 치료법의 효과를 분석하여 치료 지침을 개발하거나 개선하는 데 활용한다. 환자에게 가장 효과적인 치료법을 제공하고, 이를 통해 의료비 절감과 환자의 삶의 질을 높이는 데 기여한다.

❸ 합병증 발생률

특정 질병의 합병증 발생률을 분석하여 합병증 예방 전략 수립에 활용한다. 이를 통해 환자의 건강상태를 개선하고 합병증으로 인한 사망률을 줄이는 데 기여할 수 있다. 또 의료자원을 효율적으로 활용하는 데에도 도움을 준다.

■ 개인 맞춤형 서비스

❶ 환자별 맞춤형 치료계획 제공

환자의 개별적인 특성과 건강상태를 고려하여 맞춤형 치료계획을 제공한다. 이를 통해 치료 효과를 극대화하고 부작용을 최소화하며, 환자의 만족도를 높일 수 있어 한정된 의료 인력 자원을 효율적으로 활용할 수 있다.

❷ 예방접종 알림

환자의 연령, 건강상태, 예방접종 이력 등에 기반하여 맞춤형으로 예방접종을 알려준다. 예방접종이 누락되지 않으므로 여러 가지 질환을 예방할 수 있다. 이로써 환자의 건강상태를 개선하고 한정된 의약품 자원을 효율적으로 활용할 수 있다.

❸ 건강관리 상담

환자의 건강상태, 생활습관, 건강 목표 등을 고려하여 맞춤형으로 건강관리 상담을 제공한다. 건강한 생활습관 형성을 돕고 만성질환을 예방하거나 관리하는 데 도움을 줄 수 있다. 이로써 환자의 건강상태를 개선하고 한정된 국가 의료 재원을 효율적으로 활용할 수 있다.

건강관리 전문가 대상 모바일 헬스 서비스

건강관리 전문가를 대상으로 하는 모바일 헬스 서비스는 맞춤형 건강관리 프로그램, 전문 상담, 건강 증진 정보를 제공하여 사용자의 건강상태를 개선하고, 건강위험요인을 분석해 만성질환 예방 및 관리를 지원한다. 또한 사용자 데이터를 분석해 효과적인 건강 증진 프로그램을 개발하고 개선하는 데 기여하고, 이를 통해 질환의 발병과 합병증을 예방해 의료자원을 효율적으로 활용할 수 있도록 한다. 건강관리 전문가를 대상으로 하는 모바일 헬스 서비스의 이용 목적은 다음과 같다.

- **건강관리 프로그램 개발 :** 사용자의 건강상태와 요구에 따라 맞춤형 건강관리 프로그램을 개발하여 효과적으로 건강상태를 개선하는 것을 목표로 한다. 과학적 근거를 바탕으로 프로그램을 개발하여 신뢰도를 높이고, 사용자 참여도를 높일 수 있는 프로그램을 개발한다.
- **건강상담 제공 :** 전문 지식과 경험을 바탕으로 사용자의 개별 상황을 고려한 맞춤형 건강상담을 제공한다. 다양한 방법을 통해 사용자가 쉽게 이해할 수 있도록 돕는다.
- **건강 데이터 분석 :** 사용자의 건강 데이터를 분석하여 건강상태를 파악하고 건강 증진을 위한 맞춤형 방안을 제시한다. 다양한 분석 도구를 활용하여 정확하고 심층적인 분석을 수행하고, 건강상태 변화를 추적하여 건강위험요인을 식별한다.
- **건강 증진 캠페인 진행 :** 건강 증진을 위한 캠페인을 기획하고 진행하여 사용자의 참여를 유도하고 건강에 대한 관심을 높인다. 다양한 홍보 채널을 활용해 캠페인을 알리고, 그 효과를 평가하고 개선한다.

건강관리 전문가를 대상으로 하는 모바일 헬스 서비스의 주요 기능을 상세하게 살펴보자.

■ 데이터 수집

❶ 개인의 신체 활동 데이터

개인의 신체 활동 데이터는 운동량, 심박수, 수면패턴 등을 포함하는 데이터로, 웨어러블 기기나 스마트폰 애플리케이션 등을 통해 수집된다. 이러한 데이터는 사용자의 운동 및 수면 습관 등을 분석하고 건강상태를 개선하기 위한 맞춤형 방안을 제시하는 데 활용된다.

❷ 식단 데이터

식단 데이터는 섭취한 음식과 영양소 정보를 포함하는 데이터로, 식단기록 애플리케이션이나 음식

사진 촬영을 통해 수집된다. 이러한 데이터는 사용자의 식습관을 분석하고 영양 불균형을 개선해 건강상태를 향상시키기 위한 맞춤형 방안을 제시하는 데 사용된다.

❸ 수면 데이터

수면 데이터는 수면 시간, 수면 품질 등을 포함하는 데이터로, 웨어러블 기기나 스마트폰 애플리케이션 등을 통해 수집된다. 이러한 데이터는 사용자의 수면 습관을 분석하고 수면 장애를 개선하는 데 활용된다.

❹ 스트레스 데이터

스트레스 데이터는 스트레스 수준을 측정하는 기기나 설문조사를 통해 수집된다. 이를 바탕으로 사용자의 스트레스 수준을 파악하여 스트레스 관리를 위한 맞춤형 방안을 제공함으로써 건강 증진에 기여한다.

■ 데이터 조회

❶ 개인별 건강상태 지표

개인별 건강상태 지표는 체중, 체지방률, 혈압, 혈당 등의 항목을 추적하여 확인한다. 특히 그래프나 차트 등 시각적으로 표현하여 건강상태 변화를 쉽게 파악할 수 있다. 이를 통해 사용자의 건강상태를 실시간으로 모니터링하여 이상징후를 조기에 감지하고, 맞춤형 건강 증진 방안을 제시하는 데 활용할 수 있다.

❷ 건강 변화 추이

건강 변화 추이를 과거 데이터와 비교하여 확인할 수 있다. 이를 바탕으로 사용자의 건강상태 변화를 분석하여 건강관리 방안을 개선할 수 있다. 건강 목표 달성 여부에 대한 피드백을 제공하여 사용자에게 건강을 증진할 동기를 부여하고 참여도를 높일 수 있다.

❸ 건강위험요인 분석

개인의 건강상태를 분석하여 건강위험요인을 파악하고, 이에 맞춘 개선방안을 제시하여 만성질환 예방 및 관리에 도움을 줄 수 있다. 이러한 분석 결과는 사용자의 건강상태 개선을 위한 효과적인 전략 수립에 활용된다.

■ 데이터 통계분석 활용

❶ 사용자 집단별 건강상태

사용자 집단의 건강상태를 분석하여 건강 증진 전략을 수립하고 특정 질병의 유병률과 위험 요인, 예방 방안을 파악할 수 있다. 이를 통해 맞춤형 건강관리 프로그램을 개발하고 제공하는 데 활용할 수 있다. 또한 효과적인 건강 증진 정책을 수립하는 데에 기여할 수 있다.

❷ 건강 행동패턴

사용자의 운동, 식습관, 수면, 스트레스 관리 등의 건강 행동패턴을 분석하여 건강 증진 프로그램을 개발하고, 프로그램의 효과를 극대화할 수 있도록 설계한다. 이러한 분석을 통해 사용자 참여도가 높은 프로그램을 개발할 수 있다.

❸ 건강 증진 프로그램 효과

건강 증진 프로그램의 효과를 평가하여 참여자의 건강상태 변화를 분석하고, 프로그램의 장점과 단점을 파악하여 보다 효과적인 건강 증진 프로그램을 개발하고 개선하는 데 활용한다.

■ 개인 맞춤형 서비스

❶ 개인별 맞춤형 건강관리 프로그램 제공

개인별 맞춤형 건강관리 프로그램은 개인의 건강상태, 요구, 목표를 고려하여 제공되므로 사용자의 건강상태를 효과적으로 개선할 수 있다. 또한 맞춤형 프로그램은 사용자 참여도와 만족도를 높이는 데 기여한다.

❷ 건강상담

건강상담을 통해 사용자의 건강 문제를 해결하는 데 도움을 주고, 전문 지식과 경험을 바탕으로 정확하고 신뢰할 수 있는 정보를 제공한다. 사용자의 상황에 맞춰 맞춤형 상담을 진행하고, 다양한 방법으로 사용자가 쉽게 이해할 수 있도록 돕는다.

❸ 건강 증진 정보제공

건강 증진을 위한 다양한 정보를 신뢰할 수 있는 출처에서 제공한다. 정보를 다양한 형식으로 제공하여 사용자의 이해도를 높이고 실질적인 건강 증진에 도움을 준다.

환자 대상 모바일 헬스 서비스

환자를 대상으로 하는 모바일 헬스 서비스는 맞춤형 건강관리 계획, 전문 상담, 건강 증진 정보제공을 통해 환자의 건강상태를 개선하는 데 기여한다. 이 서비스는 건강위험요인 분석과 맞춤형 건강관리 계획을 제공하고, 건강상담을 통해 만성질환 예방과 관리를 지원한다. 또한 질병을 조기에 진단하거나 효과적으로 치료하고 합병증을 예방하는 등 여러 서비스를 통해 질병 관리 비용을 절감하고, 온라인 진료, 처방전 관리, 약물복용 알림 등을 통해 의료서비스의 효율을 높인다. 마지막으로 환자의 요구에 맞춘 맞춤형 서비스를 제공하여 사용자 만족도를 높인다. 환자를 대상으로 하는 모바일 헬스 서비스의 이용 목적은 다음과 같다.

- **건강상태 모니터링 :** 사용자는 자신의 건강상태를 실시간으로 모니터링하고 변화를 추적할 수 있다. 체온, 혈압, 심박수, 혈당 등의 생체 지표를 측정하여 건강상태를 파악하고, 웨어러블 기기나 스마트폰 애플리케이션을 통해 간편하게 데이터를 수집하고 확인할 수 있다. 이러한 데이터를 바탕으로 건강상태 변화를 조기에 감지하고 질병예방 및 관리에 활용할 수 있다.
- **질병 관리 :** 진단, 치료, 약물복용 관리 등을 제공하고, 의사와 온라인 진료, 처방전 관리, 복약 알림 등의 서비스를 통해 만성질환 관리에 도움을 줄 수 있다. 이로써 질병 관리를 편리하게 하고 의료비를 절감할 수도 있다.
- **건강정보 습득 :** 사용자는 질병, 치료, 예방, 건강한 생활습관 등과 관련된 다양한 건강정보를 쉽게 얻을 수 있다. 신뢰할 수 있는 출처의 정보를 바탕으로 맞춤형 정보를 제공받아 건강에 대한 이해를 높이고 건강한 생활습관을 형성하는 데 도움을 받을 수 있다.

환자를 대상으로 하는 모바일 헬스 서비스의 주요 기능을 상세하게 살펴보자.

■ 데이터 수집

❶ 개인의 신체 활동 데이터

개인의 신체 활동 데이터는 운동량, 심박수, 수면패턴 등의 데이터를 포함한다. 데이터는 웨어러블 기기, 스마트폰 애플리케이션 등을 통해 수집되어 건강상태 변화를 파악하고 건강 증진 목표를 설정하는 데 활용된다. 또한 이 데이터는 만성질환 관리에 도움이 될 수 있다.

❷ 식단 데이터

식단 데이터는 섭취한 음식과 영양소 정보를 포함하고, 식단기록 애플리케이션이나 음식 사진 촬영을 통해 수집된다. 이를 통해 건강한 식습관을 형성하고 영양 불균형을 개선하며, 만성질환 예방 및 관리하는 데 도움이 된다.

❸ 건강 증상 데이터

건강 증상 데이터는 통증, 발열, 어지러움, 피로 등의 증상을 기록하고, 증상 기록 애플리케이션이나 사진 첨부 기능을 통해 데이터를 수집한다. 이를 통해 건강상태 변화를 조기에 감지하고 질병 진단에 활용하여 의료서비스를 효율적으로 이용할 수 있도록 돕는다.

❹ 약물복용 데이터

약물복용 데이터는 복용한 약물, 복용량, 복용 시간 등의 정보를 포함한다. 이 데이터는 약물복용 기록 애플리케이션이나 바코드 스캔을 통해 수집된다. 이 데이터를 통해 환자가 약물을 규칙적으로 복용할 수 있도록 돕고 부작용을 예방하며, 약물 상호작용을 확인하여 약물을 안전하게 복용하도록 지원한다.

■ 데이터 조회

❶ 건강 지표

건강 지표는 체온, 혈압, 심박수, 혈당과 같은 생체 지표를 그래프나 차트 등 시각적인 자료를 통해 확인할 수 있다. 이를 통해 건강상태 변화를 쉽게 파악할 수 있고, 이러한 지표는 건강관리 목표를 달성하거나 만성질환을 관리할 때 유용하다.

❷ 질병 진행 상황

진단 결과, 치료계획, 검사결과 등의 질병 진행 상황을 확인함으로써 환자 본인의 질병 상태를 이해하고 치료 과정에 적극적으로 참여할 수 있다. 의사와의 소통을 개선하여 치료 효과를 높일 수 있다.

❸ 건강 증상 기록

통증, 발열, 어지러움과 같은 증상을 기록하고 모니터링하여 건강상태의 변화를 추적할 수 있다.

❹ 약물복용 기록

약물복용 기록은 복용한 약물, 복용량, 복용 시간을 확인할 수 있어 약물을 규칙적으로 복용하고 부작용을 예방하는 데 도움을 준다. 또한 약물 상호작용을 확인하여 안전하게 약물을 복용하도록 지원한다.

■ **데이터 통계분석 활용**

❶ 건강상태 변화 추이

건강상태 변화 추이를 통해 과거 데이터를 비교 분석하여 건강상태의 개선 또는 악화를 조기에 파악하고, 이를 바탕으로 건강관리 방안을 조정할 수 있다. 이러한 분석은 만성질환 관리에 도움이 되고, 건강 목표의 달성 여부를 확인하고 동기부여에도 기여한다.

❷ 건강위험요인 분석

개인의 혈압, 혈당, 체지방률, 식습관, 운동습관, 수면패턴 등의 데이터를 종합적으로 분석하여 건강위험요인을 파악할 수 있다. 이를 바탕으로 맞춤형 방안을 제시하여 만성질환 예방과 관리를 지원하고, 건강상태를 개선하기 위한 효과적인 전략을 수립하는 데 활용할 수 있다.

■ **개인 맞춤형 서비스**

❶ 건강관리 목표 설정

사용자가 자신의 건강상태와 요구에 맞는 건강관리 목표를 설정할 수 있도록 지원하고, 전문가의 지식과 경험을 바탕으로 현실적이고 달성가능한 목표를 수립할 수 있도록 돕는다. 목표 달성을 위해 구체적인 계획을 제공하고, 사용자에게 동기를 부여하고 지속적으로 노력할 수 있도록 격려한다.

❷ 건강관리 계획 제공

건강상태, 목표, 생활습관 등을 고려하여 맞춤형 건강관리 계획을 제공하고, 운동, 식습관, 수면, 스트레스 관리 등 다양한 요소를 포함하는 계획을 제시한다. 전문가의 지도와 모니터링을 통해 계획의 효과를 극대화하고, 사용자의 참여도를 높여 지속가능한 건강관리 습관을 형성하도록 돕는다.

❸ 건강상담

건강 관련 상담을 통해 사용자의 건강 문제를 해결하고, 전문 지식과 경험을 바탕으로 정확하고 신뢰할 수 있는 정보를 제공한다. 개별 상황을 고려하여 맞춤형 상담을 제공하고, 온라인, 오프라인, 전화 등 다양한 상담 방법을 통해 사용자의 접근성을 높인다.

일반인 대상 모바일 헬스 서비스

일반인을 대상으로 하는 모바일 헬스 서비스의 상세 기능은 환자를 대상으로 하는 모바일 헬스 서비스와 큰 차이는 없으나, 그 이용 목적에서 차이가 있다. 일반인은 질환 치료보다는 예방과 건강 증진, 즉 웰니스에 초점이 맞춰져 있다. 일반인을 대상으로 하는 모바일 헬스 서비스의 이용 목적은 다음과 같다.

- **건강상태 모니터링 :** 사용자는 자신의 건강상태를 실시간으로 확인하고 변화를 추적할 수 있다. 체온, 혈압, 심박수, 혈당 등 생체 지표를 측정하여 건강상태를 파악하고, 웨어러블 기기나 스마트폰 애플리케이션을 통해 간편하게 데이터를 수집하고 확인할 수 있다. 이를 통해 건강상태의 변화를 조기에 감지하여 질병예방 및 관리에 활용할 수 있다.
- **건강 증진 :** 운동, 식습관, 수면, 스트레스 관리 등 건강 증진을 위한 다양한 기능을 제공하고, 맞춤형 운동 프로그램, 건강한 식단 정보, 수면패턴 개선 팁 제공, 스트레스 관리 방법 등을 통해 건강 증진을 돕는다. 이를 통해 건강한 생활습관을 형성하고 만성질환 예방에 기여하며, 건강상태 개선을 통해 삶의 질을 높일 수 있다.
- **건강정보 습득 :** 사용자는 질병, 건강 증진, 예방, 건강한 생활습관 등과 관련된 다양한 건강정보를 신뢰할 수 있는 출처로부터 쉽게 얻을 수 있다. 또한 개인의 건강상태와 요구에 맞는 맞춤형 정보를 얻어 건강에 대한 이해를 높이고 건강한 생활습관을 형성하는 데 도움을 받을 수 있다.

일반인을 대상으로 하는 모바일 헬스 서비스의 주요 기능을 상세하게 살펴보자.

■ 데이터 수집

❶ 개인의 신체 활동 데이터

개인의 신체 활동 데이터는 운동량, 심박수, 수면패턴 등을 포함하는 데이터로, 웨어러블 기기나 스마트폰 애플리케이션 등을 통해 수집된다. 이러한 데이터는 건강상태 변화를 파악하고 건강 증진 목표를 설정하는 데 활용되고, 운동 효과를 측정하고 운동 계획을 조정할 때 도움을 줄 수 있다.

❷ 식단 데이터

식단 데이터는 섭취한 음식과 영양소 정보를 포함하는 데이터로, 식단기록 애플리케이션이나 음식 사진 촬영을 통해 수집된다. 이를 통해 건강한 식습관을 형성하고 영양 불균형을 개선하며, 체중 관리와 건강한 식습관 유지를 위한 목표 설정에 도움을 준다.

❸ 건강 증상 데이터

건강 증상 데이터는 통증, 발열, 어지러움, 피로 등의 증상을 기록하고, 증상 기록 애플리케이션이나 사진 첨부 기능을 통해 데이터를 수집한다. 이러한 데이터를 통해 건강상태 변화를 조기에 감지하여 질병예방 및 관리에 활용하고, 의료서비스를 효율적으로 이용할 수 있도록 돕는다.

■ 데이터 조회

❶ 건강 지표

건강 지표는 체온, 혈압, 심박수, 혈당과 같은 생체 지표를 그래프나 차트 등 시각적인 자료를 통해 확인할 수 있다. 이를 통해 건강상태 변화를 쉽게 파악하고 건강관리 목표를 달성하는 데 도움을 준다. 또한 건강을 증진하기 위해 지속적으로 노력할 수 있도록 유도하고 동기를 부여할 수 있다.

❷ 운동기록

운동기록으로 운동량, 시간, 강도를 확인할 수 있다. 이를 바탕으로 운동 효과를 측정하고 운동 계획을 조정할 수 있다. 운동 목표 달성 여부를 확인하고 동기를 부여하는 데에도 도움을 준다.

❸ 식단기록

식단기록을 통해 섭취한 음식과 영양소 정보를 확인하고, 건강한 식습관을 형성하며 영양 불균형을 개선하는 데 활용할 수 있다.

❹ 건강 증상 기록

통증, 발열, 어지러움, 피로 등의 증상을 기록하여 건강상태 변화를 조기에 파악하고 질병예방 및 관리를 위한 정보를 제공한다. 이를 바탕으로 의료서비스를 효율적으로 이용하고, 건강상태 변화 추이를 분석하여 건강관리 방안을 개선하는 데 활용할 수 있다.

❺ 수면기록

수면 시간, 품질, 패턴을 기록하여 건강한 수면 습관 형성과 수면 장애 개선에 활용하고, 피로 회복, 집중력 향상, 기분 개선 등의 효과를 기대할 수 있다. 또한 수면 문제를 해결하기 위해 전문가에게 상담을 받는다면 수면기록이 도움이 될 수 있다.

❻ 스트레스 수준

스트레스 수준은 스트레스 관리에 필요한 정보를 제공하고, 스트레스를 완화하기 위한 관리 방법을 정하는 데 도움을 준다. 스트레스가 건강에 미치는 영향을 이해하고 관리함으로써 스트레스로 인한 증상을 예방하고 건강상태를 유지하는 데 도움이 될 수 있다.

■ 데이터 통계분석 활용

❶ 건강상태 변화 추이

건강상태에 대한 데이터를 과거 데이터와 비교, 분석하여 건강상태가 개선되었는지 또는 악화되었는지를 조기에 파악하고, 이를 바탕으로 건강관리 방안을 조정하는 데 활용할 수 있다. 이를 통해 건강 증진을 위한 목표 설정과 달성 여부를 확인하고, 개인의 건강상태 변화 패턴을 분석하여 효과적인 건강관리 전략을 수립할 수 있다.

❷ 건강위험요인 분석

건강위험요인 분석을 통해 혈압, 혈당, 체지방률, 식습관, 운동습관, 수면패턴 등 개인의 건강 데이터를 분석하여 건강위험요인을 파악하고, 이를 개선하기 위한 맞춤형 방안을 제시할 수 있다. 이 과정은 만성질환 예방 및 관리에 유익하며, 건강상태 개선을 위한 전략을 수립하는 데 기여한다.

■ 개인 맞춤형 서비스

❶ 건강관리 목표 설정

건강관리 목표를 설정하여 사용자의 건강상태와 요구에 맞는, 현실적이고 달성가능한 목표를 설정하도록 도와준다. 전문가의 지식과 경험을 바탕으로 구체적인 계획을 세우고, 목표를 달성할 수 있도록 동기를 부여하고 지속적으로 노력할 수 있도록 격려한다.

❷ 건강관리 계획 제공

개인의 건강상태, 목표, 생활습관 등을 고려하여 운동, 식습관, 수면, 스트레스 관리 등 다양한 요소를 포함한 맞춤형 계획을 제공한다. 전문가의 지도와 모니터링을 통해 계획의 효과를 극대화하고, 사용자의 참여도를 높여 지속 가능한 건강관리 습관을 형성하도록 돕는다.

❸ 건강상담

사용자에게 맞춤형 상담을 제공하여 건강 문제를 해결할 수 있도록 돕는다. 전문 지식과 경험을 바탕으로 신뢰할 수 있는 정보를 제공하고, 사용자에게 최적화된 상담을 제공한다. 또한 온라인, 오프라인, 전화 등 다양한 상담 방법을 활용하여 사용자의 접근성을 높일 수 있다.

6.3 헬스 데이터 활용

우리 삶의 모든 순간이 데이터로 기록되는 시대가 되었다. 특히 건강 관련 헬스 데이터는 더 이상 병원에서만 관리되지 않고 스마트폰 애플리케이션과 웨어러블 기기를 통해 실시간으로 수집된다. 이러한 헬스 데이터가 무엇인지, 그리고 헬스 데이터의 잠재력은 어떤지 살펴보자.

실시간으로 수집되는 헬스 데이터

현대 사회에서 웨어러블 기기와 건강 관련 애플리케이션 서비스는 우리 일상에 깊숙이 자리잡았다. 스마트워치, 스마트밴드, 스마트체중계 등 다양한 웨어러블 기기를 통해 심박수, 걸음 수, 수면패턴 등을 실시간으로 측정하고, 스마트폰 애플리케이션을 통해 식단, 운동, 스트레스 수준 등을 기록하고 관리할 수 있다. 이를 통해 우리는 기존에 불가능했던 방식으로 건강상태를 지속적으로 모니터링하고 개선할 수 있는 능력을 갖추게 되었다.

■ 헬스 데이터의 잠재력

웨어러블 기기와 애플리케이션을 통해 수집된 헬스 데이터는 개인의 건강상태를 실시간으로 파악하는 데 중요한 역할을 한다. 이렇게 수집된 헬스 데이터는 다음과 같이 다양한 가능성을 열어준다.

첫째, 헬스 데이터를 분석하여 개인 맞춤형 운동, 영양, 수면 관리 프로그램 등으로 건강관리를 할 수 있다. 예를 들어 운동 부족을 해결하기 위한 맞춤형 운동 처방, 건강한 식습관 형성을 위한 식단 관리, 수면 질 향상을 위한 맞춤형 수면 관리 프로그램 등이 있다. 이는 건강 증진과 질병예방에 효과적이고 사용자의 만족도가 높다.

둘째, 헬스 데이터는 의료서비스의 질을 향상시키는 데 기여할 수 있다. 헬스 데이터를 분석하여 질병 진단의 정확도를 높이고 치료 효과를 평가하며, 의료기관의 운영 효율성을 개선할 수 있다. 또한 헬스 데이터를 기반으로 새로운 의료서비스를 개발하고 의료기관 간 협력을 강화할 수 있다.

셋째, 헬스 데이터를 활용한 새로운 건강 관련 애플리케이션, 서비스, 기기 등을 개발할 수 있다. 예를 들어 헬스 데이터 기반 질병 예측, 건강 보험상품 개발, 기업 맞춤형 건강관리 프로그램 제공 등이 가능하다.

넷째, 헬스 데이터는 의료기관에서 진료 및 연구에 활용된다. 대규모 헬스 데이터를 분석하여 질병 원인을 파악하고, 새로운 치료 표적을 발견하여 맞춤형 의약품 개발과 임상시험의 효율을 높일 수 있다. 이는 새로운 의료기술 개발과 의료서비스의 질 향상에 기여한다.

다섯째, 헬스 데이터를 건강 데이터 기반 마케팅에 활용하면 개인 맞춤형 광고 및 프로모션을 제공할 수 있다. 따라서 기업은 마케팅 효과를 높이고, 소비자는 유용한 정보를 얻을 수 있다.

여섯째, 헬스 데이터는 정부가 국민의 건강상태를 파악하고 건강 관련 정책을 수립하는 데 유용하게 활용될 수 있다. 또한 만성질환 예방, 노인 건강관리, 사회적 약자 건강 지원 등 다양한 사회적 문제를 해결하기 위한 기초 자료를 제공한다.

■ 헬스 데이터 활용의 윤리적 책임과 보호 과제

헬스 데이터는 개인의 건강과 밀접하게 관련된 민감한 정보이므로, 이를 확보하고 활용하는 과정에서 다음과 같은 윤리적 책임이 있다.

첫째, **개인정보 보호**가 중요하다. 개인의 동의 없이 헬스 데이터를 수집하거나 사용하는 것은 불법이므로 엄격한 정보 보호 관리 시스템을 구축해야 한다. 이를 위해 헬스 데이터를 수집하고 저장하기 전에 개인을 식별할 수 있는 정보를 제거하거나 암호화해야 한다. 또한 접근 권한을 가진 사람을 명확하게 제한하고 접근 로그를 관리해야 한다. 또한 헬스 데이터 유출 사고가 발생하면 신속하게 대응하고, 피해를 최소화할 수 있는 시스템을 마련해야 한다.

둘째, **데이터 투명성**이 필요하다. 사용자는 자신의 헬스 데이터가 어떻게 수집, 사용, 저장되는지에 대한 정보를 알 권리가 있고, 자신의 데이터 사용을 제어할 수 있어야 한다. 하지만 헬스 데이터의 소유권과 활용에 대한 명확한 기준이 부족하여 개인과 의료기관 또는 정부와 기업 간 분쟁이 발생할 수 있다. 예를 들어 개인은 자신이 의료서비스를 받음으로써 생성된 헬스 데이터의 소유권을 주장할 수 있고, 의료기관은 진료 및 연구 목적으로 해당 데이터를 활용할 권리를 주장한다. 또한 정부는 국민 건강관리를 위해 헬스 데이터를 활용할 권리를 주장하는 반면, 기업은 이를 활용하여 새로운 사업을 개발할 권리를 주장한다.

셋째, **데이터 품질관리**가 필요하다. 헬스 데이터는 정확하고 신뢰할 수 있어야 하며, 이를 위해 데이터 오류를 최소화하기 위한 지속적인 노력이 필요하다.

넷째, **차별 금지** 원칙을 준수해야 한다. 헬스 데이터를 기반으로 한 의사결정 시스템이 특정 개인이나 집단에 유리하거나 불리하게 작용하지 않도록 해야 한다. 또한 알고리즘 편향으로 인해 특정 인종이나 성별에 대한 차별이 발생하지 않도록 주의해야 한다.

다섯째, **책임 소재 명확화**가 필요하다. 헬스 데이터 활용 과정에서 발생하는 문제에 대해 책임 소재를 명확히 하고, 데이터 오남용 시 그에 따른 책임을 물을 수 있는 시스템을 구축해야 한다.

건강관리의 새로운 패러다임, 정밀의료

정밀의료는 개인의 유전적 특성, 환경적 요인, 생활습관 등을 고려하여 맞춤형 의료서비스를 제공하는 새로운 의료 패러다임으로, 헬스 데이터는 이러한 정밀의료의 핵심 요소이다. 정밀의료 4P 원칙은 다음과 같이 예방prevention, 개인 맞춤형 치료personalized treatment, 참여형 의료participatory medicine, 예측 건강관리predictive healthcare로 이루어져 있다.

- **예방 :** 정밀의료에서는 개인의 건강 데이터를 분석하여 질병 발병 위험을 예측하고 맞춤형 예방 프로그램을 제공한다. 예를 들어 유전적 요인에 기반하여 암, 심혈관 질환의 발병 위험을 예측하고, 이를 예방하는 프로그램을 제공한다. 또한 개인의 운동, 식습관, 수면패턴 등을 분석하여 생활습관 개선을 위한 맞춤형 건강 증진 프로그램을 제공한다.
- **개인 맞춤형 치료 :** 질병의 유형과 진행 단계, 개인의 특성을 고려하여 최적의 치료 방법을 선택한다. 유전정보를 기반으로 맞춤형 약물을 개발하거나, 개인의 생체 반응을 실시간으로 모니터링하여 치료를 조절하는 방법이 있다. 또한 3D 프린팅 기술을 활용하여 개인 맞춤형 인공장기를 개발하는 사례도 있다.
- **참여형 의료 :** 환자가 자신의 건강 데이터를 관리하고, 치료 과정에 적극적으로 참여하도록 지원한다. 헬스 데이터 기반의 자가 건강관리 플랫폼, 환자와 의료진 간의 소통을 위한 모바일 애플리케이션, 온라인 진료 및 원격 모니터링 등의 서비스를 통해 환자가 의료에 더 쉽게 접근할 수 있다.
- **예측 건강관리 :** 개인의 건강 데이터를 바탕으로 질병 발병 가능성을 예측하고, 조기에 개입하여 치료한다. AI 기반의 질병 예측 모델을 통해 개인의 건강상태를 지속적으로 모니터링하고, 웨어러블 기기와 헬스 데이터를 통해 실시간으로 건강상태를 추적하며 건강위험요인을 파악하는 맞춤형 건강관리 시스템을 구축한다.

이러한 정밀의료 4P 원칙을 구현하기 위해서는 몇 가지 과제가 존재한다.

첫째, **데이터 품질관리**이다. 정밀의료 시 정확하고 신뢰할 수 있는 헬스 데이터가 필요하지만, 명확한 기준 없이 수집되는 헬스 데이터는 정확도가 떨어지거나 누락될 수 있어 품질을 높이기 위한 노력이 필요하다.

둘째, **데이터 보안 및 프라이버시 보호**이다. 헬스 데이터는 민감한 개인정보를 포함하므로 강력한 보안 시스템을 구축하고 개인정보 보호 관련 법규를 마련해 데이터 유출 및 오남용을 방지해야 한다.

셋째, **데이터 통합 및 공유** 문제이다. 의료기관, 연구기관, 기업 간의 헬스 데이터를 통합하고 공유해야 하지만, 소유권 및 활용 권한에 대한 분쟁, 데이터 표준화 부족 등으로 인해 통합과 공유가 어려운 상황이다.

넷째, **윤리적 문제 해결**이 필요하다. 헬스 데이터를 활용하는 과정에서 발생할 수 있는 유전적 차별, 알고리즘 편향, 데이터 오남용 등의 윤리적 문제에 대한 사회적 논의와 해결책이 마련되어야 한다.

다섯째, **사회적 불평등 문제**이다. 헬스 데이터의 활용 혜택이 특정 계층에만 집중되지 않도록 사회적 안전망을 구축하고, 디지털 격차 해소를 위한 노력이 필요하다.

CHAPTER 06 연습문제

1 일상생활에서 웨어러블 기기와 애플리케이션 서비스가 결합된 건강관리 제품 중 하나를 선택하여 해당 제품의 IT 시스템 구성도를 작성하라.

2 디지털 헬스케어 IT 시스템을 구성하는 기술 요소를 설명하라.

3 의사가 모바일 헬스 서비스를 사용하는 목적을 설명하라.

4 클라우드 서비스가 가진 특장점을 설명하라.

5 사용자 입장에서 헬스 데이터를 활용하는 기대효과를 설명하라.

6 정밀의료의 4P를 설명하라.

7 의료기관에서 진료를 받을 때에만 단발성으로 수집되던 헬스 데이터가 웨어러블 기기, 헬스케어 애플리케이션을 통해 연속적으로 수집될 때의 기대효과를 설명하라.

읽을거리

PART 02

디지털 헬스케어 서비스 디자인

CHAPTER 07

사용자 관점의 디지털 헬스케어

7.1 보험 산업 운영자

보험회사는 이제 단순한 위험 보장 기관을 넘어, 고객의 건강을 책임지고 관리하는 역할로 확장되고 있다. 디지털 헬스케어 기술을 통해 보험 가입 심사의 정확성을 높이고, 보험금 지급 심사를 효율화하며, 고객에게 맞춤형 건강관리 서비스를 제공함으로써 보험 산업에 새로운 변화를 불러오고 있다. 보험 산업에는 다양한 역할을 수행하는 운영자가 있다. 이들의 관점에서 헬스케어 기술 사용 목적과 종류를 이해해보자.

보험회사와 디지털 헬스케어

보험회사는 고객의 건강상태와 관련된 다양한 데이터를 활용하여 보험상품을 설계하고, 보험금 지급 여부를 판단하는 과정에서 디지털 헬스케어 기술을 중요한 도구로 사용한다. 디지털 헬스케어는 건강 데이터를 수집, 분석, 관리하는 기술로, 이를 통해 보험회사는 더 정확한 결정을 내릴 수 있다.

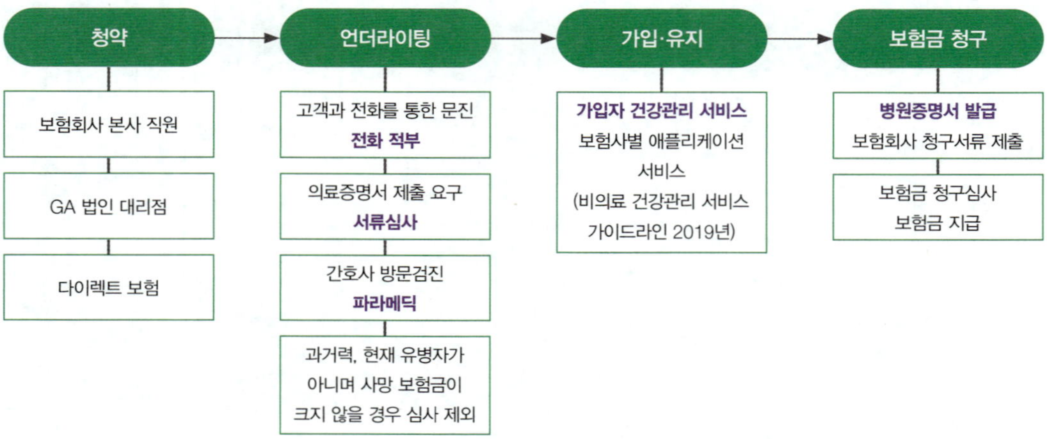

그림 7-1 보험회사 업무 흐름도

보험회사는 디지털 헬스케어 기술을 통해 고객의 건강상태를 실시간으로 모니터링하고 맞춤형 건강관리 서비스를 제공할 수 있다. 예를 들어 웨어러블 기기로 수집된 데이터를 분석하여 고객의 건강상태를 평가하고, 이를 바탕으로 보험료를 산정하거나 건강관리법을 조언할 수 있다. 이러한 데이터에는 고객의 일일 활동량, 심박수, 수면패턴 등 다양한 건강정보가 포함된다.

디지털 헬스케어 기술은 보험료 지급 심사 과정에도 활용된다. 고객이 보험금을 청구할 때, 이 기술을 통해 실제로 질병이나 사고가 발생했는지 확인할 수 있어 부정 청구를 방지하고, 신속하고 정확하게 보험금을 지급할 수 있다. 예를 들어 병원 진료기록이나 웨어러블 기기의 데이터를 통해 고객의 상태를 확인하고, 이를 바탕으로 보험금 지급 여부를 결정할 수 있다.

결론적으로 디지털 헬스케어 기술은 보험회사가 고객의 건강상태를 정확하게 평가하고 효율적인 보험 업무를 수행하는 데 큰 도움이 된다. 이를 통해 고객의 건강을 증진시키고 보험회사의 위험 요소를 줄일 수 있다. 기술의 발전은 보험회사의 업무 효율성을 높이고 고객에게 더 나은 서비스를 제공하는 데 중요한 역할을 한다.

디지털 헬스케어 기반 보험심사와 건강관리

보험업계에 디지털 혁명이 일어나고 있다. 종이 서류와 사람 중심으로 이루어지던 보험 업무가 디지털 헬스케어 기술을 통해 빠르고 정확하게 변화하고 있다. 보험 가입 심사, 보험금 지급 심사, 고객 건강관리 등 보험 업무 전반에 걸쳐 디지털 헬스케어 기술이 도입되면서 보다 효율적이고 정확한 서비스를 제공할 수 있게 되었다.

■ 보험 가입 심사

보험 가입 심사는 보험회사가 보험 가입신청을 받아 계약 체결 여부를 판단하는 과정이다. 보험회사는 신청자의 위험성을 평가하고, 이를 바탕으로 보험료, 보장 범위, 특약 첨부 여부 등을 결정한다.

보험 가입 심사 업무는 세 가지 목적을 가진다. 첫째, 가입자의 위험성에 따라 적정한 보험료를 책정하여 보험회사의 재정 건전성과 지속가능성을 확보한다. 둘째, 과도한 보험금 청구를 막고 보험상품의 남용을 예방하는 등 도덕적 위험을 방지한다. 셋째, 허위 정보를 통한 가입을 방지하여 보험회사의 손실을 최소화한다.

보험 가입 심사는 보험회사의 수익성과 안정성에 직접 영향을 미치는 중요한 업무로, 동시에 가입자의 권익 보호에도 중요한 역할을 한다. 보험 가입 심사는 일반적으로 다음과 같은 절차를 거친다.

❶ **신청 접수 및 서류 검토 :** 신청자는 신청서와 함께 건강검진 결과, 소득 증빙 서류 등을 제출하고, 보험회사는 해당 서류의 완비 여부와 진위 여부를 확인한다.

❷ **의료정보 확인 :** 신청자의 질병 이력, 입원 및 수술 경험, 가족력 등을 확인하기 위해 병원 진료 기록과 건강보험 자료 등을 조사한다.

❸ **직업 및 생활습관 확인 :** 신청자의 직업, 취미, 생활습관 등을 확인하고, 위험성이 높으면 추가 심사를 진행한다.

❹ **신용 정보 확인 :** 신청자의 신용 정보와 과거 보험금 청구 내역, 체납 기록 등을 조사한다.

❺ **심사 결과 결정 :** 수집된 정보를 종합적으로 분석하여 보험 가입 승인 여부와 보험료, 보장 범위, 특약 첨부 여부 등을 결정한다.

보험 가입 심사 과정에서는 디지털 헬스케어 기술이 활용된다. 웨어러블 기기나 모바일 애플리케이션을 통해 수집된 건강 데이터를 분석하여 신청자의 건강 리스크를 평가하고 적절한 보험료를 산정한다. 또한 EHR을 통해 과거 병력이나 현재 건강상태를 종합적으로 검토할 수 있다.

■ 보험금 지급 심사

보험금 지급 심사는 사고가 발생했을 때 가입자가 제시한 내용이 사실인지, 또 보험약관에 따라 보험금 지급 조건을 충족하는지 판단하는 과정이다. 이를 통해 보험회사는 적절한 대상에게 보험금을 지급하고, 보험사기를 방지한다.

보험금 지급 심사 업무는 세 가지 목적을 가진다. 첫째, 보험약관에 따라 정확한 보험금을 지급하여 가입자의 권익을 보호한다. 둘째, 허위 또는 과장된 보험금 청구를 방지하고, 보험회사의 손실을 최소화한다. 셋째, 보험금 지급 과정에서 발생할 수 있는 분쟁을 사전에 예방한다.

보험금 지급 심사 업무는 보험가입자의 만족도와 보험회사의 재무 건전성에 직접 영향을 미치는 중요한 과정이다. 투명하고 공정한 보험금 지급은 사회적 책임 차원에서도 매우 중요하다. 보험금 지급 심사는 일반적으로 다음과 같은 절차를 거친다.

❶ **사고 접수 및 현장 확인 :** 가입자는 사고를 접수하고, 보험회사는 사고 상황을 파악하며 필요하면 현장을 확인한다.

❷ **서류 검토 :** 가입자는 사고경위서, 의료 증빙서류, 수리견적서 등을 제출하고, 보험회사는 제출된 서류의 완비 여부와 진위 여부를 확인한다.

③ **사고 조사 :** 보험회사는 사고를 조사하고, 목격자 진술, 현장 사진, CCTV 영상, 의료기관 진단서 등을 분석한다. 필요하면 전문가의 의견을 구한다.

④ **심사 결과 결정 :** 수집된 정보를 종합적으로 분석하여 보험금 지급 여부를 결정하고, 승인된 경우 지급액을 결정한다.

⑤ **보험금 지급 :** 지급이 확정되면 가입자에게 보험금을 지급한다.

보험금 지급 심사 과정에서도 디지털 헬스케어 기술이 중요한 역할을 한다. 병원진료기록, 처방전, 검사결과 등을 EHR에서 확인하고, 웨어러블 기기나 모바일 애플리케이션으로 수집된 데이터를 바탕으로 보험금 지급 여부를 판단하여 신속하고 정확하게 처리할 수 있다.

■ 보험 가입고객 건강관리

보험회사는 가입고객의 건강 증진과 질병예방을 위해 다양한 건강관리 서비스를 제공한다. 이러한 서비스에는 건강검진, 건강상담, 건강정보제공, 질병예방 프로그램 운영 등이 포함되고, 이를 통해 가입자의 건강상태를 개선하고, 만성질환 예방과 관리를 돕는다.

보험회사 보험가입고객의 건강관리는 네 가지 목적을 가진다. 첫째, 건강검진, 건강상담, 건강정보 제공을 통해 가입고객의 건강을 개선하고, 건강한 생활습관을 유지하도록 지원한다. 둘째, 건강검진 결과와 상담을 통해 만성질환을 조기에 발견하고 관리한다. 셋째, 건강관리 프로그램에 참여한 고객에게 보험료 감면 혜택을 제공한다. 넷째, 건강관리 서비스를 통해 고객 만족도를 높인다.

보험회사의 건강관리 서비스는 보험 고객의 건강을 증진할 뿐만 아니라 보험회사의 수익성에도 긍정적인 영향을 미친다. 건강한 고객은 만성질환으로 인한 의료비 발생 가능성이 적어 보험회사의 지출을 줄일 수 있고, 보험회사는 건강관리 프로그램 참여를 촉진하여 고객 만족도와 유지율을 높일 수 있다.

보험회사의 건강관리 서비스에는 다음과 같은 것들이 있다.

- **건강검진 :** 정기적으로 혈압, 혈당, 콜레스테롤 수치를 측정하고, 암, 당뇨병 등의 질병을 검사한다. 결과는 건강상담 및 질병예방 프로그램에 활용된다.
- **건강상담 :** 검사결과와 생활습관을 바탕으로 건강상담을 제공한다. 올바른 식습관, 운동, 금연 생활습관을 개선할 수 있도록 조언한다.

- **건강정보제공 :** 웹사이트, 애플리케이션, 뉴스레터 등을 통해 식습관, 운동, 스트레스 관리, 만성질환 예방 정보 등을 제공한다.
- **질병예방 프로그램 운영 :** 금연, 체중 관리, 만성질환 관리 프로그램 등을 운영한다. 전문가 강연, 맞춤 상담, 운동 프로그램을 통해 혜택을 제공한다.

디지털 헬스케어 기술은 고객 건강관리에서 중요한 역할을 한다. 웨어러블 기기와 모바일 애플리케이션을 통해 일일 활동량, 심박수, 수면패턴을 실시간으로 모니터링하고, 이를 바탕으로 맞춤형 건강 조언을 제공한다. 또한 원격진료를 통해 고객이 병원에 직접 방문하지 않고도 건강상담을 받을 수 있도록 지원한다.

보험회사는 디지털 헬스케어 기술을 활용하여 더 나은 서비스를 제공하고 운영 효율성을 높이며, 고객의 건강을 효과적으로 관리하고자 한다. 보험회사가 디지털 헬스케어 기술로 생성되는 고객 데이터를 활용하는 주요 목적은 다음과 같다.

- **정확한 리스크 평가 :** 보험회사는 고객의 건강상태를 더 정확하게 평가할 수 있다. 웨어러블 기기나 모바일 애플리케이션으로 수집된 데이터를 분석하여 고객의 일상적인 건강상태를 파악할 수 있다. 이를 통해 보험회사는 고객의 건강 리스크를 정확하게 판단하고, 적절한 보험료를 산정할 수 있다. 예를 들어 고객의 심박수, 혈압, 운동량 등의 데이터를 분석하여 건강상태를 평가하고, 이를 보험 가입 심사나 보험료 산정에 반영할 수 있다.
- **부정 청구 방지 :** 보험금 지급 심사 과정에서 부정 청구를 방지할 수 있다. 고객이 보험금을 청구할 때 보험회사는 디지털 헬스 데이터를 통해 실제로 질병이나 사고가 발생했는지 확인할 수 있다. 예를 들어 병원진료기록, 처방전, 검사결과 등을 EHR에서 확인하고, 웨어러블 기기나 모바일 애플리케이션으로 수집된 데이터를 분석하여 보험금 지급 여부를 판단할 수 있다. 이를 통해 부정 청구를 방지하고, 신속하고 정확하게 보험금을 지급할 수 있다.
- **고객 건강관리 :** 보험회사는 고객의 건강을 효과적으로 관리할 수 있다. 웨어러블 기기와 모바일 애플리케이션으로 수집한 고객의 일일 활동량, 심박수, 수면패턴 등을 실시간으로 모니터링하고, 이를 바탕으로 맞춤형 건강관리 조언을 제공한다. 예를 들어 고객이 하루에 얼마나 걸었는지, 얼마나 깊게 잠을 잤는지 등의 정보를 분석하여 건강상태를 평가하고, 필요한 건강관리 조치를 제안할 수 있다. 또한 원격진료를 통해 고객이 병원에 직접 방문하지 않고도 건강상담을 받을 수 있도록 지원한다.

- **운영 효율성 향상 :** 보험회사의 운영 효율성을 높일 수 있다. 예를 들어 AI를 활용하여 대량의 건강 데이터를 분석하고, 이를 통해 고객의 건강상태를 예측하거나 맞춤형 건강관리 계획을 제안할 수 있다. 이러한 과정은 보험회사가 보험료를 더 정확하게 산정하고 리스크를 관리하게 하여, 고객에게 더 나은 서비스를 제공할 수 있도록 한다.

- **고객 만족도 향상 :** 디지털 헬스케어 기술 기반으로 제공되는 맞춤형 건강관리 서비스는 고객의 만족도를 높이는 데 중요한 역할을 한다. 고객은 자신의 건강상태를 실시간으로 모니터링하고, 필요한 조언을 받을 수 있어 더 건강한 생활을 유지할 수 있다. 또한 원격진료나 온라인 상담을 통해 편리하게 관리받을 수 있어 고객의 만족도가 높아질 수 있다.

이렇게 디지털 헬스케어 기술을 활용하여 보험회사는 더 나은 서비스를 제공하고, 고객과 신뢰를 쌓을 수 있다.

보험회사의 디지털 헬스케어 서비스 사례

보험회사는 고객의 건강과 안정을 위해 다양한 헬스케어 서비스를 제공한다. 이 서비스는 보험 가입 심사, 보험금 지급 심사, 보험 가입고객 건강관리 분야에서 활용되고, 보험회사의 디지털 헬스케어 서비스에는 다양한 기술이 적용된다. 실제 사례와 함께 살펴보자.

■ 보험 가입 심사

- **웨어러블 기기 :** 보험회사는 건강보험 자료와 신용정보 외에도 스마트워치, 스마트밴드 등 웨어러블 기기의 착용 데이터를 활용하여 보험가입자의 건강상태를 보다 정확하게 평가한다. 삼성생명은 웨어러블 기기 착용 데이터를 기반으로 보험료 할인 혜택을 제공하는 '삼성생명 웨어러블 보험'을 출시했다. 이 보험은 웨어러블 기기를 통해 수집된 고객의 운동량, 수면패턴, 스트레스 수준 등을 분석하여 건강한 생활습관을 유지하는 고객에게 할인 혜택을 제공한다.

- **AI 기반 심사 시스템 :** 기존에는 사람이 직접 심사하던 업무를 AI 기반 시스템으로 자동화하여 심사 속도와 정확성을 높인다. AI 기반 심사 시스템이 도입되자 보험 가입 심사에 소요되는 시간이 50% 단축되었고, 심사 오류율은 10% 미만으로 줄었다. 이 AI 시스템은 의료영상, 검사결과, 웨어러블 기기 데이터를 분석하여 가입자의 건강상태를 신속하고 정확하게 평가한다.

- **온라인 심사 플랫폼 :** 비대면 방식으로 보험 가입 심사를 진행하여 고객의 편의를 높인다. KB헬스케어는 고객이 사진, 영상, 문서 등을 온라인으로 업로드하면 비대면 심사를 진행할 수 있는

플랫폼을 구축했다. 고객은 방문 없이 간편하게 보험 가입을 신청할 수 있으며, 심사 소요 시간도 단축된다.

■ 보험금 지급 심사

- **의료기록 전자화 시스템 활용 :** 실손보험 간편청구와 고객 동의 기반의 건강보험심사평가원 건강기록 조회를 지원하는 의료기록 전자화 시스템이 구축되어, 보험회사 직원이 병원에 방문하지 않고도 의료기록을 확인할 수 있게 되었다. 이로 인해 보험금 지급 심사에 소요되는 시간이 30% 단축되고, 서류 오류율도 5% 미만으로 감소했다.
- **사고 현장 CCTV 분석 :** 사고 현장 CCTV 분석 시스템을 도입하여 보험금 지급 심사 과정에서 발생하는 분쟁을 줄일 수 있다. 이 시스템은 사고 현장의 CCTV 영상을 자동으로 분석하여 사고 경위를 재구성하고, 보험금 지급 여부를 판단하는 데 도움을 준다.

■ 보험 가입고객 건강관리

- **맞춤형 건강관리 프로그램 :** 고객의 건강검진 결과와 생활습관 설문조사를 기반으로 개인별 맞춤형 건강관리 프로그램을 운영한다. 고객은 자신의 건강상태에 맞는 정보를 얻고 상담을 받을 수 있다. 또한 다양한 건강 증진 프로그램에 참여할 수 있다.
- **건강관리 애플리케이션 개발 :** 보험회사는 건강관리 애플리케이션을 개발하여 고객이 운동, 식사, 수면을 기록하도록 유도한다. 또한 이러한 데이터를 기반으로 전문가 상담, 건강검진 예약, 질병예방 프로그램에 참여할 수 있도록 지원한다.
- **웨어러블 기기 연동 서비스 제공 :** 웨어러블 기기의 착용 데이터를 기반으로 고객의 건강상태를 분석하고, 건강 증진을 위한 맞춤형 조언과 보험료 할인 혜택을 제공하는 서비스를 운영한다.

7.2 의료서비스 제공자

의료 분야는 디지털 기술의 급격한 성장으로 빠르게 발전하고 있다. 과거에는 상상할 수 없었던 다양한 디지털 헬스케어 기술이 등장하여 의료서비스 제공 방식에 혁신을 가져왔다. 의사, 간호사, 재활치료사, 영상의학 전문의, 병리학 전문의, 병원 행정실무자, 약사 등 다양한 의료서비스 제공자들은 디지털 헬스케어 기술을 활용하여 환자 맞춤형 의료서비스를 제공하고 의료시스템의 효율을 높이며, 의료 질을 향상시키고 있다. 이들의 관점에서 헬스케어 기술 사용 목적과 종류에 대해 알아보자.

의료서비스 제공자와 디지털 헬스케어

디지털 헬스케어는 ICT를 활용하여 의료서비스를 제공하고 관리하는 개념으로, 전자건강기록, 원격진료, 모바일 헬스 애플리케이션, 웨어러블 기기 등을 포함한다. 이를 통해 환자의 건강상태를 실시간으로 모니터링하고, 진단과 치료 과정을 개선하며 의료비용을 절감할 수 있다. 의료서비스에서 다루는 디지털 헬스케어 기술은 다음과 같다.

- **EHR :** 환자의 의료기록을 디지털화하여 저장하고 관리하는 시스템으로, 의료진은 이를 통해 환자의 과거 진료기록, 처방 내역, 검사결과 등을 쉽게 조회할 수 있다.
- **원격진료 :** 의사와 환자가 비대면으로 상담하고 진료를 진행하는 시스템으로, 특히 이동이 어려운 환자나 전염병이 창궐한 상황에서 매우 유용하게 활용된다.
- **모바일 헬스 애플리케이션 :** 스마트폰으로 혈압, 혈당, 체중 등을 기록하고 관리하는 애플리케이션으로, 환자가 자신의 건강상태를 모니터링할 수 있다.
- **웨어러블 기기 :** 스마트워치나 스마트밴드와 같은 기기를 통해 심박수, 수면패턴, 운동량 등을 실시간으로 모니터링함으로써 만성질환 관리나 건강 증진에 도움이 된다.
- **AI 기반 진단 :** AI를 활용하여 의료영상을 분석하고 진단의 정확성을 높이는 기술이다. 예를 들어 방사선 사진을 분석하여 암을 조기에 발견할 수 있다.

디지털 헬스케어는 이러한 기술을 통해 의료서비스의 효율성을 높이고, 환자의 건강상태를 보다 정확하게 관리할 수 있도록 돕는다. 또한 의료진의 업무 부담을 줄이고, 의료비용을 절감하는 데도 큰 역할을 한다.

디지털 헬스케어를 적용한 의료서비스의 특징은 다음과 같다.

- **환자 중심 서비스 :** 환자가 자신의 건강정보에 쉽게 접근하고 관리하며 의료 결정에 적극 참여할 수 있도록 지원한다.
- **예방 중심 :** 질병을 예방하거나 조기에 발견하는 것이 목적이다.
- **효율성 증대 :** 의료서비스의 접근성과 품질 효율을 높이는 데 기여한다.
- **비용 절감 :** 디지털 헬스케어 기술을 통해 비효율적인 의료서비스를 개선하고, 의료비를 줄일 수 있다.

디지털 헬스케어 기반 의료서비스

디지털 헬스케어는 다양한 의료서비스 제공자가 각자의 역할에 맞춰 활용할 수 있는 여러 기술과 시스템을 포함한다. 의료서비스 제공자별로 디지털 헬스케어 기술을 어떻게 활용할 수 있는지 살펴보자.

■ 의사

- **EHR :** 환자의 진료기록, 검사결과, 처방 내역 등을 디지털화하여 관리하는 시스템이다. 이를 통해 환자의 의료정보를 안전하게 저장하고, 의료서비스 제공자 간에 정보를 효율적으로 공유할 수 있다. 또한 환자의 과거 진료기록을 바탕으로 정확한 진단과 맞춤형 치료계획을 수립하는 데 도움을 준다. 이러한 시스템은 의료 과실을 줄이고 환자의 안전을 강화하는 데에도 기여한다. EHR의 주요 기능으로는 환자정보 입력과 관리, 진료기록 작성 및 검토, 검사결과 확인과 처방정보 기록, 의료영상 및 이미지 저장, 의료통계분석과 보고서 작성이 있다.

- **원격진료시스템 :** 원격진료는 비대면으로 환자를 치료할 수 있는 시스템으로, 화상이나 음성 통화로 환자와 상담하고 진단을 내릴 수 있다. 이 시스템은 특히 이동이 어려운 환자나 지리적 제약이 있는 경우에 유용하며, 응급상황에서도 신속하게 진료하거나 상담할 수 있다. 이를 통해 의료 접근성을 확대하고, 환자가 의료서비스를 이용할 때 불편을 해소해 줄 수 있다. 원격진료시스템의 주요 기능으로는 만성질환 관리(고혈압, 당뇨병 등), 정신건강상담, 사후관리 및 재활치료, 응급상황 진료 및 상담이 있다.

- **CDSS :** CDSS는 의사의 진단과 처방 결정을 지원하는 도구로, 의료 지침과 최적의 치료 방안을 제시하여 의사의 진료를 돕는다. 이를 통해 의료정보 과부화 문제를 해결하고 의사들이 근거에 기반한 의료서비스를 제공할 수 있도록 지원한다. 또한 의료 과실을 줄이고 환자에게 맞춤형 치료를 제공하는 데 도움을 준다. CDSS의 주요 기능으로는 환자정보 입력과 분석, 의료 지침 제공, 치료 방안 제시와 비교 분석, 의료정보 검색 및 요약, 의료 과오 경고와 안전정보제공이 있다.

- **진단 지원 소프트웨어 :** AI나 데이터 분석을 통해 진단의 정확성을 높이는 도구로, AI 기술을 활용하여 의료영상을 분석하고 질병을 진단한다. 이를 통해 의사의 진단을 보조하고 진단의 정확성을 높이며, 조기 진단과 치료를 가능하게 한다. 이 시스템은 의료 과실을 줄이고 환자의 안전을 강화하는 데에도 도움이 된다. 진단 지원 소프트웨어의 주요 기능으로는 암 진단(유방암, 폐암, 피부암 등), 심혈관 질환 진단(심근경색, 뇌졸중 등), 안질환 진단(백내장, 황반변성 등) 및 치료계획 수립 지원이 있다.

■ 병동간호사

- **환자 모니터링 시스템 :** 이 시스템은 환자의 심박수, 혈압 등 생체신호vital sign를 실시간으로 모니터링하여 환자의 상태를 신속하게 파악하고, 응급상황에 대비할 수 있도록 도와준다. 이를 통해 의료 인력의 부족 문제를 해결하고, 간호 업무의 효율성을 높여 환자의 안전을 확보하고 사망률을 줄일 수 있다. 환자 모니터링 시스템의 주요 기능으로는 생체신호 데이터 수집과 분석, 이상징후 감지 및 알림 제공, 환자 상태에 대한 그래프와 트렌드 분석, 의료기록과의 연동, 모바일 알림 및 콜 시스템 연동이 있다.

- **모바일 간호기록 애플리케이션 :** 이 애플리케이션은 간호사가 실시간으로 환자의 상태를 입력하고 관리할 수 있는 도구이다. 질병 및 치료 관련 정보를 제공하여 환자의 이해를 돕고, 간호사 간의 업무 인수인계를 지원하여 간호 업무의 연속성을 보장한다. 모바일 간호기록 애플리케이션의 주요 기능으로는 질병 개요와 치료 과정에 대한 정보제공, 환자 교육, 간호기록과 환자 특이사항 기록, 간호 업무의 인수인계가 있다.

- **약물 관리 시스템 :** 이 시스템은 환자의 약물 투여 내역을 체계적으로 관리하고 추적하는 도구로, 환자의 상태가 악화될 때 신속하게 알림을 제공하여 대처할 수 있도록 한다. 이를 통해 약물 오류와 투약 누락을 방지하고, 환자의 안전을 확보하는 데 기여한다. 약물 관리 시스템의 주요 기능으로는 심박수나 혈압의 이상, 호흡곤란, 통증 증가, 불안 증상, 의식 저하 등의 이상징후 발생 시 알림 제공, 인퓨전infusion 라인 탈착, 투약 누락 및 오류 방지가 있다.

■ 재활치료사

- **원격 재활 프로그램 :** 이 프로그램은 환자가 집에서도 재활 운동을 할 수 있도록 돕는다. 환자의 운동 능력을 객관적으로 평가하고 맞춤형 치료계획을 수립하여 재활치료의 효과를 측정한다. 이를 통해 의료 과실을 줄이고 환자 안전을 확보할 수 있다. 원격 재활 프로그램의 주요 기능으로는 근력, 유연성, 균형 능력 평가, 기능적 활동 능력(걷기, 계단 오르기 등) 분석, 통증 수준 및 심리 상태 평가, 운동기능 회복 훈련(뇌졸증, 척추 손상 등), 인지기능 향상 훈련(치매, 알츠하이머 등), 통증관리 및 스트레스 해소가 있다.

- **웨어러블 기기 :** 웨어러블 기기로 환자의 운동 상태를 실시간으로 추적하고 분석하여 재활치료 진행 상황을 평가하고, 맞춤형 치료계획을 수립하는 데 도움을 준다. 이를 통해 환자의 참여를 유도하고 동기부여를 제공한다. 웨어러블 기기의 주요 기능으로는 운동량과 강도 측정, 자세 교정 및 균형 훈련, 통증 관리 및 근력 강화, 활동패턴 분석 및 재발 예방이 있다.

■ 영상의학 전문의

- **PACS :** PACS는 X-ray, CT, MRI 등 의료영상을 디지털화하여 저장하고 전송하는 시스템으로, 의료영상데이터를 안전하게 보관하고 공유할 수 있도록 지원한다. 이를 통해 의료영상 전문의가 진단과 판독을 쉽게 할 수 있으며, 텔레메디신과 협업 진료 기능도 지원한다. PACS의 주요 기능으로는 의료영상데이터 수집과 저장, 저장 공간 관리 및 보안 설정, 영상 검색 및 조회, 영상 편집과 주석 기능, 3D 영상 시각화가 있다.

- **AI 기반 영상 분석 소프트웨어 :** 이 소프트웨어는 AI를 활용해 X-ray, CT, MRI 등의 의료영상을 자동으로 분석하고 질병을 진단하며, 진단 시간을 단축하고 정확성을 높인다. 또한 의사의 업무 부담과 의료 과실을 줄이는 데에도 기여하며 이를 통해 조기 진단과 치료가 가능해진다. AI 기반 영상 분석 소프트웨어의 주요 기능으로는 암 진단(폐암, 유방암, 간암 등), 뇌 질환 진단(뇌졸중, 뇌종양 등), 심혈관 질환 진단(심근경색, 심부전 등), 골절 및 척추 질환 진단이 있다.

- **원격 방사선 진단 :** 전문 의사가 원격으로 방사선 영상을 진단하는 시스템으로, 지리적 제약이 있거나 전문 의사가 부족할 때의 문제를 해결할 수 있다. 이 시스템은 진단 시간을 단축하고 진료 접근성을 확대하며, 의료비를 절감하는 데 도움을 준다. 원격 방사선 진단의 주요 기능으로는 농촌 지역 의료 지원, 응급상황에서의 진료지원, 전문 의사의 자문 활용이 있다.

■ 병리학 전문의

- **자동화 검사 시스템 :** 이 시스템은 임상병리 검사를 자동화하여 검사 속도와 정확도를 높인다. 혈액 검사, 조직 검사 등을 자동으로 수행하고, 이를 통해 검사 인력이 부족할 때의 문제를 해결하고 검사결과의 오류를 줄일 수 있다. 자동화 검사 시스템의 주요 기능으로는 혈액 검사(혈구 수치, 혈액 화학, 면역 검사 등) 자동화, 조직 검사(병리 검사, 유전자 검사 등) 자동화, 미생물 검사(세균, 바이러스, 진균 등) 자동화와 검사결과 제공이 있다.

- **데이터 분석 소프트웨어 :** 이 소프트웨어는 임상병리 데이터를 분석하여 질병 진단 정보를 제공한다. 검사결과를 자동으로 분석하여 질병을 진단하고, 진단 시간을 단축하며 정확도를 높인다. 이를 통해 의사의 업무 부담을 줄이고 의료 과실을 감소시키며 조기 진단과 치료가 가능하게 한다. 데이터 분석 소프트웨어의 주요 기능으로는 암세포 감지와 유전자 변형 분석을 통한 암 진단, 감염성 질환 진단(세균, 바이러스, 기생충 등), 심혈관 질환 진단(심근경색, 심부전 등), 면역 질환 진단(자가면역 질환, 알레르기 등)이 있다.

- **원격 병리 진단 :** 전문 병리의사가 원격으로 조직 검사를 진단하는 시스템으로, 지리적 제약이 있거나 전문 의사가 부족할 때의 문제를 해결할 수 있다. 이 시스템은 진단 시간을 단축하고 진료 접근성을 확대하며, 의료비를 줄이는 데 도움을 준다. 원격 병리 진단의 주요 기능으로는 농촌 지역 의료 지원, 응급상황에서의 진료 지원, 전문 의사 자문 활용이 있다.

■ **병원 행정실무자**

- **병원정보시스템(HIS) :** HIS는 병원 운영과 환자 관리를 효율적으로 할 수 있도록 돕는 시스템이다. 환자정보, 진료기록, 검사결과, 처방정보 등을 관리하고, 의료서비스 제공자 간에 정보를 공유하여 의료 과정의 효율성을 높인다. 이를 통해 의료서비스 품질이 향상되고 의료비가 절감되며, 의료 데이터는 데이터 분석 및 의료 정책 수립에 활용된다. HIS의 주요 기능으로는 환자정보 관리, 진료 일정 관리 및 예약, 처방전 작성 및 관리, 의료비 청구 및 관리, 의료 데이터 분석 및 통계 보고가 있다.

- **의료자원 관리 시스템 :** 이 시스템은 병상, 의료기기, 의약품 등의 의료자원을 효율적으로 관리할 수 있도록 돕는다. 이를 통해 의료자원 부족 문제를 해결하고 의료서비스의 품질 향상과 의료비 절감에 기여한다. 의료자원 관리 시스템의 주요 기능으로는 병상 관리 및 배정, 의료기기 관리 및 유지보수, 의약품 재고관리 및 주문, 의료자원 사용 현황 분석 및 보고가 있다.

- **AI 기반 의료 챗봇 및 포털 :** 이 시스템은 환자의 질문에 답변하고 진료 예약, 검사결과 확인 등의 서비스를 지원한다. 이를 통해 환자의 만족도를 높이고 의료서비스의 접근성을 확대하며, 의료서비스 제공자의 업무 부담을 줄일 수 있다. AI 기반 의료 챗봇 및 포털의 주요 기능으로는 증상 및 질병에 대한 정보제공, 진료 예약 및 검사결과 확인 서비스, 약물정보와 부작용 안내, 의료기관 위치 및 진료과 정보제공, 건강 관련 정보제공이 있다.

- **의료 빅데이터 분석 :** 방대한 의료 데이터를 분석하여 질병 원인과 치료법, 의료 정책 등을 연구하는 데 활용하는 시스템이다. 이를 통해 질병을 예방하거나 치료 효과를 높인다. 또한 의료서비스의 품질을 높이고 의료비를 줄여주어 의료기관의 경영 관리에도 도움을 준다. 의료 빅데이터 분석의 주요 기능으로는 질병 발생률과 사망률 분석, 질병 위험 요인과 치료법 연구, 의료서비스 이용패턴 분석, 의료 정책 수립과 평가, 의료자원의 비효율성 분석을 통한 경영 계획 수립 지원이 있다.

■ 약사

- **전자처방 시스템 :** 이 시스템은 의사가 전자처방전을 작성하고 약국에 전송하는 시스템으로, 처방전 오류를 줄이고 약물 상호작용을 쉽게 확인할 수 있도록 돕는다. 이를 통해 처방전 처리와 약물 조제 시간이 단축되고, 환자의 복약 이력과 건강정보를 확인할 수 있다. 전자처방 시스템의 주요 기능으로는 전자처방전 작성 및 발행, 처방전 데이터베이스 관리, 약물 상호작용 확인 및 경고, 복약 이력 및 건강정보 조회, 보험 정보 연동 및 청구 관리가 있다.

- **약물정보시스템 :** 이 시스템은 약물의 효능, 용법, 용량, 부작용 등의 정보를 제공하여 의사와 약사가 정확한 처방과 조제를 할 수 있도록 돕는다. 또한 환자가 안전하게 약물을 복용할 수 있도록 정보를 제공한다. 약물정보시스템의 주요 기능으로는 약물의 일반적 이름과 화학적 이름 제공, 약물 작용 방식과 효능 제공, 용법과 투여 방법 안내, 주의 사항과 부작용 설명, 상호작용 가능한 약물정보 제공이 있다.

- **로봇 자동화 시스템 :** 이 시스템은 약물 조제, 분류, 포장 업무를 자동화하여 약국의 운영 효율을 높이고 작업자의 실수를 줄인다. 또한 환자의 대기시간을 단축하고 서비스 품질을 높여준다. 로봇 자동화 시스템의 주요 기능으로는 환자정보 입력 및 관리, 처방전에 따른 약물 조제, 조제된 약물 분류 및 포장, 약물 재고관리 및 유통과정 자동화가 있다.

- **환자 상담 시스템 :** 이 시스템은 환자에게 복약 방법과 주의 사항을 안내하고, 질병관리와 건강 증진을 위한 정보를 제공하여 환자의 만족도를 높이고 약물치료 효과를 극대화한다. 환자 상담 시스템의 주요 기능으로는 복약지도, 부작용 발생 시 대처 방법 안내, 환자의 질문에 대한 답변 제공, 건강 관련 자료 안내가 있다.

디지털 헬스케어는 의료서비스 제공자에게 다양한 측면에서 긍정적인 영향을 미친다. 의료기관이 디지털 헬스케어를 전략적으로 활용하면 의료서비스의 품질을 높이고 운영 효율성을 극대화할 수 있으며, 환자 만족도를 높이고 의료기관의 경쟁력을 강화할 수 있다. 이러한 긍정적인 효과를 위해 의료서비스 제공자는 디지털 헬스케어 기술을 다양한 목적에 맞게 활용하고 있다. 의료서비스 제공자가 디지털 헬스케어를 활용하는 주요 목적은 다음과 같다.

- **의료서비스 품질 향상 :** 첫째, AI 기반 진단 시스템, 의료영상 분석, EHR을 활용하여 진단의 정확성을 높일 수 있다. 이를 통해 맞춤형으로 치료계획을 세울 수 있고, 조기 진단과 치료가 효과적으로 이루어질 수 있다. 둘째, 원격진료, 환자 모니터링 시스템, 의료 과오 예방 시스템을 통해 환자의 상태를 실시간으로 확인할 수 있어, 응급상황에 빠르게 대응할 수 있다. 이러한 시스템

들은 의료 과오를 줄이는 중요한 역할을 한다. 셋째, 웨어러블 기기와 원격 재활치료, 환자 상담 시스템을 통해 만성질환자가 본인의 건강을 잘 관리할 수 있도록 돕는다. 이는 질병의 악화를 방지하고 재입원을 줄이는 데 기여한다.

- **운영 효율성 증대 :** 첫째, EHR, 로봇 자동화 시스템, 의료 챗봇 등의 기술을 도입하여 의료진의 업무를 줄이고 효율성을 높일 수 있다. 이를 통해 의료진은 치료에 더욱 집중할 수 있다. 둘째, 의료자원 관리 시스템과 빅데이터 분석을 통해 의료기관은 자원을 효율적으로 관리하고, 자원 부족 문제를 해결하며, 비용을 절감할 수 있다. 셋째, EHR 공유 시스템과 의료영상시스템, 의사 결정지원시스템을 통해 의료진 사이에 정보가 원활하게 공유되어 더 나은 협업을 가능하게 하고, 이로 인해 의료서비스의 품질도 개선된다.

- **환자 만족도 제고 :** 첫째, 원격진료, 온라인 예약시스템, 모바일 애플리케이션을 통해 환자들은 시간과 장소에 구애받지 않고 편리하게 의료서비스를 이용할 수 있다. 이는 환자의 접근성을 크게 개선한다. 둘째, 웨어러블 기기와 환자 상담 시스템, 개인 맞춤형 치료계획을 통해 환자의 특성에 맞춘 개인화된 의료 경험을 제공할 수 있다. 셋째, 의료정보제공 시스템, 환자 상담 시스템, 의료 챗봇을 통해 환자는 본인의 질병과 치료 과정에 대한 정보를 투명하고 명확하게 이해할 수 있다. 이를 통해 의료진과 환자 사이의 신뢰가 쌓이고, 만족도도 높아진다.

- **의료기관 경쟁력 강화 :** 첫째, 디지털 헬스케어 기술을 통해 혁신적인 의료서비스를 개발하고 제공함으로써 의료기관은 경쟁력을 확보하고, 브랜드 가치를 높일 수 있다. 둘째, 환자에게 편리하고 접근성 높은 의료서비스와 맞춤형 의료 경험을 제공하여 새로운 환자를 유치하고, 기존 환자의 만족도를 높여 충성도를 강화할 수 있다. 셋째, 효율적인 운영과 의료자원 관리 최적화, 의료 과오 예방을 통해 비용을 절감하고, 이로 인해 의료기관의 수익성을 증대시킬 수 있다.

의료서비스 제공자의 디지털 헬스케어 서비스 사례

의료기관은 의료서비스 제공자의 업무 효율성과 정확성을 개선하고, 환자의 건강과 안정을 위해 다양한 디지털 헬스케어 서비스를 도입하고 있다. 디지털 헬스케어는 의료서비스 전반에 걸쳐 혁신을 일으키고 있으며, 여러 분야에서 실제 사례를 통해 그 효과가 입증되고 있다.

- **원격 재활(ICT, AI) :** 환자는 원격화상진료시스템을 통해 집에서 물리치료사와 화상 통화를 하며 운동치료와 상담을 받을 수 있다. 이를 통해 교통 문제가 있거나 이동이 어려운 환자도 재활치료를 편리하게 받을 수 있다. 원격 재활치료 서비스는 환자의 참여도를 높이고 치료 효과도 높아지는 것으로 나타났다.

- **암 치료(AI, 빅데이터) :** 분당서울대학교병원, 서울아산병원, 가천대학교 길병원, 가톨릭대학교 성모병원, 고려대학교병원 등 여러 종합병원이 과학기술정보통신부가 지원하는 닥터앤서 사업에 참여해, AI 기술을 활용한 맞춤형 암 치료 지원 플랫폼을 개발했다.[1] 이 플랫폼은 환자의 유전정보, 의료기록, 영상데이터를 분석하여 최적의 치료 방안을 제시하고, 환자에게 맞춤형 치료제 개발 관련 임상시험에 참여할 기회도 제공한다. 이를 통해 암 치료의 효과를 극대화하고 환자의 생존율을 높이는 데 기여한다.
- **임상 연구(AI, 빅데이터) :** 국립암센터는 방대한 암 관련 데이터를 수집, 저장, 연구할 수 있는 빅데이터 플랫폼을 구축했다. 이 시스템을 통해 다양한 연구자가 암 치료 기술 개발을 위한 연구를 더 효율적으로 진행할 수 있다.
- **AI 영상 진단(AI, PACS) :** 국내 대학병원에서는 AI를 활용한 의료영상 분석 시스템을 도입했다. 이 시스템은 숙련된 의사와 유사한 정확도로 질병을 진단하고 의사의 진단을 보조하며, 치료 방향 결정을 지원한다. 이를 통해 진료의 정확성을 크게 높일 수 있다.
- **스마트병원(HIS, 웨어러블) :** 스마트병원 시스템을 구축하여 의료서비스의 효율성을 높이고 있다. 이 시스템은 의료영상 자동 분석, 원격진료, 웨어러블 기기 기반 환자 모니터링 등 다양한 기능을 제공하며, 이를 통해 의료서비스의 품질과 환자 만족도를 높이는 데 기여한다.

7.3 웰니스 목적의 일반 사용자

디지털 시대의 빠른 변화 속에서 건강관리도 똑똑해지고 있다. 이제 병원에 가지 않아도 스마트폰 하나로 언제 어디서나 자신의 건강상태를 확인하고 관리할 수 있는 시대가 열렸다. 영유아를 키우는 부모, 임신을 준비하거나 임신 중인 여성, 만성질환자, 암 완치 판정을 기다리는 사람, 건강한 노년기를 원하는 어르신, 체중 관리를 원하는 사람 등 다양한 이들이 디지털 헬스케어 기술을 활용해 더욱 건강한 삶을 추구하고 있다. 이러한 일반 사용자의 건강관리 목적에 따른 헬스케어 기술의 종류와 기능에 대해 알아보자.

1 참고 : https://www.dranswer.kr

개인 맞춤형 건강관리와 디지털 헬스케어

디지털 헬스케어는 ICT를 활용해 개인의 건강을 관리하고 개선하는 방법을 의미한다. 스마트폰, 웨어러블 기기, 원격진료시스템 등 다양한 디지털 도구를 통해 건강 데이터를 수집하고 분석하여 개인 맞춤형 건강관리 솔루션을 제공한다. 이를 통해 질병예방, 조기 진단, 치료 효과 극대화 등 여러 건강관리 목표를 달성할 수 있다.

개인의 건강관리를 위한 디지털 헬스케어는 개인의 건강과 웰빙을 증진하기 위해 ICT를 활용하여 맞춤형 서비스를 제공한다. 이 방식은 질병을 예방하고 건강을 증진시키는 데 초점을 맞춘다. 또한 언제 어디서나 접근할 수 있는 건강관리 서비스를 제공하여, 의료비 절감과 효율적인 건강관리를 도모할 수 있다. 이러한 디지털 헬스케어는 기존 의료서비스와 차별화된 특징을 갖추고 있다.

- **개인 맞춤형 서비스 제공 :** 디지털 헬스케어는 개인의 건강상태, 생활방식, 건강목표 등을 종합적으로 고려하여 개인에게 최적화된 건강관리 서비스를 제공한다.
- **예방 중심적 접근 :** 단순한 치료가 아니라 질병의 조기 발견과 예방에 중점을 두어, 건강 문제를 미리 파악하고 해결 방안을 제시한다.
- **향상된 접근성 :** 스마트폰이나 웨어러블 기기 등 다양한 디지털 도구를 통해 언제 어디서나 건강관리 서비스를 이용할 수 있어, 의료서비스의 접근성이 크게 좋아진다.
- **비용 절감 :** 예방적 접근을 통해 질병 치료에 드는 비용을 줄일 수 있다. 또한 전반적인 건강관리의 효율성을 높여 의료비를 절감할 수 있다.
- **데이터 기반 의사결정 :** 디지털 헬스케어는 개인의 건강 데이터를 수집하고 분석하여 질병 진단이나 치료계획, 건강관리 전략 수립 등에 활용하여 더욱 정확하고 효율적인 의사결정을 돕는다.
- **소통 및 참여 강화 :** 개인과 의료서비스 제공자 간의 소통을 원활하게 하여, 개인이 본인의 건강관리에 적극적으로 참여할 수 있도록 유도한다. 또한 의료진과의 협력을 통해 맞춤형 관리가 가능해진다.

디지털 헬스케어는 개인의 건강상태, 연령, 생활방식에 따라 다양한 분야에서 활용된다. 주요 활용 분야는 다음과 같다.

- **건강 증진 및 질병예방 :** 디지털 헬스케어는 운동, 식습관, 수면 관리, 스트레스 관리 등 일상적인 생활방식을 개선하여 건강을 증진시키고, 만성질환, 심혈관 질환, 암 등의 질병 발생 위험을 줄이는 데 도움을 준다.

- **질병 관리 :** 당뇨병, 고혈압, 심혈관 질환, 암과 같은 만성질환을 관리하고, 질병의 악화를 방지하여 합병증 발생 위험을 줄인다.
- **정신건강 :** 스트레스, 불안, 우울증과 같은 정신건강 문제를 예방하고, 상담과 치료를 제공하여 정신건강을 증진시키는 데 기여한다.
- **노인 건강관리 :** 낙상 예방, 인지기능 유지, 만성질환 관리, 사회 참여 활성화 등 노년층의 건강과 삶의 질을 높이기 위한 서비스를 제공한다.
- **여성 건강관리 :** 임신과 출산, 산후 관리, 여성의 질환 관리 등 여성의 전반적인 건강을 지원하는 서비스를 제공한다.
- **아동 건강관리 :** 성장 발달 모니터링, 영양 관리, 질병예방, 안전 관리 등을 통해 아동의 건강한 성장을 지원한다.

일상생활에서 개인의 건강관리를 위해 사용되는 디지털 헬스케어는 AI, 빅데이터, IoT, 웨러어블 기기 등 첨단기술의 발전과 함께 빠르게 진화하고 있다. 앞으로 디지털 헬스케어는 개인의 유전정보, 생활방식, 건강 데이터를 바탕으로 더욱 정교하고 맞춤화된 건강관리 서비스를 제공하게 될 것이다. 이를 통해 질병 발생 위험을 더욱 정확하게 예측하고 발병 가능성을 조기에 차단하는 등 예방 중심의 접근이 한층 더 강화될 것으로 기대된다.

디지털 헬스케어 기술을 활용한 사용자별 건강관리

디지털 헬스케어는 사용자의 연령, 건강상태, 생활방식에 따라 달라지는 건강관리 목표에 맞춰 다양한 방식으로 활용되고 있다. 주요 사용자에 따른 디지털 헬스케어 활용 방식은 다음과 같다.

■ 영유아

- **성장 발달 모니터링 애플리케이션 :** 체중, 키, 머리 둘레 등을 측정하고 기록하여 건강상태를 확인할 수 있다. 또한 소아청소년성장도표와 비교하여 성장 과정을 확인하고, 이상징후를 감지할 수 있다. 일부 애플리케이션은 수면패턴과 기저귀 교체 기록 등을 추가로 기록하여 아이의 전반적인 건강상태를 파악하는 데 도움을 준다.
- **수면 모니터링 기기 :** 수면패턴을 분석하여 수면 부족이나 수면 무호흡과 같은 문제를 감지하고 개선할 수 있다. 일부 기기는 아이가 잠에서 깼을 때 알람을 주거나 진정 효과가 있는 음악을 재생하는 기능도 제공한다.

- **영양 관리 애플리케이션 :** 식단을 기록하고 분석하여 영양 균형을 유지하도록 도와준다. 모유 수유량, 보조식 섭취량, 영양소 섭취량을 기록하고, 부족한 영양소가 있으면 식단 조언을 제공한다. 또한 알레르기 유발 식품을 관리하고 체중 변화를 추적하는 기능도 포함한다.

■ 임산부

- **임신 관리 애플리케이션 :** 임신 기간 동안 태아의 발달 상태를 추적하고 출산 준비를 위한 정보를 제공한다. 임신 주차별로 태아의 발달 정보, 임산부의 건강관리 정보와 출산 준비 체크리스크도 제공한다. 이외에도 영양 관리, 운동, 스트레스 관리에 대한 지침을 제공해 임산부가 임신 기간 동안 건강을 유지할 수 있도록 돕는다.

- **출산 정보제공 애플리케이션 :** 출산 과정, 산후 관리, 아기 돌봄에 대한 정보를 제공한다. 출산 단계별 안내와 통증 관리 방법, 산후 회복 팁뿐만 아니라 아기 돌봄에 필요한 정보까지 상세히 안내한다. 지역별 산후 돌봄 시설 정보와 아동건강검진 일정, 백신 접종 정보도 제공한다.

- **모유 수유 지원 애플리케이션 :** 모유 수유 자세 교정, 모유 양 조절, 모유 보관 방법 등을 영상이나 상세한 설명으로 안내하고, 수유에 관한 문제 해결을 위한 전문가 상담 서비스도 제공한다.

■ 만성질환자

- **질병 관리 애플리케이션 :** 당뇨병, 고혈압, 심혈관 질환 등 만성질환을 관리하는 데 필요한 정보를 제공하고, 혈당, 혈압, 체중 등의 건강 지표를 기록하고 추적할 수 있다. 또한 약 복용 시간 알림, 식단 및 운동 관리 정보, 질병 관련 뉴스와 교육 자료도 제공한다.

- **원격진료 서비스 :** 원격으로 의사에게 상담과 진료를 받을 수 있는 서비스를 제공한다. 이 서비스는 특히 이동이 어려운 만성질환자에게 유용하다. 평소에는 병원 방문 횟수를 줄일 수 있고, 긴급 상황이 발생한 경우 신속한 진료를 받을 수 있다.

- **건강상태 모니터링 기기 :** 혈압, 혈당, 체온 등의 건강상태를 실시간으로 측정하고 기록해 질병 관리에 도움을 준다. 기기는 측정된 데이터를 자동으로 애플리케이션에 전송하므로 환자는 건강상태를 모니터링하고, 이상징후가 있으면 알림을 받을 수 있다.

■ 암환자

- **치료 관리 애플리케이션 :** 암 치료 일정, 부작용 관리, 정신건강 지원 등 암 치료 과정을 종합적으로 관리할 수 있는 정보를 제공한다. 치료 일정을 알려주거나 부작용 증상을 기록하고 관리하

며, 스트레스와 불안을 해소하기 위한 자료를 제공한다. 또한 암 환자 커뮤니티 참여 기능을 통해 다른 환자와 소통할 수 있다.

- **부작용 관리 애플리케이션 :** 암 치료 과정에서 발생하는 부작용을 관리하고 완화하는 데 도움을 준다. 부작용 증상과 완화 방법, 응급상황 대처법에 대한 정보를 제공하고, 환자가 기록한 부작용 증상을 의사와 공유할 수 있도록 한다.

- **정신건강 지원 애플리케이션 :** 암 치료로 인한 스트레스, 불안, 우울증 등의 정신건강 문제를 관리하는 데 도움을 준다. 명상, 심호흡, 인지 행동 치료 기법을 제공하며, 전문가 상담 서비스와 온라인 지원 그룹 참여 기능도 있다.

■ 노약자

- **낙상 감지 시스템 :** 낙상 감지 센서가 낙상을 감지하면 알림 장치에 신호를 전송한다. 가족이나 구급대원에게 자동으로 알림이 가기 때문에 도움을 바로 받을 수 있다.

- **응급상황 알림 시스템 :** 심장마비나 호흡곤란 등 응급상황이 발생할 때 가족이나 구급대원에게 자동으로 알림을 전송해 신속하게 대응할 수 있도록 한다. 위치정보도 함께 전송하여 더욱 정확한 지원을 받을 수 있다.

- **건강상태 모니터링 기기 :** 혈압, 맥박, 체온 등의 건강 지표를 실시간으로 측정하고 기록하여 질병의 예방과 조기 발견에 도움을 준다. 측정된 데이터를 자동으로 애플리케이션에 전송하고, 이상 징후가 감지되면 알림을 보내 신속하게 대응할 수 있도록 한다.

■ 체중관리 대상

- **식단 관리 애플리케이션 :** 섭취한 음식과 영양소를 기록하고 분석하여 건강한 식단을 유지할 수 있도록 돕는다. 지방, 탄수화물, 단백질 섭취량과 칼로리를 계산하여 목표 체중을 달성하기 위한 식단 계획을 제공하고, 건강한 레시피 추천과 체중 변화 추적 기능도 제공한다.

- **운동 관리 애플리케이션 :** 운동량과 소모된 칼로리를 기록하고 분석하여 운동 목표 달성을 돕는다. 다양한 운동 종류와 계획을 제공하고 운동 과정을 기록할 수도 있다. 또한 운동 동영상이나 음악 추천, 통계분석도 제공한다.

- **체중 관리 애플리케이션 :** 매일 체중을 기록하고 추적하여 체중 변화를 그래프로 제공한다. 목표 체중 달성을 위한 조언과 동기부여 기능도 제공한다.

개인 맞춤형 디지털 헬스케어

디지털 헬스케어 기술은 ICT를 활용하여 개인의 건강을 관리하고 개선하는 방법을 의미한다. 사용자는 건강상태를 모니터링하고 질병예방과 관리, 생활습관 개선을 위해 이 기술을 적극적으로 활용하고 있다. 주요 활용 목적은 다음과 같다.

- **건강상태 모니터링 :** 건강상태를 실시간으로 모니터링하기 위해 스마트폰 애플리케이션과 웨어러블 기기로 심박수, 혈압, 혈당, 활동량 등을 체크하여 일상적인 건강상태를 쉽게 파악할 수 있다. 실시간 모니터링은 이상징후가 발견되면 즉시 대응할 수 있다는 장점이 있다.
- **질병예방 및 조기 진단 :** 디지털 헬스케어 기술로 수집된 데이터는 질병예방과 조기 진단에 큰 도움이 된다. 예를 들어 혈당 수치를 지속적으로 모니터링하면 당뇨병을 조기에 발견할 수 있고, 심박수 변화를 분석하여 심혈관 질환을 예방할 수 있다.
- **개인 맞춤형 건강관리 :** 디지털 헬스케어 기술은 개인의 건강상태와 생활습관에 맞춘 맞춤형 건강관리 솔루션을 제공한다. 예를 들어 식단 관리 애플리케이션을 사용하면 개인의 영양 상태를 확인할 수 있고, 운동 추적 애플리케이션을 사용하면 맞춤형 운동 계획을 세울 수 있다.
- **시간과 비용 절감 :** 원격진료시스템을 통해 병원을 방문하지 않아도 의사나 전문가와 상담할 수 있다. 이는 시간과 비용을 절약하는 효과가 있고, 특히 이동이 어려운 환자나 바쁜 직장인에게 매우 유용하다. 또한 건강정보를 안전하게 공유하고 활용할 수 있는 플랫폼을 통해 서비스 제공자 간의 협업을 강화하고, 더욱 효과적인 건강관리 서비스를 제공할 수 있다.
- **생활습관 개선 :** 디지털 헬스케어 기술은 생활습관 개선에도 큰 도움이 된다. 예를 들어 수면 분석 애플리케이션으로 수면패턴을 파악하고, 더 나은 수면 환경을 조성할 수 있다. 칼로리 계산 애플리케이션으로 식단을 관리하여 건강한 식습관을 유지할 수도 있다.
- **응급상황 대처 :** 웨어러블 기기나 응급 알림 시스템을 이용하면 응급상황이 발생할 때 신속하게 대응할 수 있다. 예를 들어 심박수나 혈압이 비정상적으로 변하면 즉시 가족이나 의료진에게 알림이 전송되어 빠른 대처가 가능하다.

사용자를 위한 디지털 헬스케어 서비스 이용 사례

과거에는 사용자들이 의료기관에서만 건강관리 서비스를 받을 수 있었지만, 디지털 헬스케어 기술의 발전으로 일상생활에서 쉽고 편리하게 건강관리 서비스를 이용할 수 있게 되었다. 디지털 헬스케어는 일상생활 전반에 걸쳐 혁신을 가져왔고, 다양한 사용자의 구체적인 활용 사례를 통해 그 효과가 입증되고 있다.

- **영유아(IoT 체중계, 애플리케이션 서비스)** : 부모는 자녀의 체중이 소아청소년성장도표 기준 아래로 떨어지는 것을 발견하면 영양 관리 애플리케이션으로 식단을 분석할 수 있다. 만약 아이가 충분한 영양소를 섭취하지 못했다는 결론이 나온다면 영양 관리 애플리케이션에서 추천하는 식단을 참고하여 식단을 개선할 수 있다.
- **임산부(애플리케이션 서비스)** : 임산부는 임신 초기부터 임신 관리 애플리케이션을 사용하여 태아의 발달 상태를 확인하고, 영양 관리 정보를 바탕으로 건강한 식단을 유지함으로써 임신성 당뇨 또는 영양소 결핍 등을 예방할 수 있다.
- **만성질환자(IoMT 의료기기, 애플리케이션 서비스)** : 만성질환자는 가정용 IoMT 혈당계, 혈압계, 체중계를 사용해 혈당, 혈압, 체중 등의 건강 지표를 꾸준히 기록하고, 애플리케이션으로 약 복용 알림을 받을 수 있다. 이와 함께 식단과 운동 관리에 관한 정보를 얻고, 질병 관련 정보와 교육 자료를 받아 질병 관리 능력을 높일 수 있다. 지속적인 건강상태 모니터링을 통해 신경병, 망막병증, 혈관병증 등의 당뇨병 합병증과 심장병, 뇌졸중 등의 고혈압 합병증을 예방하는 데 활용할 수 있다.
- **암환자(애플리케이션 서비스)** : 암환자는 치료 과정, 부작용 관리, 정신건강관리에 대한 정보를 받을 수 있다. 또한 치료 일정 관리와 알림, 약 복용 관리, 영양 관리 등의 서비스를 이용할 수 있으며, 치료 종료 후에도 건강상태를 지속적으로 관리하고, 재발 예방 및 생존율 향상을 위한 정보를 얻어 건강한 생활습관을 유지할 수 있도록 지원받을 수 있다.
- **노약자(IoMT 의료기기, 낙상 감지 센서, 애플리케이션 서비스)** : 노약자는 긴급상황을 외부에 알릴 수 있다. 예를 들어 낙상 감지나 심박수 변화가 발생하면 자동으로 긴급 서비스에 연락하거나 가족에게 알림이 가게 할 수 있다. 또한 실종되거나 주변인 모르게 방황하는 경우 실시간 위치 추적을 통해 신속하게 찾을 수 있다. 이와 더불어 인지기능 게임, 퀴즈, 퍼즐 등을 받아 인지기능 저하를 예방하고, 뇌 활동을 활성화하는 데 도움을 받을 수 있다.

CHAPTER 07 연습문제

1 보험회사의 보험 가입 단계를 설명하고, 단계별 주요 업무를 설명하라.

2 보험회사에서 디지털 헬스케어 기술을 활용한 사례를 조사하고, 그 사용 목적을 설명하라.

3 의료서비스 제공자의 직업과 각각의 역할을 설명하라.

4 의료기관에서 디지털 헬스케어를 도입하는 이유를 설명하라.

5 디지털 헬스케어 기술의 활용 사례를 조사하고, 사용된 기술에 대해 설명하라.

6 디지털 헬스케어의 사용 목적별 사용자 유형을 설명하라.

7 일상에서 발견할 수 있는 디지털 헬스케어 서비스와 제품을 조사하고, 적용된 기술과 사용 목적을 설명하라.

읽을거리

CHAPTER

08 창의융합설계

8.1 문제 인식

새로운 제품이나 서비스를 창출하는 여정은 문제 인식에서 시작된다. 문제 인식은 단순히 문제를 찾아내는 것을 넘어, 새로운 기회를 발견하는 과정이다. 디지털 헬스케어 제품과 서비스 개발의 첫 단계인 문제 인식의 중요성, 목적, 규칙, 도구와 기법, 사례 및 연습을 통해 기획하는 과정을 학습해보자.

문제 인식의 중요성

문제 인식이란 어떤 상황이나 문제를 정확하게 이해하고 그 문제의 원인과 영향을 파악하는 것을 말한다. 문제를 제대로 알기 위해 필요한 정보를 수집하고 분석하는 과정을 통해 문제 해결에 접근할 수 있다.

창의융합설계를 기반으로 한 성공적인 사업 기획은 명확한 문제 정의를 바탕으로 이루어진다. 문제의 본질을 파악하지 못하면 차별화된 아이디어를 발굴하거나 실행가능한 사업 계획을 수립할 수 없다. 그리고 문제 인식 능력은 창의적인 문제 해결 능력의 기초가 된다. 주변 환경을 꼼꼼하게 관찰하고 시장 트렌드를 파악하며 소비자 니즈를 이해하는 능력은 문제의 본질을 파악하고 효과적인 해결 방안을 제시하는 데 필수적이다.

즉, 사업에 성공하려면 문제 인식 능력을 필수로 갖추어야 한다. 그 이유는 다음과 같다. 첫째, 차별화된 사업 아이디어를 발굴해야 경쟁 우위를 확보할 수 있다. 문제 해결 과정을 통해 차별화된 아이디어를 도출할 수 있기 때문이다. 둘째, 명확한 문제 정의를 통해 타겟 고객층의 니즈를 정확하게 파악할 수 있고, 이를 바탕으로 고객의 니즈를 충족하는 제품과 서비스를 개발할 수 있다. 지속가능한 사업 성장을 이루기 위해서는 문제 해결 능력을 바탕으로 새로운 기회를 발굴하고 시장 변화에 적극적으로 대응해야 한다.

문제 인식의 목적과 해결 방안

문제 인식의 목적은 문제의 본질을 명확하게 파악하고, 그에 따른 해결 방향을 제시하는 것이다. 이를 통해 다음과 같은 효과를 기대할 수 있다. 첫째, 문제 정의를 통해 사업 기획의 기반을 마련하고, 이를 토대로 차별화된 사업 아이디어를 발굴한다. 이로써 실현가능한 사업 계획을 수립할 수 있다. 둘째, 문제의 본질을 파악하여 타겟 고객층의 니즈를 정확하게 이해하고 이를 충족하는 제품과 서비스를 개발할 수 있다. 셋째, 경쟁사와 차별화되는 문제 해결 방안을 제시하여 경쟁 우위를 확보하고, 이를 통해 시장 점유율을 높일 수 있다. 넷째, 시장 변화에 적응할 수 있는 능력을 키워 지속가능한 사업의 성장을 이루기 위해서는 문제 해결 능력을 통해 새로운 기회를 발굴하고 적극적으로 대응해야 한다.

문제 정의를 통해 문제의 본질을 파악하면 효과적인 해결 방안을 모색할 수 있다. 이를 위해 다음과 같은 단계를 거칠 수 있다.

❶ **원인 분석 :** 문제의 발생 원인을 명확하게 파악한다.
❷ **대안 제시 :** 다양한 해결 방안을 제시하고 각 방안의 장단점을 분석한다.
❸ **최적의 해결 방안 선정 :** 분석 결과를 바탕으로 최적의 해결 방안을 선정한다.
❹ **실행 계획 수립 :** 선정된 해결 방안을 실행하기 위한 구체적인 계획을 수립한다.
❺ **평가 및 개선 :** 실행 결과를 평가하고 필요에 따라 계획을 개선한다.

문제 인식과 해결

문제를 인식하는 방법은 여러 가지가 있다. 관찰을 통해 현상을 면밀히 살펴보고, 질문을 통해 의문점을 해결하며, 조사를 통해 정보를 수집하고, 타인의 관점에서 공감하여 문제의 본질을 깊이 이해하는 것이 중요하다.

▪ 관찰

주변 환경, 사회 트렌드, 소비자 행동 등을 꼼꼼하게 관찰하여 문제를 발견할 수 있다. 특히 다음과 같은 사항에 주목하여 관찰해보자.

- **새로운 기술, 제품, 서비스 :** 새로운 기술, 제품, 서비스의 등장은 기존 시장에 변화를 가져오고 새로운 문제를 야기할 수 있다.
- **경쟁사 동향 :** 경쟁사의 동향을 분석하여 시장 변화와 새로운 기회를 파악할 수 있다.

- **소비자 행동 변화 :** 소비자의 가치관, 라이프스타일, 구매패턴 등의 변화는 새로운 니즈를 창출하고 기존 사업 모델에 대한 위협이 될 수 있다.
- **사회 문제 :** 사회 문제는 새로운 사업 기회를 창출할 수 있다. 예를 들어 환경 문제는 친환경 제품과 서비스에 대한 수요를 증가시킬 수 있다.
- **정책 변화 :** 정부 정책의 변화는 새로운 규제, 세금, 지원 등으로 이어져 사업 환경에 영향을 미칠 수 있다.

■ 질문

문제를 명확하게 정의하기 위해서는 다양한 질문을 통해 문제를 다각적으로 분석해야 한다. **5W1H** 질문 방식을 활용하여 다음과 같은 질문을 구성할 수 있다.

- **왜(Why) :** 문제가 발생하는 이유는 무엇인가?
- **어떻게(How) :** 문제를 해결하기 위해 어떻게 해야 하는가?
- **언제(When) :** 문제를 언제 해결해야 하는가?
- **어디(Where) :** 문제가 발생하는 곳은 어디인가?
- **누구(Who) :** 문제에 가장 큰 영향을 받는 사람은 누구인가?
- **무엇(What) :** 문제의 본질은 무엇인가?

예를 들어 온라인 교육 플랫폼 이용률 저하 문제에 대해 5W1H 질문 방식을 적용하면 문제의 원인을 [표 8-1]과 같이 구성할 수 있다.

표 8-1 5W1H 질문 방식을 적용한 온라인 교육 플랫폼 이용률 저하 문제의 원인

5W1H	질문	원인
왜(Why)	온라인 교육 플랫폼 이용률이 저하되는 이유는 무엇인가?	온라인 강의 내용의 단조로움, 사용자 인터페이스의 불편함, 타겟 고객층 확보의 어려움 등
어떻게(How)	온라인 교육 플랫폼 이용률을 어떻게 높일 수 있을까?	차별화된 온라인 강의 개발, 사용자 인터페이스 개선, 효과적인 마케팅 전략 수립 등
언제(When)	온라인 교육 플랫폼 이용률 저하 문제를 언제 해결해야 하는가?	즉각적인 대응 필요, 단기 목표 설정, 장기 비전 제시 등
어디(Where)	온라인 교육 플랫폼 이용률 저하 문제가 가장 심각한 곳은 어디인가?	특정 연령층, 특정 지역, 특정 분야 등

누구(Who)	온라인 교육 플랫폼 이용률 저하 문제에 가장 큰 영향을 받는 사람은 누구인가?	온라인 교육 플랫폼 운영자, 온라인 강사진, 온라인 교육 수강생 등
무엇(What)	온라인 교육 플랫폼 이용률 저하 문제의 본질은 무엇인가?	온라인 교육의 매력 부족, 타겟 고객층에 대한 이해 부족, 효과적인 마케팅 전략 부족 등

■ 조사

문제에 대한 심층적인 이해를 위해 관련 자료 조사, 전문가 의견 수렴, 시장조사 등을 진행해야 한다.

- **관련 자료 조사 :** 문제와 관련된 통계, 연구 보고서, 뉴스 기사, 학술 논문 등을 조사한다.
- **전문가 의견 수렴 :** 해당 분야의 전문가와 면담을 진행하거나 자문을 구한다.
- **시장조사 :** 설문조사, 인터뷰, 경쟁사 분석 등을 통해 시장 상황을 파악한다.

■ 공감

문제에 대한 공감 능력은 문제 해결 능력을 향상시키는 데 중요한 역할을 한다. 타겟 고객층의 입장에서 생각하고, 그들의 어려움과 니즈를 이해함으로써 공감을 통해 창의적으로 효과적인 해결 방안을 제시할 수 있다.

- **타겟 고객층 이해 :** 타겟 고객층의 인구통계, 가치관, 라이프스타일, 구매패턴 등을 이해한다.
- **사용자 경험 조사 :** 타겟 고객층이 제품이나 서비스를 사용하는 과정을 직접 관찰하거나 사용자 인터뷰를 통해 경험을 조사하고 분석한다.
- **사례 연구 :** 타겟 고객층의 문제를 해결한 성공적인 사례를 연구한다.
- **공감 디자인 :** 공감을 바탕으로 타겟 고객층의 니즈를 충족하는 제품이나 서비스를 디자인한다.

문제 해결을 위한 기법

문제 해결 능력이 뛰어난 조직은 구성원들이 개방적인 태도로 새로운 아이디어를 수용하고, 꾸준히 문제 해결에 몰두하며 팀원들과 긴밀하게 협력하고, 서로의 의견을 존중하며 피드백을 주고받는다.

■ 개방적인 태도

문제 해결을 위해서는 편견 없이 다양한 관점을 수용하고, 새로운 아이디어를 적극 받아들이는 개방적인 마음가짐이 중요하다. 개방적인 마음을 유지하기 위해서는 다양한 정보 수집, 비판적 사고, 창의적인 사고와 같은 구체적인 방법이 필요하다.

- **다양한 정보 수집 :** 문제의 본질을 정확히 이해하기 위해 문제와 관련된 다양한 정보를 수집하고 분석한다.
- **비판적 사고 :** 수집된 정보를 비판적으로 분석하고 타당성을 검증한다. 비판적 사고는 편견을 배제하고 객관적으로 문제를 보는 데 도움이 된다.
- **창의적인 사고 :** 고정관념을 버리고 창의적인 사고방식을 통해 새로운 해결 방안을 모색한다. 창의적인 사고는 기존의 문제 해결 방식에서 벗어나 혁신적인 아이디어를 제시할 수 있게 해준다.

■ **지속적인 노력**

문제 해결은 한 번에 이루어지지 않으므로 지속적인 노력이 필요하다. 문제에 끊임없이 관심을 갖고, 해결 방안을 찾고 실행하려고 노력해야 한다. 지속적인 노력을 통해 문제를 해결하려면 문제에 대한 관심, 정보 수집, 아이디어 발굴, 실행 및 개선과 같은 구체적인 방법이 필요하다.

- **문제에 대한 관심 :** 주변 환경, 사회 트렌드, 소비자 행동 등을 꾸준히 관찰하면서 문제를 지속적으로 발견하는 능력을 기른다.
- **정보 수집 :** 문제 해결에 필요한 관련 정보를 꾸준히 수집하고 분석한다.
- **아이디어 발굴 :** 다양한 방법을 통해 문제 해결 아이디어를 발굴하고 실현가능성을 검증한다. 아이디어는 여러 번의 시도와 개선 과정을 거쳐야 한다.
- **실행 및 개선 :** 발굴한 아이디어를 실행한 뒤, 그 결과를 평가하고 필요에 따라 개선하는 과정을 반복한다. 이는 지속가능한 해결 방안을 마련할 때 중요하다.

■ **협업**

문제 해결은 혼자서 이루기보다는 다른 사람들과 협력하는 것이 훨씬 효과적이다. 다양한 분야의 전문가들과 협력하면 더 깊이 있는 시각을 얻고 더 나은 해결 방안을 모색할 수 있다. 효과적인 협업을 위해서는 브레인스토밍, 피드백 수렴, 협업 프로젝트와 같은 구체적인 방법이 유용하다.

- **브레인스토밍**brainstorming **:** 팀원들과 함께 아이디어를 자유롭게 나누는 브레인스토밍을 진행하면 더 다양한 관점을 얻고 창의적인 해결 방안을 도출할 수 있다.
- **피드백 수렴 :** 다른 사람에게 아이디어를 검토받은 뒤 피드백을 반영하여 아이디어의 완성도를 높인다. 피드백은 문제 해결 방안을 다듬고 보완하는 데 필수이다.

- **협업 프로젝트 :** 다른 팀이나 부서와 함께 문제를 해결하는 협업 프로젝트를 진행함으로써 더욱 효과적이고 종합적인 해결 방안을 마련할 수 있다.

■ **피드백 수렴**

문제 정의와 해결 방안에 대해 외부의 피드백을 적극 수렴하고 반영하는 것은 문제 해결 과정에서 중요한 역할을 한다. 객관적인 평가를 통해 문제점을 파악하고 이를 개선하는 것이 성공적인 문제 해결 방안 마련에 도움이 된다. 이를 위해 전문가 평가, 사용자 테스트, 데이터 분석과 같은 방법을 활용하여 전문적이고 객관적인 시각을 얻어 해결 방안을 개선해 나갈 수 있다.

- **전문가 평가 :** 해당 분야의 전문가에게 문제 정의와 해결 방안에 대한 평가를 받음으로써 전문적인 시각을 얻을 수 있다.
- **사용자 테스트 :** 타겟 고객층을 대상으로 사용자 테스트를 진행하여 실제 사용자의 피드백을 수집하고, 이를 바탕으로 해결 방안을 개선한다.
- **데이터 분석 :** 관련 데이터를 분석하여 문제 정의와 해결 방안의 효과를 평가하고, 필요에 따라 수정 또는 보완한다.

문제 인식 활용 사례

문제를 명확하게 파악하고 해결 방안을 모색할 때 5W1H 질문 방식은 매우 효과적이다. 5W1H 질문을 통해 문제의 정의, 발생 시기와 장소, 관련된 사람들, 원인과 결과를 구체적으로 분석하여 개선 방안을 마련할 수 있다. 이제 5W1H 질문 방식을 적용한 실제 사례 세 가지를 살펴보자.

■ **온라인 쇼핑몰 문제**

• 문제(What) : 온라인 쇼핑몰 이용률 감소

최근 온라인 쇼핑몰 이용률이 감소하고 있다. 이는 여러 요인에 인해 발생한 문제이다.

• 왜(Why) : 경쟁 심화, 소비자 니즈 변화, 경제 불황

온라인 쇼핑몰 시장에서 경쟁이 심화되면서 소비자가 다양한 선택지를 가지게 되었다. 이로 인해 특정 쇼핑몰에 대한 충성도가 감소하고 있다. 또한 소비자의 니즈가 빠르게 변화하고 맞춤형 제품과 서비스에 대한 요구가 증가하고 있지만, 기존 온라인 쇼핑몰들은 이러한 변화에 적극적으로 대응하지 못하고 있다.

• **영향(How) : 온라인 쇼핑몰 매출 감소, 고객 만족도 저하, 시장 점유율 감소**

온라인 쇼핑몰 이용률 감소는 곧바로 매출 감소로 이어지며, 이는 쇼핑몰 운영자의 수익 감소와 더불어 사업 위기로 이어질 수 있다. 소비자들이 원하는 제품과 서비스를 찾지 못하거나 불편한 쇼핑 경험을 하게 되면 고객 만족도가 저하될 수 있다.

• **해결 방안(How) : 차별화된 상품 및 서비스 제공, 사용자 경험 개선, 효과적인 마케팅 전략 수립**

첫째, 경쟁사와 차별화되는 상품과 서비스를 제공하여 소비자의 니즈를 충족시키고 경쟁력을 강화해야 한다. 예를 들어 독점 계약 상품을 판매하거나 고객 맞춤형 상품 추천 서비스를 제공하고, 차별화된 브랜드 이미지를 구축하는 것 등이 있다.

둘째, 웹사이트와 애플리케이션 디자인을 개선하고 결제 시스템을 간소화하며 고객 서비스를 강화하는 등 사용자 경험을 개선해야 한다. 예를 들어 모바일 친화적인 웹사이트와 애플리케이션을 개발하고, 간편결제 시스템을 도입한다. 24시간 고객 문의 채널을 운영하는 것도 좋은 방법이 될 수 있다.

셋째, 타겟 고객층을 명확히 설정하고, 이들에게 효과적으로 어필할 수 있는 마케팅 전략을 수립해야 한다. 예를 들어 온라인 광고와 소셜 미디어 마케팅을 활용하고, 인플루언서 마케팅을 진행하거나 고객 이벤트를 개최하는 방법이 있다.

• **언제(When) : 즉각적인 대응 필요**

온라인 쇼핑몰 이용률 감소 문제는 현재 진행 중이므로 즉각적인 대응이 필요하다. 이 문제가 장기화되면 더욱 심각한 문제로 이어질 수 있다.

• **어디(Where) : 전체 온라인 쇼핑몰 시장, 특정 연령층, 특정 상품 카테고리**

온라인 쇼핑몰 이용률 감소 문제는 특정 쇼핑몰에만 국한되지 않고 전체 온라인 쇼핑몰 시장에 영향을 미치고 있다. 특정 연령층에서 온라인 쇼핑몰의 이용률이 감소하고 있으며, 특정 상품 카테고리에서도 동일한 문제가 나타나고 있다.

• **누구(Who) : 온라인 쇼핑몰 운영자, 고객, 온라인 쇼핑몰 관련 종사자**

온라인 쇼핑몰 이용률 감소는 매출과 수익 감소로 이어져 쇼핑몰 운영자에게 직접 영향을 미친다. 심각한 경우 사업 위기로 이어질 수 있다. 소비자는 선택지가 줄어들고 원하는 제품이나 서비스를 찾기 어려워져 불편한 쇼핑을 경험하게 된다. 따라서 고객 만족도가 저하될 수 있다. 이 문제는 물류, 마케팅, 광고 등 온라인 쇼핑몰 관련 산업 종사자에게도 영향을 미쳐 궁극적으로는 일자리 감소로 이어질 수 있다.

■ 스마트폰 배터리 수명 문제

• **문제(What) : 스마트폰 배터리 수명 감소**

스마트폰의 배터리 수명이 줄어들면 일상적으로 사용할 때 제약이 생길 수 있으므로 배터리 수명 감소는 사용자에게 심각한 불편을 초래하는 문제이다.

• **왜(Why) : 고성능 프로세서 및 그래픽, 대화면 디스플레이, 다양한 애플리케이션 사용 증가**

최신 스마트폰은 고성능 프로세서와 그래픽 카드를 사용하여 게임, 영상 시청 등의 다양한 기능을 제공한다. 그러나 이러한 고성능은 배터리 소모를 크게 증가시킨다. 더 넓고 선명한 화면은 사용자에게 몰입감을 높여주지만, 동시에 배터리 소모를 가속화한다. 소비자들은 소셜 미디어, 게임, 쇼핑 등 다양한 애플리케이션을 사용하므로 배터리 소모가 증가한다. 특히 백그라운드에서 실행되는 애플리케이션은 배터리 사용량을 더욱 높인다.

• **영향(How) : 사용자 불편, 소비자 불만, 스마트폰 판매 감소**

배터리 수명이 짧아지면 사용자는 자주 충전해야 하는 불편을 겪는다. 외출 중에 배터리가 방전되면 중요한 연락을 놓칠 수도 있다. 배터리 성능 저하는 소비자의 만족도를 떨어트리고, 불만을 초래할 수 있다. 최신형 스마트폰의 심각한 배터리 문제는 소비자들이 구매를 꺼리게 만들어 제조업체의 판매량에 악영향을 미칠 수 있다.

• **해결 방안(How) : 저소비 프로세서 및 그래픽 카드, 에너지 효율적인 디스플레이, 배터리 관리 소프트웨어 개발, 배터리 용량 증대**

배터리 소모를 줄이면서도 성능을 유지할 수 있는 저전력 프로세서와 그래픽 카드, 배터리 소모를 줄이면서도 화질을 유지할 수 있는 디스플레이를 개발해야 한다. 배터리 사용량을 실시간으로 분석해 불필요한 배터리 소모를 줄일 수 있는 관리 소프트웨어가 필요하다. 고용량 배터리 또는 여러 배터리를 결합하는 방법으로 배터리 용량을 증대해야 한다.

• **언제(When) : 현재 진행형 문제, 미래 기술 발전 필요**

스마트폰 배터리 수명 감소는 현재에도 지속되는 문제로, 개선이 시급하다. 미래에 새로운 배터리 기술이 등장할 가능성은 있지만, 현시점에 적용가능한 해결책이 부족하다.

• **어디(Where) : 전 세계 모든 사용자**

스마트폰 배터리 수명 감소 문제는 전 세계 스마트폰 사용자에게 공통으로 발생한다. 특히 스마트폰 사용량이 많은 지역일수록 더욱 두드러진다.

• **누구(Who) : 스마트폰 사용자, 스마트폰 제조업체, 모바일 서비스 제공업체**

스마트폰 사용자는 직접 불편을 겪는다. 배터리 수명 문제는 스마트폰 제조업체의 브랜드 이미지에 부정적인 영향을 주고, 판매량 감소로 이어질 수 있다. 배터리 수명이 감소하면 사용자가 더 자주 충전해야 하므로 데이터 사용이 제한된다. 이는 모바일 데이터 사용량 감소로 이어져 모바일 서비스 제공업체의 수익에도 영향을 미칠 수 있다.

■ **교통체증 문제**

• **문제(What) : 도시의 교통체증**

도시의 교통체증은 도시 거주민에게 심각한 불편과 시간 낭비를 초래한다. 교통체증은 단순한 불편을 넘어 여러 측면에서 부정적인 영향을 미친다.

• **왜(Why) : 자동차 보유율 증가, 대중교통 이용률 감소, 도로 확충 부족, 비효율적인 교통신호 시스템**

도시 거주민이 점점 더 많은 자동차를 소유하면서 도로 위에 차량이 늘어나고, 이로 인해 교통체증이 심화되고 있다. 대중교통 서비스의 불편함과 높은 운임으로 인해 대중교통 이용률이 줄어들고, 개인 자동차 이용이 증가하고 있다. 도시의 인구가 계속 증가하고 자동차 보유율도 늘어나지만, 이에 비해 도로가 충분히 확충되지 않아 교통 혼잡이 가중되고 있다. 비효율적으로 설정된 교통신호는 불필요한 대기시간을 초래하고, 이로 인해 교통체증이 더욱 심해질 수 있다.

• **영향(How) : 시간 낭비, 대기오염, 스트레스 증가, 생활의 질 저하**

교통체증으로 인해 출퇴근, 통학, 쇼핑 등 일상적인 활동에 걸리는 시간이 대폭 증가하면서 개인의 생산성이 떨어지고 경제적 손실도 발생한다. 정체된 차량에서 발생하는 배기가스는 대기오염을 심화시키고, 이는 주민들의 건강에 곧바로 위협이 된다. 장시간 교통체증에 갇혀 정해진 시간에 도착하지 못하는 경우가 빈번해지면서 스트레스가 증가하고 정신건강에 부정적인 영향을 미친다. 교통체증은 생활의 여유를 방해하고, 이로 인해 전반적인 삶의 질이 떨어진다. 또한 여가시간이 감소하고 일상활동의 피로감이 늘어난다.

• **해결 방안(How) : 대중교통 이용 확대, 카풀, 카셰어링 활성화, 자전거 이용 확대, 스마트교통시스템 도입, 원격근무제 확대**

첫째, 대중교통의 서비스 품질을 개선하고 요금을 인하하며 환승 시스템을 편리하게 만드는 등 사람들이 대중교통을 더 많이 이용할 수 있도록 유도해야 한다. 예를 들어 지하철과 버스 노선을 확대 및 증편하거나 저렴한 대중교통 패스를 도입하고, 실시간 버스 도착 정보제공시스템을 구축하는 방법 등이 있다.

둘째, 개인 차량 이동을 줄이기 위해 카풀과 카셰어링 서비스를 활성화하여 도로 위 차량 수를 줄여야 한다. 예를 들어 카풀 및 카셰어링 애플리케이션을 개발 및 보급하거나 이용자 인센티브를 제공하고, 관련 법규를 개선하는 방법 등이 있다.

셋째, 자전거는 교통혼잡을 줄일 수 있는 동시에 친환경적인 교통수단이므로 다양한 방법을 통해 자전거 이용을 장려해야 한다. 예를 들어 안전하고 편리한 자전거 도로를 조성하거나 저렴한 자전거 대여 시스템을 구축하고, 자전거 이용자에 대한 안전 교육과 홍보를 하는 방법 등이 있다.

넷째, AI와 빅데이터를 활용한 스마트교통시스템을 도입하여 실시간으로 교통 상황을 모니터링하고 교통체증을 효율적으로 관리해야 한다. 예를 들어 실시간 교통상황 정보제공시스템을 구축하거나 교통신호시스템을 최적화하고, 불법주차 감시시스템을 구축하는 방법 등이 있다.

다섯째, 원격근무제를 도입하여 출퇴근 교통량을 줄임으로써 교통체증을 완화할 수 있다. 예를 들어 원격근무시스템을 구축하거나 원격근무 환경을 개선하고, 관련 규제를 완화하는 방법 등이 있다.

- **언제(When) : 단계별 추진, 장기적인 관점**

교통체증 문제는 복잡한 성격을 지니고 있어 단기간에 해결하기 어려운 만큼 단계별로 해결책을 추진해야 한다. 장기적인 관점에서 도시의 지속가능한 발전을 고려한 계획이 필요하다.

- **어디(Where) : 대도시 지역, 특정 도로**

교통체증 문제는 주로 대도시 지역과 교통량이 집중되는 도로에서 나타난다. 특히 특정 도로는 교통체증이 더욱 빈번하게 발생하는 구간으로 지정될 수 있다.

- **누구(Who) : 도시 거주민, 운송업체, 지역 경제**

교통체증은 거주민의 일상생활에 곧바로 불편을 초래한다. 운송업체는 운행 시간 증가와 비용 상승을 겪는데, 이는 운영 효율성에 부정적인 영향을 미친다. 또한 기업의 물류 효율이 떨어져서 지역 경제 활동에까지 부정적인 영향을 미칠 수 있다.

8.2 5W1H 특징과 활용

새로운 제품이나 서비스를 개발하거나 기존 제품과 서비스의 문제를 해결하려면 먼저 문제를 명확하게 인식하고 정의해야 한다. 5W1H는 문제를 명확하게 파악하고 창의적인 아이디어를 도출하여 효과적인 해결책을 찾는 데 매우 효과적인 방법이다. 5W1H의 특징과 질문 방법을 이해하고 활용 사례를 통해 이를 학습해보자.

5W1H 개요와 특징

5W1H는 '언제(When), 어디(Where), 누가(Who), 무엇(What), 왜(Why), 어떻게(How)'의 여섯 가지 질문으로 구성된 문제 해결 도구이다. 각 질문은 문제의 핵심요소를 체계적으로 분석하고, 문제를 더욱 명확하게 이해할 수 있도록 돕는다. 또한 문제 해결 과정에서 논리적인 사고를 끌어낸다. 5W1H의 주요 특징은 다음과 같다.

- **명확성 :** 5W1H는 문제의 핵심 요소를 명확하게 파악하도록 도와준다. 5W1H 질문을 통해 문제 상황에서 가장 중요한 정보를 빠르고 정확하게 추출할 수 있고, 이를 통해 문제의 본질을 파악하고 모호함을 제거할 수 있다. 특히 **What(무엇)** 질문은 문제의 핵심을 파악하는 데 중요하고, **Why(왜)** 질문은 문제의 근본적인 원인을 분석하는 데 효과적이다. 이를 통해 문제를 더욱 심층적으로 이해할 수 있다.
- **체계성 :** 5W1H 질문은 체계적인 사고 과정을 유도한다. 5W1H는 문제를 단계별로 분석하여 해결책을 논리적으로 도출하는 틀을 제공한다. 이를 통해 문제를 종합적으로 이해하고 해결하는 과정을 구조화할 수 있다. 이러한 체계적인 접근은 문제 해결 과정의 효율성을 높이고 빠르고 명확한 결정을 내리는 데 도움을 준다.
- **통찰력 :** 5W1H는 문제의 근본적인 원인을 발견하고, 새로운 해결 방안을 모색하는 데 도움이 된다. 문제의 다양한 측면을 깊이 있게 분석함으로써 그 이면에 숨은 원인을 파악할 수 있다. 이 과정을 통해 문제의 본질을 명확히 이해할 수 있고, 기존에 보지 못했던 새로운 해결 방안을 찾을 수도 있다. 또한 기존 관점에서 벗어나 창의적인 해결 방안을 도출함으로써 문제 해결 능력을 향상시킬 수 있다.
- **효율성 :** 5W1H를 활용하면 문제 해결 과정을 효율적으로 진행할 수 있다. 5W1H 질문을 통해 문제의 핵심을 빠르게 파악하고, 불필요한 정보를 거를 수 있어 시간을 절약하고 자원의 낭비를 막을 수 있다. 이를 통해 문제 해결 과정이 신속하고 체계적으로 진행되며, 궁극적으로는 문제 해결의 효과를 높일 수 있다.
- **활용성 :** 5W1H는 학업, 연구, 업무, 일상생활 등 다양한 분야에서 활용되는 유연하고 강력한 도구이다. 5W1H는 단순한 문제 해결 도구에 그치지 않고 의사소통, 계획 수립, 분석, 평가 등의 과정에서도 적용할 수 있다.

5W1H 질문 방법

5W1H는 여섯 가지 질문을 통해 문제나 사건을 명확하게 파악하는 효과적인 방법이다. 이 질문들은 마치 돋보기처럼 문제의 구석구석을 비추어 핵심 정보를 놓치지 않도록 돕는다. 각 질문은 문제의 모든 측면을 살펴 본질을 분석하고 해결책을 찾는 데 중요한 단서를 제공한다.

■ When(언제)

문제 발생 시점을 파악하는 것은 문제의 특징과 근본 원인을 분석할 때 매우 중요하다. 문제 발생 시점을 과거, 현재, 미래로 나누어 특정 시간이나 기간에 발생했는지, 지속 기간은 얼마나 되는지, 문제발생 전후에 특징적인 사건이나 변화가 있었는지 파악할 수 있다. 이를 통해 문제의 시간적 맥락과 영향을 정확히 파악하고, 시기별로 적절한 대응 방안을 마련할 수 있다. 이를 간단히 정리하면 [표 8-2]와 같다.

표 8-2 5W1H의 When 질문을 통한 문제 분석

요소	내용
문제 발생 시점	• 특정 시점에서 문제 발생 예 시험 중, 회의 중, 작업 중 • 문제 전후의 주요 사건이나 변화 예 정책 도입, 시스템 변경 • 주기적 발생 여부 예 매주 특정 요일, 매달 말일
지속 기간	• 문제 발생 후 경과 시간 • 예상 지속 기간 • 지속 기간에 따른 심각성 변화 예 단기 vs 장기
과거·현재·미래	• 과거에 유사 문제가 있었는지 • 현재 문제 상황의 특징 • 미래 발생 가능성과 그 영향

When 질문을 할 때 중점 사항은 구체적인 시간 정보, 시간적 맥락, 시간적 영향의 세 가지로 나눌 수 있다. 각 중점 사항에 대해 자세히 설명하면 다음과 같다.

- **구체적인 시간 정보 :** When 질문에 대한 답변에는 가능한 한 구체적인 시간 정보를 포함해야 한다. 예를 들어 '2024년 7월 8일 오전 9시 30분'과 같이 명확하게 표현해야 하며, '오늘 오전 회의 중'과 같은 모호한 표현은 문제 분석의 정확성을 저하시킬 수 있다.

- **시간적 맥락 :** When 질문을 통해 단순히 문제 발생 시점뿐만 아니라, 그와 관련된 시간적 맥락도 파악해야 한다. 과거 유사한 문제의 발생 여부, 문제 발생 전후의 상황 변화, 미래 문제 발생 가능성 등을 고려해야 한다.
- **시간적 영향 :** When 질문은 문제의 발생, 지속, 해결에 시간 요소가 어떤 영향을 미치는지 분석하는 데 활용된다. 단기 문제와 장기 문제의 차이, 문제 지속 기간에 따른 심각성 변화, 시간적 제약조건 등을 고려해야 한다.

■ Where(어디)

문제 발생 장소는 구체적인 물리적 위치부터 가상의 장소에 이르기까지 다양하게 고려해야 한다. 문제는 특정 장소나 지역에서 발생할 수도 있고, 더 넓은 범위에서도 발생할 수 있다. 장소는 문제의 발생과 지속, 해결에 중요한 단서를 제공하므로 이를 적절히 분석해야 한다. Where 질문은 문제의 장소적 맥락을 파악하고, 문제의 원인과 영향 범위를 분석하는 데 중요한 역할을 한다. 이를 간단히 정리하면 [표 8-3]과 같다.

표 8-3 5W1H의 Where 질문을 통한 문제 분석

요소	내용
문제 발생 장소	• 구체적인 위치 예 회사 사무실, 공장, 학교, 집 • 장소의 특성 예 실내 vs 실외, 혼잡한 장소 vs 조용한 장소 • 문제 발생 전후의 주요 사건이나 변화 예 새로운 공장 설립, 지역 정책 변경
관련 지역	• 문제 발생 장소 주변 지역 • 문제가 영향을 미치는 지역 범위 • 지역 특성과 문제의 연관성 예 지역 경제 상황, 문화적 특징
장소적 특징	• 문제 발생 장소의 물리적 환경 예 온도, 조도, 소음 • 해당 장소와 관련된 규제나 제약조건 예 안전 규정, 환경 규제 • 장소의 역사적 배경이나 문화적 특징

Where 질문을 할 때 중점 사항은 구체적인 위치정보, 장소적 맥락, 장소적 영향의 세 가지로 나눌 수 있다. 각 중점 사항에 대해 자세히 설명하면 다음과 같다.

- **구체적인 위치정보 :** Where 질문에 대한 답변에는 가능한 한 위치정보가 구체적으로 포함되어야 한다. 예를 들어 '회사 사무실'보다는 '회사 3층 연구실'이 문제 분석에 유리하다.

- **장소적 맥락 :** Where 질문을 통해 문제 발생 장소뿐만 아니라 관련된 장소적 맥락을 파악해야 한다. 주변 지역의 특징, 문제 발생 전후의 장소 변화, 장소와 관련된 규제나 제약조건 등을 고려해야 한다.
- **장소적 영향 :** Where 질문은 문제 발생, 지속, 해결에 미치는 장소적 영향을 분석하는 데 사용된다. 장소적 제약조건, 지역적 특징에 따른 문제의 특성 변화, 장소 이동의 필요성 등을 고려해야 한다.

■ Who(누가)

문제와 관련된 사람들은 개인, 집단, 조직 등 다양한 형태로 존재할 수 있다. 이들의 역할과 책임을 명확히 규명하고, 문제 발생 시 누가 어떤 책임을 지며 문제 해결에 어떻게 기여할 수 있는지를 파악해야 한다. 이해관계자들의 입장과 이해관계를 분석하여 협력 방안을 도출하는 것도 필요하다. Who 질문은 문제와 관련된 사람들의 역할, 책임, 이해관계를 명확하게 파악함으로써 갈등과 오해를 예방하고, 효과적인 협력을 이끌어내는 데 중요한 역할을 한다. 이를 간단히 정리하면 [표 8-4]와 같다.

표 8-4 5W1H의 Who 질문을 통한 문제 분석

요소	내용
문제 주체	・문제를 직접 일으킨 사람 또는 조직 ・문제에 대한 책임과 의무를 지는 사람 또는 조직 ・문제 해결을 주도하는 역할을 맡은 사람 또는 조직
관련자	・문제로 인해 직접 영향을 받는 사람 또는 조직 ・문제 해결 과정에 참여해야 하는 사람 또는 조직 ・문제 해결 결과로 영향을 받는 사람 또는 조직
이해관계자	・문제에 관한 다양한 이해관계를 가진 사람 또는 조직 ・문제 해결 과정에 참여하지 않더라도 영향을 받는 사람 또는 조직 ・문제 해결 결과의 만족도를 높이기 위해 고려해야 할 사람 또는 조직

Who 질문을 할 때 중점 사항은 역할 및 책임, 이해관계, 협력의 세 가지로 나눌 수 있다. 각 중점 사항에 대해 자세히 설명하면 다음과 같다.

- **역할 및 책임 :** Who 질문에 대한 답변에는 문제와 관련된 각 사람이나 조직의 역할과 책임이 명확하게 드러나야 한다. 예를 들어 문제 발생 원인에 대한 책임이 누구에게 있는지, 문제 해결 과

정에서 수행해야 할 역할이 무엇인지, 의사결정 권한이 누구에게 있는지를 명확하게 제시해야 한다.

- **이해관계 :** Who 질문을 통해 문제와 관련된 다양한 이해관계를 파악하고 그들의 요구를 이해해야 한다. 이해관계자들의 의견을 수렴하고 갈등을 해결하며, 만족도를 높이기 위한 방안을 모색함으로써 문제 해결 과정의 효과성을 높일 수 있다.
- **협력 :** Who 질문은 문제 해결 과정에서 발생할 수 있는 갈등이나 오해를 예방하고 효과적인 협력을 유도하는 데 기여한다. 예를 들어 이해관계자들 간의 소통을 강화하고 공동 목표를 설정하며, 역할 분담을 명확하게 하여 문제 해결 과정의 효율성을 높일 수 있다.

■ What(무엇)

문제의 본질은 발생한 사건이나 현상을 중심으로 파악해야 한다. 문제의 유형은 사고, 오류, 결함, 자원 부족, 갈등 등 다양한 형태로 나타나고, 심각성은 영향 범위와 중요도, 긴급성에 따라 달라질 수 있다. 우선 해결해야 할 문제를 결정하고, 경제적, 사회적, 환경적 측면 등 여러 관점에서 문제를 다각적으로 분석하는 것이 중요하다. What 질문은 문제의 본질과 유형, 심각성, 영향 범위를 명확하게 파악하여 문제 해결을 위한 올바른 방향과 효과적인 전략을 수립하는 데 중요한 역할을 한다. 이를 간단히 정리하면 [표 8-5]와 같다.

표 8-5 5W1H의 What 질문을 통한 문제 분석

요소	내용
문제 유형	• 문제의 발생 형태 예 사고, 오류, 결함, 자원 부족, 갈등 • 문제의 원인 예 인적 오류, 시스템 결함, 자연재해, 인위적 요인 • 문제의 심각성 예 경제적 손실, 인명 피해, 환경오염, 사회적 혼란
문제 내용	• 문제의 구체적인 내용 예 발생한 오류의 상세, 자원 부족의 원인, 갈등의 구체적 상황 • 문제 발생의 배경 예 이전 사건, 환경 변화, 새로운 정책 도입 • 문제와 관련된 주요 데이터 예 통계 수치, 사례, 영향 정도
영향 범위	• 문제로 영향을 받는 사람 또는 조직 • 문제로 인한 경제적, 사회적, 환경적 영향 • 단기적 영향과 장기적 영향 분석
측면	• 문제를 경제적, 사회적, 환경적, 윤리적 측면에서 다각도로 분석 • 각 측면에서 문제의 특징과 영향 파악

What 질문을 할 때 중점 사항은 명확성, 심각성, 영향 분석의 세 가지로 나눌 수 있다. 각 중점 사항에 대해 자세히 설명하면 다음과 같다.

- **명확성 :** What 질문에 대한 답변에는 문제의 본질이 명확하게 나타나야 한다. 예를 들어 모호한 표현이나 일반적인 용어보다는 구체적인 내용과 사례를 제시하여 문제를 더 깊이 이해하도록 해야 한다.
- **심각성 :** What 질문을 통해 문제의 심각성을 평가하고, 이를 바탕으로 우선순위를 설정해야 한다. 예를 들어 발생 가능한 손실, 영향 범위, 긴급성 등을 면밀하게 고려하여 문제의 심각성을 판단하고, 가장 먼저 해결해야 할 문제를 정해야 한다.
- **영향 분석 :** What 질문은 문제의 다양한 영향을 분석하고, 관련 이해관계자들을 파악하는 데 활용될 수 있다. 예를 들어 경제적 손실, 사회적 영향, 환경오염, 윤리적 문제 등 여러 측면에서 문제의 영향을 분석하고, 이를 바탕으로 문제 해결의 방향성을 정립해야 한다.

■ Why(왜)

문제가 발생하는 원인은 직접 원인과 간접 원인, 근본 원인으로 나눌 수 있다. 이러한 원인을 분석하는 방법으로 5Why 분석법과 피쉬본 다이어그램fishbone diagram 등이 있다. 특히 **5Why 분석법**은 [그림 8-1]과 같이 단계별로 '왜'라는 질문을 반복해 문제의 근본 원인을 찾는 데 효과적이다. 이 과정을 통해 최종적으로 도출된 근본 원인을 바탕으로 확실하고 효율적인 해결책을 마련하는 것이 5Why 분석법의 목적이다.

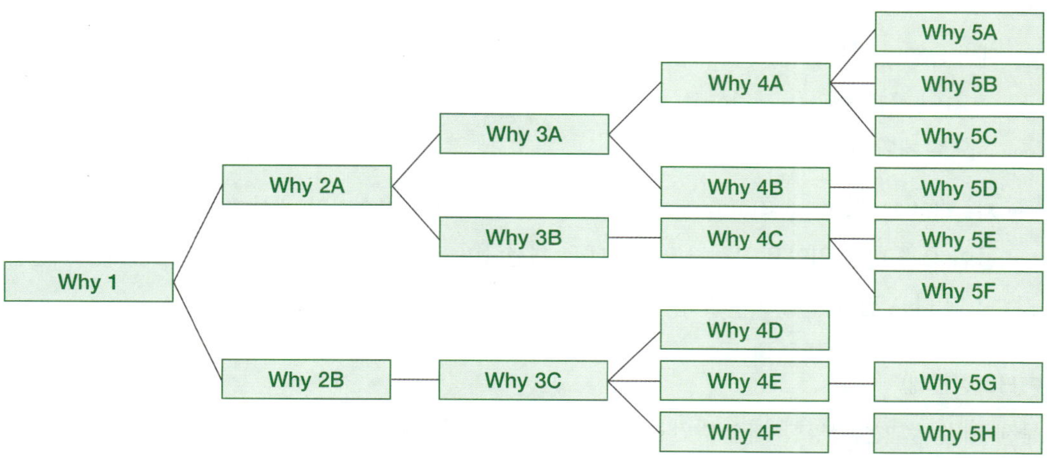

그림 8-1 5Why 분석법의 구조

Why 질문은 문제의 근본 원인을 파악하고, 효과적인 문제 해결 전략을 수립할 때 필수이다. 표면적인 원인만 파악하는 게 아니라, 심층 분석을 통해 문제의 근본 원인을 찾아내고 해결해야 한다. 이를 간단히 정리하면 [표 8-6]과 같다.

표 8-6 5W1H의 Why 질문을 통한 문제 분석

요소	내용
직접 원인	• 문제 발생의 즉각적 원인 예 인적 오류, 시스템 결함, 자연 재해 • 사고 발생 과정에서 일어난 구체적인 사건이나 행위 • 문제 발생에 직접 영향을 미친 요소
간접 원인	• 직접 원인을 유발한 근본 배경 요인 예 시스템 결함, 교육 부족, 관리 소홀 • 문제 발생에 영향을 미친 제도, 정책, 문화적 환경 • 단기 및 장기적인 영향을 종합적으로 분석
근본 원인	• 문제를 일으킨 근본적인 이유 예 조직 문화, 리더십 문제, 의사결정 오류 • 문제를 반복적으로 유발하는 구조적 결함 • 장기적으로 해결해야 할 핵심 과제

Why 질문을 할 때 중점 사항은 깊이 있는 분석, 예방, 지속적인 개선의 세 가지로 나눌 수 있다. 각 중점 사항에 대해 자세히 설명하면 다음과 같다.

- **깊이 있는 분석 :** Why 질문에 대한 답변에는 표면적인 원인을 넘어 문제의 근본 원인이 철저히 분석되어야 한다. 예를 들어 5Why 분석법이나 피쉬본 다이어그램 같은 분석 도구를 활용하여 문제의 핵심 원인을 파악해야 한다.
- **예방 :** Why 질문을 통해 문제 발생을 예방하고 재발을 방지하기 위한 전략을 수립해야 한다. 예를 들어 근본 원인을 제거하고 시스템을 개선하며 교육과 훈련을 강화하여 문제의 재발을 원천적으로 차단해야 한다.
- **지속적인 개선 :** Why 질문은 문제 발생 과정을 분석하여 지속적인 개선 기회를 제공한다. 예를 들어 오류 발생 원인을 분석하고 시스템을 개선하며, 교육 훈련 내용을 보완하여 문제를 해결하고 더 나은 결과를 얻어야 한다.

■ How(언제)

문제 해결 방법은 다양한 해결 방안을 제시하고 그 방안을 평가하는 과정을 포함한다. 해결 방안이 실질적으로 실행되려면 구체적인 단계와 책임자, 실행 시간표 등이 필요하다. 문제 해결 과정이 끝

난 후에는 해결 방안의 효과를 평가하여 예상 결과와 실제 결과를 비교하고, 개선점을 도출해야 한다. How 질문은 문제 해결을 위한 구체적인 방법과 전략을 모색하고 실행하는 데 중요한 역할을 한다. 단순한 아이디어 제시에 그치지 않고, 실행가능성과 효과적인 평가 체계를 마련해야 한다. 이를 통해 문제 해결의 성공 여부를 파악하고, 향후 유사한 문제에 대한 대처 능력을 높일 수 있다. 이를 간단히 정리하면 [표 8-7]과 같다.

표 8-7 5W1H의 How 질문을 통한 문제 분석

요소	내용
해결 방안 모색	• 다양한 해결 방안을 제시하고 각 방안의 장단점을 비교 분석 • 창의적 사고를 통해 새로운 해결 방안 모색 • 이해관계자의 의견을 적극 수렴하고 반영
실행 계획 수립	• 구체적인 실행 계획을 수립하고 책임자, 일정, 예산 등을 명확히 지정 • 실행 계획의 현실성과 효과를 검토하고 필요한 경우 개선 • 예상되는 문제와 해결 방안을 사전에 준비하여 대비
평가 및 개선	• 문제 해결 결과를 지속적으로 평가하고 개선 방안을 실행 • 평가 지표를 설정해 목표 달성 여부를 정확하게 측정 • 예상되는 문제점을 예측하고 적극적으로 대비

How 질문을 할 때 중점 사항은 실행가능성, 효과성, 지속적인 개선의 세 가지로 나눌 수 있다. 각 중점 사항에 대해 자세히 설명하면 다음과 같다.

- **실행가능성 :** How 질문에 대한 답변에는 현실적인 실행가능성을 기반으로 구체적인 방법과 전략이 제시되어야 한다. 예를 들어 자원, 시간, 예산 등의 제약조건을 면밀하게 고려하여 실행가능한 방안을 신중하게 선택해야 한다.
- **효과성 :** How 질문을 통해 문제 해결의 효과를 높이는 전략을 도출해야 한다. 예를 들어 과거 경험, 전문가 의견, 그리고 데이터 분석 결과를 바탕으로 최적의 해결 방안을 마련해야 한다.
- **지속적인 개선 :** How 질문은 문제 해결 과정을 지속적으로 평가하고 개선하는 기회를 제공해야 한다. 예를 들어 실행 결과를 분석해 문제점을 파악하고 개선하며, 더 나은 해결책을 지속적으로 모색해 나가야 한다.

5W1H 질문을 각 문제에 맞게 적절하게 활용하면 문제의 핵심을 명확히 파악하고 효과적인 해결 전략을 수립할 수 있다. 이를 체계적으로 훈련하면 문제 해결 능력을 강화하고, 다양한 상황에서 성공적으로 문제를 해결하는 역량을 기를 수 있다.

5W1H 활용 사례

이제 5W1H 질문 방식을 실제 생활에 적용한 사례를 몇가지 살펴보며 그 유용성을 체감하자. [그림 8-2]부터 [그림 8-9]는 5W1H가 문제 해결에 어떻게 기여하는지 실제 사례를 소개한 것이다.

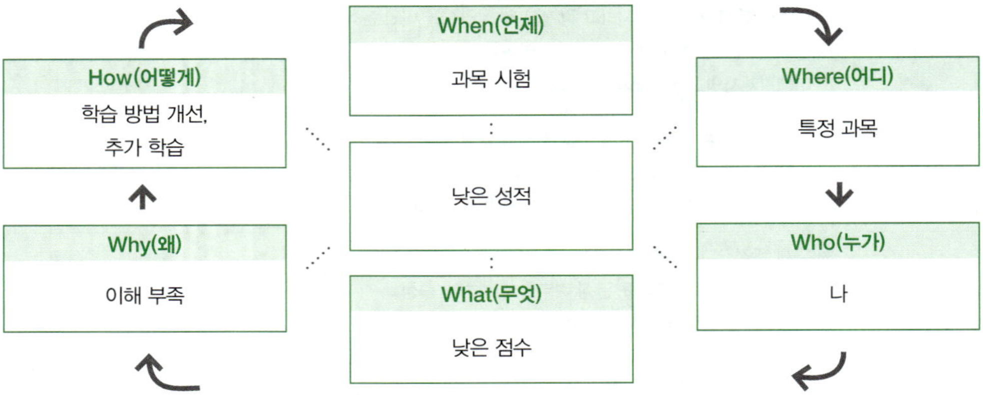

그림 8-2 학업 분야에 5W1H를 적용한 사례 ①

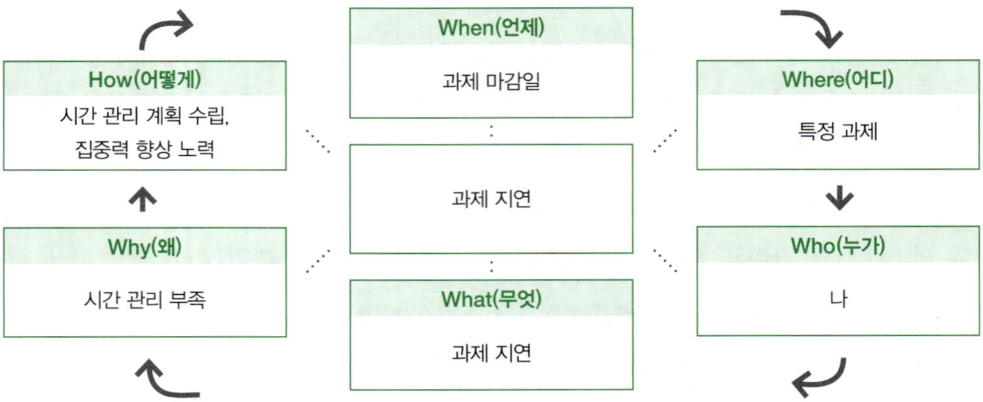

그림 8-3 학업 분야에 5W1H를 적용한 사례 ②

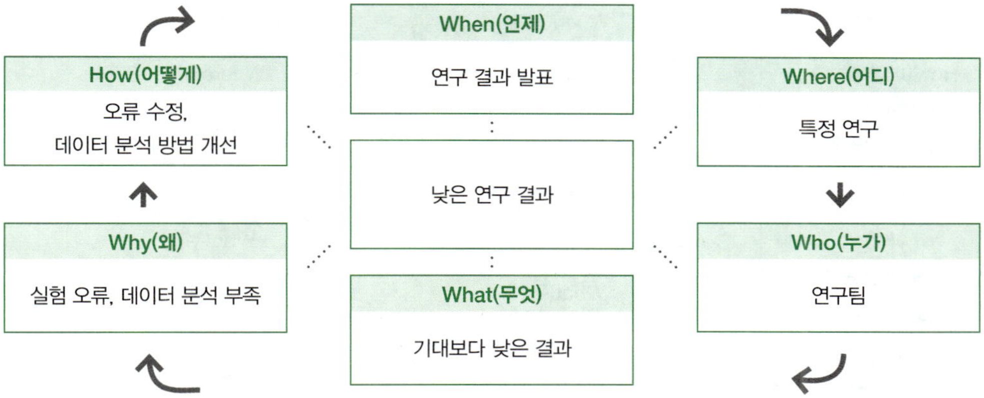
When(언제)
연구 결과 발표
Where(어디)
특정 연구
Who(누가)
연구팀
What(무엇)
기대보다 낮은 결과
Why(왜)
실험 오류, 데이터 분석 부족
How(어떻게)
오류 수정,
데이터 분석 방법 개선
낮은 연구 결과

그림 8-4 연구 분야에 5W1H를 적용한 사례 ①

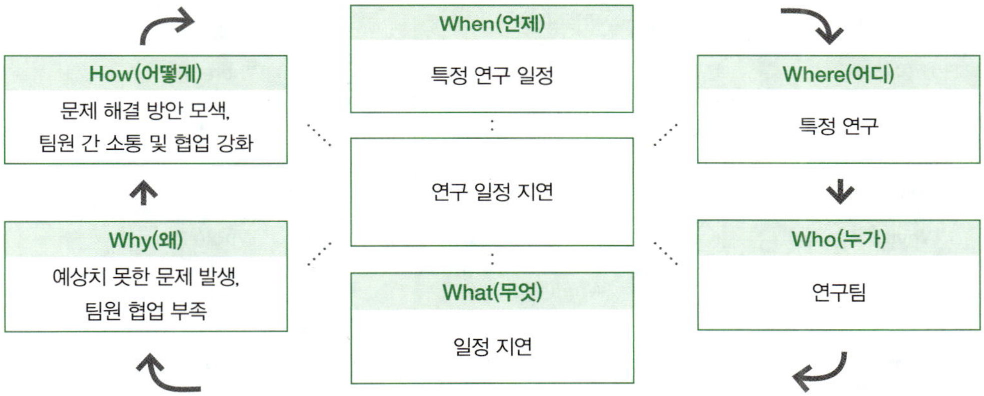

그림 8-5 연구 분야에 5W1H를 적용한 사례 ②

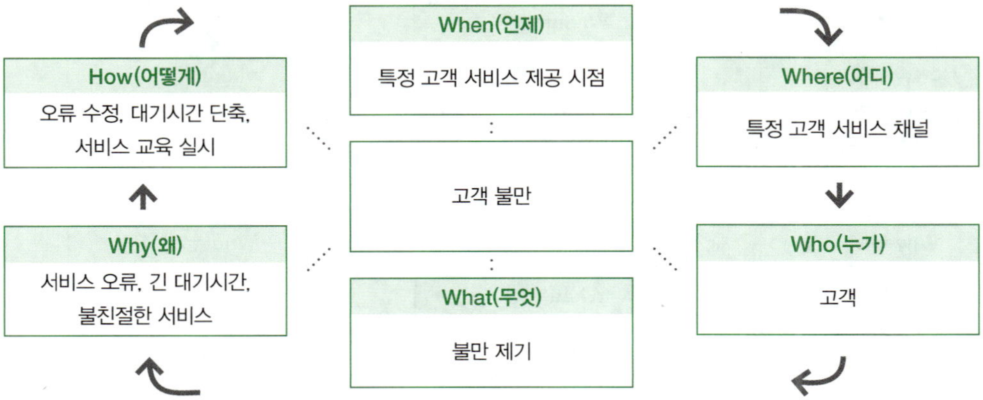

그림 8-6 업무 분야에 5W1H를 적용한 사례 ①

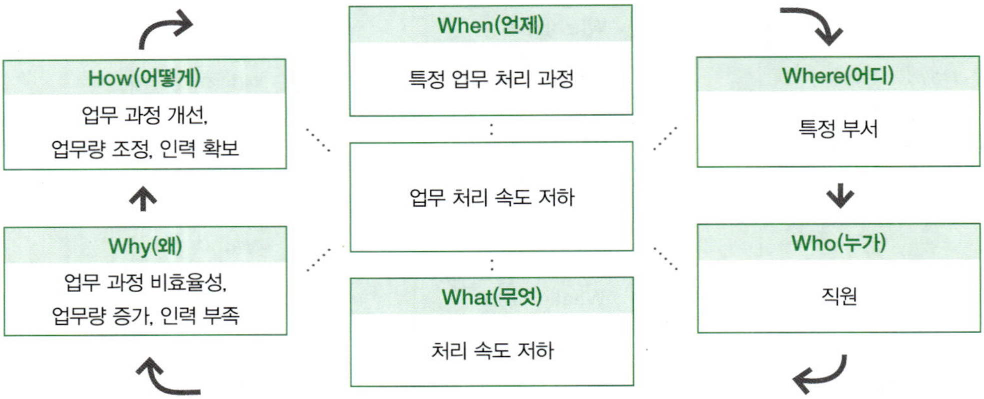

그림 8-7 업무 분야에 5W1H를 적용한 사례 ②

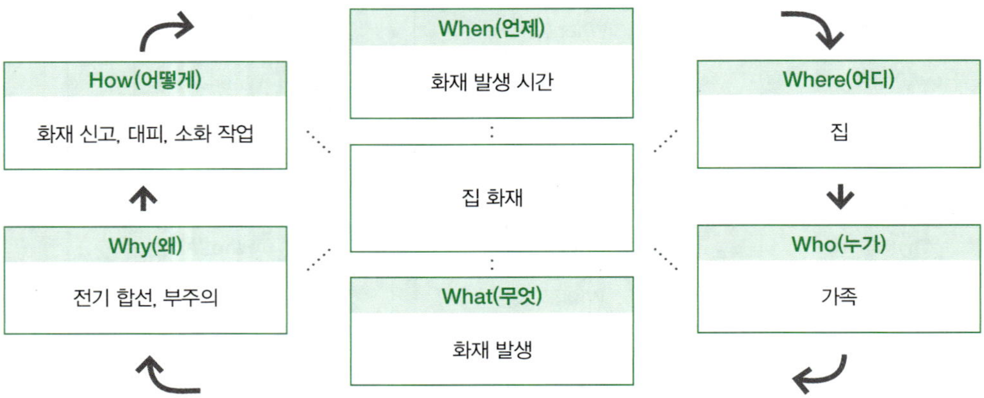

그림 8-8 일상생활 분야에 5W1H를 적용한 사례 ①

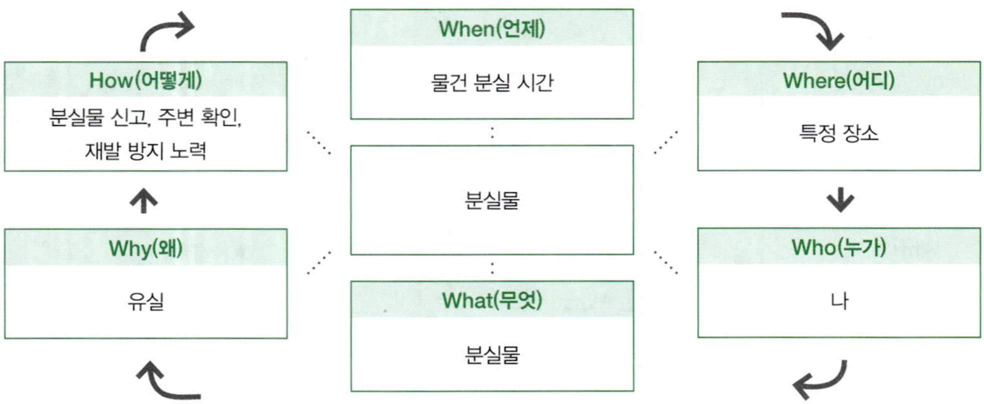

그림 8-9 일상생활 분야에 5W1H를 적용한 사례 ②

5W1H 활용법과 주의 사항

5W1H 활용 능력을 향상시키기 위해서는 다음과 같은 사고 방식과 지속적인 학습이 필요하다.

첫째, 구체적인 질문을 통해 핵심 요소를 명확하게 파악해야 한다. 5W1H 질문을 구체적으로 제시하여 문제의 핵심을 분명하게 이해해야 한다. 둘째, 다양한 관점에서 문제를 분석하는 것이 중요하다. 5W1H 질문을 다양한 관점에서 적용하여 문제를 여러모로 조명하고, 깊이 있게 분석해야 한다. 셋째, 논리적 사고를 유도해야 한다. 5W1H 질문을 통해 논리적이고 체계적인 사고 과정을 거치면 문제 해결에 필요한 논리적인 흐름을 확립할 수 있다. 넷째, 창의적인 해결 방안을 모색해야 한다. 기존의 사고방식에서 벗어나 5W1H 질문을 창의적으로 활용한다면 새로운 해결 방안을 발견할 수 있다. 다섯째, 적극 참여해야 한다. 5W1H 활동에 적극 참여하면 문제 해결 능력을 스스로 끌어올릴 수 있다. 여섯째, 지속적으로 연습해야 한다. 숙련도를 높이면 다양한 상황에서 더욱 잘 대처할 수 있다.

5W1H 활동을 할 때 주의해야 할 사항이 몇 가지 있다.

첫째, 편견에서 벗어나야 한다. 5W1H 활동 과정에서 편견을 가지지 않고 객관적인 시각을 유지해야 한다. 둘째, 과도한 분석을 피해야 한다. 5W1H 질문을 지나치게 분석하면 오히려 문제 해결을 방해할 수 있으므로 필요한 부분에만 집중해야 한다. 셋째, 핵심 요소를 파악해야 한다. 5W1H 활동을 통해 문제의 핵심 요소를 명확하게 파악하고, 해결에 필요한 부분에 집중해야 한다. 넷째, 실용성을 고려해야 한다. 5W1H 활동의 결론을 이론으로 그치지 않고 실제 문제 해결 상황에 적용하여 실용적인 결과를 얻도록 해야 한다. 다섯째, 협업을 강조해야 한다. 5W1H 활동을 협업하여 진행하면 다양한 참여자의 의견을 수렴하여 더욱 효과적인 해결 방안을 도출할 수 있다.

5W1H 활용 연습

5W1H를 활용하여 다음 시나리오의 문제를 파악하고 해결 방안을 도출해보자.

실습예제 8-1

김철수 씨는 30대 초반의 회사원으로, 최근 다음과 같은 증상을 느끼고 있다. 첫째, 매일 아침에 일어나도 피곤하고 활력이 전혀 느껴지지 않는다. 둘째, 일주일에 2~3번 두통이 발생한다. 특히 업무 스트레스가 많은 날에는 두통이 더욱 심해진다. 셋째, 소화불량이 있다. 최근 식욕이 감소하고 배에 불편함을 느끼며, 때때로 설사를 하기도 한다. 넷째, 불면증이 왔다. 잠들기 어렵고 밤에 자주 깨는 일이 많아 숙면하지 못한다. 다음 물음에 5W1H 분석을 이용하여 답하라.

(a) 김철수 씨의 증상을 파악하라.

답변

(b) 각 증상에 대한 개선 방안을 제시하고, 구체적인 계획을 세워라.

답변

(c) 김철수 씨가 건강한 생활습관을 유지하기 위해 노력해야 할 부분에 대해 구체적인 계획을 세워라.

답변

(d) 김철수 씨의 증상이 지속될 경우 발생할 수 있는 문제를 분석하라.

답변

(e) 김철수 씨가 건강을 유지하기 위해 도움을 받을 수 있는 전문가나 기관을 찾아라.

답변

8.3 메디치 효과를 활용한 아이디어 도출

디지털 헬스케어 산업은 의료, IT, 보험, 식품영양 등 다양한 분야가 융합된 복합적인 산업이다. 서로 다른 분야의 기술과 지식이 결합하여 새로운 가치를 창출하는 과정을 **융합**이라고 한다. 그리고 이 융합 과정에서 예상치 못한 시너지와 혁신적인 아이디어들이 탄생하는 현상을 메디치 효과라고

한다. 이 절에서는 메디치 효과의 개념과 원리를 이해하고, 이를 활용하는 방법과 전략을 학습하고자 한다.

메디치 효과란

15세기 이탈리아 피렌체는 예술, 과학, 상업이 번성한 르네상스의 중심지였다. 그 중심에는 메디치 가문이 있었고, 로렌초 데 메디치Lorenzo de' Medici와 코지모 데 메디치Cosimo de' Medici 같은 뛰어난 지도자들이 예술가, 과학자, 철학자들을 후원하며 르네상스의 황금기를 이끌었다. 이 시대의 가장 큰 특징은 바로 혁신적인 아이디어와 창의적인 작품이 쏟아져 나왔다는 점인데, 그 배경에는 메디치 가문의 후원이 큰 역할을 했다.

이러한 메디치 가문의 후원과 르네상스 시대의 창의적인 분위기 속에서 탄생한 개념이 바로 **메디치 효과**Medici effect이다. 메디치 효과는 서로 다른 분야의 관점이 충돌하면서도 조화를 이루어 기존의 틀을 깨고 새로운 패러다임을 제시하는 현상을 의미한다. 단순히 지식을 결합하는 데 그치지 않고, 그 이상의 가치를 만들어 내는 과정이다. 다양한 분야의 지식과 경험을 가진 사람들이 교류하고 협력함으로써 새로운 아이디어가 탄생하는 현상을 의미한다.

21세기로 넘어오면서 AI, 빅데이터, IoT 등 첨단기술의 발전 속도가 가속화되고 있다. 이러한 급격한 변화 속에서 경쟁력을 유지하고 지속적으로 성장하기 위해서는 끊임없는 혁신과 창의성이 필수이며, 기존의 사고방식에만 머물러서는 안 된다. 새로운 가능성을 탐색하고, 기존의 틀을 깨는 창의적인 아이디어를 끊임없이 발굴해야 하는 상황이다.

이때 메디치 효과는 현대 사회에서 요구하는 혁신과 창의성을 충족시키는 해결책이 될 수 있다. 다양한 분야의 지식과 경험을 가진 사람들이 교류하고 협력함으로써 새로운 아이디어를 창출할 수 있다는 메디치 효과는 혁신의 원동력이 될 수 있기 때문이다. 메디치 효과는 다양한 분야의 지식을 융합하여 새로운 아이디어를 창출하는 데 도움을 준다. 게다가 기존의 사고방식에 갇히지 않고 새로운 가능성을 탐색하는 창의적인 사고를 발휘하는 데에도 기여한다. 이를 통해 혁신적인 아이디어를 도출하고 실천하는 역량을 강화할 수 있다.

메디치 효과를 통한 창의성 및 혁신전략

다양한 분야의 지식과 경험이 교차하고 융합될 때, 기존에는 불가능하다고 여겼던 혁신적인 아이디어와 발상이 탄생한다. 메디치 효과를 통해 우리는 창의성을 극대화하고, 획기적인 아이디어를 발굴하여 변화하는 시대에 능동적으로 대응하고 앞서나갈 수 있다.

■ 다양한 분야의 지식 융합과 창의성 발휘

메디치 효과의 핵심은 **다양성**이다. 다양한 분야의 지식과 새로운 경험을 통해 창의적인 사고가 더욱 발휘될 수 있다. 특히 다른 분야의 사람들과 교류하고 협업한다면 창의성을 자극받아 새로운 아이디어를 구상할 수도 있다.

현대 사회는 급격하게 변화하고 있으며, 새로운 기술과 학문 분야가 끊임없이 등장하고 있다. 이러한 변화 속에서 단일 분야에 국한된 지식으로는 빠르게 변화하는 환경에 적응하거나 새로운 아이디어를 창출하는 데 한계가 있을 수 있다. 따라서 다양한 학문 분야를 융합하여 새로운 시각과 관점을 얻는 것이 중요하다. 예를 들어 과학과 예술, 기술과 인문학을 결합하면 더 혁신적이고 창의적인 생각이 나올 수 있다.

혁신적이고 창의적인 사고력을 키우기 위해서는 다양한 지식을 습득하는 것이 중요하다. 이러한 지식을 습득하면서 폭넓은 시각과 새로운 관점을 확보할 수 있다. 단일 분야에 대한 깊이 있는 지식만으로는 제한된 시각에서 벗어나기 어려울 수 있다. 따라서 여러 학문과 다양한 경험을 통해 새로운 방식으로 사고하는 능력을 기르는 것이 필요하다. 예를 들어 경영학 전공자가 심리학과 디자인 지식을 더한다면 소비자 행동과 시장 트렌드를 더욱 혁신적으로 분석할 수 있을 것이다. 다양한 분야를 연결하고 통합하는 능력은 오늘날 빠르게 변화하는 사회에서 더욱 중요한 능력으로 인정받고 있다.

다양한 학문 분야의 지식을 습득하는 방법은 많다. 전통적인 대학교 강의나 전문가의 강연, 서적 읽기를 비롯해 온라인 강좌를 통해서도 쉽게 다양한 지식을 접할 수 있다. 또한 다른 분야의 사람들과 대화하거나 토론을 통해 새로운 아이디어를 얻을 수 있고, 협업 프로젝트에 참여하여 실제 경험을 통해 배우는 것도 좋다. 이러한 협업은 다양한 관점을 접하는 좋은 경험이자, 창의적 문제 해결을 위한 좋은 기회가 될 수 있다.

■ 다양한 경험 축적을 통한 창의성 자극

지식 습득과 더불어 다양한 경험을 축적하고 문화를 체험하는 것도 메디치 효과를 활용하는 데 중요하다. 새로운 경험은 상상력과 창의성을 자극하고, 기존의 사고방식을 새롭게 바라보는 기회를 제공한다. 이를 통해 더 창의적이고 혁신적인 아이디어를 도출할 수 있다.

우리는 일상에서 벗어나 새로운 경험을 할 때 상상력과 창의성이 더욱 활발하게 발휘된다. 예를 들어 여행을 떠나 낯선 환경에서 새로운 사람들을 만나고 그 지역의 독특한 문화를 체험할 때, 기존 사고방식의 틀에서 벗어나 새로운 관점을 얻을 수 있다. 이러한 경험은 단순한 휴식이 아니라, 우리의 시야를 넓히고 잠재된 가능성을 탐색할 수 있게 도와주는 중요한 기회가 된다. 혹은 새로운 취미를 시작하거나 자원봉사 활동에 참여하는 등 평소 접하지 못한 경험을 하더라도 상상력을 자극할 수 있다.

다양한 문화적 배경을 이해하면 여러 사람들과 원활하게 소통하고 협업하는 능력을 기를 수 있다. 서로 다른 가치관과 전통을 이해하고 존중하는 태도는 다양한 배경의 사람들과 협업할 때 열린 아이디어를 더 많이 나오게 한다. 또한 우리 자신이 속한 문화도 새로운 시각으로 바라볼 수 있으며, 이는 더 포용적이고 열린 사고방식을 형성하는 데 도움이 된다.

이러한 다양한 경험은 우리의 뇌를 자극하고, 상상력과 창의력을 발휘할 기회를 제공한다. 익숙하지 않은 상황에서 정형화된 사고를 벗어나 새로운 접근법을 시도할 수 있을 것이다. 이는 문제 해결의 틀을 깨고, 기존의 방식을 넘어선 아이디어를 생각해내는 데 도움이 된다.

■ 네트워크 구축을 통한 아이디어 교류와 협력

메디치 효과를 제대로 활용하려면 다양한 사람들과의 네트워크를 구축하고 유지하는 것이 중요하다. 서로 다른 분야나 경험, 배경을 가진 사람들과 교류하며 아이디어를 공유하고 협력하면, 새로운 시각과 접근법이 떠오르고 기존 아이디어를 개선하고 발전시킬 기회를 얻을 수 있다. 네트워크는 아이디어를 교환하고 발전시키는 데 핵심적인 역할을 한다. 이를 통해 새로운 아이디어를 창출하고 기존 아이디어를 새로운 관점에서 재조명할 수 있다.

또한 다양한 분야의 사람들과 협력할 때 새로운 시너지 효과가 창출된다. 협업은 각자 가진 전문 지식과 경험을 결합하여 문제를 효율적으로 해결하는 데 기여한다. 서로 다른 관점을 결합하여 문제에 접근하면, 한 가지 관점으로는 발견하기 어려운 해결책을 찾을 수 있다. 이러한 협력은 새로운 아이디어를 창출할 때 큰 도움이 되고, 상호보완적인 관계 속에서 효과적인 결과를 얻을 수 있다.

네트워크 내에서 서로를 지지하고 격려하는 것 역시 창의성을 발휘할 때 중요하다. 자유롭게 아이디어를 표현하고 긍정적인 피드백을 주고받을 수 있는 환경에서는 사람들이 도전과 실패를 두려워하지 않고 새로운 아이디어를 시도할 수 있다. 주변의 격려와 응원 속에서 사람들은 적극적으로 창의적인 아이디어를 떠올리고 이를 실현하기 위한 다양한 시도를 한다. 창의성이 발휘될 수 있는 네트워크 환경을 조성하기 위해서는 다음과 같은 조건이 필요하다.

- **안전한 공간 조성 :** 서로의 아이디어를 자유롭게 공유하고 토론할 수 있는 안전한 공간을 조성하는 것이 중요하다. 비판이나 조롱을 두려워하지 않고, 자기 생각을 솔직하게 말할 수 있는 환경에서 창의성이 발휘될 수 있다.

- **긍정적인 피드백 제공 :** 네트워크 구성원들은 서로의 아이디어에 대해 긍정적인 피드백을 제공해야 한다. 긍정적인 피드백은 사람들의 자신감을 높이고, 아이디어를 더욱 발전시키도록 동기를 부여한다.
- **도전과 실패에 대한 응원 :** 새로운 아이디어를 구체화하는 과정에서 도전과 실패는 필수이다. 네트워크 구성원들은 서로의 도전을 응원하고, 실패를 두려워하지 않고 계속해서 노력하도록 격려해야 한다.
- **공동체 의식 형성 :** 네트워크 구성원들은 서로를 위한 공동체 의식을 형성해야 한다. 공동체 의식은 서로를 지지하고 격려하며, 함께 성장하기 위한 동기를 부여한다.

네트워킹은 창의성과 혁신을 촉진하는 데 중요한 역할을 한다. 이를 실현하려면 다양한 방식으로 사람들과 만나고 교류하는 게 좋다. 특히 서로 다른 분야의 사람들과 교류한다면 더 많은 기회를 얻고, 시야를 넓힐 수 있다.

회의, 세미나, 콘퍼런스 등 다양한 행사에 참여하는 것은 네트워킹을 확장하는 데 필수이다. 이러한 오프라인 만남을 통해 새로운 사람들을 만나고 서로의 아이디어와 경험을 공유할 수 있다. 또한 온라인 커뮤니티나 소셜 미디어 플랫폼도 중요한 네트워킹 도구로, 다양한 분야의 사람들과 쉽고 빠르게 소통하는 기회를 제공한다. 다양한 채널을 통해 얻은 인사이트와 지식은 개인의 성장을 비롯해 함께하는 사람들에게도 긍정적인 영향을 준다.

취미 활동이나 자원봉사 활동 등 공통의 관심사를 가진 사람들과 네트워크를 구축하는 것도 효과적이다. 이러한 네트워크는 상호신뢰와 협력관계를 바탕으로 형성되고, 서로에게 새로운 아이디어와 정보를 제공함으로써 협력 기회를 열어준다. 특히 공통된 목표와 가치를 공유한다면 더 깊은 유대감이 형성되어 장기적인 협력이나 공동 프로젝트로 이어질 가능성이 크다.

또한 경험이 풍부한 멘토에게 멘토링을 받거나 코칭 프로그램에 참여하는 것은 개인적인 성장을 비롯해 전문성을 한층 더 높일 기회가 된다. 멘토링과 코칭을 통해 목표를 구체적으로 설정하고 이를 달성하기 위한 실질적인 전략을 배울 수 있다. 전문가의 조언과 지도를 통해 자신의 한계를 극복하고, 목표를 실현하는 데 필요한 도전 과정을 체계적으로 준비할 수 있다. 이러한 경험 또한 네트워킹의 일환이며, 더 큰 성장을 이끄는 중요한 발판이 된다.

메디치 효과 활용 사례

메디치 효과는 다양한 분야에서 혁신적인 아이디어를 창출하고 성공적인 결과를 이끌어낸 사례가 많다. 여기에서는 예술, 과학, 그리고 사업 분야에서 메디치 효과가 어떻게 적용되었는지 살펴본다.

■ 예술 분야 : 융합적 사고를 통한 창의적 혁신

르네상스 시대를 대표하는 예술가 **레오나르도 다빈치**Leonardo da Vinci는 다양한 분야의 지식을 융합하여 예술과 과학이 결합된 혁신적인 작품을 창조했다. 다빈치는 과학, 공학, 해부학 등 여러 분야에 대한 깊은 이해를 바탕으로 독창적인 예술 작품을 만들어 냈다. 이처럼 다방면의 지식을 통합해 새로운 아이디어를 창출한 다빈치의 접근법은 메디치 효과의 전형적인 사례라 할 수 있다.

다빈치의 대표작인 **모나리자**Mona Lisa는 단순한 초상화를 넘어 인간의 감정을 생생하게 표현한 작품으로 평가받는다. 다빈치는 해부학에 대한 깊은 이해를 바탕으로 얼굴 근육의 움직임을 세밀하게 표현했으며, 세밀한 빛과 그림자 처리로 입가에 서서히 떠오르는 미소를 극도로 현실감 있게 그려냈다. 이 기법은 단순한 미술 기법이 아니라 과학과 예술의 융합을 통해 창의성을 극대화한 결과이다.

다빈치는 또 다른 혁신적인 시도로 '비행기'라는, 당시로서는 꿈같은 아이디어를 실현하고자 했다. 다빈치는 새의 날개 구조를 관찰하고 연구하면서 자연에서 얻은 영감을 바탕으로 비행기 설계를 다양하게 시도했다. 비록 당대에는 다빈치의 설계가 실현되지 않았지만, 이러한 과학적 탐구는 항공기 개발에 영감을 주었다. 과학과 예술을 융합한 다빈치의 창의적 접근은 지금도 혁신의 중요한 예시로 남아 있다.

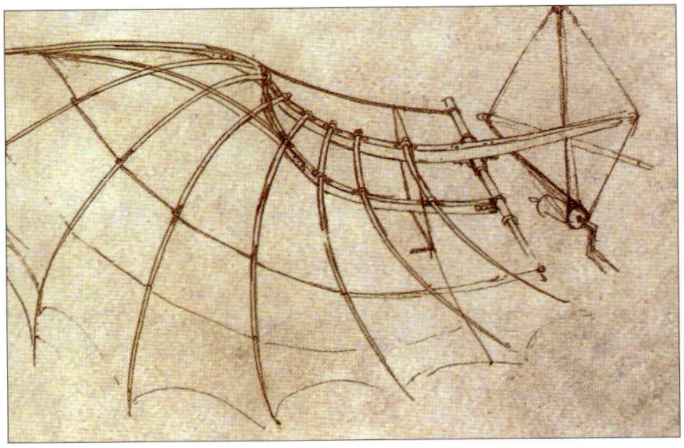

(a) 날개 스케치

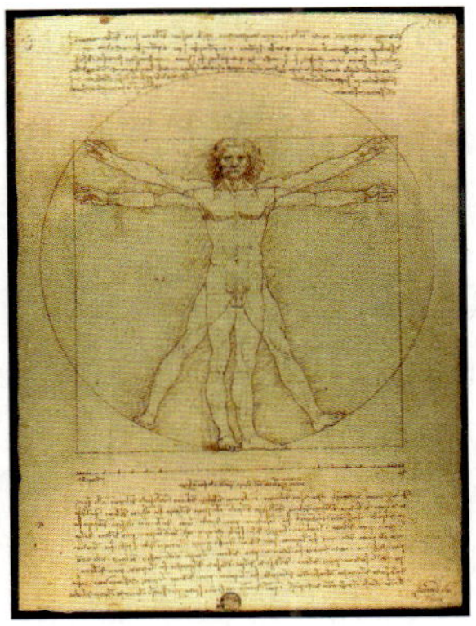

(b) 비트루비우스적 인간

그림 8-10 레오나르도 다빈치의 그림

■ 과학 분야 : 기존 패러다임의 도전과 혁신

과학 분야에서도 메디치 효과는 혁신적인 발견을 이끌었다. **알베르트 아인슈타인**Albert Einstein과 **마리 퀴리**Marie Curie는 기존 이론과 패러다임에 도전하고 새로운 관점을 제시함으로써 과학 발전에 크게 기여했다. 이들은 고정된 사고방식을 뛰어넘어 다양한 지식과 경험을 통합함으로써 혁신적인 과학적 발견을 이루었다.

독일 태생의 이론물리학자인 아인슈타인은 뉴턴의 고전 물리학 이론을 뛰어넘는 **상대성 이론**을 제시하여 물리학의 패러다임을 전환했다. 아인슈타인의 상대성 이론은 시간과 공간의 개념을 재정의하여 당시의 상식을 완전히 뒤집었다. 이 이론은 우주와 자연현상을 이해하는 데 중대한 역할을 했으며, 물리학을 비롯해 철학, 천문학 등 여러 분야에 걸쳐 혁신적인 영향을 미쳤다. 아인슈타인의 융합적 사고는 기존 학문의 한계를 넘어선 메디치 효과의 좋은 예라 할 수 있다.

폴란드 출신의 프랑스 과학자 마리 퀴리는 **방사능 연구**를 통해 새로운 과학 분야를 개척했다. 퀴리는 우라늄Uranium과 폴로늄Polonium이라는 새로운 방사성 물질을 발견하고, 방사능의 특성을 연구하여 물리학과 화학의 경계를 넘나드는 혁신적인 성과를 끌어냈다. 이러한 연구는 암 치료와 의료영상을 비롯한 의료, 물리학, 공학 분야의 발전에도 크게 기여했다. 퀴리의 연구는 과학자들이 새로운 관점에서 문제를 바라보고 탐구하는 중요한 계기가 되었다.

■ 사업 분야 : 창의적 제품 개발과 혁신적 비즈니스 전략

사업 분야에서도 메디치 효과는 성공적인 기업을 만들고, 시장에서 경쟁 우위를 확보하는 데 중요한 역할을 한다. **스티브 잡스**Steven Jobs와 **일론 머스크**Elon Musk는 기존의 틀을 넘어 창의적인 제품과 혁신적인 비즈니스 전략을 통해 각자의 분야에서 독보적인 성공을 이루었다.

애플Apple의 전 CEO이자 공동 창립자인 스티브 잡스는 기술과 디자인, 그리고 사용자 경험을 결합해 애플을 혁신적인 기업으로 성장시켰다. 그는 기능만 좋은 제품을 만드는 것이 아닌, 소비자에게 감동을 선사할 수 있는 디자인과 사용자 경험을 제공하고자 했다. 그리하여 애플은 단순한 전자기기가 아니라 소비자에게 특별한 감정적 가치를 제공하는 혁신적인 브랜드로 자리매김했다. 잡스의 이러한 접근은 예술과 기술의 융합, 그리고 소비자심리학을 통합한 메디치 효과의 대표적인 사례이다.

테슬라Tesla의 CEO인 일론 머스크는 전기자동차 시장을 선도하고 있다. 그는 환경문제 해결에 대한 열정과 지속가능한 미래에 대한 비전을 결합하여 전기자동차를 혁신적으로 개발했다. 또한 단순히 자동차를 판매하는 데에 그치지 않고, 혁신적 비즈니스 전략을 통해 배터리 기술, 자율주행 등 첨단

기술을 도입하여 테슬라를 성장시켰다. 일론 머스크의 접근 방식은 메디치 효과를 통해 다양한 분야의 지식과 기술을 융합하여 성공을 이끈 사례로 평가받고 있다.

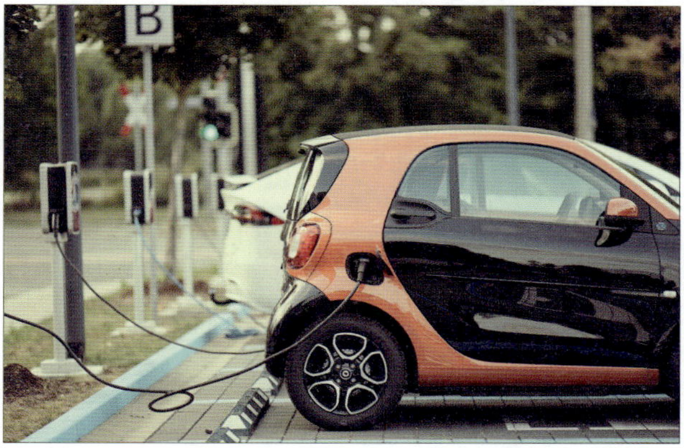

그림 8-11 전기자동차

CHAPTER 08 연습문제

1 문제 인식이 무엇인지, 그리고 문제 인식이 중요한 이유를 설명하라.

2 문제 인식은 단시간에 파악하기 어려우므로 지속적으로 문제를 인식하는 노력이 필요하다. 지속적인 문제 인식 활동에는 어떤 것들이 있는지 의견을 제시하고 설명하라.

3 5W1H의 단계를 설명하라.

4 현재 시장에서 사라진 제품 하나를 조사하고, 그 제품이 왜 시장에서 사라졌는지 5W1H를 활용하여 설명하라.

5 21세기에 메디치 효과가 더욱 중요한 이유를 설명하라.

6 메디치 효과의 구체적인 사례를 조사하고, 이를 설명하라.

읽을거리

CHAPTER

09 조사와 분석

9.1 시장조사와 분석

아이디어는 혁신의 시작이지만, 시장의 요구를 충족하고 성공가능성을 확보하려면 반드시 철저한 검증 과정을 거쳐야 한다. 이때 시장조사는 아이디어의 타당성을 평가하고, 개선이 필요한 부분을 파악하는 데 필수 도구로 작용한다. 특히, 발굴된 아이디어가 시장에서 실제로 통할 수 있는지 확인하려면 시장조사 설계와 조사결과의 전략적 활용이 필요하다. 이러한 과정을 통해 아이디어의 실현 가능성을 높이고 성공적인 사업화로 이어지는 기반을 마련할 수 있다.

시장조사의 중요성과 전략

■ 시장조사의 역할과 목표

시장조사는 아이디어의 현실성을 검증하고 성공가능성을 높이기 위한 필수 단계이다. 단순히 정보 수집을 넘어, 새로운 상품이나 서비스 아이디어의 성공가능성을 평가하고 이를 실질적인 사업 기회로 발전시키는 데 중요한 역할을 한다. 시장조사를 하는 주요 목적은 다음과 같이 세 가지가 있다.

첫째, **아이디어의 타당성 검증**이다. 여기에는 시장규모와 성장가능성, 고객 니즈와 수요 분석, 경쟁환경 분석이 포함된다. 먼저 아이디어가 겨냥하는 시장의 규모와 성장가능성을 분석하여 경제적 타당성과 투자 가치를 평가할 수 있다. 잠재 고객들이 원하는 제품이나 서비스, 그들이 해결하고 싶어 하는 문제를 조사하여 아이디어가 실제 고객의 요구를 충족시키는지도 확인한다. 또한 경쟁사의 제품이나 서비스, 시장 점유율, 경쟁 우위를 분석하여 아이디어가 경쟁환경에서 어떤 위치를 차지할 수 있을지, 그리고 어떻게 차별화할 수 있을지 파악한다.

둘째, **사업 계획 수립 및 의사결정을 지원**하기 위함이다. 아이디어와 시장 상황을 고려하여 출시 시기, 타겟 고객층, 마케팅 전략, 가격 책정 전략 등 구체적인 시장 진출 전략을 수립하는 것이 중요하다. 또한 시장조사결과를 바탕으로 투자 비용, 예상 수익, 투자 회수 기간 등을 분석하여 투자 여부를 결정하는 근거자료로 활용할 수 있다. 더 나아가 고객의 요구와 선호도를 반영하여 제품이나 서비스를 개선하거나 개발 방향을 설정하는 데 도움을 줄 수 있다.

셋째, **사업 실패 위험을 감소**시키는 역할이다. 과거 유사한 아이디어의 실패 사례를 분석하여 실패 요인을 파악하고, 이를 방지하기 위한 전략을 수립하여 사업 실패 위험을 줄일 수 있다. 또한 시장조사를 통해 고객들의 요구를 정확하게 파악하고, 이를 충족하는 제품이나 서비스를 개발하여 고객 만족도를 높이는 것도 사업 실패를 예방하는 중요한 요소이다.

■ 시장조사 방법론

다양한 접근 방식을 통해 심층적인 정보를 확보하는 시장조사는 여러 유형과 방법을 활용하여 진행된다. 상황에 맞는 적절한 방법을 조합하여 심층적인 정보를 얻는 것이 중요하다. 시장조사 유형으로는 직접 정보를 수집하는 일차조사와 기존에 수집된 정보를 활용하는 이차조사 등이 있다.

일차조사는 직접 정보를 수집하는 방법으로, 주로 설문조사, 인터뷰, 관찰조사를 통해 이루어진다.

- **설문조사 :** 온라인 설문조사, 직접 설문조사, 전화 설문조사 등 다양한 방식으로 진행될 수 있다. 이 방법은 다수 응답자로부터 데이터를 효율적으로 수집할 수 있다는 장점이 있고, 비교적 저렴한 비용으로 진행할 수 있다. 이때 표본추출 방법, 설문 문항 구성, 데이터 분석 방법 등을 신중하게 설계해야 한다.
- **인터뷰 :** 개별 인터뷰나 그룹 인터뷰로 진행된다. 이때 질문 구성과 진행 방식, 데이터 분석 방법에 대한 전문성이 요구된다. 인터뷰는 심층적인 정보를 얻을 때 효과적이지만, 설문조사에 비해 상대적으로 비용과 시간이 많이 소요되는 단점이 있다.
- **관찰조사 :** 현장 관찰과 비밀 관찰로 나뉜다. 이때 관찰 대상의 선정, 기록 방식, 데이터 분석 방법에 대한 체계적인 계획이 필요하다. 관찰조사는 소비자들의 실제 행동을 관찰할 수 있다는 장점이 있지만, 조사 대상의 동의를 얻는 과정이 까다로울 수 있다.

이차조사는 기존에 수집된 데이터를 분석하는 방법으로, 데이터 분석, 경쟁사 분석, 산업 분석이 있다.

- **데이터 분석 :** 시장조사 보고서, 통계 자료, 정부 자료 등을 활용한다. 이때 데이터의 정확성과 신뢰성을 확인해야 한다.
- **경쟁사 분석 :** 경쟁사의 제품이나 서비스, 시장 점유율, 마케팅 전략, 재무 정보를 분석하여 경쟁사의 강점과 약점을 파악하고, 이를 바탕으로 차별화 전략을 수립한다.

- **산업 분석 :** 산업 규모, 성장률, 주요 트렌드, 주요 기업 등을 조사하여 산업 환경을 이해하고 아이디어의 시장 적합성을 평가하는 데 도움을 준다.

일차조사와 이차조사 외에 다른 조사 방법으로 온라인 커뮤니티 분석, 전문가 인터뷰, 케이스 스터디 분석이 있다.

- **온라인 커뮤니티 분석 :** 온라인 커뮤니티와 소셜 미디어를 분석하여 고객의 의견과 반응을 파악하고, 이를 통해 소비자의 트렌드와 니즈를 이해하고 파악하는 데 유용한 정보를 얻는다.
- **전문가 인터뷰 :** 관련 분야의 전문가를 대상으로 인터뷰를 진행하여 산업 동향, 기술 발전 방향, 정책 환경 등에 대한 전문적인 정보를 얻을 수 있다.
- **케이스 스터디 분석 :** 유사한 아이디어의 성공 사례나 실패 사례를 분석하여 성공 요인과 실패 요인을 파악하고, 이를 통해 자신의 아이디어에 적용할 전략을 도출할 수 있다.

■ 시장조사 시 고려해야 할 요소

성공적인 시장조사는 단순히 데이터를 수집하는 것을 넘어, 사업의 미래를 좌우하는 중요한 의사결정의 기반이 된다. 따라서 시장조사를 시작하기 전에 몇 가지 중요한 요소를 신중하게 계획하고 고려해야 한다. 이러한 요소는 시장조사 과정에서 발생할 수 있는 문제를 예방하고, 신뢰성 높은 결과를 도출하는 데 도움이 된다.

첫째, 명확하고 구체적인 시장조사 목표를 설정해야 한다. 목표가 명확해야 이에 맞는 적절한 연구 방법을 선택하고 데이터 분석 방향을 설정할 수 있다. 둘째, 시장조사를 진행하기 전에 투자할 수 있는 예산과 일정을 검토해야 한다. 연구 방법의 선택과 조사 범위는 예산과 일정에 크게 영향을 받으므로 자원을 효율적으로 분배할 수 있어야 한다. 셋째, 시장조사는 윤리적 원칙을 준수하여 진행되어야 한다. 연구 대상자의 동의를 명확하게 구하고, 조사과정에서 수집된 개인정보는 철저하게 보호되어야 한다. 또한 모든 결과는 객관적으로 제시되어야 한다.

시장조사 프로세스

시장조사는 단순한 데이터 수집을 넘어 목표 시장을 깊이 있게 이해하고 효과적인 의사결정을 돕는 과학적인 접근 방식이다. 시장조사의 과정은 여러 단계로 이루어진다. 먼저, 시장조사의 설계와 실행이 필요하고, 이를 위해 시장조사 질문을 적절하게 설정하고 알맞은 조사 방법을 선택해야 한다.

그 후에는 표본을 추출하고 데이터를 수집하며, 이를 분석하고 해석한다. 마지막으로, 이러한 과정의 결과를 바탕으로 보고서를 작성하고 윤리적 요소를 고려해야 한다.

❶ 시장조사 설계 및 실행

시장조사 설계 및 실행은 새로운 상품이나 서비스 아이디어의 성공 여부를 결정짓는 중요한 과정이다. 체계적이고 명확한 단계별 가이드라인을 준수하면 효과적인 시장조사를 수행할 수 있고, 이를 통해 사업에 필요한 핵심 정보와 통찰력을 얻을 수 있다.

시장조사를 시작하기 전에 구체적이고 명확한 목표를 설정하는 것이 필수이다. 목표는 조사 방향을 올바르게 이끌어줄 수 있도록 SMART 원칙에 따라 설정해야 한다.

- **구체적(S)**specific **:** 조사하려는 내용을 명확하게 정의해야 한다. 예를 들어 '타겟 고객층의 연령별 제품 구매패턴을 파악한다'와 같이 구체적인 목표를 설정하는 것이 중요하다.
- **측정가능(M)**measurable **:** 조사결과를 수치로 측정할 수 있는 기준을 마련해야 한다. 예를 들어 '설문조사를 통해 20~30대 여성의 50%가 신제품 구매 의향을 가지고 있음을 확인한다'와 같이 측정가능한 목표를 설정해야 한다.
- **달성가능(A)**achievable **:** 목표는 현실적으로 달성가능한 수준이어야 한다. 예산, 시간, 인력 등의 자원을 고려하여 실현가능한 목표를 설정해야 한다.
- **관련성 있는(R)**relevant **:** 조사 목표는 사업의 성공에 직접 기여할 수 있는 내용을 담아야 한다. 예를 들어 '경쟁사 제품의 가격과 기능을 분석한다'와 같이 실질적으로 사업에 도움이 되는 목표를 설정해야 한다.
- **시간제한 있는(T)**time-bound **:** 목표 달성을 위한 구체적인 기한을 설정해야 한다. 예를 들어 '1개월 이내에 시장조사를 완료한다'와 같이 시간제한을 명확히 설정하는 것이 중요하다.

❷ 시장조사 질문 설정

목표를 설정한 후에는 그 목표를 달성하기 위한 구체적인 질문을 구체적으로 설계해야 한다. 질문은 명확하고 간결해야 하고, 조사를 통해 실질적인 답을 도출할 수 있어야 한다. 이를 위해 시장조사 질문은 다음 기준을 충족해야 한다.

- **명확성 :** 질문은 알아보고자 하는 내용을 명확하게 나타내야 한다. 모호하거나 불분명한 질문은 피해야 한다.

- **간결성 :** 질문은 불필요한 표현 없이 간결하게 작성되어야 하고, 핵심만 포함해야 한다.
- **답변가능성 :** 질문은 조사 방법을 통해 실제로 답변을 얻을 수 있어야 한다. 실현가능성이 없는 질문은 배제해야 한다.
- **연관성 :** 질문은 설정된 목표와 긴밀하게 연관되어야 한다. 예를 들어 목표가 '타겟 고객층의 연령별 제품 구매패턴을 파악한다'라면, 질문을 다음 예와 같이 구체적으로 설정할 수 있다.

  예 어떤 연령층이 제품을 가장 많이 구매하는가? 연령별로 선호하는 제품의 기능은 무엇인가? 연령별로 제품 구매에 영향을 미치는 주요 요인은 무엇인가?

③ 시장조사 방법 선택

시장조사 목표와 질문이 설정된 후에는 적절한 시장조사 방법을 선택해야 한다. 다양한 시장조사 방법이 존재하며, 방법마다 장단점이 있으므로 조사 목적과 상황에 따라 적절한 방법을 선택하는 것이 중요하다. 시장조사 방법을 선택할 때 다음 사항을 고려해야 한다.

- **조사 목적 :** 조사 목적에 따라 적절한 조사 방법이 달라진다. 예를 들어 고객의 의견을 직접 듣는 것이 목적이라면 설문조사나 인터뷰가 적합하다.
- **예산 :** 조사 방법마다 드는 비용이 다르므로 주어진 예산 내에서 가장 효율적인 방법을 선택한다.
- **시간 :** 조사 방법에 따라 드는 시간도 다르므로 시간적 여유가 없다면 이를 고려하여 선택한다.
- **자원 :** 조사 방법을 실행하는 데 필요한 인력이나 장비 등 자원을 충분히 확보할 수 있는지 확인해야 한다. 예를 들어 설문조사를 진행하려면 문항 작성, 표본추출, 데이터 수집 인력이 필요하다.
- **조사 대상 :** 조사 대상의 특성에 따라 적절한 시장조사 방법이 달라진다. 예를 들어 온라인 설문조사는 인터넷 사용이 어려운 집단을 대상으로 시행하기에 적합하지 않다.

④ 표본추출 및 데이터 수집

시장조사 방법을 선택한 후에는 정확한 결과를 도출하기 위한 체계적인 표본추출과 데이터 수집 과정이 필요하다. 표본추출은 조사 대상 전체를 대표할 수 있는 표본을 선정하는 과정이다. 이때 무작위 추출, 계층적 추출, 편의 추출 등의 방법을 사용할 수 있다. 데이터 수집을 할 때에는 조사 방법에 따라 적절한 데이터 수집 도구를 활용해야 한다. 설문조사는 설문 문항을 작성하고, 인터뷰는 인터뷰 가이드를 준비하며, 관찰조사는 관찰 기록지를 작성해야 한다.

데이터 수집 시에는 두 가지 사항을 주의해야 한다. 첫째, 윤리적인 문제를 범하지 않도록 해야 한다. 조사 대상자의 동의를 명확하게 얻고, 개인정보를 철저히 보호해야 하며, 객관적인 데이터를 수집해야 한다. 둘째, 데이터 품질을 확인해야 한다. 수집된 데이터가 정확하고 신뢰할 수 있는지 검증해야 한다. 오류나 누락된 데이터는 분석 결과에 부정적인 영향을 미칠 수 있다.

❺ 데이터 분석 및 해석

데이터가 수집된 후에는 이를 바탕으로 정확한 분석과 해석을 통해 의미 있는 결과를 도출해야 한다. 다양한 통계분석 기법, 내용 분석, 시각화 도구 등을 사용하여 데이터를 심층적으로 분석하고 해석할 수 있다.

데이터 분석 시에는 다음 사항에 주의해야 한다.

- **분석 방법 :** 조사 목적에 맞는 분석 방법을 선택하고, 목표에 적합한지도 확인해야 한다.
- **객관성 :** 분석 결과는 객관적으로 해석해야 한다. 개인 의견이나 편견을 반영해서는 안 된다.
- **결과 제시 :** 분석 결과는 표, 그래프 등 시각적 자료로 명확하고 간결하게 제시해야 한다.
- **결과 해석 :** 분석 결과로 조사 질문에 답을 도출하고, 이를 통해 사업 통찰력을 얻어야 한다.

❻ 보고서 작성

데이터 분석과 해석이 완료된 후에는 조사결과를 명확하게 보고서로 작성해야 한다. 보고서는 서론, 본론, 결론으로 구성하고, 조사 목적, 방법, 결과, 해석 등을 포함해야 한다. 또한 표나 그래프와 같은 시각적 자료를 활용하여 조사결과를 명확하고 이해하기 쉽게 전달해야 한다. 전문 용어는 최소화하고, 누구나 쉽게 이해할 수 있는 언어로 작성하는 것이 중요하다.

❼ 윤리적 고려

시장조사는 철저하게 윤리적 원칙을 준수하여 진행되어야 한다. 윤리적 문제를 간과하면 조사 대상자에게 피해를 줄 수 있는 데다, 조사결과의 신뢰성을 떨어트리고 법적 문제를 초래할 수 있다. 주요 윤리적 원칙은 다음과 같다.

- **동의 :** 사전에 연구 목적, 개인정보 보호, 결과 활용 방법 등을 설명한 뒤 동의를 얻어야 한다.
- **비밀 유지 :** 개인정보를 철저히 보호하고, 식별가능한 정보는 익명 처리하거나 삭제해야 한다.
- **객관성 :** 조사결과는 왜곡 없이 사실 그대로 객관적으로 제시해야 하며, 조작이 있으면 안 된다.
- **책임 :** 연구자는 조사 과정에서 발생하는 모든 문제에 책임을 지고 이를 해결할 의무가 있다.

시장조사결과의 전략적 활용

시장조사는 단순한 정보 수집을 넘어, 시장 트렌드, 고객 니즈, 경쟁환경 등을 종합적으로 파악하고, 이를 바탕으로 사업 전략을 수립하는 데 중요한 역할을 한다. 시장조사결과를 효과적으로 활용하면 사업의 성공가능성을 높이고 실패 위험을 줄일 수 있다.

■ 제품 개발 및 의사결정 지원

시장조사결과는 제품과 서비스 개발 방향을 설정하는 데 큰 도움을 준다. 고객의 니즈와 요구를 파악해 이를 반영한 제품이나 서비스를 개발할 수 있고, 시장규모와 성장가능성, 경쟁환경을 분석하여 수익성이 높고 경쟁력 있는 제품이나 서비스를 만들 수 있다. 또한 타겟 고객층과 고객의 니즈, 경쟁사 제품과 서비스를 분석하여 효과적인 마케팅 전략을 수립할 수 있다. 이를 통해 적절한 광고 채널을 선정하고, 가격 책정과 프로모션 전략을 계획하여 제품과 서비스를 효과적으로 홍보하고 판매할 수 있다. 투자 분석 및 의사결정에서도 시장조사결과는 필수이다. 투자 비용, 예상 수익, 투자 회수 기간 등을 분석하여 투자의 타당성을 평가하고, 시장 변화에 대응하는 방안을 마련하여 필요시 투자 계획을 수정할 수 있다. 마지막으로 시장조사결과를 통해 고객 만족도를 파악하고 이를 바탕으로 사업 운영과 관리 방식을 개선할 수 있다. 또한 경쟁사의 동향을 파악해 적절한 대응 전략을 수립할 수도 있다.

■ 활용 분야

시장조사결과는 신제품 출시와 기존 제품 개선, 새로운 시장 진출 및 기업 인수·합병(M&A) 등 다양한 분야에서 활용될 수 있다. 신제품을 출시할 때에는 고객들이 원하는 제품과 기능을 파악해 이를 반영한 제품을 개발하고, 시장규모와 경쟁환경을 분석하여 적절한 출시 시기와 가격, 마케팅 전략을 결정할 수 있다. 기존 제품을 개선하는 경우에는 고객들의 불만족 요소를 파악해 이를 개선하는 방안을 마련하고, 경쟁사 제품과의 차별화를 통해 고객 만족도를 높일 수 있다. 새로운 시장에 진출할 때에도 시장규모, 성장가능성, 경쟁환경 등을 파악하고 타겟 고객층의 특성, 문화, 선호도를 분석하여 시장에 적합한 제품과 서비스를 개발하며 마케팅 전략을 세울 수 있다. 또한 M&A를 진행할 때, 시장조사결과를 통해 M&A의 타당성을 평가하고 시너지 효과를 극대화할 전략을 수립할 수 있으며, M&A 후 발생할 수 있는 문제를 사전에 파악해 해결 방안을 마련할 수 있다.

■ 시장조사결과 활용 시 주의 사항

시장조사결과를 성공적으로 활용하기 위해 몇 가지 주의 사항을 염두에 두어야 한다. 먼저, 시장조사결과의 정확성과 신뢰성을 검증해야 한다. 이를 위해 조사 방법, 표본추출, 데이터 분석 방법이 적절했는지 확인하고, 다른 조사결과와 비교하여 신뢰성을 높여야 한다. 시장은 계속 변화하므로 시장조사결과를 지속해서 업데이트하고, 변화에 맞춘 대응 전략을 수립하는 것도 중요하다. 또한 시장조사결과는 절대적인 진실이 아니라 하나의 참고 자료로써 활용되어야 한다. 따라서 결과를 해석할 때는 다양한 요소를 고려하고, 전문가의 의견을 함께 참고해야 한다. 마지막으로 개인정보 보호, 데이터 품질관리, 투명한 의사결정을 통해 윤리적인 책임을 준수하는 것이 중요하다.

9.2 기술조사와 분석

아이디어는 혁신의 시작이지만, 모든 아이디어가 실현가능한 것은 아니다. 훌륭한 아이디어라도 기술적 제약이나 현실적 문제로 실패할 수 있기 때문이다. 따라서 아이디어가 성공적으로 구현되려면 기술조사와 분석이 필요하다. 이러한 과정은 아이디어의 기술적 가능성을 검토하고 제약조건을 명확히 파악하는 데 도움을 준다. 기술조사는 아이디어의 실현가능성을 높이고, 성공 확률을 높이는 중요한 도구이다. 아이디어 도출 후 이러한 절차의 중요성을 이해하고 올바르게 활용하는 것이 중요하다.

아이디어를 구현하기 위한 기술조사와 분석

신규 상품과 서비스 아이디어를 성공적으로 구체화하려면 시장조사와 분석뿐만 아니라 **기술조사**와 분석도 필수이다. 이 과정에서는 아이디어 구현에 필요한 기술적 가능성과 제약조건을 파악하여 아이디어의 현실성을 검증하고, 실현가능한 수준으로 발전시키는 데 중점을 둔다.

■ 기술적 가능성 평가

기술조사의 중요한 목적 중 하나는 아이디어 구현에 필요한 기술이 실제로 존재하고, 그 기술이 실현가능한지 평가하는 것이다. 아이디어가 아무리 독창적이고 매력적이더라도, 기술적으로 구현할 수 없다면 사업화는 어렵다. 기술조사를 통해 다음과 같은 중요한 정보를 얻을 수 있다.

- **핵심 기술 존재 여부 :** 아이디어의 핵심 기능을 구현하는 데 필요한 기술이 이미 개발되었는지, 또는 아직 개발되지 않았는지 파악한다. 만약 필요한 기술이 아직 개발되지 않았다면, 그 기술을 개발할 가능성과 개발에 드는 비용 등을 분석해야 한다.
- **기술 성숙도 평가 :** 아이디어 구현에 필요한 기술이 이미 상용화 단계에 도달했는지, 아니면 아직 연구 단계에 있는지 평가한다. 상용화된 기술은 이미 검증된 기술이므로 사업화 가능성이 높지만, 연구 단계에 있는 기술은 불확실성이 크므로 신중하게 판단해야 한다.

- **기술적 어려움 파악 :** 아이디어 구현 과정에서 예상되는 기술적 어려움을 미리 파악한다. 예를 들어 특정 소재의 가공이 어렵거나 특정 기능 구현에 높은 정밀도가 요구될 수 있다. 이러한 기술적 문제를 미리 파악하고, 해결 방안을 마련해 사업 실패 위험을 줄일 수 있다.

■ 기술적 제약조건 파악

기술조사를 통해 아이디어 구현하는 데 있어 기술적 제약조건을 파악하는 것은 현실적인 사업 계획 수립에 중요하다. 이 과정에서 고려해야 할 주요 요소는 다음과 같다.

- **기술적 비용 :** 아이디어 구현에 필요한 기술 개발 및 도입에 드는 비용을 분석한다. 여기에는 연구 인력, 장비, 시설에 대한 투자 비용과 함께 특허권 사용료, 기술 라이선스 비용도 포함된다. 기술적 비용이 사업 수익성을 떨어트릴 정도로 높다면 아이디어를 수정하거나 다른 기술을 도입하는 방안을 고려해야 한다.
- **규제 및 법적 제약 :** 아이디어 구현과 관련된 규제 및 법적 제약을 사전에 파악해야 한다. 예를 들어 의료기기는 안전성 기준을 충족해야 하고, 식품은 품질 기준을 따라야 한다. 이러한 규제와 법적 제약을 미리 파악하여 이를 준수할 방안을 마련해야 한다.
- **윤리적 문제 :** 아이디어 구현과 관련된 윤리적 문제도 중요하다. 예를 들어 AI 기술이 개인정보를 침해하거나 일자리 감소를 초래할 수 있는지 검토해야 한다. 이러한 윤리적 문제를 충분히 고려하여 사회적 책임을 다하는 사업을 추진해야 한다.

■ 기술 발전 동향 분석

기술은 끊임없이 발전하고 있으며, 지금 이 시각에도 새로운 기술이 계속 등장한다. 기술 발전 동향을 분석하면 아이디어 구현에 유리한 기술을 파악하고, 이를 바탕으로 미래 시장을 선점할 수 있는 전략을 수립할 수 있다. 기술 발전 동향 분석을 통해 얻을 수 있는 주요 정보는 다음과 같다.

- **새로운 기술 등장가능성 :** 아이디어 구현에 필요한 기술이 향후 어떻게 발전할지 예측하고, 새로운 기술이 등장하면 아이디어 구현 방식에 어떻게 영향을 미칠지 분석한다. 이를 통해 제품과 서비스의 기능성을 향상시킬 수 있다.
- **기존 기술 개선가능성 :** 기존 기술이 어떻게 개선될지 예측한다. 기술이 개선되면 아이디어 구현 비용을 절감하거나 제품과 서비스의 성능을 높일 수 있다.
- **대체 기술 등장가능성 :** 아이디어 구현에 사용되는 기술을 대체할 수 있는 새로운 기술이 등장할

가능성을 분석한다. 대체 기술이 등장하면 사업 경쟁력이 떨어질 수 있으므로, 이에 대비하는 전략을 수립해야 한다.

■ **경쟁사 기술 분석**

경쟁사의 기술을 분석하는 것은 자사 제품과 서비스의 차별화를 위한 전략 수립에 중요한 정보가 된다. 경쟁 기술 분석을 통해 다음과 같은 정보를 얻을 수 있다.

- **경쟁사 기술 수준 :** 경쟁사의 제품과 서비스에 적용된 기술 수준을 분석한다. 경쟁사보다 높은 기술 수준을 확보해야 경쟁 우위를 차지할 수 있다.
- **경쟁사 기술 강점 및 약점 :** 경쟁사의 기술적 약점을 파악하고, 그들의 약점을 공략할 수 있는 기술 전략을 수립한다.
- **경쟁사 기술 특허 :** 경쟁사의 기술 관련 특허를 분석하여 그들의 기술 개발 방향을 파악하고, 자사의 기술 전략을 수립할 수 있다.

■ **기술 타당성 검증**

기술조사결과를 바탕으로 아이디어 구현에 필요한 기술적 지식과 전문성을 확보할 수 있는지 검증하는 것이 중요하다. 기술 타당성 검증을 통해 다음과 같은 질문에 답할 수 있다.

- **기술 인력 확보가능성 :** 아이디어 구현에 필요한 기술 인력을 충분히 확보할 수 있는지 검토한다. 필요한 기술 분야의 전문가가 부족하다면, 외부 전문가를 활용하거나 추가 채용을 고려해야 한다.
- **기술 개발 역량 확보가능성 :** 아이디어 구현에 필요한 기술 개발 역량을 확보할 수 있는지 분석한다. 연구 개발 시설, 장비, 자금 등이 필요한 만큼 확보되어 있는지 확인해야 한다.
- **기술적 위험 관리 방안 :** 아이디어 구현 과정에서 발생할 수 있는 기술적 위험을 어떻게 관리할 것인지 계획을 수립해야 한다. 기술 개발 지연이나 예상치 못한 기술적 문제가 발생하는 상황에 대한 계획 등이 포함된다.

결론적으로 기술조사는 신규 상품이나 서비스 아이디어를 성공적으로 구체화하는 데 필수적인 단계이다. 기술조사를 통해 아이디어 구현에 필요한 기술적 가능성과 제약조건을 명확히 파악하고, 이를 바탕으로 제품 및 서비스 설계, 기술 개발 계획, 지적재산권 확보, 파트너십 구축, 사업 계획 수립 등을 진행할 수 있다. 효과적인 기술조사를 통해 아이디어의 현실성을 검증하고, 경쟁 우위를 확보하며 사업 실패 위험을 줄일 수 있다.

아이디어 구현을 위한 핵심 기술과 기술조사

신규 상품과 서비스 아이디어를 성공적으로 구체화하려면 아이디어 구현에 필요한 모든 기술을 포괄하는 철저한 기술조사가 필수적이다. 기술조사의 범위를 명확하게 설정하면 심층적으로 분석할 수 있고, 이를 통해 아이디어의 현실성을 검증하고 구체적인 실행 계획을 세울 수 있다.

■ 핵심 기술

핵심 기술은 아이디어의 주요 기능을 구현하는 데 필수적인 기술을 의미한다. 핵심 기술 없이는 아이디어를 실현할 수 없으므로 기술조사에서 가장 우선하여 고려해야 한다. 핵심 기술을 파악하기 위해 다음과 같은 방법을 활용할 수 있다.

- **아이디어 분석 :** 아이디어의 주요 기능을 분석하고, 이를 구현하는 데 필요한 기술을 파악한다. 이 과정에서는 기능을 세분화하고 필요한 기술을 목록으로 작성하거나 블록 다이어그램을 작성하여 아이디어의 구조를 명확하게 시각화하는 것이 효과적이다.
- **전문가 인터뷰 :** 관련 기술 분야의 전문가와 인터뷰를 통해 핵심 기술에 대한 정보를 얻는다. 전문가 인터뷰는 아이디어의 기술적 실현가능성과 더불어 잠재적인 문제점과 해결 방안에 대한 실질적인 의견을 얻는 데 도움이 된다.
- **특허 분석 :** 핵심 기술과 관련된 특허를 분석하여 기술 동향과 현재 개발 현황을 파악한다. 특허 분석을 통해 핵심 기술의 보호 범위와 시장 내 경쟁 상황을 이해하고, 아이디어의 독창성과 차별화 가능성을 확보할 수 있다.

■ 부가 기술

부가 기술은 핵심 기술을 보완하고, 제품이나 서비스의 기능성을 높이는 데 기여한다. 부가 기술은 제품 및 서비스의 차별화 요소가 될 수 있고, 고객 만족도를 높이는 데 중요한 역할을 한다. 부가 기술을 파악하기 위해 다음과 같은 방법을 사용할 수 있다.

- **경쟁사 제품 및 서비스 분석 :** 경쟁사의 제품과 서비스를 분석하여 적용된 부가 기술을 파악한다. 이를 통해 시장 트렌드와 고객의 니즈를 더욱 명확하게 이해할 수 있고, 자사 제품에 차별화를 부여할 수 있다.
- **기술 동향 분석 :** 최신 기술 동향을 분석하여 자사 제품이나 서비스에 적용할 수 있는 새로운 부가 기술을 파악한다. 이를 통해 신기술을 도입하고 제품 기능을 개선할 수 있고, 향후 기술 발전에 대비한 전략을 세울 수 있다.

- **사용자 조사 :** 사용자 조사를 통해 고객의 요구와 니즈를 파악하고, 이를 반영한 부가 기술을 개발한다. 사용자 조사는 실제 사용자 경험을 기반으로 하여 제품이나 서비스의 만족도를 높이는 핵심 정보를 제공한다.

■ 제조 기술

제조 기술은 제품 및 서비스를 생산하는 데 필요한 기술로, 생산 효율성과 품질을 보장하는 요소이다. 제조 기술에는 설계, 생산, 품질관리 등 다양한 과정이 포함되며, 다음과 같은 방법을 활용할 수 있다.

- **생산공정 분석 :** 제품과 서비스의 생산공정을 분석하여 이에 필요한 기술을 파악한다. 생산공정 분석은 비용 절감과 생산 효율성을 극대화하는 데 도움이 된다.
- **설비 및 장비 분석 :** 생산과정에 필요한 설비와 장비를 분석한다. 이를 통해 생산 품질을 높이고 작업 안전성을 보장할 수 있다.
- **품질관리시스템 분석 :** 제품과 서비스의 품질을 지속하여 관리하는 시스템을 분석한다. 안정적이고 일관된 품질을 확보하려면 품질관리시스템이 효과적으로 구축되고 운영되어야 한다.

■ 품질관리 기술

품질관리 기술은 제품과 서비스의 품질을 보장하고 안전성을 확보하는 데 필요하다. 품질관리 기술에는 검사, 시험, 인증 등 다양한 과정이 포함된다. 이를 파악하기 위해 다음과 같은 방법을 활용할 수 있다.

- **품질관리 기준 분석 :** 제품이나 서비스에 적용되는 품질관리 기준을 철저하게 분석하여, 필요한 품질 요구사항을 명확하게 파악한다. 이는 제품이나 서비스의 안정성과 신뢰성을 보장한다.
- **품질관리시스템 구축 :** 품질을 지속하여 개선하기 위해 품질관리시스템을 구축한다. 이 시스템은 제품과 서비스의 품질을 유지하고, 문제가 발생하면 신속하게 대응하는 데 도움이 된다.
- **데이터 분석 :** 품질관리와 관련된 데이터를 분석하여 문제점을 발견하고 개선 방안을 수립한다. 이를 통해 제품과 서비스의 품질을 예측하고, 사전에 문제를 방지할 수 있다.

■ 서비스 제공 기술

서비스 제공 기술은 고객에게 서비스를 제공하고, 높은 만족도를 유지하기 위해 필요하다. 이 기술에는 고객 서비스, 상담, 교육 등 다양한 활동이 포함되며, 다음과 같은 방법을 통해 파악할 수 있다.

- **서비스 프로세스 분석 :** 서비스 제공 과정을 분석하여 이를 최적화하는 기술을 파악한다. 효율적인 서비스 제공은 고객 만족도를 높이는 데 결정적인 역할을 한다.
- **고객 만족도 조사 :** 고객 만족도를 조사하여 서비스의 강점과 약점을 파악하고, 개선할 부분을 찾는다. 이를 통해 고객 중심 서비스를 강화하고, 장기적인 고객 충성도를 확보할 수 있다.
- **경쟁사 서비스 분석 :** 경쟁사 서비스를 분석하여 그들이 사용하는 기술을 파악한다. 이를 바탕으로 자사의 서비스 품질을 향상시키고, 경쟁력을 높이는 전략을 수립할 수 있다.

마지막으로 아이디어 구현에 영향을 미치는 다양한 기술적 요소도 고려해야 한다. 정보 보안, 네트워크, 통신기술 등은 물론, 특정 산업 분야에 특화된 기술도 중요하다. 이와 같은 기술적 요소를 심층적으로 분석하여 아이디어를 성공적으로 구현할 수 있는 전략을 세워야 한다.

기술조사 방법

신규 상품과 서비스 아이디어를 성공적으로 구체화하려면 기술조사를 효율적으로 해야 한다. 다양한 정보원을 활용하여 심층적으로 분석함으로써 아이디어의 기술적 가능성과 제약을 명확히 파악하고, 이를 기반으로 실현가능한 계획을 수립할 수 있다. 이를 위해서는 기술 문헌 조사, 온라인 검색, 전문가 인터뷰, 그리고 기술 박람회 및 콘퍼런스 참가와 같은 다양한 조사 방법을 전략적으로 활용하는 것이 중요하다.

■ 기술 문헌 조사

아이디어와 관련된 학술 논문은 학술 데이터베이스에서 검색하고 분석한다. 학술 논문은 최신 기술 동향을 파악하고 관련 연구 결과를 깊이 이해하는 데 유용한 정보이다. 또한 정부기관, 연구기관, 기업에서 발간한 기술 보고서를 검색하고 분석한다. 이러한 기술 보고서는 특정 기술 분야에 대한 전문적이고 구체적인 정보를 제공하고, 기술 트렌드와 발전가능성을 예측할 수 있는 좋은 자료이다. 마지막으로 구글 특허Google Patents, 특허정보검색서비스 키프리스KIPRIS와 같은 검색 엔진에서 관련 특허를 조사하고 분석하는 과정도 중요하다. 특허는 현재 기술 개발의 진행 상황과 경쟁사 동향을 파악할 수 있는 중요한 자료이다.

■ 온라인 기술 정보 탐색

구글Google, 네이버Naver 등의 검색 엔진에서도 아이디어에 관한 다양한 정보를 찾을 수 있다. 검색 엔진은 방대한 양의 웹사이트, 뉴스 기사, 블로그 등 다양한 정보를 즉시 제공하므로 조사 초반 단계에서 특히 유용하다. 더 구체적인 정보가 필요하면 테크타깃TechTarget, IHS 마킷IHS Markit 등 산업별 기술 데이터베이스를 활용하여 깊이 있는 조사를 진행한다. 이러한 데이터베이스는 특정 산업 분야에 대한 최신 정보와 기술적 흐름을 제공한다. IEEE 스펙트럼IEEE Spectrum, MIT 테크놀로지 리뷰MIT Technology Review와 같은 기술 관련 전문 웹사이트에서 최신 기술 동향과 전문가 의견을 얻는 것도 좋다. 전문 웹사이트는 폭넓고 다양한 시각을 통해 기술 정보를 제공하고, 신뢰성 높은 자료 확보를 도와준다.

■ 전문가 인터뷰

해당 기술 분야의 전문가와 인터뷰를 진행하여 기술적 가능성, 제약조건, 향후 발전가능성에 대한 실질적인 조언을 얻을 수 있다. 전문가와의 인터뷰는 깊이 있는 정보와 실무 경험을 바탕으로 아이디어를 실현하는 데 중요한 인사이트를 제공한다. 연구기관 연구원과의 인터뷰 역시 유익하다. 관련 기술을 연구하는 연구원들로부터 최신 연구 결과와 개발 동향에 대한 정보를 얻을 수 있고, 최첨단 기술에 대한 지식을 쌓을 수 있다. 마지막으로 아이디어와 관련된 기술을 보유한 기업의 기술 담당자와 인터뷰를 통해 기술적 실현가능성, 비용, 시장성 등에 대한 구체적인 정보를 얻을 수 있다. 기업의 실무 경험을 토대로 실질적인 조언을 받을 수 있다.

■ 기술 박람회 및 콘퍼런스 참가

관련 기술 분야의 국내외 기술 박람회에 참석하여 최신 기술 트렌드와 제품을 직접 확인하고, 업계 전문가와 네트워킹을 구축하는 것이 중요하다. 기술 박람회에서는 다양한 기술을 한자리에서 살펴볼 수 있고, 현장에서 얻을 수 있는 정보의 폭 또한 넓다. 또한 기술 관련 콘퍼런스에 참가하여 전문가들의 발표와 토론을 통해 최신 연구 결과와 개발 동향을 파악하는 것도 필요하다. 이러한 콘퍼런스는 업계 동향을 분석하고 업계 전문가들과 네트워킹을 통해 실질적인 정보를 얻는 중요한 기회가 된다.

기술조사결과 활용

신규 상품과 서비스 아이디어를 성공적으로 구체화하기 위해서는 기술조사결과를 심층적으로 분석하고, 이를 바탕으로 아이디어 구현가능성을 평가하는 것이 중요하다. 이 과정에서 도출된 결과를 기반으로 사업 계획을 수립하고, 투자 유치와 사업 추진을 위한 전략을 세우는 것이 성공적인 사업 운영의 핵심이다.

기술적 가능성 평가에서는 평가 항목을 핵심 기술 실현가능성, 기술적 제약조건 분석, 기술 발전 동향 분석, 경쟁 기술 분석으로 나누고 각 항목에 대해 평가 기준을 세운다. 이를 세부적으로 살펴보자.

■ 핵심 기술 실현가능성

아이디어를 구현하는 데 필요한 핵심 기술이 이미 개발되었는지, 아니면 아직 개발되지 않았는지를 평가하는 것이 중요하다. 개발되지 않은 기술이라면 그 기술의 개발가능성과 함께 개발에 필요한 시간과 비용을 분석해야 한다.

특히 **핵심 기술의 성숙도**와 **핵심 기술의 특허 상황**을 평가해야 한다. 기술의 성숙도는 상용화 단계, 연구 단계, 초기단계로 나뉜다. 상용화 단계의 기술은 검증된 기술이기 때문에 사업화 가능성이 크다. 그러나 연구 단계나 초기단계의 기술은 불확실성이 크므로 신중하게 판단해야 한다. 또한 특허 상황을 분석하여 핵심 기술과 관련된 특허가 있는지, 누가 특허를 보유하고 있는지, 특허 사용료는 얼마나 될 것인지를 파악해야 한다. 특허 문제는 사업 수익성에 큰 영향을 미칠 수 있으므로 이를 미리 대비하는 것이 중요하다.

■ 기술적 제약조건 분석

아이디어를 실현하기 위해서는 다양한 기술적 제약조건을 분석해야 한다. 먼저 **기술적 비용**을 분석하는데, 이는 연구 인력, 장비, 시설 등에 투자되는 기술 개발 비용과 특허권 사용료, 기술 라이선스 비용을 포함한 기술 도입 비용으로 나눌 수 있다. 만약 기술적 비용이 사업 수익성을 떨어트릴 정도로 높다면, 아이디어를 수정하거나 대체 기술을 고려해야 한다.

또한 **규제 및 법적 제약**을 사전에 파악해야 한다. 의료기기나 식품과 같은 특정 산업 분야에서는 안전성이나 품질 기준을 충족해야 하고, 이를 준수하는 방안을 필수로 마련해야 한다. 마지막으로 **윤리적 문제를** 고려해야 한다. 예를 들어 AI 기술의 사용이 개인정보 침해나 일자리 감소로 이어질 수 있으므로 윤리적 문제에 대한 해결책을 마련하여 사회적 책임을 다해야 한다.

■ 기술 발전 동향 분석

아이디어 구현에 필요한 기술이 향후 어떻게 발전할지를 예측하는 것은 아주 중요하다. **관련 기술의 개선가능성**을 분석하여 새로운 기술이 등장한다면 아이디어 구현 방식이 어떻게 변화할지 예측할 수 있다. 또한 **기존 기술의 개선가능성**을 검토하고, 이를 통해 향후 기술 발전이 아이디어 구현 비용을 절감하거나 제품 및 서비스의 성능을 높일 수 있는지를 분석해야 한다. 아울러 **대체 기술이 등장할 가**

능성을 분석하여, 이로 인해 사업 경쟁력이 저하될 수 있는지를 검토하고 이에 대비하는 전략을 수립해야 한다.

■ 경쟁 기술 분석

아이디어의 경쟁력을 강화하고 싶으면 경쟁사의 기술 수준을 분석해야 한다. 먼저 **경쟁사 기술 수준**을 분석하고, 경쟁사의 기술과 비교해 경쟁 우위를 확보하기 위한 전략을 수립해야 한다. 또한 **경쟁사의 기술적 강점과 약점**을 파악하여 경쟁사의 약점을 공략할 수 있는 기술을 개발하는 것이 중요하다. 마지막으로 **경쟁사 기술 특허**를 분석하여 경쟁사의 기술 개발 방향을 파악하고, 이에 대한 대비 전략을 마련해야 한다.

9.3 규제와 제도

디지털 헬스케어 산업은 인간의 건강에 직접 연결된 서비스를 제공하는 특별한 분야이다. 이 산업은 일반적인 기술 산업을 넘어 사람을 대상으로 하기에 더욱 엄격한 규제가 적용된다. 이러한 규제는 제품 개발, 임상시험, 허가 절차 등 모든 단계에 영향을 미치므로 관련 규제와 제도를 정확히 이해하는 것이 중요하다.

디지털 헬스케어 규제 및 제도

디지털 헬스케어 분야는 빠르게 발전하는 기술과 긴밀하게 연관되어 있으며, 이에 따라 다양한 신제품과 서비스가 끊임없이 등장하고 있다. 이러한 혁신은 환자 진료, 건강 모니터링, 의료 데이터 관리 등 여러 분야에서 긍정적인 변화를 이끄는 동시에 규제 및 제도에 관한 다양한 문제를 일으킬 수 있다. 따라서 디지털 헬스케어 제품이나 서비스를 개발할 때는 관련 규제와 제도를 정확하게 이해하고 준수해야 한다.

규제와 제도는 기본적으로 제품의 안전성, 효과성, 품질을 보장하기 위해 존재한다. 특히 디지털 헬스케어 제품은 사용자의 건강과 직결되므로 잘못된 사용이나 기술적 결함은 심각한 결과를 초래할 수 있다. 예를 들어 텔레메디신 서비스를 제공하는 애플리케이션이 정확하지 않은 의료정보를 제공하면 환자의 상태가 악화될 수 있다. 이러한 위험을 방지하기 위해 각국의 정부와 규제기관은 엄격한 규제와 표준을 마련하고 사용자를 보호하기 위해 노력하고 있다.

디지털 헬스케어는 웨어러블 기기, 모바일 헬스 애플리케이션, 텔레메디신, AI 진단 시스템 등 여러 첨단기술이 결합한 복합적인 분야이다. 이러한 복합적인 특성 때문에 기존의 의료기기와 다른 방식으로 규제를 적용해야 한다. 디지털 헬스케어의 주요 규제 사항은 다음과 같다.

첫째, 데이터 보안과 개인정보 보호가 중요하다. 디지털 헬스케어 제품은 대량의 개인 건강 데이터를 수집하고 처리한다. 이러한 데이터는 극도로 민감한 정보이므로 유출되거나 악용되면 개인의 프라이버시를 심각하게 침해할 수 있다. 따라서 각국은 개인정보 보호법을 통해 디지털 헬스케어 제품이 엄격한 보안 기준을 준수하도록 요구한다.

둘째, 제품 안전성과 효과성을 검증해야 한다. 디지털 헬스케어 제품은 사용자의 건강에 직접 영향을 미치므로 충분한 검증 과정을 거쳐야 한다. 이를 위해 각국에서는 제품이 시장에 출시되기 전에 엄격한 시험과 인증 절차를 통과하도록 의료기기 관련 법률로 규정한다.

셋째, 텔레메디신 서비스 제공 시에는 의료사고를 방지하기 위한 규제가 필요하다. 텔레메디신은 의료서비스의 접근성을 높이는 동시에 의료 사고의 위험성을 내포한다. 따라서 원격으로 제공되는 의료서비스의 질을 보장하고 의료 사고를 예방하기 위한 규제가 반드시 필요하다.

넷째, 기술 표준화가 필요하다. 디지털 헬스케어 제품 간의 상호 운용성을 확보하고 일관된 품질을 유지하기 위해, 제품 개발 과정에서 국제 표준을 준수해야 한다. ISO 표준이나 국제 전기기술위원회(IEC) 표준과 같은 국제 규격이 기술 표준화를 담당하며, 각국의 규제기관은 이를 자국의 규제 체계에 반영하고 있다.

디지털 헬스케어 제품이 성공적으로 상용화되려면 이러한 규제와 제도를 철저히 준수해야 한다. 이는 법적 요구사항을 충족시키는 것에 그치지 않고, 제품의 신뢰성을 높이고 궁극적으로는 사용자에게 안전하고 효과적인 의료서비스를 제공하는 데 기여한다. 따라서 디지털 헬스케어 분야에서 활동하는 개발자와 기업은 규제와 제도를 깊이 이해하고 지속적인 준수를 위해 꾸준히 노력해야 한다.

디지털 헬스케어 분야의 국내외 규제 및 제도

■ 국내 디지털 헬스케어 법률 및 규제

디지털 헬스케어 분야에서 활동하는 기업과 개발자들은 다양한 국내 법률과 규제를 준수해야 한다. 이러한 규제는 환자의 안전과 개인정보 보호를 목적으로 한다. 주요 법률과 규제는 다음과 같다.

- **보건의료기본법 :** 이 법은 보건의료 체계의 기본 틀을 제공하면서 국민의 건강을 보호하고 증진하기 위한 원칙을 규정한다. 디지털 헬스케어 제품이나 서비스는 이 법의 원칙을 준수해야 하며, 특히 의료서비스 제공 과정에서 안전성과 효과성을 보장해야 한다.

- **개인정보 보호법 :** 디지털 헬스케어는 환자의 건강 데이터를 다루므로 개인정보 보호법을 철저히 준수해야 한다. 이 법은 개인정보의 수집, 이용, 제공, 관리 방법을 규정하고 있으며, 특히 민감한 건강정보를 다룰 때 더 엄격한 보호 조치를 요구한다. 예를 들어 환자의 동의를 얻어야 하고, 수집된 정보는 암호화 등의 방법으로 안전하게 저장 및 전송되어야 한다.
- **의료기기법 :** 디지털 헬스케어 제품 중 다수는 의료기기로 분류될 수 있어, 의료기기법의 적용을 받는다. 의료기기법은 이러한 제품의 제조, 수입, 판매, 사용 전반에 대한 규제를 다룬다. 시장에 출시되기 전 제품의 안전성과 유효성을 입증하는 시험과 인증 절차를 반드시 거쳐야 한다.

디지털 헬스케어 제품의 특성은 전통적인 의료기기와 다르므로 추가적인 규제와 지침이 마련되어 있다. 특히, 텔레메디신과 데이터 보안 관련 규제가 중요하다.

- **텔레메디신 규제 :** 텔레메디신은 의료기관에 직접 방문하지 않고도 의료서비스를 받을 수 있도록 해주는 기술이다. 그러나 대면진료와 달리, 의사가 직접 환자를 진찰하지 않으므로 오진할 가능성이 존재한다. 이를 방지하기 위해 텔레메디신 서비스를 제공하는 기업은 원격진료의 기준과 절차를 철저히 지키고, 법적 규제를 준수해야 한다.
- **의료 데이터 관리 및 보안 규정 :** 디지털 헬스케어 제품은 의료 데이터를 생성하고 처리할 때, 엄격한 보안 조치가 요구된다. 데이터의 수집, 저장, 전송, 삭제 과정에서 보안 규정을 준수해야 하고, 이를 위반하면 법적 제재를 받을 수 있다.
- **디지털 헬스케어 제품 인증 절차 :** 디지털 헬스케어 제품이 시장에 출시되려면 제품의 안전성과 유효성을 입증하는 인증 절차를 거쳐야 한다. 이 과정에서 다양한 시험과 평가를 시행하며, 인증을 완료한 제품만이 정식으로 시장에 출시될 수 있다. 이를 통해 소비자에게 신뢰를 제공한다.

■ 해외 디지털 헬스케어 법률, 규제 및 국제 표준

해외시장에 진출하는 디지털 헬스케어 제품이나 서비스는 각국의 규제를 준수해야 한다. 주요 국가의 헬스케어 규제는 다음과 같다.

- **미국 :** 미국의 식품의약국(FDA)은 디지털 헬스케어 제품의 안전성과 효과성을 보장하기 위해 의료기기와 관련해 엄격한 규제를 적용한다. 특히 소프트웨어 기반 의료기기(SaMD)Software as a Medical Device에 대한 규제는 제품의 설계, 개발, 시험, 출시 후 모니터링 과정까지 포함하여 관리한다. FDA는 기술 발전에 맞춰 규제를 지속해서 업데이트하고 있다.

- **유럽 :** 유럽에서는 디지털 헬스케어 제품이 **CE 인증** Conformité Européene 을 받아야 시장에 출시될 수 있다. CE 인증은 제품이 유럽연합(EU)의 안전, 건강, 환경 보호 요구사항을 충족한다는 것을 증명한다. 또한 유럽 일반 개인정보 보호법인 **GDPR** General Data Protection Regulation 은 디지털 헬스케어 제품이 개인정보를 처리할 때 엄격한 규제를 따르도록 한다. GDPR을 위반하면, 막대한 벌금이 부과될 수 있다.
- **일본 :** 일본의 의약품의료기기종합기구(PMDA) Pharmaceuticals and Medical Devices Agency 는 디지털 헬스케어 제품의 안전성과 효과성을 평가하고, 이를 위해 엄격한 인증 절차를 요구한다. PMDA는 제품의 설계, 제조, 품질관리, 임상시험 등의 과정을 규제하며, 승인된 제품만 시장에 출시할 수 있다. 일본은 또한 관련 법령과 지침을 지속해서 업데이트하여 기술 발전을 반영하고 있다.

PLUS 설명 GDPR 가이드라인

GDPR 가이드라인은 개인 데이터의 수집, 이용, 보호 방법을 정의하며, 그 핵심 원칙은 [표 9-1]과 같다.

표 9-1 GDPR의 개인정보 처리 원칙[1]

핵심 원칙	주요 내용
합법성, 공정성, 투명성	개인정보는 정보주체와 관련하여 합법적이고, 공정하며, 투명한 방식으로 처리되어야 한다.
목적 제한	개인정보는 특정되고 명시적이며 적법한 목적으로 수집되어야 하며, 그러한 목적과 양립하지 않는 방식으로 처리되지 말아야 한다.
최소처리	개인정보는 처리되는 목적과 관련하여 적정하고 관련성이 있으며 필요한 범위로 제한되어야 한다.
정확성	개인정보는 정확해야 하고, 필요한 경우 최신성을 유지해야 한다.
보유기간의 제한	개인정보는 처리목적을 위해서 필요한 기간 내에서 정보주체를 식별할 수 있는 형태로 보유되어야 한다.
무결성 및 기밀성	개인정보는 적정한 기술적 또는 관리적 조치를 이용하여 개인정보의 적정한 보안을 보장하는 방식으로 처리되어야 한다.
책임성	컨트롤러는 개인정보보호원칙에 대하여 책임성을 갖춰야 하며, 그에 대한 준수 여부를 증명할 수 있어야 한다.

1 출처 : 우리 기업을 위한 2022 EU일반개인정보 보호법(GDPR) 가이드북(한국인터넷진흥원, 2022)

해외 규제와 더불어 국제적으로 통용되는 표준을 준수하는 것도 매우 중요하다. 이는 글로벌 시장에서 디지털 헬스케어 제품이 신뢰를 얻는 데 핵심적인 요소이다. 주요 국제 표준과 가이드라인은 다음과 같다.

- **ISO 표준 : 국제표준화기구**(ISO)International Organization for Standardization는 디지털 헬스케어 분야에서도 중요한 역할을 한다. ISO 13485는 의료기기 품질관리시스템에 관한 표준으로 널리 사용된다. 이 표준은 디지털 헬스케어 제품의 설계, 개발, 제조, 설치 및 서비스에 적용되며, 이를 준수함으로써 제품의 품질과 안전성을 보장할 수 있다.
- **WHO 가이드라인 : 세계보건기구(WHO)**는 디지털 헬스케어 분야에서 데이터 관리, 텔레메디신, 모바일 헬스 등의 주제에 대한 가이드라인을 제공한다. WHO의 가이드라인은 각국의 규제기관이 자국의 규제를 마련할 때 참고할 수 있도록 돕는다.

디지털 헬스케어 규제 및 제도의 실무 적용

■ 디지털 헬스케어 규제 준수 및 적용 과정

디지털 헬스케어 제품이나 서비스를 개발할 때는 초기단계부터 규제 요건을 철저히 분석하고, 그에 맞는 규제 준수 계획을 수립하여 진행해야 한다. 이러한 과정은 성공적인 제품 개발과 시장 진출을 위해 필수이며, 규제 준수와 더불어 각국의 요구에 맞춘 인증 및 승인 절차도 고려해야 한다. 제품을 시장에 출시하려면 해당 국가의 규제를 충족하는 동시에 안전성 시험과 임상시험을 통과해야 하며, 이후에도 지속적인 관리와 갱신 절차를 거쳐야 한다. 이를 순서대로 살펴보면 다음과 같다.

❶ 규제 요건 분석

- **국내 규제 요건 분석 :** 먼저 국내에서 적용되는 모든 관련 법률과 규정을 철저히 분석해야 한다. 이를 통해 제품 개발 과정에서 충족해야 할 구체적인 요구사항을 명확하게 파악할 수 있다. 예를 들어 의료기기로 분류되는 제품이라면 의료기기법에 따라 안전성 시험과 임상시험을 반드시 거쳐야 한다.
- **해외 규제 요건 :** 해외 시장 진출을 계획하고 있다면 해당 국가의 규제 요건도 자세히 조사해야 한다. 미국 FDA, 유럽의 CE 인증, 일본의 PMDA 규제 등 각국의 규제는 상이하므로 이를 비교 분석하고 나라별 인증 절차와 시험 요구사항을 명확히 이해하는 것이 중요하다.

❷ 규제 준수 계획 수립

- **규제 준수 로드맵 작성 :** 제품 개발 단계마다 필요한 규제 요건을 충족하기 위한 로드맵을 구체적으로 작성해야 한다. 이 로드맵은 각 단계에서 받아야 할 시험, 인증절차, 그리고 준비해야 할 문서와 데이터를 포함하여 상세히 기술되어야 한다.

- **규제 준수 관리 및 모니터링 :** 규제 준수는 제품 개발이 진행되는 전 과정에서 지속해서 관리되어야 한다. 이를 위해 규제 준수 담당자를 지정하고, 규제 준수 현황을 정기적으로 점검하여 로드맵에 따른 진행 상태를 확인하는 것이 필요하다.

❸ 인증 및 승인 절차

- **인증 준비 및 신청 절차 :** 인증을 받기 위해서는 필수적으로 안전성 시험 결과, 임상시험 결과, 제품 설명서, 기술 문서 등 필요한 문서와 데이터를 준비하여 인증기관에 제출해야 한다.

- **인증기관 선택 및 협력 :** 제품의 특성과 진출하고자 하는 시장에 적합한 인증기관을 신중히 선택해야 한다. 예를 들어 미국 시장을 목표로 한다면 FDA와 협력하고, 유럽 시장을 목표로 한다면 CE 인증기관과 협력하여 인증 절차를 진행해야 한다.

- **승인 후 유지 관리 및 갱신 :** 인증을 받은 후에도 제품의 품질과 안전성을 지속해서 유지 관리해야 한다. 인증 갱신이 필요하면 갱신 절차를 엄격히 준수하여 규제 요건을 계속 충족해야 한다.

■ 디지털 헬스케어 규제 변화 및 전망

디지털 헬스케어 분야는 기술이 빠르게 발전함에 따라 규제 환경도 지속해서 변화하고 있다. 최근의 규제 변화와 전망은 다음과 같다.

- **국내 규제 변화 :** 국내에서는 텔레메디신 관련 규제가 완화되면서 새로운 원격진료 서비스의 개발이 촉진되고 있다. 이와 함께 개인정보 보호법이 강화되어 디지털 헬스케어 제품의 데이터 보호 기준이 더욱 엄격해졌다.

- **해외 규제 변화 :** 미국 FDA는 AI 기반 의료기기에 대한 규제를 업데이트하여 AI 학습과정에서 발생할 수 있는 위험을 최소화하고자 한다. 유럽에서는 GDPR 시행 이후 개인정보 보호 규제가 한층 강화되었고, 의료 데이터 관리에 대한 엄격한 요구사항이 추가되었다.

- **AI 및 ML 기술 규제 전망 :** AI와 ML 기술이 의료 진단과 치료에 활용됨에 따라, 기술의 안전성과 신뢰성을 보장하기 위한 규제가 필요하다. 이러한 규제는 AI 알고리즘의 투명성, 데이터 사용의 공정성, 결과의 일관성을 포함한다.

- **IoT 및 웨어러블 기술 규제 전망 :** IoT 기기와 웨어러블 기기는 개인의 건강상태를 지속해서 모니터링할 수 있으나, 데이터 보안과 프라이버시 보호가 중요한 문제로 떠오르고 있다. 이에 따라 이러한 기기의 보안 및 데이터 관리 규제가 한층 강화될 것으로 예상한다.
- **유전자 분석 및 맞춤형 의료 규제 전망 :** 유전자 분석 기술의 발전으로 개인 맞춤형 의료서비스가 확대되고 있다. 이와 함께 개인정보 보호와 윤리적 문제를 해결하기 위한 규제가 필요하다.

디지털 헬스케어 제품이나 서비스는 인간의 건강과 직접 연관되어 있으므로 규제 준수는 선택이 아닌 필수이다. 규제를 준수하면 제품의 안전성과 효과성을 보장할 수 있으며, 소비자의 신뢰를 얻고 법적 문제를 방지할 수 있다. 규제 준수는 제품의 성공적인 시장 진입과 상용화를 위한 핵심 요소이다. 성공적인 규제 준수를 위한 권장사항은 다음과 같다.

- **규제 요건의 철저한 파악 :** 제품 개발 초기부터 규제 요건을 명확히 파악하고 이를 계획에 반영해야 한다. 이를 통해 개발 과정에서 불필요한 시간과 비용을 줄일 수 있다.
- **전문가의 조언 활용 :** 규제 준수는 복잡하고 전문적인 지식을 요구하므로 규제 전문가의 도움을 받는 것이 중요하다. 이는 법률 자문, 인증기관 협력, 규제 문서 작성에 유용하다.
- **지속적인 모니터링 및 업데이트 :** 규제 환경은 계속 변화하므로, 이를 꾸준히 모니터링하고 제품의 규제 준수 상태를 최신 상태로 유지해야 한다. 이를 위해 정기적인 규제 점검과 내부 감사 절차를 도입해야 한다.
- **국제 표준 준수 :** 글로벌 시장에 진출하려면 국제 표준을 준수하는 것이 필요하다. 이는 제품의 품질과 신뢰성을 보장하고, 여러 국가의 규제 요구를 충족하는 기반이 된다.
- **직원 교육 및 훈련 :** 규제 준수에 대한 직원 교육과 훈련을 통해 모든 직원이 규제 요구사항을 이해하고 이를 준수하도록 해야 한다. 이는 제품 개발, 생산, 판매, 서비스 전 과정에서 중요하다.

결국 디지털 헬스케어 분야에서 규제를 준수하는 것은 제품의 성공적인 상용화를 위한 필수 조건이다. 철저한 규제 준수와 변화하는 환경에 대한 유연한 대응 전략을 통해 안전하고 신뢰할 수 있는 디지털 헬스케어 제품과 서비스를 제공할 수 있다.

CHAPTER 09 연습문제

1 아이디어를 구현하기에 앞서 시장조사를 해야 하는 이유를 설명하라.

2 혈압을 측정할 수 있는 반지 개발을 아이디어로 삼았을 때, 해당 아이디어를 준비하기 위한 시장조사 단계 중 하나인 타당성 검증 계획을 수립하라.

3 시장조사 방법에는 어떤 것이 있는지 설명하고, [연습문제 2]의 혈압 측정 반지를 개발하는 아이디어에 적합한 시장조사 방법을 하나 선택하라. 그 방법을 선택한 이유를 설명하라.

4 아이디어를 구현하기에 앞서 기술조사를 해야 하는 이유를 설명하라.

5 기술조사 방법에는 어떤 것이 있는지 설명하고, [연습문제 2]의 혈압 측정 반지를 개발하는 아이디어에 적합한 기술조사 방법을 하나 선택하라. 그리고 조사결과를 작성하라.

6 디지털 헬스케어 분야의 제품 및 서비스를 개발할 때 규제와 제도가 중요한 이유를 설명하라.

7 GDPR에 대해 설명하고, GDPR이 디지털 헬스케어 분야에 미치는 영향을 설명하라.

읽을거리

CHAPTER

10 서비스 디자인

10.1 서비스 디자인 스케치

서비스 디자인 스케치는 복잡한 서비스 아이디어를 간단하고 명확하게 시각화해, 아이디어를 빠르게 검증하고 개선할 수 있도록 돕는 강력한 도구이다. 건축가가 건물을 짓기 전에 설계도를 그리듯, 서비스 디자인 스케치는 서비스를 구현하기 전에 그 형태를 시각적으로 가늠해 볼 수 있게 한다. 이 절에서는 서비스 디자인의 개념, 사용자 중심 디자인, 서비스 디자인을 시각적으로 표현하는 스토리보딩에 대해 알아보고자 한다.

서비스 디자인이란

서비스 디자인은 단순히 제품이나 시스템을 디자인하는 것을 넘어, 사람들이 특정 서비스를 이용하면서 경험하는 모든 것을 종합적으로 설계하는 과정이다. 디지털 헬스케어 서비스를 예를 들면, 사용자가 애플리케이션을 처음 다운로드하는 순간부터 건강 목표를 달성하고 서비스를 그만두는 순간까지 모든 경험을 설계하는 것이다. 즉 서비스 디자인은 사용자 중심의 사고를 바탕으로 서비스의 모든 접점에서 최적의 경험을 제공하는 것을 목표로 한다.

■ 서비스 디자인의 주요 특징

서비스 디자인은 다양한 특성을 통해 사용자의 경험을 극대화한다. 이러한 특성은 서비스의 설계와 개선에 중요한 역할을 한다.

- **사용자 중심 :** 서비스 디자인은 항상 사용자의 니즈와 경험을 최우선으로 고려한다. 사용자 관찰, 인터뷰, 설문조사 등을 통해 요구사항을 정확히 파악하고 이를 바탕으로 서비스를 설계한다.
- **종합적인 접근 :** 서비스 디자인은 단순히 제품이나 시스템의 기능에 그치지 않고, 사용자가 서비스를 처음 접하는 순간부터 종료하는 마지막 순간까지 모든 경험을 포함한다.

- **반복적인 프로세스 :** 서비스 디자인은 한 번에 완성되지 않고, 사용자 피드백을 바탕으로 지속해서 개선되는 반복적인 과정이다.

- **다학제적 접근 :** 디자인, 공학, 경영, 의학, 심리학 등 다양한 분야의 전문가들이 협력하여 서비스를 설계하고 문제를 해결하는, 이른바 다학제적 접근이 필요하다.

■ 서비스 디자인이 추구하는 목표

서비스 디자인은 사용자가 서비스를 이용하는 전 과정에서 최상의 경험을 제공하는 것을 목표로 한다. 이는 기업의 성과와 사회적 가치를 동시에 높이는 데 기여한다.

- **사용자 만족도 극대화 :** 최상의 경험을 제공하여 사용자 만족도를 높인다.
- **고객 충성도 확보 :** 서비스 신뢰도를 높이고, 재방문율을 높여 장기적인 고객 관계를 구축한다.
- **사업 성과 향상 :** 서비스의 효율성을 높여 매출 증가에 기여한다.
- **사회적 가치 창출 :** 사용자의 삶의 질을 높이고, 더 나아가 사회 문제 해결에도 기여한다.

■ 디지털 헬스케어에서 서비스 디자인의 역할

디지털 헬스케어 서비스에서 서비스 디자인이 중요한 이유는 세 가지로 요약할 수 있다. 첫째, 디지털 헬스케어 시장이 점차 포화 상태에 이르러 차별화된 서비스를 제공하는 것이 중요해졌다. 둘째, 스마트폰과 소셜 미디어의 발전으로 사용자의 기대치가 더욱 높아졌다. 셋째, 개인의 건강상태와 목표에 맞춘 맞춤형 서비스에 대한 요구가 점점 증가하고 있다.

디지털 헬스케어 서비스는 혁신적인 제품과 사용자를 위한 맞춤형 서비스가 결합한 형태이다. 이러한 서비스는 사용자와의 상호작용이 중요한 역할을 하므로 사용자 중심의 서비스 디자인이 중요하다. **사용자 중심 디자인**(UCD)User-Centersd Design이란 사용자의 니즈와 행동을 중심으로 서비스를 설계하는 방법이다. 사용자 관찰, 인터뷰, 설문조사 등을 통해 사용자를 깊이 이해하고, 이를 바탕으로 서비스를 개발한다.

사용자 중심 디자인의 주요 원칙은 다음과 같다. 첫째, 최종 사용자의 요구를 중심에 두고 디자인을 설계한다. 둘째, 사용자의 피드백을 통해 서비스 디자인을 검증하고 개선한다. 셋째, 디자인, 제작, 리뷰 과정을 반복적으로 수행한다. 넷째, 전체 사용자 경험을 고려하여 서비스를 설계한다.

■ 서비스 디자인의 주요 프로세스

서비스 디자인은 체계적인 프로세스를 거쳐 이루어진다. 일반적인 서비스 디자인 프로세스는 다음 순서로 이루어진다.

❶ **사용자 이해 :** 사용자 조사로 사용자의 니즈, 행동, 환경 등을 파악한다.

❷ **문제 정의 :** 사용자의 문제를 명확하게 정의하고, 해결해야 할 문제를 도출한다.

❸ **아이디어 발상 :** 다양한 아이디어를 생성하고, 이를 평가하여 최적의 해결책을 찾는다.

❹ **프로토타이핑 :** 아이디어를 구체화하여 프로토타입을 제작하고, 사용자 테스트를 진행한다.

❺ **테스트 및 개선 :** 테스트 결과를 바탕으로 프로토타입을 개선하고, 최종 서비스를 개발한다.

❻ **출시 및 평가 :** 서비스를 출시한 후 성과를 모니터링하고, 지속적인 개선을 통해 서비스를 발전시킨다.

이제 서비스 디자인에서 활용되는 대표적인 방법론인 디자인 씽킹과 애자일 방법론을 살펴보자.

■ 디자인 씽킹

디자인 씽킹design thinking은 문제를 정의하고 창의적인 아이디어를 발상하며, 시제품과 테스트 과정을 반복하여 혁신적인 아이디어를 도출하고 서비스를 개발하는 방법이다. 디자인 씽킹의 프로세스는 다섯 단계로 구성된다.

❶ **공감하기**empathize **:** 사용자 인터뷰나 현장 답사를 통해 고객의 문제를 깊이 이해하는 단계이다. 이때 인터뷰나 답사에 앞서 문헌조사 등을 통해 문제를 예측하고, 이를 바탕으로 디자인 리서치 계획을 세운다.

❷ **문제정의**define **:** 첫 번째 단계에서 얻은 통찰력을 바탕으로 고객의 근본적인 문제를 정의하는 단계이다. 이 단계에서 문제를 명확하게 정의해야 이후 해결책이 올바른 방향으로 나아갈 수 있다.

❸ **아이디어**ideate **:** 현실적 제약을 고려하지 않고, 창의적으로 다양한 해결책을 자유롭게 제안하는 단계이다. 폭넓은 아이디어가 중요한 만큼 문제 해결을 위한 모든 가능성을 탐구한다.

❹ **시제품**prototype **:** 아이디어를 실제로 구현해보는 단계이다. 아이디어 핵심 기능 위주의 프로토타입을 만들어 아이디어를 시각화하거나, 서비스 시나리오를 작성하여 구체적인 형태로 발전시킨다. 이때는 완성도보다 빠르게 테스트할 수 있는 결과물을 만드는 것이 우선이고, 프로토타입의 결과물을 보완, 개선하면서 실제 제품과 유사한 시제품으로 발전시킨다.

❺ **테스트**test **:** 완성된 프로토타입에 대한 사용자의 피드백을 통해 문제점을 발견하고 개선하는 단계이다. 반복적인 테스트와 피드백을 통해 프로토타입을 계속 수정하고 다듬어, 최종 제품의 완성도를 높인다.

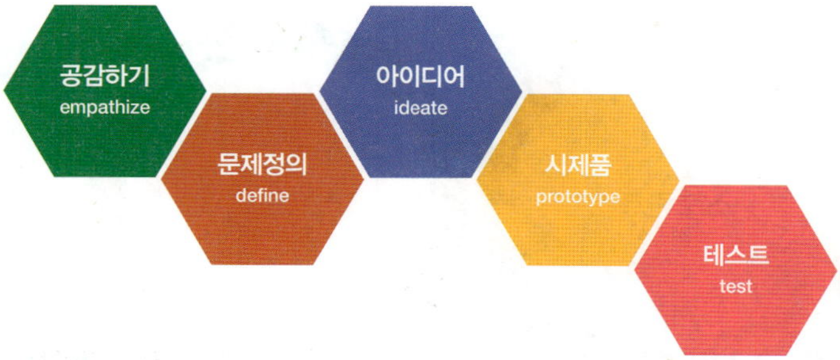

그림 10-1 디자인 씽킹의 5단계 프로세스

■ 애자일 방법론

애자일 방법론 agile methodology 은 빠르게 변화하는 시장 환경에 대응하기 위해, 서비스를 작은 단위로 나누어 개발하고 지속해서 개선해 나가는 방법이다. 이 방법론에서는 작업 계획을 스프린트 sprint [1] 로 세우고, 제품을 개발하고 개선하는 사이클을 반복함으로써 고객의 요구 변화에 신속하고 유연하게 대응할 수 있다. 애자일 방법론의 프로세스는 총 다섯 단계이며, 목표 달성까지 개선 과정을 반복하는 특징이 있다.

❶ **계획 및 분석 단계 :** 고객과 사용자의 요구를 파악하고, 해당 요구의 타당성을 조사한다. 또한 ICT 기능과 제약조건을 정의하는 명세서를 작성하고, 문제 영역과 사용자가 원하는 과업 task 을 명확히 이해하는 단계이다.

❷ **디자인(설계) 단계 :** 계획된 내용을 바탕으로 기획 의도에 맞는 설계를 진행하고, 필요한 디자인 요소를 추가하거나 수정하는 단계이다.

❸ **발전(개발) 단계 :** 설계서를 바탕으로 프로그램을 작성하고, 코딩, 디버깅, 단위 테스트와 통합 테스트를 수행하여 기능을 구현하는 단계이다.

❹ **테스트 및 배포 단계 :** 프로그램에서 발생할 수 있는 오류를 발견하고 수정하며, 이후 최종 제품을 배포하는 과정이 진행된다.

❺ **검토 단계 :** 기획 의도와 테스트 결과를 비교하여 수정할 부분을 찾아내고, 이를 보완하기 위한 계획을 수립하는 단계이다. 보완 계획이 수립되면, 다시 새로운 스프린트를 계획하고 이 과정을 반복 수행한다.

---

1 애자일 방법론은 프로젝트를 작은 주기로 분할하여 점진적으로 소프트웨어를 개발하는 과정이며, 이 과정의 작은 개발 주기를 스프린트라고 한다.

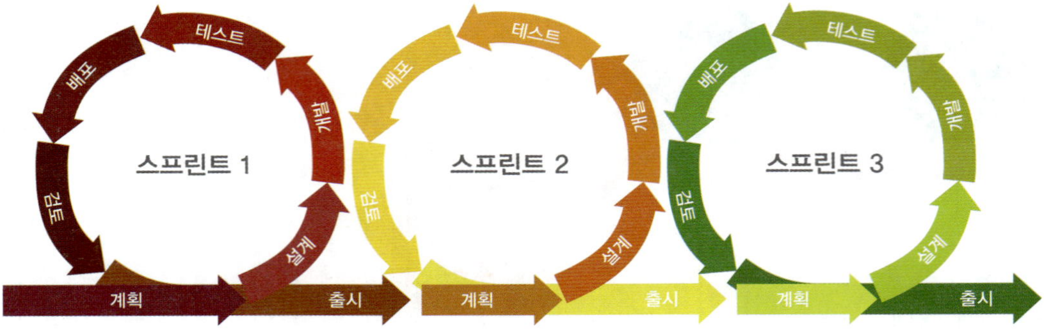

그림 10-2 애자일 방법론 프로세스

사용자 중심 디자인

▪ 사용자 중심 디자인의 개념과 중요성

사용자 중심 디자인은 사용자의 니즈와 경험을 최우선으로 고려하여 서비스를 디자인하는 방법이다. 이는 사용자가 무엇을 원하고 어떤 행동을 하며 어떤 감정을 느끼는지를 깊이 이해한 뒤, 그에 맞춰 서비스를 설계하는 것이다. 사용자 중심 디자인은 다음과 같은 이유로 중요한 의미를 갖는다.

- **사용자 만족도 향상 :** 사용자의 요구를 반영한 설계를 통해 서비스 만족도를 극대화할 수 있다.
- **사용 편의성 증대 :** 서비스를 직관적으로 설계해 불편함을 줄이고 사용자 경험을 개선할 수 있다.
- **서비스 성공가능성 증가 :** 사용자 중심 디자인의 서비스는 요구를 충실히 반영해 성공 확률이 높다.
- **경쟁 우위 확보 :** 경쟁 서비스보다 차별화된 경험을 제공하여 경쟁력을 확보할 수 있다.

특히 디지털 헬스케어 서비스에서는 사용자 중심 디자인이 필수이다. 디지털 헬스케어는 사용자의 건강과 직결되므로 단순히 기능적인 측면을 넘어, 심리적 안정감과 신뢰를 제공해야 한다. 이 분야에서 사용자 중심 디자인이 중요한 이유는 다음과 같다.

- **민감한 개인정보 관리 :** 건강정보는 매우 민감한 개인정보로, 이를 안전하게 관리하고 사용자의 신뢰를 얻는 것이 중요하다.
- **복잡한 의료정보 전달 :** 의료정보는 일반 사용자에게 생소하고 이해하기 어려울 수 있다. 따라서 이를 쉽게 이해할 수 있도록 명확하고 간결한 방식으로 전달하는 것이 중요하다.
- **장기적인 사용 유도 :** 건강관리 목표를 달성하기 위해 서비스를 지속해서 사용해야 한다. 서비스를 장기적으로 이용하도록 유도하려면 직관적이고 유용한 인터페이스가 필요하다.

- **동기부여 제공 :** 사용자가 건강관리를 지속할 수 있도록 목표 달성에 대한 동기부여와 성취감을 제공하는 디자인이 필요하다. 이는 행동 변화를 유도하는 중요한 요소이다.

■ 사용자 중심 디자인 방법론

사용자 중심 디자인을 효과적으로 실천하기 위해서는 체계적인 방법론이 필요하다. 일반적으로 다음과 같이 여섯 단계를 거친다.

❶ **사용자 이해 :** 이 단계에서는 서비스의 주요 사용자를 정의하고, 그들의 목표와 행동패턴을 분석하여 **사용자 정의**를 완료한다. 이후 **사용자 조사**를 통해 설문조사, 인터뷰, 관찰 등의 방법으로 사용자의 니즈, 행동, 태도 등을 파악한다. 이 데이터를 바탕으로 **사용자 페르소나를 생성**하여 디자인 과정에서 가상의 사용자 모델을 활용한다.

❷ **정보 구조 설계 :** 이 단계에서는 서비스에 포함될 정보를 체계적으로 구성하여 정보 아키텍처를 설계하고, 사용자가 필요한 정보를 쉽고 빠르게 찾을 수 있도록 한다. 또한 서비스의 전체적인 구조를 시각적으로 표현한 **사이트맵**을 작성하여 사용자가 서비스 흐름을 명확하게 파악할 수 있도록 돕는다.

❸ **인터페이스 디자인 : UI 디자인**User Interface design을 통해 사용자와 시스템 간의 상호작용을 직관적으로 설계하고, **UX 디자인**User Experience design을 통해 사용자가 서비스 이용 시 느끼는 전반적인 경험을 최적화한다.

❹ **프로토타이핑 :** 먼저 **저충실도 프로토타이핑**low-fidelity prototyping으로 간단한 스케치나 모형을 빠르게 시각화하여 초기 아이디어에 대한 피드백을 수집한다. **고충실도 프로토타이핑**high-fidelity prototyping으로 실제 서비스와 유사한 수준의 프로토타입을 제작하여 사용자 테스트를 진행한다.

❺ **사용자 테스트 :** 사용자가 프로토타입을 사용하며 겪는 불편함이나 개선점을 파악하기 위해 **사용성 테스트**를 실시한다. 두 가지 디자인 옵션을 비교하여 더 나은 결과를 선택하는 **A/B 테스트**[2]를 진행하기도 한다.

❻ **개선 및 반복 :** 사용자 테스트 결과를 바탕으로 디자인을 개선하고, 필요에 따라 프로토타이핑 단계를 반복하여 사용자의 요구를 반영한 완성도 높은 서비스를 만들어 나간다.

---

2 A/B 테스트는 기존 상태에서 한 변수만 변경하여 작은 변화를 가하고, 이를 반복하여 점진적으로 더 나은 결과를 찾는 방식이다.

이를 도식화하면 [그림 10-3]과 같다.

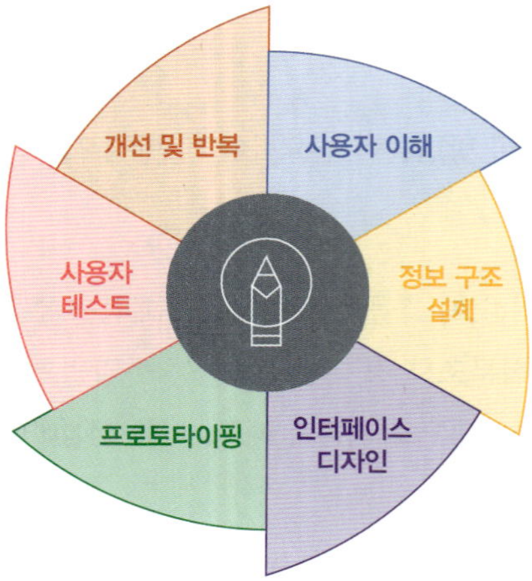

그림 10-3 사용자 중심 디자인 프로세스

사용자 중심 디자인 도구는 설문조사 도구, 프로토타이핑 도구, 사용성 테스트 도구로 나눌 수 있다. 각각의 대표적인 도구는 다음과 같다.

- **설문조사 도구 :** 사용자의 의견, 선호도, 니즈를 수집하고, 이를 바탕으로 양적 데이터를 확보할 때 주로 사용된다. 객관식, 주관식, 리커트 척도Likert scale 등 다양한 질문을 통해 설문을 구성하고, 대규모 응답자에게 빠르게 배포하여 데이터를 수집하는 것이 주요 기능이다. 이 도구를 통해 사용자의 배경, 경험, 행동에 대한 정보를 얻고, 서비스 만족도 조사나 새로운 기능에 대한 피드백을 수집할 수 있다. 대표적인 설문조사 도구로는 구글 폼Google Forms, 서베이몽키SurveyMonkey 등이 있다.
- **프로토타이핑 도구 :** 디자인 아이디어를 시각적으로 구현하고, 사용자 테스트를 통해 피드백을 받아 디자인을 개선할 때 사용된다. 인터랙티브 프로토타입[3]을 빠르게 제작하고, 다양한 기기 환경에서 미리 보기가 가능한 것이 특징이다. 이를 활용하여 웹사이트, 애플리케이션 화면 디자인을 빠르게 구체화하거나 사용자 이용 흐름을 시뮬레이션하여 검증할 수 있다. 대표적인 프로토타이핑 도구로는 피그마Figma, 스케치Sketch, 인비전InVision 등이 있다.

3 사용자와의 상호작용을 시뮬레이션하는 프로토타입으로 버튼 클릭, 드래그 앤 드롭 등과 같은 사용자 액션에 반응하여 화면 전환 등의 인터랙션을 보여준다.

- **사용성 테스트 도구 :** 실제 사용자가 제품이나 서비스를 사용하는 모습을 관찰하고, 사용성 문제를 찾아내고 개선할 때 사용된다. 화면 녹화, 클릭 흐름 분석, 설문조사 등을 통해 사용자 경험 데이터를 수집하고, 이를 분석하여 제품 및 서비스의 약점을 찾는 것이 주요 기능이다. 사용자가 겪는 어려움을 파악하고, 디자인 변경 효과를 측정하며, 사용자의 행동패턴을 분석할 수 있다. 대표적인 사용성 테스트 도구로는 UserTesting, 핫자Hotjar 등이 있다.

스토리보딩

스토리보딩story boarding은 사용자가 서비스를 이용하는 경험을 시각적으로 표현하는 기법으로, 마치 만화처럼 그림과 간단한 설명을 통해 사용자의 경험을 순서대로 보여준다. 이를 통해 서비스의 전체 흐름을 쉽게 파악하고 개선이 필요한 부분을 발견할 수 있다. 스토리보딩의 주요 목적은 다음과 같다.

- **서비스 흐름 시각화 :** 복잡한 서비스 구조를 단순화하고 흐름을 시각화하여 이해도를 높인다.
- **팀 간 소통 강화 :** 디자인, 개발, 마케팅 등 다양한 팀의 소통으로 협업과 피드백을 효율화한다.
- **사용자 경험 개선 :** 사용자 관점에서 불편한 점을 찾아 개선해 사용자 경험을 극대화한다.
- **아이디어 검증 :** 새로운 기능이나 아이디어를 구체적으로 시각화하여 빠르게 검증하고 개선한다.

■ 스토리보딩 작성 방법

스토리보딩을 효과적으로 작성하려면 명확한 단계와 절차가 필요하다. 다음은 사용자 경험을 시각적으로 표현하기 위한 기본적인 스토리보딩 작성 단계이다.

❶ **시나리오 작성 :** 사용자가 서비스를 이용하는 구체적인 시나리오를 작성한다. 이 시나리오는 최대한 현실적으로 묘사한다.

❷ **레이아웃 구성 :** 시나리오에 따라 각 단계의 화면 구성을 스케치한다. 스마트폰, 웹페이지 등 사용자가 실제로 접할 화면을 중심으로 직관적인 레이아웃을 구성한다.

❸ **콘텐츠 추가 :** 각 화면에 들어갈 텍스트, 이미지, 버튼 등 주요 요소를 간단하게 추가하여 화면에 필요한 콘텐츠를 시각적으로 배치한다.

❹ **연결선 추가 :** 화면 간의 흐름을 화살표 등으로 연결하여 서비스 이용 과정의 순서를 명확하게 표시한다.

❺ **주석 추가 :** 각 화면의 기능, 특이사항, 주의점 등을 주석으로 상세하게 추가하여 스토리보드의 완성도를 높인다.

■ **스토리보딩 작성 실제 사례**

이제 사용자 중심의 스토리보딩이 어떻게 작성되는지 알아보자. 한 가지 사례로 호흡기질환자를 위한 모바일 건강관리 서비스 스토리보딩을 소개한다.

❶ **시나리오 작성 :** 호흡기질환자는 집에 실내 공기질을 측정하는 IoT 기기를 설치하고, 호흡기질환 건강관리 서비스 애플리케이션을 다운로드하여 개인의 건강정보를 입력한다. 이 애플리케이션은 개인의 산소포화도 측정 결과, 약물 흡입기 사용 정보, 실내·야외 공기질, 유행성 호흡기질환 정보 등을 바탕으로 건강위험요인을 분석하고, 맞춤형 건강관리 방법을 제공한다.

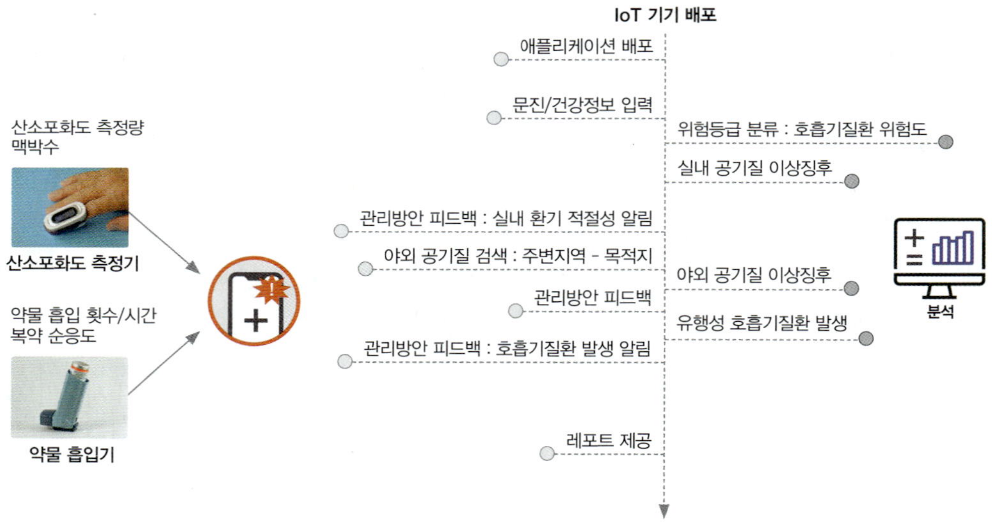

그림 10-4 호흡기질환자 서비스 시나리오 작성 예시

❷~❸ **레이아웃 구성 및 콘텐츠 추가 :** 호흡기질환자용 애플리케이션의 핵심 기능과 콘텐츠를 중심으로 화면을 구성한다. 예를 들어 로그인, 건강정보 입력, 위험요소 분석 결과, 맞춤형 건강관리 방법을 제공하는 콘텐츠 등을 포함한 구체적인 레이아웃을 설계한다.

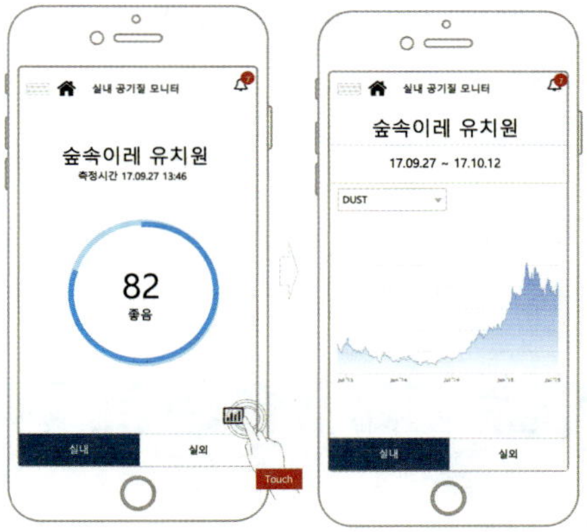

그림 10-5 레이아웃 구성 및 콘텐츠 추가 예시

❹ **연결선 추가 :** 사용자가 애플리케이션에 로그인한 후, 각 기능을 어떻게 사용하는지 시각적으로 정의한다. 각 서비스 기능별 화면 간의 연관성을 명확히 나타내어, 기능 흐름을 한눈에 볼 수 있도록 연결선을 추가한다.

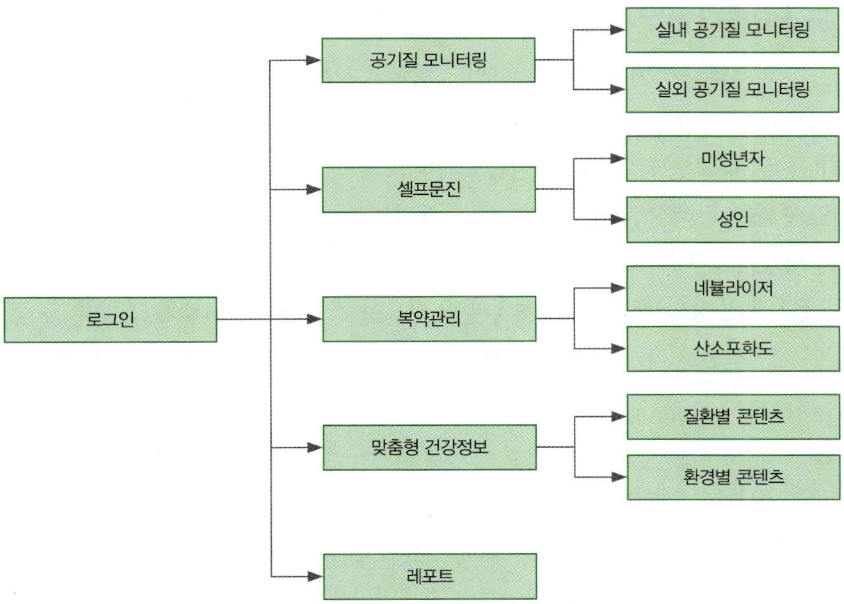

그림 10-6 서비스 기능별 연결선 추가 예시

❺ **주석 추가 :** 애플리케이션의 각 화면에서 제공하는 기능과 특이 사항을 설명하는 주석을 작성하여 스토리보드를 이해할 때 필요한 세부 정보를 보완한다.

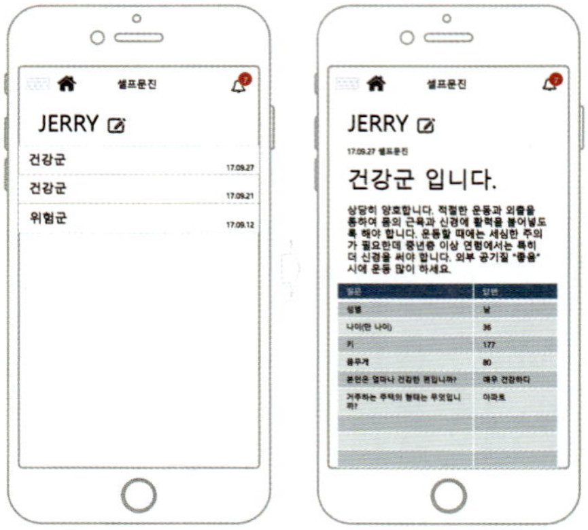

No.	Title	Description
1	문진 다시하기	새롭게 문진을 합니다.
2	문진 날짜	문진한 날짜 표시
3	유형 표시	문진 결괏값 표시
4	입력값 표시	문진에 답변한 내용 표시

그림 10-7 주석 추가 예시

10.2 서비스 디자인 구체화

앞서 서비스 디자인의 개념과 방법에 대해 살펴봤다. 뛰어난 서비스 디자인은 단순히 기능적인 측면만을 고려하지 않고, 사용자의 감정과 행동까지 세심하게 반영하여 최적의 경험을 제공하는 것을 목표로 한다. 그러나 아무리 혁신적인 아이디어라도 구체화되지 않으면 실제 서비스로 실현될 수 없다. **서비스 디자인 구체화**란, 추상적인 아이디어를 구체적인 형태로 발전시켜 실제 구현가능한 서비스로 만들어가는 과정이다. 이 과정은 단순히 디자인 시안을 작성하는 것을 넘어, 서비스의 전체 흐름을 설계하고 사용자와의 상호작용 방식을 정의하며, 필요한 기능을 세부적으로 구체화하는 활동을 모두 포함한다. 이 절에서는 이러한 서비스 디자인 구체화 과정을 깊이 이해하고 학습하고자 한다.

서비스 모델링

서비스 모델링은 복잡한 서비스를 단순화하여 시각적으로 표현하고, 각 구성 요소 간의 관계를 명확하게 드러내는 과정이다. 마치 건축가가 건물을 짓기 전에 설계도를 그리듯, 서비스 모델은 서비스를 구현하기 전에 전체적인 구조와 흐름을 파악하고 잠재적인 문제를 예방할 수 있도록 돕는다.

서비스 모델링은 성공적인 서비스 디자인의 첫걸음으로, 아주 중요한 단계이다. 서비스 모델을 통해 우리는 서비스의 큰 그림을 한눈에 파악하고 설계 과정에서 발생할 수 있는 문제를 사전에 발견하여, 이를 개선하는 아이디어를 얻을 수 있다. 결국 서비스 모델링은 서비스 디자인 프로세스에서 핵심 역할을 한다. 복잡한 서비스를 체계적으로 단순화하고, 각 요소 간의 상호작용을 명확하게 이해하여 더 나은 서비스를 구축하는 기반을 마련할 수 있다.

서비스 모델링의 주요 목적은 다음과 같다.

- **서비스에 대한 깊이 있는 이해 :** 서비스의 전체적인 구조를 파악하고, 각 구성 요소 간의 관계를 명확하게 이해함으로써 서비스의 본질을 깊이 있게 안다.
- **문제점 발견 및 개선 :** 서비스 설계 단계에서 발생할 수 있는 문제를 예측하고, 이를 개선하는 방안을 모색한다.
- **효율적인 의사소통 촉진 :** 다양한 이해관계자 간에 서비스에 대한 공통된 이해를 제공하여, 원활한 의사소통을 가능하게 한다.
- **서비스 개선 방향 제시 :** 새로운 아이디어를 도출하고, 이를 바탕으로 서비스 개선 방향을 설정한다.

서비스 모델링을 효과적으로 구현하는 방법으로 서비스 블루프린트와 고객 여정 지도를 소개한다.

■ 서비스 블루프린트

서비스 블루프린트service blueprint는 서비스 제공 과정에서 고객, 직원, 시스템 간의 상호작용을 시각적으로 표현하는 도구이다. 마치 서비스의 '청사진'처럼, 서비스 블루프린트는 서비스의 전체적인 흐름과 각 요소 간의 관계를 명확하게 드러낸다. 이를 통해 서비스의 내부 및 외부 프로세스를 모두 시각화하여 서비스 운영의 효율성을 높이고, 문제를 예방할 수 있다. 서비스 블루프린트는 다음과 같은 요소로 구성된다.

- **고객 접점 : 프런트 스테이지**frontstage라고도 한다. 온라인, 오프라인, 직원과의 상호작용 등 고객이 직접 경험하는 모든 접점을 세밀하게 시각화하여 표현한다.
- **백오피스 : 백스테이지**backstage라고도 한다. 시스템 처리나 데이터베이스 관리 등 고객이 보지 못하는 내부 활동과 운영 과정을 나타낸다.
- **지원 프로세스 :** 주문처리나 배송 등 서비스를 원활하게 제공하기 위해 백오피스에서 이루어지는 지원 활동과 관련 프로세스를 시각화한다.
- **물적 증거 :** 제품, 공간, 장비 등 서비스 제공에 사용되는 물리적 요소를 구체적으로 표시한다.

이러한 요소들은 서비스의 전반적인 흐름을 구체적으로 보여주고, 각 단계의 상호작용이 어떻게 이루어지는지 한눈에 파악할 수 있도록 도와준다. [그림 10-8]은 병원에서 환자가 진료받는 과정을 서비스 블루프린트 방식으로 시각화한 예시이다.

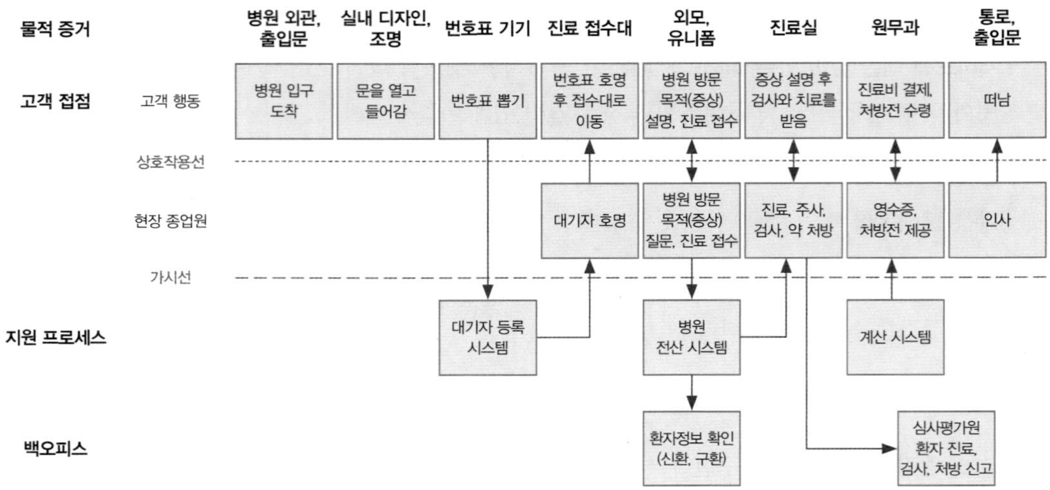

그림 10-8 서비스 블루프린트로 시각화한 예시

서비스 블루프린트의 장점은 다음과 같다.

- **전체 서비스 흐름 파악 :** 서비스 시작부터 종료까지의 흐름을 시각적으로 파악할 수 있어 서비스 제공의 모든 단계를 한눈에 볼 수 있다.
- **문제점 사전 발견 :** 서비스 제공 과정에서 발생할 수 있는 문제를 사전에 파악하고, 이를 해결하기 위한 개선 방안을 모색할 수 있다.
- **팀 간 원활한 소통 :** 각 부서 간의 협업을 촉진하여 서비스 제공에 대한 공통된 이해를 구축하고, 내부 커뮤니케이션을 원활하게 한다.

■ 고객 여정 지도

고객 여정 지도customer journey map는 고객이 서비스를 이용하는 전 과정을 시간의 흐름에 따라 시각적으로 표현한 것이다. 이는 고객의 감정, 생각, 행동을 분석하여 고객의 관점에서 서비스를 개선하기 위한 도구로 활용된다. 고객 여정 지도는 다음과 같은 요소로 구성된다.

- **단계 :** 고객이 서비스를 이용하는 과정을 여러 단계로 나누어 표현한다. 예를 들어 인지, 고려, 구매, 사용, 충성도 유지 단계 등이 있다.
- **채널 :** 고객이 서비스와 상호작용하는 다양한 접점을 설명한다. 예를 들어 웹사이트, 모바일 애플리케이션, 오프라인 매장 등 여러 채널이 포함된다.
- **행동 :** 각 단계에서 고객이 구체적으로 어떤 행동을 취하는지 설명한다.
- **고객의 생각과 감정 :** 각 단계에서 고객이 무엇을 생각하고 어떤 감정을 느끼는지 구체적으로 표현한다. 예를 들어 기대, 의문, 불만 같은 생각과 기쁨, 좌절, 불안 같은 감정을 설명한다.
- **고객의 기대 :** 각 단계에서 고객이 달성하고자 하는 목표를 구체적으로 나타낸다. 예를 들어 검색, 구매, 문의 등의 행동 목표가 여기에 포함된다.

[그림 10-9]는 보호자가 자녀를 병원으로 데려가 진료받게 하는 과정을 고객 여정 지도로 표현한 예시이다.

단계	동기	인터넷 검색	병원 찾기	병원 방문	진료, 검사	결과 확인
채널 및 행동	자녀가 머리가 아프다고 함	포털에 키워드를 입력해 첫 번째 글을 확인함	포털에서 가까운 병원을 검색함	동네 병원을 방문함	의사와 진료 후 검사실에서 검사 받음	검사결과에 대해 의사의 설명을 들음
감정						
생각	큰 질병일까 불안함	광고글에 속아 짜증이 남	인터넷으로 간편하게 진료를 예약함	병원 직원들이 친절했음	검사 대기자가 많아 오래 기다림	단순 두통으로 큰 문제가 아니라 안도함
고객의 기대	증상이 무엇인지 정확히 알고 싶음	검색 엔진에 광고글이 적었으면 좋겠다고 느낌	어떤 진료과를 방문해야 하는지 명확한 설명이 필요함	최신 검사 장비로 검사를 받으면 좋겠다고 생각함	검사결과에 이상이 없길 바람	온라인 진료가 가능하면 훨씬 편리할 것 같음

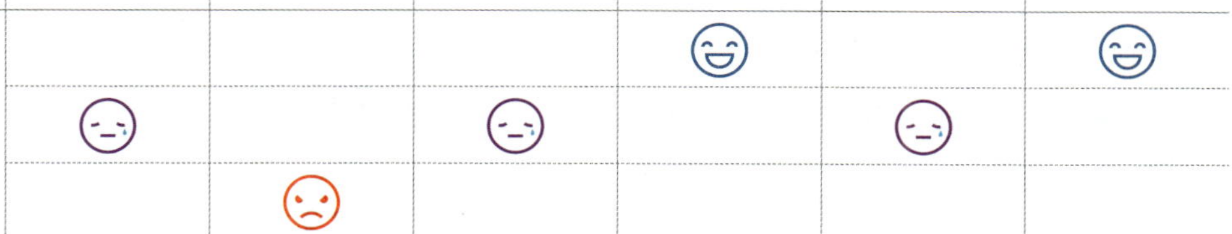

그림 10-9 고객 여정 지도 예시

고객 여정 지도의 장점은 다음과 같다.

- **고객 중심 사고 :** 고객의 관점에서 서비스를 바라봄으로써 고객 경험을 효과적으로 개선할 수 있다.
- **문제점 파악 :** 고객이 어떤 단계에서 어려움을 겪는지 명확하게 파악하고, 이를 바탕으로 개선 방안을 도출할 수 있다.
- **맞춤형 서비스 제공 :** 다양한 고객 세그먼트별로 맞춤화된 여정 지도를 만들어, 고객에게 더 적합한 서비스를 제공할 수 있다.

사이트맵

서비스 모델링을 통해 서비스의 전체적인 흐름을 파악했다면, 이제는 서비스의 세부적인 구조를 설계할 단계이다. **사이트맵**sitemap은 웹사이트의 구조를 시각적으로 표현하는 것처럼, 서비스의 구성 요소 간의 관계를 계층적으로 나타내는 도구이다. 이를 통해 서비스의 구성과 사용자 경험을 명확하게 이해할 수 있다. 사이트맵이 하는 역할은 다음과 같다.

- **서비스 구조 파악 :** 서비스의 각 구성 요소(페이지, 기능, 콘텐츠 등)가 어떤 관계를 맺고 있는지 전체적으로 파악할 수 있다.
- **사용자 탐색 경로 예측 :** 사용자가 서비스를 이용하는 동안 어떤 경로로 이동할지 예측하고, 이를 바탕으로 최적의 사용자 경험을 설계한다.
- **개발팀과의 원활한 커뮤니케이션 :** 개발팀과의 의사소통을 명확하게 하여, 개발 과정에서 발생할 수 있는 오류를 사전에 방지한다.

사이트맵을 작성할 때 고려해야 할 요소는 다음과 같다.

- **사용자 중심 :** 사용자 입장에서 가장 직관적인 구조를 설계해야 한다.
- **단순성 :** 복잡한 구조는 피하고, 가능한 단순하고 명확하게 설계하는 것이 바람직하다.
- **유연성 :** 서비스가 변화할 가능성을 염두에 두고, 변경에 대응할 수 있는 유연한 구조를 설계한다.

■ 사이트맵 작성 방법

사이트맵은 서비스의 전체적인 구조를 시각화하여 서비스 설계를 명확히 이해하는 데 중요한 역할을 한다. 사이트맵은 [그림 10-10]과 같은 단계를 거쳐 효과적으로 작성할 수 있다.

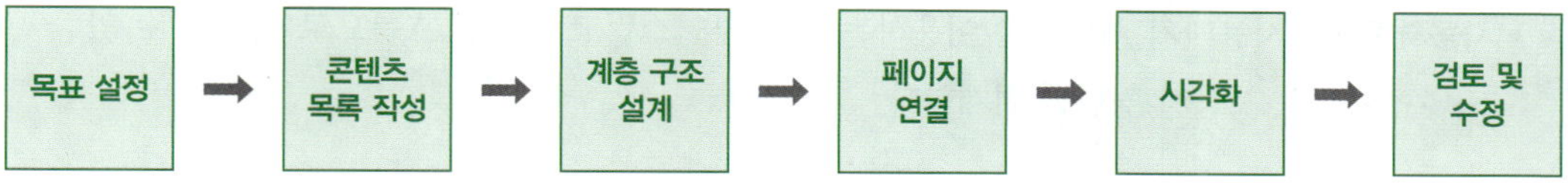

그림 10-10 사이트맵 작성 단계

[그림 10-10]의 각 단계를 세부적으로 살펴보자.

❶ 목표 설정

- **사이트맵의 목적 :** 사이트맵을 통해 달성하고자 하는 목표를 명확하게 설정한다. 예를 들어 사용자의 탐색 경로를 효율적으로 설계하거나 서비스 정보 구조를 개선하는 것을 목표로 삼는다.
- **타겟 사용자 :** 서비스의 주요 사용자를 구체적으로 정의하고, 그들의 니즈와 행동패턴을 고려하여 사이트맵 설계에 반영한다.

❷ 콘텐츠 목록 작성

- **핵심 콘텐츠 :** 서비스에서 제공하는 모든 콘텐츠(페이지, 기능, 데이터 등)를 빠짐없이 목록화한다.
- **콘텐츠 분류 :** 유사한 콘텐츠를 논리적으로 묶어 카테고리화한다.
- **콘텐츠 간의 관계 :** 콘텐츠의 상위와 하위 관계를 명확하게 설정하고, 그 상호관계를 파악한다.

❸ 계층 구조 설계

- **메인 카테고리 설정 :** 사이트맵의 최상위에 위치하는 메인 카테고리를 설정하여 전체 구조의 뼈대를 마련한다.
- **하위 카테고리 설정 :** 메인 카테고리 아래에 적절한 하위 카테고리를 구성하고, 필요에 따라 하위 카테고리를 세분화하여 설계한다.
- **계층의 깊이 :** 계층 구조의 깊이를 최소화하여 사용자가 목표하는 정보를 빠르고 직관적으로 찾을 수 있도록 설계한다.

❹ 페이지 연결

- **내비게이션 :** 사용자가 사이트 내에서 쉽게 이동할 수 있도록 체계적이고 직관적인 내비게이션 메뉴를 설계한다.
- **링크 :** 페이지 간 연결을 명확히 정의하고, 링크 텍스트는 의미를 분명하고 직관적으로 작성한다.

- **사용자 흐름 :** 사용자가 서비스를 이용하는 동안 자연스럽고 편리한 흐름으로 이동할 수 있도록 전체적인 사용자 경험을 설계한다.

❺ 시각화

- **계층 구조 도식화 :** 사이트맵의 계층 구조를 트리tree 또는 플로차트flowchart 형태로, 시각적으로 표현하여 전체 구조를 쉽게 파악할 수 있도록 한다.
- **간결성 :** 복잡한 구조를 피하고, 핵심 정보만을 간결하고 명확하게 표현한다.
- **직관성 :** 누구나 쉽게 이해할 수 있도록 직관적인 디자인과 시각적 표현을 사용한다.

❻ 검토 및 수정

- **사용자 테스트 :** 실제 사용자를 대상으로 사이트맵을 테스트하여 사용성이 만족스러운지 평가하고 개선한다.
- **전문가 검토 :** 개발자와 시스템 전문가의 의견을 적극 수렴하여 사이트맵을 보완한다.
- **지속적인 수정 :** 서비스 변화에 맞춰 사이트맵을 주기적으로 업데이트하여 항상 최신 상태를 유지한다.

[그림 10-11]은 [그림 10-4]의 호흡기질환자 서비스 시나리오를 사이트맵으로 구성한 예시이다.

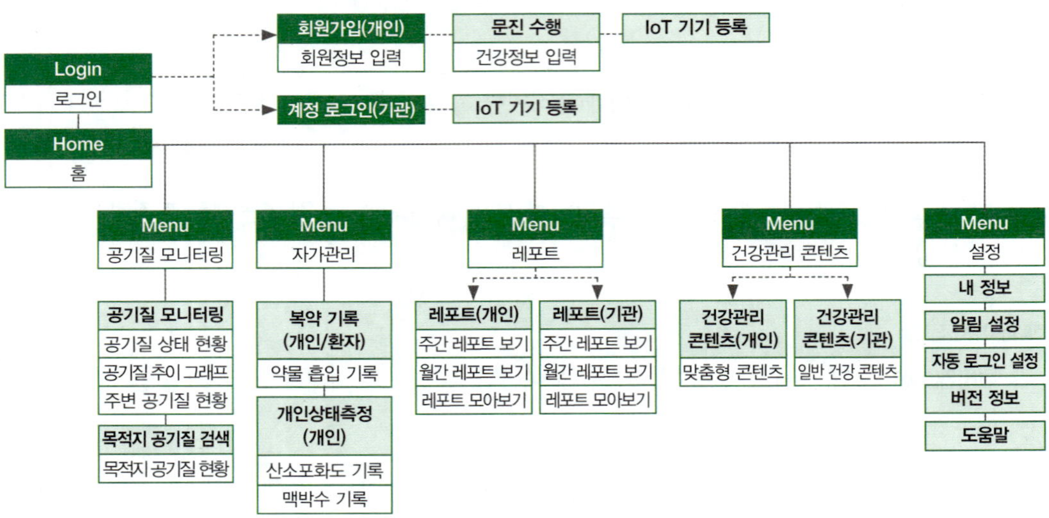

그림 10-11 호흡기질환자 서비스 시나리오의 사이트맵 예시

■ 사이트맵 작성 따라해보기

어느 온라인 서점의 사이트맵을 트리 형태로 구성하려고 한다. 앞에서 배운 순서대로 설정해보자.

❶ 목표 설정 및 콘텐츠 목록 작성

- **목적 :** 온라인 서점을 이용하는 사용자가 원하는 책을 쉽고 빠르게 찾을 수 있도록 정보 구조를 체계화한다. 이를 통해 사용자 경험을 개선하고, 검색과 탐색 시간을 줄이는 것을 목표로 한다.
- **타겟 사용자 :** 다양한 도서를 찾는 일반 독자, 학습 도서를 찾는 학생, 전문 서적을 찾는 전문가 등이다. 사용자 각각의 필요와 관심사가 다르므로 이를 고려하여 사이트맵을 구성해야 한다.
- **핵심 콘텐츠 :** 온라인 서점에서 제공해야 할 주요 기능과 콘텐츠를 정의한다. 콘텐츠의 핵심은 도서 검색, 장바구니, 결제 기능 등이다. 이후, 유사한 콘텐츠를 묶어 카테고리를 구성한다. 예를 들어 베스트셀러, 신간, 작가별, 소설·인문·과학 분야별로 책을 분류한다. 어떤 책은 베스트셀러이면서 과학 분야에 속할 수 있으므로 다중 카테고리와의 연결 관계도 정의해야 한다. 이를 바탕으로 사용자 맞춤형 검색 기능을 제공하여 책을 쉽게 찾을 수 있도록 환경을 제공한다.

❷ 계층 구조 설계 및 페이지 연결

- **메인 카테고리 설정 :** 사용자가 온라인 서점에 접속했을 때 처음 보이는 메인 카테고리를 정한다. 하위 카테고리가 한눈에 보이게 되어 있는 포털, 쇼핑몰처럼 온라인 서점도 하위 카테고리가 한눈에 보일 수 있는 홈페이지를 메인 카테고리로 정하면 된다. 회원 가입이 필수일 경우에는 로그인 페이지가 메인 카테고리가 되기도 한다.
- **하위 카테고리 설정 :** 하위 카테고리는 사용자 목적에 따라 1~3 Depth로 나눈다. 계층이 너무 깊으면 탐색이 어려워지므로 최소한의 클릭으로 원하는 정보를 찾을 수 있도록 간소화한다. 예를 들어 1 Depth는 '도서'와 같은 메인 카테고리이고, 2 Depth는 '베스트셀러', '신간', '분야별', '작가', 3 Depth는 '소설', '인문', '과학' 등 세부 분야로 구성한다.
- **계층의 깊이 :** 하위 카테고리가 깊을수록 사용자는 더 많은 시간과 노력을 들여야 하고, 이는 불편함과 이탈을 초래한다. 따라서 최소한의 깊이로 구조를 간소화하여 사용자가 원하는 정보를 빠르게 찾을 수 있도록 설계한다.
- **내비게이션 :** 사용자가 주로 사용하는 기능은 화면 상단이나 눈에 잘 띄는 위치에 배치한다. 즐겨찾기, 최근 검색 기록 조회와 같은 핵심 기능은 간결하고 직관적으로 제공되어야 한다.

- **링크 :** 하위 카테고리와 연결된 콘텐츠는 명확하고 직관적이어야 한다. 예를 들어 '신간' 카테고리는 '주간 신간', '월간 신간'과 같이 구체적으로 명시하여 혼란을 방지한다.

- **사용자 흐름 :** 모든 기능은 사용자 관점에서 직관적으로 설계되어야 한다. 또한 사용자가 예상하는 단계를 벗어나지 않도록 명확한 경로를 제공한다. 예를 들어 사용자가 책을 장바구니에 담은 후에는 결제 화면으로 자연스럽게 연결되도록 흐름을 설계한다.

❸ 시각화, 검토 및 수정

- **계층 구조 도식화 :** 지금까지 설계한 계층 구조를 [그림 10-12]와 같은 트리 형태로 시각화하여 전체적인 웹사이트의 구조를 명확하게 파악한다.

- **검토 :** 사용자가 사이트맵을 보고 쉽게 탐색 경로를 이해할 수 있는지 확인한다. 중요한 정보가 누락되었거나 불필요한 계층이 있는지 점검하고, 온라인 서점을 개발하기 전에 설계 오류를 방지하기 위해 개발자와 시스템 전문가의 관점에서 검토한다. 필요한 경우 계층 구조를 단순화하거나 수정하여 최적의 사용자 경험을 제공할 수 있도록 개선한다.

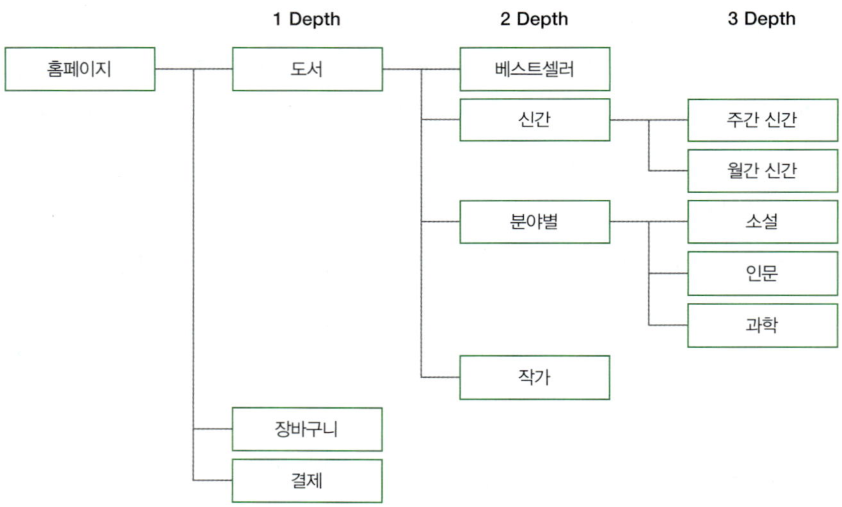

그림 10-12 온라인 서점 사이트맵의 트리 구조

프로토타이핑

프로토타이핑 prototyping은 디자인 아이디어를 실제처럼 구현하여 빠르게 검증하고 개선하는 과정이다. 건축가가 건물을 짓기 전에 모형을 만드는 것처럼, 프로토타입을 통해 디자인의 문제점을 미리 발견하고 사용자의 피드백을 수집하여 개선할 수 있다. 프로토타이핑의 주요 목적은 다음과 같다.

- **디자인 검증 :** 디자인 아이디어가 실제 환경에서 어떻게 작용하는지 확인해 문제점을 파악한다.
- **사용자 피드백 수집 :** 실제 사용자의 반응을 통해 디자인을 개선할 방향을 모색한다.
- **의사소통 도구 :** 프로토타입을 시각적으로 제시해 이해관계자들과 명확하게 의견을 교환한다.
- **위험 감소 :** 개발 단계에서 발생할 수 있는 잠재적 문제점을 사전에 파악하여 예방한다.

프로토타이핑의 일반적인 과정은 다음과 같다.

❶ **목표 설정 :** 프로토타이핑을 통해 검증하고 싶은 사항을 명확하게 정의한다.
❷ **대상 선정 :** 프로토타이핑 대상과 구현할 주요 기능을 결정한다.
❸ **도구 선택 :** 프로토타이핑에 적합한 도구를 선택한다.
❹ **프로토타입 제작 :** 선택한 도구를 활용하여 프로토타입을 제작한다.
❺ **테스트 :** 실제 사용자에게 프로토타입을 테스트해보고 피드백을 수집한다.
❻ **개선 :** 사용자 피드백을 반영하여 디자인을 개선하고 반복적으로 검증한다.

■ 프로토타이핑의 중요성

서비스 디자인에서 프로토타이핑의 중요성은 크게 네 가지로 요약할 수 있다. 첫째, 빠른 실패와 빠른 성공을 통해 개발 과정에서 발생할 수 있는 문제를 사전에 해결하여 비용과 시간을 절약할 수 있다. 둘째, 사용자 중심 디자인을 실현하여 실제 사용자의 의견을 반영함으로써 더 나은 사용자 경험을 제공할 수 있다. 셋째, 디자인, 개발, 마케팅 등 여러 이해관계자와 협업을 강화해 다양한 관점을 반영한 결과물을 도출할 수 있다. 넷째, 다양한 프로토타입을 제작하는 과정에서 창의적인 아이디어가 발상될 기회를 제공한다.

■ 저충실도 프로토타이핑

저충실도 프로토타이핑 low-fidelity prototyping은 디자인 아이디어를 빠르게 시각화하여, 초기단계에서 간단히 아이디어를 검증하고 피드백을 얻는 방법이다. 실제 디자인과 유사한 외형보다는 기능과 정보 구조에 집중하여 제작된다.

저충실도 프로토타이핑의 주요 특징은 다음과 같다.

- **빠른 제작 :** 간단한 도구를 활용하여 짧은 시간 안에 빠르게 제작할 수 있다.
- **저렴한 비용 :** 복잡한 디자인 도구나 개발 환경 없이도 비용을 절감할 수 있다.
- **유연성 :** 아이디어를 자유롭게 수정하고 변경하기가 용이하다. 피드백을 빠르게 반영할 수 있다.

저충실도 프로토타이핑에 사용되는 대표적인 도구는 다음과 같다.

- **펜과 종이 :** 가장 기본적인 도구로, 아이디어를 신속하게 스케치하여 즉시 구체화할 수 있다.
- **화이트보드 :** 팀원들과 실시간으로 아이디어를 공유하고, 필요할 때 즉각 수정할 수 있다.
- **스케치 툴 :** 피그마Figma와 미로Miro 같은 디지털 툴로 더 정교한 스케치를 제작할 수 있다.

저충실도 프로토타이핑은 다음과 같은 상황에서 유용하다.

- **초기 아이디어 검증 :** 디자인 아이디어의 기본 구조를 빠르게 확인하고, 개선 방향을 도출한다.
- **정보 구조 설계 :** 정보의 배치와 흐름을 시각적으로 나타내어, 더 명확한 정보 구조를 설계한다.
- **사용자 흐름 파악 :** 사용자가 서비스를 이용할 때 어떤 순서로 이동할지 시뮬레이션한다.

■ 고충실도 프로토타이핑

고충실도 프로토타이핑high-fidelity prototyping은 실제 서비스와 유사한 수준의 인터페이스와 기능을 구현한 프로토타입이다. 저충실도 프로토타이핑에서 검증된 아이디어를 바탕으로, 더 세밀한 디자인과 상호작용을 구현하여 실제 사용 환경에서 테스트한다.

고충실도 프로토타이핑의 주요 특징은 다음과 같다.

- **높은 완성도 :** 실제 서비스와 유사한 디자인과 기능으로 최종 제품에 가까운 경험을 제공한다.
- **정교한 상호작용 :** 버튼 클릭, 드래그, 스크롤 등 실제 환경의 모든 상호작용을 세밀히 구현한다.
- **사용자 테스트 최적화 :** 실제 사용자 테스트에서 직관적 피드백을 받으므로 제품 개선에 유리하다.

고충실도 프로토타이핑에 사용되는 대표적인 도구는 다음과 같다.

- **디자인 도구 :** 피그마Figma, 스케치Sketch, 어도비 XD Adobe XD 등을 활용하여 실제 서비스 수준의 디자인을 완성한다.

- **프로토타이핑 도구 :** 인비전InVision, Proto.io 등을 이용하여 사용자가 직접 상호작용할 수 있는 인터랙티브한 프로토타입을 제작한다.

고충실도 프로토타이핑은 다음과 같은 상황에서 유용하다.

- **디자인 검토 :** 디자인의 세부적인 부분까지 꼼꼼하게 검토하며, 최종 디자인을 개선한다.
- **사용성 테스트 :** 실제 사용자 테스트에서 문제를 조기에 발견하고, 사용성 개선 데이터를 얻는다.
- **개발 협업 :** 개발팀과의 원활한 협업을 위해 디자인을 시각적이고 명확하게 전달하고, 개발 단계에서 발생할 수 있는 잠재적 문제를 미리 파악하고 해결한다.

■ 인터랙티브 프로토타이핑

인터랙티브 프로토타이핑interactive prototyping은 사용자와 상호작용 가능한 프로토타입으로, 실제 서비스와 유사한 경험을 제공한다. 사용자의 행동을 추적하고 데이터를 수집하여 분석할 수 있다.

인터랙티브 프로토타이핑의 주요 특징은 다음과 같다.

- **실제 사용 환경과 유사한 조작 가능 :** 사용자는 실제 서비스처럼 프로토타입을 자연스럽게 조작하여, 실제 사용 경험에 가까운 상호작용을 할 수 있다.
- **사용자 행동 데이터 수집 및 분석 :** 프로토타입 사용 중 수집된 데이터를 통해 사용자의 행동패턴을 분석하고, 이를 기반으로 개선점을 도출할 수 있다.
- **복잡한 기능과 정교한 상호작용 구현 :** 다양한 기능과 복잡한 상호작용을 포함한 프로토타입을 제작하여, 실제 서비스 수준의 기능성을 테스트할 수 있다.

인터랙티브 프로토타이핑에 사용되는 대표적인 도구는 다음과 같다.

- **프로토타이핑 도구 :** 인비전InVision, Proto.io, 프레이머Framer 등의 도구를 통해 인터랙티브한 프로토타입을 제작한다.
- **로우 코드·노 코드 도구 :** 버블Bubble, 아달로Adalo 등의 도구를 사용하여 프로그래밍 지식 없이도 복잡한 기능을 신속하게 구현할 수 있다.

인터랙티브 프로토타이핑은 다음과 같은 상황에서 유용하다.

- **사용자 경험 최적화 :** 사용자의 행동 데이터를 기반으로 사용자 경험을 개선하고, 더 나은 서비스를 제공하기 위한 근거 자료를 확보한다.
- **마케팅 및 프리젠테이션 자료로 활용 :** 투자자나 고객에게 서비스를 시연하거나 설명할 때, 실감나는 시연 자료로 활용한다.
- **최종 제품 개발 전 문제점 사전 검증 :** 실제 개발에 들어가기 전에 발생할 수 있는 잠재적인 문제를 미리 파악하고 이를 개선하여 개발 리소스를 효율적으로 관리한다.

프로토타이핑을 효과적으로 진행하려면 다음 사항을 주의해야 한다.

- **목표를 명확히 설정 :** 무엇을 검증할 것인지 명확하게 정의해야 한다.
- **충분한 시간 투자 :** 프로토타이핑은 빠르게 진행되지만, 완성도를 위해 충분한 시간이 필요하다.
- **사용자 피드백 반영 :** 사용자의 의견을 경청하고 디자인에 적극 반영해야 한다.
- **지속적인 개선 :** 프로토타이핑은 한 번으로 끝나지 않고, 반복적으로 개선해야 한다.

사용자 테스트

사용자 테스트 user test는 실제 사용자가 제품이나 서비스를 사용하게 하고, 그 과정을 관찰하며 피드백을 수집하는 과정이다. 이 테스트는 디자인의 완성도를 높이고 사용자의 요구를 정확하게 파악하여 최종 제품의 품질을 높이는 필수 단계이다. 사용자 테스트의 주요 목적은 다음과 같다.

- **사용성 문제 발견 :** 사용자가 제품 사용 중 느끼는 불편함과 어려움을 찾아 해결한다.
- **디자인 개선 :** 사용자 피드백을 기반으로 디자인을 수정하고, 전반적인 사용자 경험을 개선한다.
- **가설 검증 :** 초기 디자인 가설을 검증하고, 실제 사용자 행동이 예상과 일치하는지 확인한다.
- **새로운 아이디어 발굴 :** 사용자 의견을 통해 새로운 기능이나 개선 아이디어를 도출한다.

사용자 테스트 방법에는 다음과 같은 방식이 있다.

- **관찰 :** 사용자가 제품을 실제로 사용하는 모습을 관찰하여 어려움을 겪는 부분을 확인한다.
- **소리내어 생각하기 :** 사용자가 작업 중 소리내어 설명하게 해, 혼란을 느끼는 지점을 파악한다.
- **설문조사 :** 테스트 후 설문을 통해 제품에 대한 전반적인 만족도와 개선 의견을 수집한다.
- **인터뷰 :** 테스트 후 사용자와 심층 1:1 인터뷰로 구체적인 피드백을 얻는다.

각 방법은 테스트의 목적과 상황에 맞춰 선택하며, 여러 방법을 복합적으로 사용하면 깊이 있는 결과를 얻을 수 있다.

사용자 테스트는 다음의 세 가지 단계로 진행된다.

❶ 사용자 테스트 준비

- **테스트 목표 설정 :** 테스트를 통해 얻고자 하는 구체적인 목표를 명확하게 정의한다.
- **참여자 선정 :** 목표에 맞는 적절한 사용자 그룹을 선정한다.
- **테스트 시나리오 작성 :** 사용자가 수행해야 할 작업과 질문을 구체적으로 계획한다.
- **프로토타입 준비 :** 테스트에 사용할 프로토타입을 완성한다.
- **환경 설정 :** 테스트가 원활하게 진행될 수 있도록 조용하고 집중할 수 있는 환경을 마련한다.

❷ 사용자 테스트 진행

- **오리엔테이션 :** 테스트 참여자에게 테스트 목적과 진행 방식을 충분히 설명한다.
- **과제 수행 :** 참여자에게 미리 준비된 과제를 수행하게 한다.
- **관찰 및 기록 :** 참여자의 행동을 관찰하고, 중요한 발언과 행동을 기록한다.
- **질의응답 :** 테스트 중 궁금한 점이 생기면 참여자에게 즉시 질문하여 피드백을 얻는다.
- **피드백 수집 :** 테스트 종료 후 참여자에게 종합적인 피드백을 요청한다.

❸ 사용자 테스트 결과 분석

- **정성적 분석 :** 관찰 결과와 인터뷰 내용을 종합해 사용자 경험과 행동패턴을 분석한다.
- **정량적 분석 :** 설문조사결과를 통계적으로 분석하여 특정 패턴이나 문제점을 도출한다.
- **문제점 파악 :** 사용자가 겪은 문제를 명확하게 파악하고, 이를 개선하는 방안을 마련한다.
- **개선점 도출 :** 사용자의 피드백으로 디자인을 개선하고, 신규 기능이나 프로세스를 제안한다.

사용자 테스트 시 주의 사항은 다음과 같다.

- **객관성 유지 :** 개인적인 판단을 배제하고, 사용자의 실제 행동과 피드백에만 집중해야 한다.
- **중립적인 태도 :** 사용자 의견에 긍정적 또는 부정적 반응을 피하고, 중립적으로 접근해야 한다.
- **비판적 사고 :** 사용자 피드백을 면밀히 검토하고, 개선할 부분을 객관적으로 찾아야 한다.
- **개방형 질문 :** 폐쇄형 질문 대신 개방형 질문으로 사용자가 자유롭게 생각을 표현하도록 유도해야 한다.

▪ A/B 테스트

A/B 테스트는 두 가지 버전(A와 B)의 디자인 또는 콘텐츠를 비교하여 어느 쪽이 더 효과적인지를 측정하는 사용자 테스트 방법이다. 웹사이트, 애플리케이션, 광고 등 다양한 분야에서 사용되며, 데이터를 기반으로 의사결정을 내리는 데 중요한 역할을 한다. A/B 테스트의 주요 목적은 다음과 같다.

- **최적의 디자인 선택 :** 두 디자인 중 전환율, 클릭률 등 지표가 더 높은 것을 선택해 효율성을 높인다.
- **가설검증 :** 특정 디자인 요소가 사용자 행동에 미치는 영향을 확인하여 가설을 검증한다.
- **지속적인 개선 :** 데이터를 기반으로 디자인을 지속적으로 개선하여 사용자 경험을 최적화한다.

A/B 테스트는 다음과 같은 순서로 진행한다.

❶ **가설 설정 :** 사용자의 행동에 영향을 미칠 수 있는 특정 요소에 대한 가설을 명확하게 설정한다. 예를 들어 '빨간색 버튼이 클릭률을 높일 것이다'와 같이 설정할 수 있다.

❷ **버전 제작 :** 테스트할 두 가지 버전을 제작한다. 비교하려는 요소를 제외하면 모든 조건을 같게 유지한다.

❸ **트래픽 분할 :** 사용자를 무작위로 두 그룹으로 나누고, 각 그룹에게 서로 다른 버전을 노출한다.

❹ **데이터 수집 :** 클릭률, 전환율, 체류 시간 등 각 버전에서 수집된 성과 데이터를 기반으로 분석 자료를 확보한다.

❺ **결과 분석 :** 수집된 데이터를 바탕으로 어느 버전이 더 나은 성과를 보였는지 분석하고, 설정한 가설을 검증한다.

A/B 테스트 시 주의 사항은 다음과 같다.

- **충분한 데이터 확보 :** 유의미한 결과를 얻기 위해 충분한 사용자 데이터를 수집해야 한다.
- **단일변수 변경 :** 정확한 결과 분석을 위해 한 번에 하나의 변수만 변경하고 테스트해야 한다.
- **외부 요인 통제 :** 테스트 중 외부 요인이 결과에 영향을 미치지 않도록 철저히 관리해야 한다.

▪ 5초 테스트

5초 테스트는 사용자가 웹사이트나 애플리케이션의 첫 화면을 5초 동안 보고 난 후, 무엇을 보았는지와 어떤 느낌을 받았는지 묻는 사용자 테스트 방법이다. 주로 첫인상이 중요한 디자인에서 효과적으로 활용되고, 짧은 시간 내에 사용자가 얼마나 핵심 정보를 인식했는지 평가할 수 있다. 5초 테스트의 주요 목적은 다음과 같다.

- **첫인상 평가 :** 사용자가 웹사이트나 애플리케이션을 처음 접했을 때 받은 인상을 평가한다.
- **핵심 메시지 전달 여부 확인 :** 짧은 시간 안에 핵심 메시지가 명확히 전달됐는지 확인한다.
- **디자인 개선 :** 사용자의 반응과 피드백으로 디자인을 개선하여 더 나은 사용자 경험을 제공한다.

5초 테스트는 다음과 같은 순서로 진행한다.

❶ **테스트 대상 선정 :** 테스트할 웹사이트나 애플리케이션의 화면을 선택한다. 핵심적인 첫인상을 주는 화면이 중요하다.

❷ **참여자 모집 :** 다양한 연령대와 배경을 가진 사용자를 모집한다.

❸ **테스트 진행 :** 참여자에게 화면을 5초 동안 보여준 후 무엇을 보았는지, 어떤 인상을 받았는지 질문한다.

❹ **결과 분석 :** 참여자의 답변을 분석하여 사용자가 처음으로 인지한 요소와 전반적인 인사이트를 얻는다.

5초 테스트 시 주의 사항은 다음과 같다.

- **핵심 화면 선택 :** 사용자가 가장 중요한 정보를 얻을 수 있는 첫 화면이나 중요한 기능을 담은 화면을 선택해야 한다.
- **다양한 참여자 모집 :** 다양한 배경을 가진 사용자를 모집하여 결과가 일반화될 수 있도록 해야 한다. 특정 타겟 그룹이 있다면, 그에 맞는 참여자를 선정하여 더욱 정밀한 결과를 도출할 수 있다.
- **일관된 테스트 환경 제공 :** 모든 참여자가 동일한 조건에서 테스트를 진행할 수 있도록 화면 크기, 해상도, 조명 등의 환경을 일관되게 유지해야 한다.

■ 회상 테스트

회상 테스트는 사용자가 특정 경험이나 정보를 얼마나 잘 기억하고 있는지를 측정하는 사용자 테스트 방법이다. 사용자가 웹사이트나 애플리케이션을 사용한 후, 일정 시간이 지난 뒤 그들이 기억하는 정보를 질문하여 기억에 남은 요소를 파악한다. 이 테스트는 기억에 남는 메시지와 정보 전달의 효과성을 평가하는 데 유용하다. 회상 테스트의 주요 목적은 다음과 같다.

- **핵심 메시지 전달 여부 확인 :** 사용자가 어떤 메시지를 가장 잘 기억하고 있는지 확인한다.
- **브랜드 인지도 측정 :** 브랜드나 제품에 대한 사용자의 인지도가 어느 정도인지 측정한다.
- **정보 전달 효과 평가 :** 사용자가 정보를 얼마나 잘 기억하고, 그 정보가 효과적으로 전달되었는지 평가한다.

회상 테스트는 다음과 같은 순서로 진행한다.

❶ **테스트 대상 선정 :** 테스트할 웹사이트나 애플리케이션의 특정 콘텐츠를 선택한다.
❷ **참여자 모집 :** 다양한 배경을 가진 사용자를 모집한다.
❸ **테스트 진행 :** 참여자에게 콘텐츠를 보여주고 일정 시간 후에 무엇을 기억하는지 질문한다.
❹ **결과 분석 :** 참여자의 답변을 분석하여 콘텐츠의 전달력과 기억 효과를 평가한다.

회상 테스트 시 주의 사항은 다음과 같다.

- **시간 간격 조정 :** 테스트 직후, 몇 시간 후, 며칠 후 등 다양한 시간 간격으로 테스트를 진행해 기억의 지속성을 측정한다.
- **질문 방식 :** 객관적인 질문과 주관적인 질문을 혼합하여 다양한 정보와 피드백을 수집한다.

10.3 서비스 디자인 기대효과

서비스 디자인은 이제 단순히 제품이나 서비스의 외형을 꾸미는 차원을 넘어선다. 사용자, 비즈니스, 사회 전반에 긍정적인 변화를 끌어내는 종합적이고 전략적인 접근 방식이다. 서비스 디자인은 사용자의 니즈를 정확하게 파악하고, 이를 바탕으로 최적화된 경험을 설계함으로써 고객 만족도를 극대화한다. 동시에 비즈니스 성장을 가속화하고, 조직의 운영 효율성을 높이며, 더 나아가 사회적 가치를 창출하는 데 기여한다. 이 절에서는 서비스 디자인이 제공하는 다양한 기대효과를 구체적으로 탐구하고자 한다.

사용자 중심의 서비스 혁신

서비스 디자인은 사용자 경험을 혁신적으로 개선하는 데 그 핵심이 있다. 단순히 기능을 제공하는 것에서 벗어나 사용자의 감정과 행동을 깊이 이해하여 맞춤형 경험을 설계하고, 이를 통해 사용자 만족도를 극대화하는 것이 목표이다. 이 혁신은 개인화된 경험 제공, 맥락을 반영한 서비스, 감성적인 경험 디자인, 사용 편의성 극대화, 접근성 향상을 통해 실현된다.

■ 개인화된 경험 제공

사용자의 관심사와 행동패턴, 과거 데이터를 기반으로 한 개인 맞춤형 콘텐츠를 제공함으로써 사용자는 자신에게 최적화된 경험을 얻는다. 또한 사용자의 취향에 맞는 상품과 서비스를 추천하여 구매 전환율을 높이고, 사용 환경과 기기에 맞춘 UI를 통해 최적의 사용 경험을 제공한다.

■ 맥락을 반영한 서비스

서비스는 사용자의 현재 상황에 맞춰 맞춤형으로 제공된다. 사용자의 현재 위치, 시간, 기기와 같은 상황 정보를 분석하여 필요한 정보를 제공하며, 사용자의 다음 행동을 예측하여 적절한 기능을 미리 제공하는 예측적 서비스를 가능하게 한다. 이와 함께, 문제를 사전에 감지하고 해결책을 제시하는 프로액티브 서비스proactive service는 더 나은 사용자 경험을 보장한다.

■ 감성적인 경험 디자인

브랜드와 사용자가 감성적으로 연결될 수 있는 경험을 설계하는 것이 중요하다. 브랜드 스토리텔링을 통해 감정적 유대감을 형성하고, 게임 요소나 시각적 디자인을 도입하여 사용 경험을 즐겁게 만든다. 사용자의 감정을 이해하고 공감하는 디자인은 만족도를 크게 높인다.

■ 사용 편의성 극대화

누구나 쉽게 사용할 수 있는 직관적인 인터페이스가 필요하다. 사용자의 요청에 즉각 반응하는 시스템은 사용자 만족도를 높인다. 또한 오류를 쉽게 인지하고 해결할 수 있는 시스템 설계는 사용자 편의성을 크게 높인다. 사용자는 복잡함 없이 쉽고 빠르게 원하는 정보를 얻을 수 있다.

■ 접근성 향상

모든 사용자가 장애와 상관없이 편리하게 이용할 수 있는 서비스를 제공하는 것이 중요하다. 모든 사용자에 대한 접근성을 보장하고, 다양한 기기에서 일관된 사용자 경험을 지원하여 PC, 모바일, 스마트기기에서 원활하게 서비스를 이용할 수 있도록 지원한다.

비즈니스 성장

서비스 디자인은 사용자 경험을 혁신하는 데 그치지 않고, 비즈니스 성장을 촉진하는 핵심 동력이 된다. 사용자 중심의 서비스는 고객 충성도를 강화하고 신규 고객 유입을 촉진해, 결과적으로 기업의 수익성을 극대화한다. 서비스 디자인을 통해 기업은 고객 생애 가치 증대, 신규 고객 유입, 수익성 향상, 브랜드 가치 강화, 데이터 기반 의사결정을 바탕으로 지속가능한 성장을 실현할 수 있다.

■ 고객 생애 가치 증대

뛰어난 사용자 경험은 고객이 서비스를 반복하여 이용하게 만드는 중요한 요소로, 재방문율을 크게 높인다. 또한, 고객의 추가 구매를 유도하여 평균 주문 금액을 증가시키고, 브랜드에 대한 긍정적인 인식을 심어줌으로써 고객 충성도를 한층 강화한다.

■ 신규 고객 유입

서비스에 만족한 고객은 자발적으로 서비스를 추천하므로 이를 통해 바이럴 마케팅 효과가 증대된다. 뛰어난 사용자 경험은 긍정적인 입소문을 형성하여 새로운 고객을 지속해서 유입시키며, 차별화된 서비스는 경쟁사와의 차이를 분명하게 만들어 시장 점유율 확대에 기여한다.

■ 수익성 향상

사용자 데이터를 분석함으로써 새로운 수익 모델을 발굴해 부가적인 수익 창출이 가능해진다. 동시에 자동화 시스템을 도입하여 운영 비용을 절감하고, 수익성을 더욱 높일 수 있다. 이와 같은 성장은 투자 유치 과정에서 높은 평가를 받을 수 있도록 해준다.

■ 브랜드 가치 강화

차별화된 서비스를 통해 브랜드 인지도를 높이고, 사용자 중심의 서비스를 통해 긍정적이고 신뢰성 있는 브랜드 이미지를 구축할 수 있다. 고품질 서비스는 프리미엄 브랜드 이미지를 확립하는 데 중요한 역할을 하며, 기업의 경쟁력을 강화한다.

■ 데이터 기반 의사결정

사용자 데이터를 철저히 분석함으로써 더 효과적인 마케팅 전략을 수립할 수 있고, 이를 바탕으로 서비스 품질을 지속해서 개선할 수 있다. 나아가, 데이터 분석은 기업이 새로운 비즈니스 기회를 포착하고 확장하는 기반을 제공한다.

조직 효율성 증대

서비스 디자인은 조직 내부의 구조와 문화에도 긍정적인 변화를 가져온다. 다양한 부서 간 협업을 촉진하고 혁신적인 아이디어를 도출하여 조직의 효율성을 극대화한다. 이를 통해 조직은 협업 문화를 조성하고 의사결정의 효율성을 높이며, 혁신 문화를 조성하고 문제 해결 능력을 향상시키며 프로세스를 지속해서 개선할 수 있다.

■ **협업 문화 조성**

서비스 디자인은 다양한 부서의 전문가들이 통합적인 관점에서 협력할 수 있는 구조를 만든다. 디자인, 개발, 마케팅 등 다양한 이해관계자가 하나의 목표를 중심으로 모여, 서비스 설계를 통합적으로 수행한다. 이를 위해 워크숍과 협업 도구를 적극 활용하여 소통의 폭을 넓히고, 명확한 목표를 설정하여 모든 구성원이 협력할 수 있는 기반을 제공한다.

■ **의사결정 효율성 증대**

데이터 기반의 의사결정을 통해 정확성과 신속성을 높인다. 사용자 데이터를 분석하여 빠르고 정확한 결정을 내리며, 이를 통해 시장의 변화에 신속하게 대응할 수 있다. 또한, 예측 모델을 사용해 리스크를 미리 감지하고 최소화하여 조직이 효율적으로 대응할 수 있게 한다.

■ **혁신 문화 조성**

서비스 디자인은 조직 내 혁신을 촉진하는 문화를 조성하는 데 중요한 역할을 한다. 자유롭게 아이디어를 공유하고, 그 아이디어를 빠르게 실험하며 개선할 수 있는 환경을 제공한다. 이 과정에서 실패는 성장의 기회로 받아들여지고, 혁신을 장려하는 조직 문화가 형성된다.

■ **문제 해결 능력 향상**

서비스 디자인은 사용자 중심의 사고 방식을 조직에 내재화시켜 문제 해결 능력을 강화한다. 사용자 관점에서 문제를 정의하고, 이를 해결하기 위한 창의적인 방안을 도출하는 능력을 향상시킨다. 문제의 핵심을 명확하게 파악하여, 다양한 접근 방식을 적용할 수 있다.

■ **프로세스 개선**

서비스 디자인은 조직 내 비효율적인 프로세스를 개선하는 데 직접 영향을 미친다. 불필요한 절차를 간소화하고, 반복 업무를 자동화하여 생산성을 높인다. 애자일 방법론을 도입해 변화하는 시장 환경에 민첩하게 대응할 수 있는 조직으로 변화시킨다.

사회적 가치 창출

서비스 디자인은 단순히 기업의 이윤 창출을 넘어, 사회 전체에 긍정적인 변화를 이끄는 중요한 역할을 한다. 이를 통해 기업은 사회 문제 해결, 공정 거래 실천, 지속가능한 성장, 사회적 기업과의 협력, 사회적 인식 개선에 기여하고 더 나은 세상을 만드는 데 앞장설 수 있다.

■ **사회 문제 해결**

기업은 서비스 디자인을 통해 장애인, 노인, 저소득층 등 취약 계층을 위한 맞춤형 서비스를 개발하여 사회적 포용을 실현한다. 또한 친환경 소재 사용과 에너지 절약, 폐기물 감축 등의 노력을 통해 환경 문제 해결에도 기여한다. 이와 함께 지역 사회와 협력하여 지역 경제를 활성화하고 문화 발전을 도모함으로써 지역 사회의 성장에도 긍정적인 영향을 미친다.

■ **공정 거래**

서비스 디자인을 활용한 기업은 공정한 가격으로 생산자에게 보상하고 윤리적인 생산 방식을 장려하는 공정무역을 실천할 수 있다. 이를 통해 협력업체와의 상생을 추구하고, 모든 거래에서 투명한 정보를 제공하여 소비자에게 신뢰를 쌓고 공정한 거래 문화를 조성한다.

■ **지속가능한 성장**

지속가능한 자원 활용은 서비스 디자인을 통해 더욱 강화된다. 기업은 재활용 및 친환경 소재 사용을 통해 자원 활용의 지속가능성을 높이고, 단기적인 이익을 넘어서 장기적인 사회적 가치를 창출하는 데 집중한다. 이러한 노력은 미래 세대를 위한 지속가능한 사회를 만드는 데 기여하며, 사회적 책임감을 바탕으로 한 성장을 이끈다.

■ **사회적 기업과의 협력**

서비스 디자인은 사회적 기업과의 협력을 통해 사회적 가치를 확대하는 데 기여한다. 기업은 사회적 기업과의 협업을 통해 사회적 문제를 해결한다. 또한, 이러한 사회적 가치 창출 성과를 지속해서 측정하고 개선함으로써 사회에 더 크게 기여할 수 있다.

■ **사회적 인식 개선**

기업은 사회적 가치의 중요성을 널리 알리고, 이를 통해 기업의 사회적 책임을 강조하는 문화를 조성할 수 있다. 다양한 사회적 캠페인에 적극적으로 참여하여 사회 문제 해결에 앞장서고, 사회적 책임 경영을 실천함으로써 신뢰할 수 있는 기업 이미지를 확립한다.

CHAPTER 10 연습문제

1 디자인 씽킹과 애자일 방법론에 대해 각각 설명하라.

2 디지털 헬스케어 분야에서 사용자 중심 디자인이 중요한 이유를 설명하라.

3 스마트폰 애플리케이션을 활용해 반려동물 돌봄 서비스를 디자인하려고 한다. 사용자들이 애플리케이션에서 기대하는 기능을 3가지 이상 제안하고, 이를 바탕으로 간단한 고객 여정 지도를 작성하라.

4 [연습문제 3]에서 작성한 고객 여정 지도를 바탕으로 애플리케이션의 주요 기능을 사이트맵으로 작성하고, 기능별로 화면 디자인을 간단하게 스케치하라.

5 새로운 커피숍을 오픈할 때, 고객이 커피숍에서 경험하길 기대하는 요소를 5가지 이상의 키워드를 사용하여 설명하고, 이를 바탕으로 간단한 서비스 스케치를 그려라. 키워드의 예로 편안함, 집중, 소통, 특별한 경험 등이 있을 것이다.

6 [연습문제 5]에서 작성한 서비스 스케치를 바탕으로 고객이 커피숍에 들어와 커피를 주문하고 마신 뒤 나가는 전체 과정을 상세하게 설명하는 서비스 블루프린트를 작성하라.

7 새로운 온라인 비대면 진료 서비스 IT 시스템을 출시할 때, 기대되는 사용자, 비즈니스, 사회적 효과를 각각 3가지 이상 제시하고, 그 이유를 설명하라.

읽을거리

CHAPTER

11 비즈니스 모델

11.1 비즈니스 모델과 이해관계자 분석

빠르게 변화하는 디지털 시대에 헬스케어 산업은 혁신적인 변화를 경험하고 있다. 성공적인 디지털 헬스케어 서비스를 위해서는 단순한 기술 개발을 넘어, 비즈니스 모델 설계와 다양한 이해관계자와의 원활한 소통이 필수적이다. 비즈니스 모델 캔버스를 활용해 디지털 헬스케어 서비스를 설계하고, 고객, 의료기관, 정부 등 다양한 이해관계자와의 관계를 효과적으로 구축하는 방법을 학습하고자 한다.

비즈니스 모델의 이해

비즈니스 모델은 기업이 어떻게 가치를 창출하고 전달하며, 고객으로부터 수익을 얻는지를 설명하는 논리적인 체계이다. 이는 기업이 지속가능한 성장을 이루기 위해 어떤 방식으로 운영될지를 명확하게 보여주는 청사진이라 할 수 있다. 특히 디지털 헬스케어 서비스에서 비즈니스 모델은 기술을 활용해 건강관리 제품과 서비스를 제공하고, 이를 통해 수익을 창출하는 구체적인 방법을 의미한다. 비즈니스 모델이 중요한 이유는 다음과 같다.

- 기업은 목표를 명확히 설정하고, 이를 달성하기 위한 전략을 수립할 수 있다.
- 자원을 효율적으로 활용해 불필요한 비용을 절감하고, 운영 효율성을 극대화할 수 있다.
- 잠재적인 위험을 미리 예측하고 대응 방안을 마련하여 리스크를 효과적으로 관리할 수 있다.
- 비즈니스 모델은 투자자들에게 사업의 가치를 명확히 전달해 투자 유치에 중요한 역할을 한다.

■ 디지털 헬스케어 서비스의 특징과 비즈니스 모델

디지털 헬스케어 서비스는 기존 의료서비스와 달리 기술 발전을 바탕으로 빠르게 변화하고 있다. 이러한 변화는 디지털 헬스케어 비즈니스 모델에 다음과 같은 특징을 부여한다.

- 데이터 기반 접근을 통해 사용자의 건강 데이터를 수집하고 분석하여 개인 맞춤형 서비스를 제공한다. 웨어러블 기기나 모바일 애플리케이션에서 수집된 데이터는 질병 예측, 건강관리, 의사의 진단 등 다양한 용도로 활용된다.
- 접근성이 획기적으로 향상되어 시간과 장소에 구애받지 않고 언제 어디서든 더욱 편리하게 의료서비스를 받을 수 있다. 원격진료와 모바일 헬스케어 애플리케이션을 통해 사용자는 더욱 편리하게 의료서비스를 받을 수 있다.
- 질병 치료 중심에서 벗어나 예방 중심의 접근을 추구하여, 사용자가 건강 문제를 사전에 관리할 수 있도록 돕는다.
- 개인 맞춤형 건강관리 프로그램을 통해 사용자의 건강상태와 생활습관에 맞춘 최적의 관리 방안을 제공한다.
- 의료기관, 보험회사, 제약회사 등 다양한 이해관계자와 네트워크를 통해 협력하여 통합적인 서비스를 제공한다.
- 지속적인 혁신을 통해 기술 발전에 맞춰 서비스를 개선하고, 새로운 서비스를 개발하여 사용자 경험을 지속해서 향상시킨다.

디지털 헬스케어의 다양한 특징을 활용한 여러 비즈니스 모델이 존재한다. 대표적으로 B2C 모델, B2B 모델, B2G 모델이 있다.

- **B2C** Business to Consumer **모델 :** 소비자에게 직접 서비스를 제공하는 방식이다. 디지털 헬스케어 분야에서는 개인 소비자를 대상으로 건강관리 애플리케이션, 웨어러블 기기, 유전자 검사와 같은 제품이나 서비스를 판매한다. 또한 월정액 또는 연정액으로 정기적인 서비스를 제공하는 구독 모델과 기본 서비스에 추가 기능이나 고급 서비스를 제공하고 추가 요금을 부과하는 프리미엄 서비스도 포함된다.
- **B2B** Business to Business **모델 :** 기업 간 거래를 기반으로 한다. 병원이나 보험회사 같은 기업 또는 기관에 데이터 분석 솔루션이나 원격진료시스템을 제공하는 방식이 일반적이다. 헬스케어 서비스를 제공하는 플랫폼을 구축해, 다른 기업과 협력하고 거래가 발생하면 수수료를 받는 방식도 B2B 모델에 속한다. 이 모델은 특히 서비스 확장에 중요한 역할을 한다.

- **B2G**Business to Government **모델 :** 정부 기관을 대상으로 한다. 공공 보건 시스템에 필요한 데이터 분석 시스템, 전자 의료기록 시스템, 노인을 위한 건강관리 서비스 등을 제공하며, 공공기관과 협력해 국가 또는 지방자치단체의 의료시스템 개선에 기여한다.

이처럼 디지털 헬스케어 서비스는 각각의 비즈니스 모델을 통해 다양한 고객층과 협력하며, 각 모델은 대상과 제공하는 서비스에 따라 고유한 특성을 갖추고 있다.

디지털 헬스케어 서비스가 성공적으로 자리 잡기 위해서는 다음 요소들이 필요하다. 먼저 **사용자 중심 접근**이 가장 중요하다. 사용자의 니즈를 정확하게 파악하고, 이에 맞는 맞춤형 서비스를 제공하는 것이 성공의 열쇠이다. **데이터 활용** 또한 필수적이다. 수집된 데이터를 효과적으로 분석하여 서비스 품질을 개선하고 새로운 가치를 창출해야 한다.

또한, **보안**은 절대적으로 중요한 요소이다. 민감한 건강정보를 다루기 때문에 개인정보 보호법을 철저히 준수하고, 사용자의 데이터를 안전하게 보호하는 시스템을 갖춰야 한다. **규제 준수**도 중요하다. 의료 관련 법규를 정확히 지키고 정부 정책의 변화에도 신속히 대응할 수 있어야 한다.

마지막으로 **파트너십 구축**이 필요하다. 건강은 영양, 의료, 운동 등 다양한 요소가 상호작용하는 영역이므로 여러 이해관계자와 협력하여 시너지를 창출해야 한다.

이와 같은 요소를 종합적으로 고려해야만 디지털 헬스케어 서비스는 지속가능한 성공을 이룰 수 있다.

■ 비즈니스 모델 캔버스

비즈니스 모델 캔버스(BMC)Business Model Canvas는 기업이 가치를 창출하고 전달하며 수익을 창출하는 방식을 [그림 11-1]과 같이 시각적으로 정리한 도구이다. 9개의 핵심 요소로 구성된 이 모델은 사업의 중요한 모든 측면을 포괄하여, 기업가나 경영자가 비즈니스 모델을 명확히 파악하고 전략을 구체화하는 데 큰 도움을 준다.

비즈니스 모델 캔버스의 각 구성 요소는 다음과 같다.

❶ **핵심 파트너**key partner **:** 성공적인 비즈니스를 위해 필수로 협력해야 하는 주요 파트너나 공급업체이다. 예를 들어 제조업체는 원자재 공급업체가 핵심 파트너가 될 수 있고, 디지털 헬스케어 기업은 진단과 처방을 제공하는 의료기관, 건강 보험과 연계된 보험회사, 제약회사 등이 핵심 파트너로 포함된다. IT 기업은 빅데이터 분석이나 클라우드 서비스를 제공할 수 있어 이 또한 핵심 파트너가 될 수 있다.

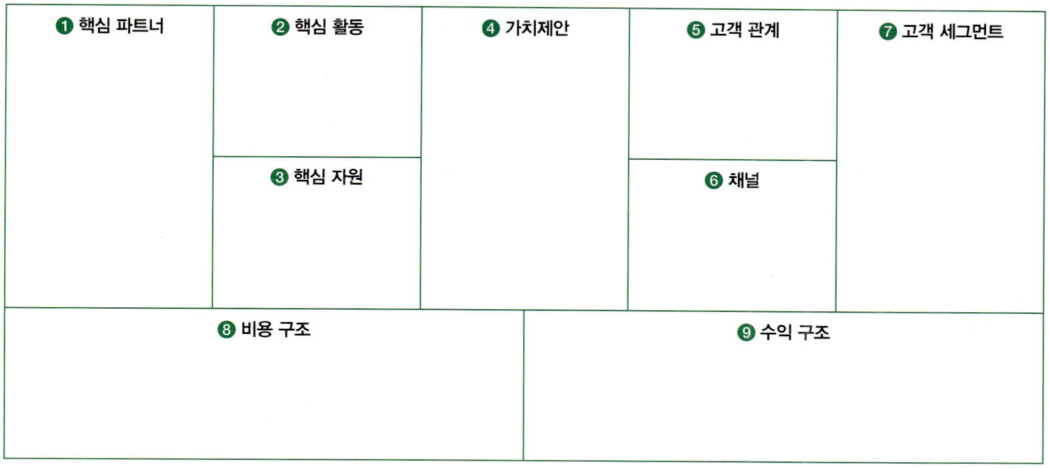

그림 11-1 비즈니스 모델 캔버스 양식

❷ **핵심 활동**key activities : 비즈니스 모델을 운영하는 데 필수인 활동을 의미한다. 여기에는 제품 개발, 마케팅, 물류 관리 등이 포함된다. 디지털 헬스케어에서는 데이터 수집 및 분석, 플랫폼 개발과 유지보수, 마케팅 및 영업이 핵심 활동으로 작용한다.

❸ **핵심 자원**key resources : 비즈니스가 원활하게 돌아가기 위해 필요한 자원이다. 여기에는 인력, 기술, 물리적 자원, 재정 자원 등이 포함된다. 디지털 헬스케어에서는 기술 인력, 데이터, 플랫폼, 브랜드가 핵심 자원으로 작용한다.

❹ **가치제안**value proposition : 고객에게 제공하는 특별한 가치나 문제 해결 방안이다. 경쟁사와 차별화된 요소, 제품이나 서비스의 특별한 강점을 나타낸다. 디지털 헬스케어에서는 편의성, 정확성, 개인 맞춤형 서비스, 비용 절감 등이 주요 가치로 부각된다. 특허 기술이나 다양한 건강관리 프로그램 역시 경쟁 우위를 확보하는 중요한 요소이다.

❺ **고객 관계**customer relationships : 기업이 고객과 어떤 방식으로 관계를 유지하고 관리할지 설명한다. 개인 맞춤형 서비스 제공, 자동화된 고객 응대 시스템, 고객센터를 통한 지원이 포함된다. 디지털 헬스케어에서는 고객 데이터를 기반으로 건강관리 계획을 맞춤형으로 제공하거나 온라인 커뮤니티를 통해 고객 간 상호작용을 촉진하는 방식이 있다.

❻ **채널**channels : 제품이나 서비스가 고객에게 전달되는 경로이다. 온라인 플랫폼, 오프라인 매장, 대리점 등이 대표적이다. 디지털 헬스케어에서는 자체 웹사이트와 모바일 애플리케이션을 통

한 직접 채널, 병원, 약국 및 보험회사와 제휴한 간접 채널, 소셜 미디어와 온라인 광고를 활용한 마케팅 채널이 주를 이룬다.

❼ **고객 세그먼트**customer segments : 비즈니스가 목표로 하는 핵심 고객군을 정의한다. 일반 대중, 특정 산업, 소규모 기업, 만성질환자, 고령층 등 다양한 고객군을 대상으로 서비스를 세분화할 수 있다. 디지털 헬스케어에서는 연령, 성별, 소득 수준, 건강상태 등을 기준으로 세분화하는 것이 일반적이다.

❽ **비용 구조**cost structure : 비즈니스 운영에 드는 주요 비용 항목이다. 인건비, 플랫폼 개발 및 유지보수 비용, 마케팅 비용이 주요 항목이며, 고정비용과 변동비용으로 분류할 수 있다.

❾ **수익 구조**revenue streams : 비즈니스가 수익을 창출하는 방식을 설명한다. 구독 모델, 프리미엄 서비스, 의료 데이터 판매, 보험회사와의 연계 수수료 등이 대표적인 수익 창출 방법으로 활용된다. 디지털 헬스케어에서는 고객 데이터를 활용한 추가적인 수익 모델도 중요하게 작용한다.

디지털 헬스케어 서비스에 특화된 비즈니스 모델 캔버스를 작성할 때는 다음 사항에 반드시 유의해야 한다.

- 데이터 중심으로 작성해야 한다. 이때 데이터의 수집, 분석, 활용의 중요성을 강조하여 각 단계에서 데이터를 어떻게 사용할 것인지 명확히 서술해야 한다.
- 개인 맞춤형 전략을 명확히 제시해야 한다. 디지털 헬스케어 특성상 사용자 개개인의 건강상태와 필요에 맞춘 맞춤형 서비스를 제공하는 것이 큰 가치가 있으므로 개인화된 서비스 제공을 위한 구체적인 전략을 명확히 제시하는 것이 좋다.
- 의료 관련 법규와 개인정보 보호 규정을 철저히 준수해야 한다. 관련 규정을 준수하는 방식과 사용자 신뢰를 확보하는 방안을 구체적으로 서술해야 한다.
- 지속가능한 비즈니스 모델을 설계해야 한다. 장기적인 관점으로 서비스의 지속가능성을 확보하기 위해 경제, 환경, 사회적 측면을 고려해야 한다.
- 건강 증진과 사회적 문제 해결에 기여하는 비즈니스 모델을 추구해야 한다. 이를 통해 서비스가 안정적으로 성장하고 긍정적인 사회적 가치를 부여할 수 있도록 해야 한다.

이해관계자 역할 분석

디지털 헬스케어 서비스는 다양한 이해관계자가 상호작용하면서 이루어진다. 각 이해관계자는 서비스의 성공과 실패에 큰 영향을 미치므로, 이들의 요구와 기대를 파악하고 관리하는 것이 중요하다.

이해관계자는 조직의 목표 달성에 영향을 주거나 받는 개인 또는 집단을 의미한다. 디지털 헬스케어 서비스에서 주요 이해관계자는 다음과 같다.

- **고객 :** 서비스를 직접 이용하는 개인 또는 환자
- **의료기관 :** 병원, 의료센터 등 의료서비스를 제공하는 기관
- **보험회사 :** 건강 보험 관련 서비스를 제공하는 기관
- **제약회사 :** 의약품을 개발하고 생산하는 기업
- **정부 :** 보건복지부 등 관련 정부 부처
- **규제기관 :** 식약처 등 의료 관련 규제기관
- **투자자 :** 서비스 개발 및 성장을 위해 투자하는 기관이나 개인
- **기술 파트너 :** 플랫폼 개발, 데이터 분석 등 기술 지원을 제공하는 기업
- **직원 :** 서비스 개발 및 운영에 참여하는 인력

이해관계자 분석이 중요한 이유는 다음과 같다.

- 각 이해관계자의 협력을 통해 필요한 자원을 효과적으로 확보할 수 있다.
- 이해관계자와의 관계를 잘 관리하여 갈등이나 위험을 최소화할 수 있다.
- 각 이해관계자의 요구를 반영하여 더 나은 서비스를 개발할 수 있다.
- 장기적인 관점에서 지속가능한 성장을 위한 파트너십을 구축할 수 있다.

이해관계자 분석은 먼저 서비스에 영향을 미치는 모든 이해관계자를 식별하는 단계로 시작된다. 그 후 각 이해관계자의 중요도를 평가하여 우선순위를 정하고, 각 이해관계자의 기대와 요구사항을 명확히 파악한 뒤 이를 충족할 방안을 모색한다. 마지막으로 이해관계자와의 관계를 효과적으로 관리하기 위한 전략을 수립한다. 이러한 순서를 도식으로 나타내면 [그림 11-2]와 같다.

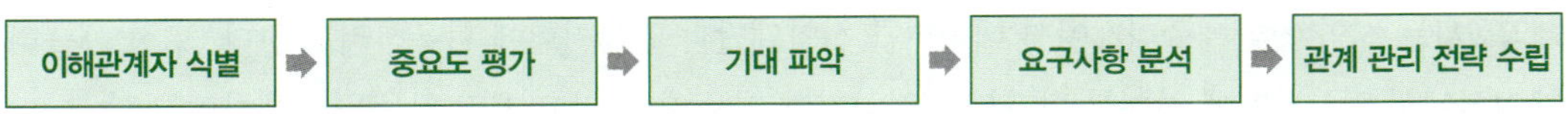

그림 11-2 이해관계자 분석 순서

디지털 헬스케어 서비스의 이해관계자 분석 사례로, 당뇨 관리 애플리케이션 제작과 서비스 시행 시의 이해관계자를 살펴보자. [그림 11-3]은 이와 관련된 주요 이해관계자를 도식화한 것이다. 여기에 포함된 이해관계자는 당뇨환자, 의료진, 보험회사, 제약회사, 정부, 기술 파트너, 투자자로 구성된다. 각 이해관계자는 해당 서비스에서 서로 다른 요구와 기대를 한다.

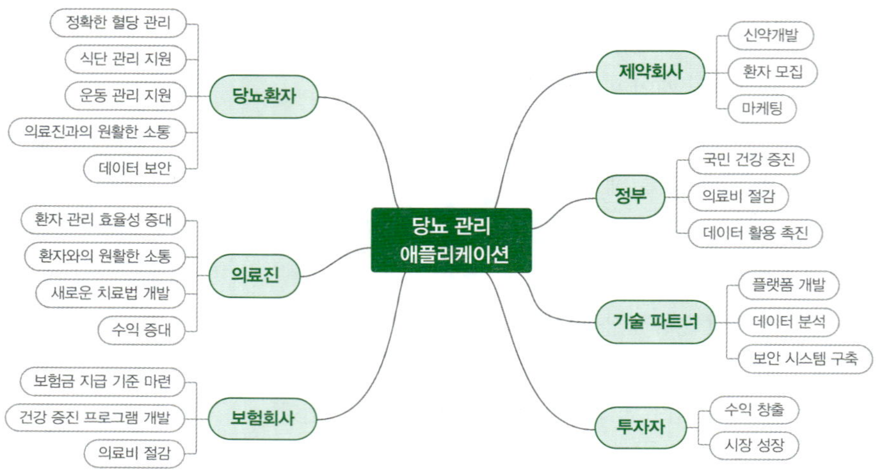

그림 11-3 이해관계자 도식화 예시

당뇨환자는 혈당 측정 데이터를 기반으로 맞춤형 관리 계획에 따른 정확한 혈당 관리를 원하며, 개인별 맞춤형 식단 추천과 영양 정보를 제공받기 원한다. 더불어 운동 계획을 수립하고 실시간 피드백을 통해 운동 관리를 받고자 하며, 의료진과의 원활한 소통을 통해 실시간으로 상담할 수 있기를 바란다. 이와 함께, 데이터 보안과 개인정보 보호도 요구한다.

의료진은 환자 데이터를 통해 질병 관리 및 예측을 수행하고, 환자 관리의 효율성을 높이길 바란다. 또한 실시간으로 환자의 상태를 확인하고 상담할 수 있는 원활한 소통을 추구하며, 데이터 기반 연구를 통해 새로운 치료법을 개발하고, 서비스 도입을 통한 수익 증대도 중요하게 여긴다.

보험회사는 애플리케이션 데이터를 활용하여 보험금 지급 기준을 마련하고, 건강 증진 프로그램을 개발하여 예방 중심의 건강관리 실현을 목표로 한다. 또한 장기적으로 의료비를 절감하고자 한다.

제약회사는 신약개발 애플리케이션 데이터를 신약개발과 임상시험에 활용하려고 한다. 또한 애플리케이션에서 임상시험에 참여할 환자를 모집하거나 제품 홍보 및 마케팅 활동을 진행하려 한다.

정부는 만성질환 관리와 예방 중심의 건강관리로 국민 건강 증진을 도모하며, 의료비 절감 효과를 기대한다. 또한 빅데이터 기반의 의료 정책 수립을 촉진하고자 한다.

기술 파트너는 안정적이고 효율적인 플랫폼 구축과 빅데이터 분석 기술을 제공하고, 동시에 데이터 보안 시스템을 구축하여 데이터를 보호하고자 한다.

투자자는 투자금 회수와 수익 창출을 기대하고, 시장 성장을 통해 투자 가치가 높아지기를 원한다.

이해관계자의 조사를 종합하면 각자의 요구와 기대를 바탕으로 서로의 관계를 더욱 명확하게 파악할 수 있다.

11.2 비즈니스 모델 개발

단순한 아이디어만으로는 성공적인 디지털 헬스케어 서비스를 구축할 수 없다. 반드시 비즈니스 모델이라는 견고한 기반이 필요하다. 비즈니스 모델은 서비스가 어떻게 가치를 창출하고, 고객에게 어떤 가치를 제공하며, 수익을 극대화할 것인지에 대한 구체적인 전략을 제시한다. 이러한 비즈니스 모델을 효과적으로 개발하기 위해 핵심 요소를 깊이 있게 이해하고 체계적으로 학습해야 한다.

디지털 헬스케어 비즈니스 모델 개발

디지털 헬스케어 서비스의 성공적인 출시를 위해서는 단순한 아이디어를 넘어, 명확하고 실행가능한 비즈니스 모델을 구축하는 것이 필수적이다. 비즈니스 모델은 기업이 가치를 창출하고 전달하며, 이를 통해 고객으로부터 가치를 효과적으로 얻는 방식을 설명하는 논리적인 체계이다.

▪ 명확한 가치제안

디지털 헬스케어에서 가치제안은 고객의 문제를 해결하고, 그들의 삶을 개선하기 위해 제품이나 서비스가 제공하는 구체적인 이점을 명확하게 보여주는 것이다. 이는 고객이 왜 반드시 우리의 제품이나 서비스를 선택해야 하는지를 설득력 있게 설명한다.

가치제안의 중요성은 세 가지로 강조된다. 첫째, 고객에게 진정한 가치를 제공함으로써 자연스럽게 고객 충성도를 높일 수 있다. 둘째, 차별화된 가치를 통해 경쟁자들을 압도하고 시장에서 명확한 우위를 확보할 수 있다. 셋째, 명확한 가치제안은 강력한 마케팅 메시지를 구축하는 기반이 되어, 더 많은 고객을 효과적으로 유치할 수 있다. 다음은 이러한 가치제안을 더욱 명확히 하기 위한 구체적인 단계이다.

❶ **고객 문제점 정확하게 파악 :** 고객 인터뷰를 통해 그들이 겪는 문제와 원하는 것을 파악하는 것이 중요하다. 이를 보완하기 위해 다수의 고객에게 설문조사를 실시하여 통계 데이터를 확보하고, 기존의 연구 자료를 분석하여 고객의 니즈를 구체적으로 이해할 수 있다.

❷ **경쟁 서비스 분석 :** 경쟁 서비스가 제공하는 가치를 분석하여 그들의 강점과 개선이 필요한 부분을 파악하는 것이 필요하다. 이를 통해 경쟁 서비스와 차별화될 수 있는 강점을 발견하고, 차별화 포인트를 명확하게 정의해야 한다.

❸ **고객 가치 사다리**value ladder **:** 먼저 제품이나 서비스가 가지고 있는 구체적인 특징(정확한 혈당측정, 실시간 건강 데이터 제공 등)을 정의해야 한다. 그다음 제품이나 서비스가 제공하는 기능(혈당 관리, 운동 추적, 식단 관리 등)을 구체화한다. 이를 바탕으로 고객에게 제공되는 직접 이익(건강 개선, 질병예방, 편의성 증대 등)을 정의한다. 마지막으로는 고객의 삶에 궁극적으로 미치는 더 큰 의미(건강한 삶, 행복, 안정적인 삶)를 설명한다.

❹ **가치제안 문장 작성 :** 가치제안 문장은 누구에게, 무엇을, 어떻게 제공하는지를 간결하고 명확하게 표현해야 한다. 이때 고객 관점에서 작성하는 것이 중요하며, 경쟁 서비스와 차별화되는 가치를 강조하여 고객에게 더욱 강력한 인상을 남길 수 있게 한다.

■ 비즈니스 모델 개발 과정

가치제안을 명확하게 정의했다면, 비즈니스 모델 캔버스로 이를 체계적으로 구체화한다. 이때 다음의 비즈니스 모델 개발 단계를 이용하면 도움이 된다. 비즈니스 모델 개발은 총 10단계로 진행된다.

❶ 아이디어 발굴 및 정의

시장조사와 고객 인터뷰, 브레인스토밍을 통해 새로운 아이디어를 발굴하고 이를 정의한다. 시장조사는 기존 시장을 분석하고 경쟁 서비스, 시장규모, 성장률 등을 파악하는 과정을 포함한다. 미래 시장의 변화를 예측하기 위해 기술 트렌드와 사회적 변화, 정부 정책 등을 분석한다. 또한 잠재 고객의 니즈와 불편사항을 파악하려면 인터뷰와 전문가의 의견 수렴도 필요하다. 이 과정에서 다양한 아이디어를 자유롭게 떠올리고 평가하여 실행가능성, 시장성, 차별성을 기준으로 아이디어의 우선순위를 결정한다.

❷ 가치제안 정의

고객이 직면한 문제를 명확히 정의하고, 이를 해결하기 위한 솔루션을 구체적으로 제시한다. 서비스의 핵심 가치를 명확히 하여 고객에게 제공할 수 있는 가장 큰 장점과 차별점을 설명한다. 고객에게 제공되는 유형 및 무형의 가치를 구체적으로 설명하는 것도 이 단계에서 이루어진다.

❸ 고객 세분화

인구통계학적, 지리적, 행동적, 심리적 기준을 활용하여 고객을 세분화한다. 연령, 성별, 소득 수준 등의 기준 외에도 지역이나 도시, 농촌 등 지리적 요소를 기준으로 분류할 수 있다. 구매 행동, 사용 빈도, 충성도 등의 행동적 기준과 라이프스타일, 가치관, 태도 등의 심리적 기준도 함께 고려한다.

❹ 수익 모델 설계

직접 판매, 구독 모델, 광고 수익, 데이터 판매, 수수료 모델 등 다양한 수익 창출 방안을 검토한다. 수익 모델을 비즈니스의 특성에 맞게 선택하면 안정적인 수익을 창출할 수 있다.

❺ 자원 및 활동 정의

서비스 제공에 필수적인 자원(인력, 기술, 데이터 등)과 수행해야 하는 핵심 활동을 정의한다.

❻ 채널 설정

자체 웹사이트나 모바일 애플리케이션 등 고객과 직접 소통하는 직접 채널과 병원이나 약국 같은 기존 유통 채널을 활용하는 간접 채널을 함께 고려한다. 또한 소셜 미디어와 같은 온라인 채널을 활용하여 마케팅과 고객 소통을 극대화한다.

❼ 고객 관계 구축

고객 데이터를 기반으로 개인 맞춤형 서비스를 제공하고, 커뮤니티를 형성하여 충성도를 높이는 것이 주요 목표이다. 고객센터나 FAQ 등을 통해 고객문의에 신속하게 대응하는 것도 중요하다.

❽ 파트너십 구축

기술 파트너나 유통 파트너와의 전략적 제휴를 통해 시너지를 창출하고, 공동 마케팅을 진행하여 협력 관계를 강화한다.

❾ 비용 구조 분석

임대료, 인건비 등 고정비용과 생산비용, 마케팅 비용 등 변동비용을 파악한다.

❿ 비즈니스 모델 검증

최소 기능 제품(MVP)Minimum Viable Product을 개발하여 시장 반응을 테스트하고, 경쟁 서비스와 비교 분석하여 차별성을 확보한다. 또한 재무 분석을 통해 수익성과 투자 회수 기간 등을 평가하여 비즈니스 모델의 지속가능성을 확인한다.

수익 모델 설계

수익 모델은 기업이 수익을 창출하고 지속가능한 성장을 이루는 방식을 결정하는 핵심적인 요소이다. 특히 디지털 헬스케어 서비스는 다양한 이해관계자가 얽혀 있는 복잡한 환경 속에서 수익을 창출해야 하므로 더욱 정교하고 신중한 설계가 필요하다. 수익 모델의 중요성은 다음과 같다.

- **사업 지속성 :** 안정적인 수익 창출을 통해 사업의 지속성을 지속할 수 있다.
- **성장 동력 확보 :** 새로운 서비스 개발과 투자를 위한 자금을 마련할 수 있다.
- **투자 유치 :** 투자자들에게 매력적인 투자 대상으로 인식될 수 있다.

■ 디지털 헬스케어 서비스 수익 모델

디지털 헬스케어 서비스에서 활용되는 수익 모델은 다양한 형태로 나타난다.

- 고객이 애플리케이션이나 기기를 직접 구매하고 사용료를 지불하는 방식
- 월정액이나 연정액으로 서비스를 지속해서 제공받는 정기 구독 모델
- 고객에게 무상으로 서비스를 제공한 후, 고객이 생성한 데이터를 제3의 기업이나 기관에게 판매하여 수익을 창출하는 데이터 판매 모델
- 고객에게 제3자의 제품을 홍보하고 수익을 얻는 광고 모델

■ 수익 모델 설계 시 고려 사항

수익 모델을 설계할 때 반드시 고려해야 할 몇 가지 중요한 요소가 있다.

- **고객 가치와의 조화 :** 수익 창출은 필수이지만, 동시에 고객에게 실질적인 가치를 제공해야만 지속가능한 수익을 기대할 수 있다. 고객이 서비스에 느끼는 가치가 곧 기업의 성공으로 이어진다.
- **규제 환경 준수 :** 의료 관련 법규나 개인정보 보호법 등 다양한 규제를 준수해야 한다. 이를 간과하면 단기간으로는 성공할 수 있을지 모르나, 지속가능한 성장을 하기 어려울 수 있다.
- **시장 경쟁 분석 :** 현재 시장에서의 경쟁 상황을 철저히 분석하고, 이를 바탕으로 경쟁사와 차별화된 수익 모델을 구축해야 한다.
- **지속가능성 :** 수익 모델은 장기적인 관점에서 꾸준하게 성장할 수 있도록 설계해야 한다.

수익 모델은 한 번에 완벽하게 설계하기 어렵기 때문에 철저하게 평가하고 개선해야 한다. 수익 모델을 평가할 때는 다음 요소를 중점적으로 고려한다.

- **수익성 :** 수익 모델이 얼마나 많은 이익을 창출할 수 있는가?
- **성장가능성 :** 시장 성장과 함께 수익이 확대될 가능성은 어느 정도인가?
- **리스크 :** 수익 모델에 내재된 잠재적인 위험 요소는 무엇인가?
- **경쟁 우위 :** 경쟁사 대비 어느 정도의 차별화된 경쟁력을 확보할 수 있는가?

수익과 비용 구조 분석

수익 모델을 설계한 후에는 반드시 수익과 비용을 철저히 비교하여 사업의 경제적 타당성을 평가해야 한다. 이 과정은 단순히 사업의 수익성을 판단하는 데 그치지 않고, 장기적으로 사업이 지속가능한 성장을 이룰 수 있는지를 명확히 파악하는 데 중요한 역할을 한다. 또한, 투자 대비 효과를 분석하면 투자자들에게 사업의 가치를 설득할 수 있는 중요한 자료가 된다. 수익과 비용 구조를 분석해야 하는 이유를 조금 더 자세히 살펴보면 다음과 같다.

- **사업 타당성 평가 :** 사업이 경제적으로 실행가능한지를 판단할 때 필수이다. 수익과 비용을 비교하여 사업의 경제적 기반을 탄탄하게 다질 수 있다.
- **투자 결정 :** 투자자들이 사업의 수익성을 확인하고, 신뢰할 만한 투자 대상으로 여길 수 있도록 수익과 비용 구조를 명확히 설명해야 한다.
- **비용 절감 :** 불필요한 지출을 줄이고 효율성을 극대화하는 방안을 마련하여 수익성을 극대화할 수 있다.
- **손익분기점 분석 :** 수익과 비용이 일치하는 시점을 명확히 파악하고, 이를 바탕으로 사업 계획을 수정하거나 보완할 수 있다.

■ 수익과 비용 항목

디지털 헬스케어 서비스에서 수익과 비용 항목을 명확하게 파악하는 것은 사업 운영의 핵심 단계이다. 다양한 수익원과 비용 항목을 꼼꼼하게 분석하고 관리하여 효율적인 재무 운영과 장기적인 성장 가능성을 확보할 수 있다. 다음은 대표적인 수익 항목과 비용 항목의 예이다.

수익 항목에는 제품·서비스 판매, 구독 모델, 광고, 데이터 판매, 수수료 모델, B2B 솔루션이 있다.

❶ 제품·서비스 판매

- **애플리케이션 :** 건강, 운동, 식단 등 다양한 관리 애플리케이션을 일회성으로 판매하거나 인앱 구매 기능을 통해 부가 수익을 창출할 수 있다.

- **웨어러블 기기 :** 스마트워치, 헬스밴드와 같은 웨어러블 기기를 판매하여 수익을 얻을 수 있다.
- **콘텐츠 :** 건강 관련 정보, 운동 프로그램, 영양 상담 등의 콘텐츠도 주요한 수익원이다.

❷ 구독형 모델

- **월정액·연정액 :** 매월 혹은 매년 정기적으로 요금을 받고 서비스를 제공한다.
- **프리미엄 서비스 :** 기본 서비스에 고급 기능을 추가로 제공하여 유료화를 유도하는 방식이다.
- **번들 상품 :** 여러 가지 서비스를 하나의 패키지로 묶어 판매해 고객이 더 많은 가치를 느끼게 한다.

❸ 광고

- **배너 광고 :** 애플리케이션 내부에 배너 형태로 광고를 삽입해 수익을 창출한다.
- **동영상 광고 :** 사용자가 짧은 동영상 광고를 시청하도록 유도하여 추가 수익을 얻는다.
- **추천 광고 :** 사용자 데이터를 바탕으로 맞춤형 광고를 제공해 광고 효과를 극대화한다.
- **스폰서십 :** 특정 브랜드와 협력하여 마케팅 활동을 진행하고 후원금을 받는다.

❹ 데이터 판매

- **익명 데이터 판매 :** 개인정보를 익명화한 데이터를 제약회사, 연구기관, 보험사 등에 판매한다.
- **데이터 분석 서비스 :** 데이터를 분석하여 인사이트를 제공하고, 맞춤형 서비스로 발전시킨다.

❺ 수수료 모델

- **플랫폼 수수료 :** 플랫폼 내에서 발생하는 거래에 대해 일정 수수료를 부과한다.
- **중개 수수료 :** 의료기관과 환자 간의 중개 역할을 하고 이 과정에서 수수료를 얻는다.

❻ B2B 솔루션

- **병원·보험사 대상 솔루션 :** 병원과 보험사에 맞춤형 솔루션을 제공하고 라이선스 비용을 받는다.
- **헬스케어 기업과의 협력 :** 다른 헬스케어 기업과 공동 프로젝트를 진행하고 수익을 분배한다.

비용 항목은 고정비용, 변동비용, 일회성 비용으로 나눌 수 있다. 이 항목들은 사업의 운영 구조를 명확히 이해하고 관리하는 데 필수적이다.

❶ 고정비용

- **인건비 :** 개발자, 디자이너, 마케터 등 인력에 지불하는 비용이다.
- **임대료 :** 사무실 임대료 및 서버 임대 비용이다.
- **시스템 유지보수 비용 :** 소프트웨어 및 하드웨어의 유지보수에 필요한 비용이다.

- **보험료 :** 사업 운영을 위한 각종 보험료, 예를 들어 사업장 보험이나 책임 보험이다.

❷ 변동비용

- **마케팅 비용 :** 광고비와 홍보비 등 마케팅에 투입되는 비용이다.
- **서버 운영 비용 :** 클라우드 서버 사용료, 데이터 저장소 사용료 등 IT 인프라 유지 비용이다.
- **콘텐츠 제작 비용 :** 콘텐츠 생산과 관련된 비용, 예를 들어 영상 제작비나 콘텐츠 작성비이다.
- **기기 생산 비용 :** 웨어러블 기기 등 하드웨어 생산에 들어가는 비용이다.

❸ 일회성 비용

- **초기 투자 비용 :** 애플리케이션 개발, 디자인, 초기 마케팅 등 사업 초기에 들어가는 비용이다.
- **특허 출원 비용 :** 기술 특허를 출원하는 데 드는 비용이다.

■ 손익분기점 분석

손익분기점(BEP)break-even point은 손실 없이 사업을 유지할 수 있는 최소한의 매출 규모를 의미한다. 따라서 손익분기점 분석은 사업이 수익과 비용 면에서 균형을 이루는 지점을 파악하는 과정이다. 특히 디지털 헬스케어 서비스를 운영하는 기업에게는 손익분기점 분석이 필수이다. 이를 통해 사업의 지속가능성을 정확히 평가하고, 더 나아가 효과적인 경영 전략을 수립할 수 있다.

손익분기점은 총수익이 총비용과 같아지는 지점이므로 이익도 손실도 없는 상태를 의미한다. 손익분기점을 넘어선 매출부터는 이익이 발생하고, 매출이 손익분기점 이하이면 손실이 발생한다. 손익분기점을 계산하는 공식은 다음과 같다. 단, 단위는 개수이다.

$$\text{손익분기점} = \text{고정비용} \div (\text{판매단가} - \text{변동비 단가})$$

여기서 고정비용은 임대료, 인건비, 시스템 유지비용 등 생산량이나 판매량과 관계없이 고정적으로 발생하는 비용이다. 판매단가는 제품이나 서비스를 판매할 때 얻는 금액이다. 변동비 단가는 제품이나 서비스를 생산하거나 판매할 때마다 발생하는 가변적인 비용으로 재료비, 판매촉진비 등이 있다.

예를 들어 A사가 운영하는 디지털 헬스케어 애플리케이션의 월 고정비용이 1,000만 원이고 애플리케이션 판매 가격이 1만 원, 개당 변동비용이 3,000원이라고 가정하면 손익분기점은 다음과 같다.

$$\text{손익분기점} = 1{,}000\text{만 원} \div (10{,}000\text{원} - 3{,}000\text{원}) \fallingdotseq 1{,}429\text{개}$$

따라서 A사는 매월 약 1,429개의 애플리케이션을 판매해야 손실 없이 사업을 운영할 수 있다.

손익분기점을 분석할 때에는 몇 가지 중요한 요소를 반드시 고려해야 한다.

첫째, 미래 예측의 불확실성을 고려해야 한다. 수익과 비용을 정확하게 예측하는 것은 어렵고, 예상하지 못한 변수가 발생할 수 있다. 둘째, 외부 환경 변화에 대한 대응이 필요하다. 기술 발전, 경쟁 구도, 정책 변화 등 외부 요인에 따라 손익분기점이 크게 변동될 수 있기 때문이다. 셋째, 모델에는 한계가 있다. 손익분기점 분석은 사업의 모든 요소를 반영하지 못하는 단순화된 모델이므로 그 자체를 완벽한 의사결정 도구로 삼으면 안 된다. 넷째, 변동비 산정의 정확성을 확보해야 한다. 변동비를 정확히 산정하지 않으면 잘못된 결론을 내릴 수 있다.

따라서 손익분기점을 효과적으로 분석하려면 시장 변화를 빠르게 파악하고 리스크를 줄이기 위해 전략적 사고가 뒷받침되어야 한다.

비즈니스 모델 캔버스 작성하기

비즈니스 모델 캔버스는 사업 아이템을 시각적으로 표현하고, 요소 간의 관계를 파악하여 사업의 전체적인 구조를 쉽게 이해할 수 있도록 돕는 도구이다. 이를 통해 사업 아이디어가 현실적이고 지속 가능한지 수익과 비용 관점에서 구체적으로 분석한다. 이 과정에서 핵심 파트너, 핵심 활동, 핵심 자원, 가치제안, 고객 관계, 채널, 고객 세그먼트, 비용 구조, 수익 구조 등 초기 비즈니스 모델의 내용을 수정 보완하며 최적화한다.

이번에는 실손보험 간편 청구 애플리케이션 서비스를 예시로 들어 비즈니스 모델 캔버스의 9가지 요소를 작성하는 방법을 알아보자.

❶ 사업 추진 시 핵심 파트너는 누구인가?

보험회사와의 제휴를 통해 데이터를 연동하고, 병원과의 협력을 통해 정보시스템과 연계를 강화한다. 또한 안정적인 시스템 운영을 위해 클라우드 서비스 제공업체와 협력하고, 핀테크 기업과의 협력을 통해 간편 결제 시스템을 도입한다.

❷ 사업화를 위한 핵심 활동은 무엇인가?

서비스의 성공적인 운영을 위해 애플리케이션 개발 및 유지보수, 여러 보험사의 API Application Programming Interface 연동 및 계약 관리, 그리고 효과적인 마케팅 활동이 핵심 활동으로 꼽힌다.

❸ 우리의 핵심 자원은 무엇인가?

다양한 보험사의 데이터를 연동하기 위한 API 시스템, 고객 정보를 안전하게 보호하는 보안 시스템, 애플리케이션 개발 및 유지보수를 담당하는 전문 개발 인력이 필수이다.

❹ 어떠한 가치를 제안하는가?

우리 서비스는 고객들에게 간편하고 신속하게 보험금을 청구하는 경험을 제공하는 데 중점을 둔다. 모바일 애플리케이션을 통해 몇 번의 클릭만으로 보험금을 청구할 수 있고, 준비 서류를 안내하고 파일 업로드 방식을 활용해 제출 과정을 간소화한다. 또한 맞춤형 청구 서비스를 제공하여 고객의 보험상품에 따른 심사 과정을 투명하게 안내함으로써 신뢰를 구축한다.

❺ 고객과의 관계 구축 방법은?

애플리케이션 내 1:1 문의 기능을 통해 실시간 상담을 제공하고, 자주 묻는 질문에 대한 답변을 제공하는 FAQ 섹션을 운영한다. 필요하면 이벤트를 열어 고객 참여를 유도하고 서비스에 대한 긍정적인 경험을 확산시킨다.

❻ 고객과 접점의 채널은 무엇인가?

서비스는 주로 모바일 애플리케이션을 통해 제공되며, 고객과의 소통과 마케팅을 위해 소셜 미디어를 적극 활용한다. 또한 병원과의 연계를 통해 병원 내 정보시스템이나 홈페이지에서 보험금 청구에 관한 안내를 제공하여 고객 접근성을 높이고 편의성을 강화한다.

❼ 고객 세그먼트는 누구인가?

주요 고객은 실손보험에 가입한 직장인, 주부, 노인 등이다. 각각의 고객 세그먼트는 고유한 특성을 갖고 있어 세부적으로 나눠 이해할 필요가 있다. 젊은 직장인은 스마트폰 사용에 익숙하고, 빠르고 간편한 보험금 청구를 선호한다. 바쁜 주부는 시간적 여유가 부족하여 간편한 보험금 청구 방법을 요구한다. 만성질환자는 자주 병원을 방문하고 보험금을 청구할 일이 많아 효율적인 서비스가 필요하다. 이 고객들은 복잡한 보험금 청구 절차, 서류 준비의 번거로움, 청구 기간의 지연, 보험금 지급 여부의 불확실성이라는 문제를 마주한다.

❽ 비용 구조는 무엇이 있는가?

주요 비용으로는 개발 인력과 운영 인력 등 인건비, 클라우드 서버 사용료와 데이터 저장 비용 등 시스템 운영 비용, 광고와 홍보를 위한 마케팅 비용이 있다.

❾ 주요 수익 구조는 무엇인가?

이 서비스의 주요 수익원은 고객으로부터 받는 건당 청구 수수료이다. 추가로 애플리케이션 내에 관련 상품 광고를 게재하여 광고 수익을 창출하고, 보험금 청구 분석 보고서와 같은 부가 서비스를 유료화해 추가 수익을 확보한다.

비즈니스 모델 캔버스의 9가지 요소를 정리한 후 비즈니스 모델 캔버스 양식에 핵심 단어를 작성하면 [그림 11-4]와 같은 결과를 얻을 수 있다.

<table>
<tr>
<td colspan="2" rowspan="2">❶ 핵심 파트너
보험회사
병원
클라우드 서비스 제공업체
핀테크 기업</td>
<td colspan="2">❷ 핵심 활동
애플리케이션 개발 및 유지보수
보험사 API 연동
홍보 마케팅</td>
<td colspan="2" rowspan="2">❹ 가치제안
간편한 보험 청구
서류 제출 간소화
투명한 심사 과정</td>
<td colspan="2">❺ 고객 관계
1:1 문의
FAQ
이벤트</td>
<td colspan="2" rowspan="2">❼ 고객 세그먼트
젊은 직장인
바쁜 주부
만성질환자</td>
</tr>
<tr>
<td colspan="2">❸ 핵심 자원
API 시스템
보안 시스템
전문 개발 인력</td>
<td colspan="2">❻ 채널
모바일 애플리케이션
소셜 미디어
병원 내 정보시스템,
홈페이지</td>
</tr>
<tr>
<td colspan="5">❽ 비용 구조
인건비
시스템 운영 비용
마케팅 비용</td>
<td colspan="5">❾ 수익 구조
고객 이용 수수료
광고
보험금 청구 분석 보고서 등 유료 부가 서비스</td>
</tr>
</table>

그림 11-4 비즈니스 모델 캔버스 양식 작성 예시

11.3 경쟁사 조사와 분석

디지털 헬스케어 시장은 빠르게 성장하고 있으며, 다양한 기업이 앞다투어 새로운 서비스를 선보이고 있다. 이러한 치열한 경쟁에서 살아남으려면 경쟁사를 철저하게 이해해야 한다. 경쟁사 조사를 통해 자사 서비스의 강점과 약점을 명확히 파악하고, 이를 바탕으로 시장에서 성공할 전략을 구체적으로 수립하는 것이 중요하다.

경쟁환경 분석

경쟁환경 분석은 자사 서비스가 속한 시장의 전체적인 그림을 파악하고, 향후 시장 변화를 예측하기 위한 필수 과정이다. 경쟁환경 분석을 통해 자사 서비스의 위치를 명확히 파악하고, 성공을 위한 효

과적인 사업 전략을 수립할 수 있다. 경쟁환경은 시장규모와 성장률, 경쟁 구도, 고객, 기술 환경, 규제 환경으로 구분하여 분석할 수 있다. 다음에서 각 요소를 자세히 살펴본다.

❶ 시장규모 및 성장률 분석

디지털 헬스케어 시장의 현재 규모와 성장가능성은 시장 진입 전략을 수립할 때 핵심적인 정보이다. 전체 시장의 규모를 파악하는 데 그치지 않고, 국내외 시장을 비교하고 웨어러블 기기, 건강관리 애플리케이션, 원격진료와 같은 세부 시장별로 규모를 비교하여 더 나은 인사이트를 도출한다. 이와 함께 연간 성장률, 지역별 성장률, 세대별 성장률을 분석하여 시장의 성장세를 입체적으로 평가하고, 주요 경쟁사들의 시장 점유율을 확인하여 경쟁 강도와 시장 내 위치를 명확히 파악한다.

❷ 경쟁 구도 분석

경쟁 구도는 직접 경쟁자, 잠재 경쟁자, 대체제로 나누어 면밀히 분석한다. **직접 경쟁자**는 동일한 서비스를 제공하는 기업으로, 이들의 서비스 특징과 강점, 약점, 타겟 고객층을 분석하여 자사 서비스의 차별화 포인트를 찾는다. **잠재 경쟁자**는 현재 다른 산업에 있지만 유사한 서비스를 제공하거나 향후 해당 시장으로 확장할 가능성이 있는 기업이다. IT 기업, 제약회사, 통신사 등이 잠재 경쟁자에 해당한다. **대체제**는 자사 서비스를 대체할 수 있는 다른 제품이나 서비스로, 오프라인 병원이나 건강기능식품 등이 있다.

❸ 고객 분석

고객 분석에서는 자사 서비스의 주요 타겟 고객층을 설정하고, 이들의 인구통계학적 특성, 심리적 특성, 행동 특성을 종합적으로 분석한다. 이를 통해 고객들이 원하는 기능이나 불편하게 느끼는 점을 구체적으로 파악하고, 개선 기회를 도출한다. 고객들이 정보를 얻는 채널과 제품 선택 시 고려하는 기준을 분석하여 효과적인 마케팅 전략을 수립한다.

❹ 기술 환경 분석

기술 환경 분석은 디지털 헬스케어 서비스에 필요한 핵심 기술인 AI, 빅데이터, IoT의 발전 동향을 파악하고, 새로운 기술 도입 시 직면할 수 있는 기술적 장벽을 분석하는 것이다. 또한 미래 기술 트렌드를 예측하고 기술 로드맵을 수립하여 기술적으로도 경쟁력을 강화할 수 있다.

❺ 규제 환경 분석

규제 환경 분석도 필수적인 고려 사항이다. 의료법, 개인정보 보호법, 의료기기법 등 관련 법규를 검토하여 사업을 추진할 때의 제약조건을 파악해야 한다. 정부의 디지털 헬스케어 관련 정책 변화를 지속해서 모니터링하여 변화에 대비하는 것이 좋다. 또한 건강보험과 민간보험의 정책 변화가 서비스에 미치는 영향을 분석하여 규제 변화에 따라 대응 전략을 마련해야 한다.

SWOT 분석

SWOT 분석은 경쟁환경 분석 결과를 바탕으로 자사 서비스의 내부적인 강점(S)과 약점(W), 외부 환경의 기회(O)와 위협(T)을 체계적으로 분석하여 경쟁 우위를 확보하는 데 필수적인 도구이다. 이를 통해 서비스의 현재 위치를 명확히 이해하고, 효과적인 사업 전략을 수립할 수 있다. SWOT 분석의 네 가지 요소는 다음과 같다.

- **강점(S)**strength : 자사 서비스가 보유한 경쟁 우위 요소이다. 예를 들어 경쟁사가 쉽게 따라올 수 없는 특허나 데이터베이스와 같은 독점 기술, 전문성을 갖춘 개발팀과 마케팅팀, 안정적인 자금력과 투자 유치 가능성, 시장에서 높은 인지도를 가진 브랜드, 경쟁사 대비 우수한 고객 서비스, 독창적인 기능이나 차별화된 서비스 등이 해당한다.
- **약점(W)**weakness : 자사 서비스에서 개선이 필요한 부분이다. 예를 들어 자금 부족, 전문 인력 확보의 어려움, 최신 기술에 대한 적응력 부족, 효과적인 마케팅 전략 수립의 어려움, 시장에서 낮은 브랜드 인지도, 협력 가능한 파트너 부족 등이 해당한다.
- **기회(O)**opportunity : 외부 환경에서 활용할 수 있는 긍정적인 요인이다. 예를 들어 디지털 헬스케어 시장의 성장, 관련 규제 완화로 인한 새로운 사업 기회, AI와 빅데이터 같은 신기술 활용 가능성, 건강에 대한 소비자 관심 증가, 디지털 서비스 선호, 협업을 통한 시너지 효과 창출 가능성 등이 있다.
- **위협(T)**threat : 자사 서비스에 부정적인 영향을 미칠 수 있는 외부 요인이다. 예를 들어 새로운 경쟁자의 등장과 기존 경쟁자의 공격적인 마케팅, 기술 발전에 따른 새로운 경쟁 기술 등장, 관련 법규 강화로 인한 사업 제약, 경기 침체에 따른 소비 위축, 변화하는 고객의 선호도에 빠르게 대응하지 못할 위험 등이 있다.

[표 11-1]은 SWOT 분석의 한 가지 사례로, 서비스, 기술, 시장에서 A사의 실손보험 간편 청구 애플리케이션 서비스를 분석한 결과이다. 이를 바탕으로 구체적인 전략을 수립할 수 있다.

표 11-1 A사의 실손보험 간편 청구 애플리케이션 SWOT 분석 사례

요소	강점	약점	기회	위협
서비스	빠른 심사, 간편한 UI/UX	다양한 보험사 연계 부족	AI 기반 맞춤형 서비스 가능성, 핀테크 산업 성장	경쟁 심화, 보안 위협
기술	AI 기술 활용, 클라우드 기반 시스템	신기술 도입 속도 느림	5G 통신 상용화, 블록체인 기술 발전	기술 유출 위험
시장	성장하는 헬스케어 시장, 비대면 서비스 확대	규제 환경 변화, 보험사와의 관계 설정	개인정보 보호에 대한 관심 증가, 건강 데이터 활용 확대	경쟁사의 공격적인 마케팅

SWOT 분석으로 도출한 결과를 [그림 11-5]와 같이 교차 분석하여 네 가지 전략을 수립할 수 있다.

외부요인 / 내부요인	강점(S)	약점(W)
기회(O)	SO 전략	WO 전략
위협(T)	ST 전략	WT 전략

그림 11-5 SWOT 분석을 통한 전략 수립

- **SO 전략 :** 강점을 활용하여 기회를 포착하는 전략이다. 예를 들어 AI 기술을 바탕으로 맞춤형 건강관리 서비스를 개발하는 방안을 수립할 수 있다.
- **ST 전략 :** 강점을 활용하여 외부 위협을 극복하는 전략이다. 예를 들어 보안 시스템을 강화하여 데이터 유출 위험을 방지하는 전략을 수립할 수 있다.
- **WO 전략 :** 약점을 보완하여 기회를 활용하는 전략이다. 예를 들어 파트너십을 통해 다양한 보험사와 연계하는 방안을 수립할 수 있다.
- **WT 전략 :** 약점을 보완하고 외부 위협을 최소화하는 전략이다. 예를 들어 인력 양성 프로그램을 통해 기술 역량을 강화하는 방안을 수립할 수 있다.

SWOT 분석 결과를 바탕으로 전략을 수립할 때 주의할 사항이 있다. 첫째, 주관적인 판단을 피하고 객관적 데이터에 기반해 분석이 이루어져야 한다. 둘째, 시장 환경 변화에 맞춰 SWOT 분석을 주기적으로 해야 한다. 셋째, 다양한 이해관계자의 의견을 반영해 다양한 시각에서 분석해야 한다.

차별화 전략 수립

차별화 전략은 자사 서비스가 경쟁사와 구별되는 독창적 가치를 제공하여 고객을 유치하고 충성도를 높이는 데 필수적인 전략이다. SWOT 분석을 통해 파악한 강점과 기회를 바탕으로 경쟁사와 차별화된 전략을 수립해야 한다. 이때 제품, 마케팅, 채널, 가격, 고객 경험에서 차별화 전략을 수립할 수 있다. 각 전략을 구체적으로 살펴보자.

❶ 제품 차별화 전략

제품 차별화는 경쟁사에 없는 독창적인 기능, UI/UX 개선, 품질 향상을 통해 이루어진다. 예를 들어 AI 기반의 개인 맞춤형 건강관리 기능이나 음성 인식 상담 기능을 통해 고객의 니즈를 충족할 수 있고, 사용자 인터페이스를 직관적이고 편리하게 디자인하여 사용성을 극대화할 수 있다. 특히 몇 번의 클릭만으로 보험금을 청구할 수 있도록 개선하거나 정확하고 신속한 보험금 심사와 고객 지원을 제공해 서비스 품질을 강화하는 것도 제품 차별화의 좋은 예이다.

❷ 마케팅 차별화 전략

마케팅 차별화는 특정 고객층을 겨냥한 맞춤형 마케팅, 스토리텔링 마케팅, 바이럴 마케팅을 활용해 고객과의 감성적 유대와 참여를 유도하는 것이다. 예를 들어 젊은 층을 대상으로 한 소셜 미디어 마케팅과 중장년층을 위한 오프라인 홍보를 결합해 효과를 극대화할 수 있다. 또한 브랜드 스토리를 만들어 건강한 삶을 강조하는 슬로건을 전달하거나 고객 성공 사례를 공유하여 고객과의 감성적 유대감을 강화할 수 있다. 이벤트와 공유 기능, 인플루언서 협업을 통해 고객의 자발적인 참여와 홍보를 유도하는 바이럴 마케팅도 효과적이다.

❸ 채널 차별화 전략

채널 차별화는 온라인과 오프라인을 아우르는 다양한 접근 채널을 통해 고객 접점을 넓히는 것이다. 모바일 애플리케이션, 웹사이트, 소셜 미디어 같은 온라인 채널을 활용하는 것은 물론, 병원이나 약국 등 오프라인 채널과 협력하여 서비스 접근성을 높일 수 있다. 또한 헬스케어 기기 제조사나, 보험회사와 제휴하여 새로운 판매 채널을 확보함으로써 채널을 다각화할 수 있다.

❹ 가격 차별화 전략

가격 차별화는 프리미엄 전략, 저가 전략, 다양한 가격 모델을 통해 고객 선택 폭을 넓히는 방식이다. 고급 기능을 갖춘 프리미엄 서비스를 제공하여 높은 가격을 책정하거나 경쟁사보다 저렴한 가격으로 시장 점유율을 확대하는 방식이 있다. 무료 버전, 유료 버전, 구독 모델을 함께 제시하여 고객이 필요에 따라 옵션을 선택할 수 있게 해도 좋다.

⑤ 고객 경험 차별화 전략

고객 경험 차별화는 개인화된 서비스와 편리함을 제공하고, 고객 간의 커뮤니티를 활성화하여 고객 충성도를 높이는 것을 목표로 한다. 예를 들어 고객 데이터를 분석하여 개인 맞춤형 서비스를 제공하거나 복잡한 절차를 간소화하여 편리하고 직관적인 사용 환경을 제공할 수 있다. 또한 고객 간의 소통을 활성화하여 커뮤니티를 형성하고, 신속하고 정확한 고객 지원을 통해 서비스 품질을 유지하는 것 역시 중요한 차별화 전략이다.

차별화 전략을 수립할 때에는 타겟 고객의 니즈와 선호도를 정확하게 파악하고 전략을 이에 맞추는 것이 중요하다. 또한 시장 변화에 빠르게 대응하고 새로운 가치를 창출하기 위해 지속적인 혁신이 필요하다. 경쟁사보다 앞서 나가기 위해서는 경쟁 우위를 확보하고 유지하는 것도 중요하며, 무엇보다 제한된 자원을 효과적으로 활용하여 최적의 성과를 낼 수 있는 전략을 마련해야 한다.

CHAPTER 11 연습문제

※ **[문제 1~6]** 산모를 대상으로 한 헬스케어 애플리케이션 서비스 'ABC'를 개발하려고 한다. 다음 물음에 답하라.

1 ABC 서비스가 제공할 핵심 가치제안이 무엇인지 설명하라.

2 ABC의 주요 이해관계자 5명을 선정하고, 각 이해관계자가 이 서비스에서 기대하는 요구사항을 2가지 이상씩 제시하라.

3 ABC에 적합한 수익 모델 3가지를 제시하고, 각 모델의 장점과 단점을 비교 분석하라.

4 비즈니스 모델 캔버스를 사용하여 ABC 서비스를 분석하고, 고객 세그먼트, 가치제안, 채널, 고객 관계, 수익 구조 등 각 요소를 다음 그림에 구체적으로 작성하라.

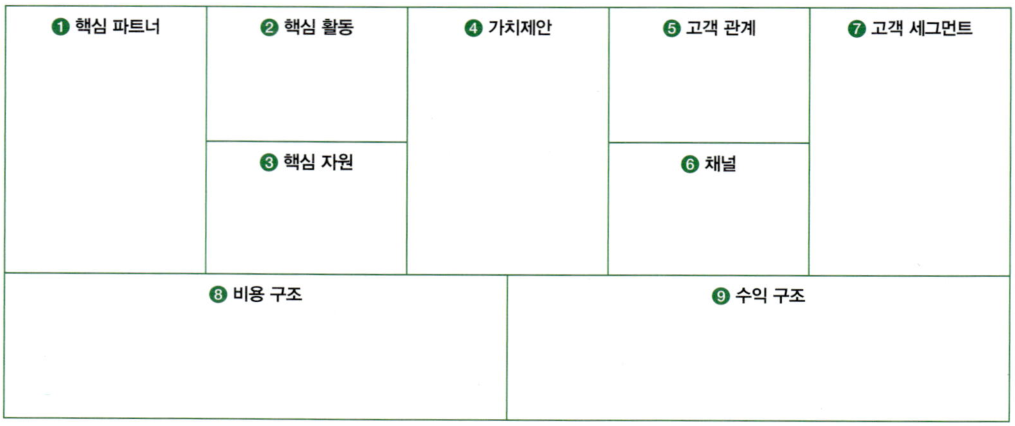

5 경쟁 서비스에 대한 시장조사를 실시하고, 조사한 경쟁 서비스와 ABC의 강점과 약점을 비교 분석하라.

6 경쟁 서비스와 차별화하기 위해 ABC 서비스가 수립할 수 있는 전략을 3가지 이상 제시하라. 예를 들어 기능, 가격, 마케팅 전략 등을 포함하여 설명하라.

읽을거리

CHAPTER

12 디지털 헬스케어 기획

12.1 시스템 구조 설계

현대 사회가 점점 더 복잡해지면서 시스템 구조 설계는 이제 선택이 아닌 필수 요소가 되었다. 우리 주변의 모든 시스템은 소프트웨어, 하드웨어, 네트워크 등 다양한 요소가 유기적으로 연결되어 작동한다. 이처럼 복잡한 시스템을 성공적으로 구축하고 운영하려면 체계적인 설계 과정이 필요하다. 이에 따라 시스템 구조 설계에 대한 깊이 있는 이해와 학습이 필요하다.

시스템이란

시스템이란 특정 목적을 달성하기 위해 상호작용하는 요소들의 집합체이다. 자동차가 엔진, 바퀴, 연료 등 다양한 부품이 모여 하나의 완성된 시스템을 이루듯, 디지털 헬스케어 서비스 역시 여러 요소가 유기적으로 연결되어 작동한다. 일반적으로 시스템은 다음과 같은 주요 기능으로 이루어진다.

- **입력**input : 시스템으로 들어오는 정보나 데이터이다. 예를 들어 디지털 헬스케어 애플리케이션에서 사용자가 입력하는 건강정보나 웨어러블 기기에서 수집된 생체정보가 입력에 해당한다.
- **처리**processing : 입력된 정보를 가공하고 분석하여 의미 있는 결과를 도출하는 과정이다.
- **출력**output : 처리 결과를 사용자에게 제공하는 과정이다. 예를 들어 건강상태 분석 결과를 차트나 그래프 형태로 보여주거나, 맞춤형으로 건강관리 계획을 제시하는 것이 출력에 해당한다.

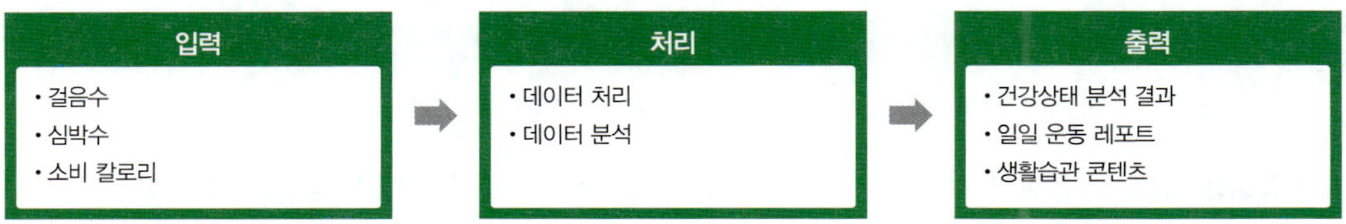

그림 12-1 웨어러블 기기와 애플리케이션의 시스템 기본 구조 예시

이러한 시스템은 디지털 헬스케어 서비스에서 사용자 맞춤형 건강관리 서비스를 제공하는 핵심적인 역할을 한다. 하나의 디지털 헬스케어 서비스를 완성하려면 여러 시스템이 연동되어야 하고, 각 시스템은 입력, 처리, 출력의 기능을 독립적으로 수행한다. 이처럼 유기적으로 결합한 디지털 헬스케어 서비스의 시스템은 다음과 같은 구조를 가진다.

- **데이터 수집 및 저장 :** 사용자의 건강 데이터를 수집하여 안전하게 저장한다.
- **데이터 분석 :** 수집된 데이터를 분석하여 건강상태를 평가하고 질병을 예측한다.
- **정보제공 :** 분석 결과를 바탕으로 사용자에게 필요한 정보를 제공한다.
- **서비스 연동 :** 의료기관 시스템이나 웨어러블 기기 등 다양한 외부 서비스와 연동하여 통합된 서비스를 제공한다.

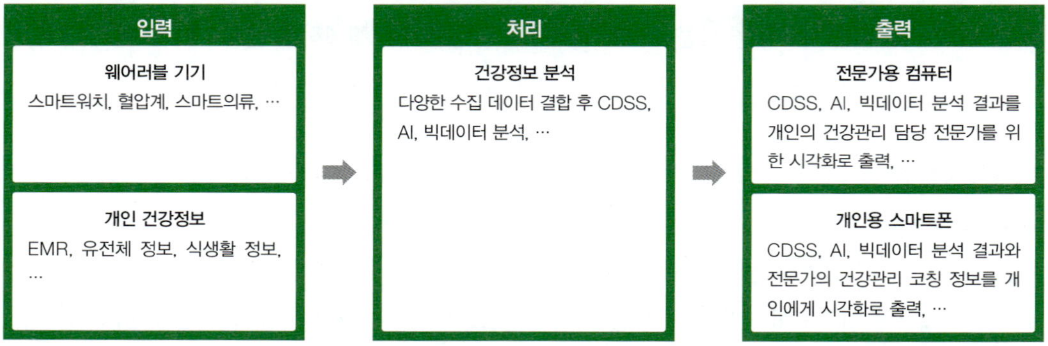

그림 12-2 디지털 헬스케어 시스템 구조 예시

시스템 구조 설계의 중요성과 핵심 요소

잘 설계된 시스템은 단순히 서비스를 제공하는 것을 넘어 사용자 만족도를 높이고 비용을 절감하며 서비스의 지속가능성을 확보하는 중요한 역할을 한다. 시스템 구조 설계가 중요한 이유는 다음과 같다.

- **사용자 경험 향상 :** 직관적 인터페이스와 빠른 응답, 정확한 데이터로 사용자 경험을 극대화해 서비스 충성도를 높인다.
- **비용 절감 :** 불필요한 기능 제거와 시스템 자원의 효율적인 활용으로 운영 비용을 절감할 수 있다.
- **확장성 확보 :** 이용자나 기능 추가 시 시스템을 유연하게 확장해 서비스 성장을 지원한다.

- **보안 강화 :** 데이터 유출과 해킹 위험에서 시스템을 보호해 신뢰를 확보하고 법적 문제를 예방한다.
- **유지보수 용이성 :** 시스템 구조를 명확히 정의해 문제 발생 시 원인을 빠르게 파악하고 해결한다.

■ **시스템 설계 시 고려해야 할 요소**

잘 설계된 시스템을 개발하려면 사용자 요구사항, 기술적 요소, 비즈니스 요구사항을 고려해야 한다. 각 요소는 기능적인 완성도와 장기적인 확장가능성에 큰 영향을 미치므로 이를 종합적으로 검토하는 것이 필수이다.

사용자 요구사항은 시스템이 사용자의 기대에 부응하고, 직관적이며 유용한 기능을 제공하는 데 중점을 둔다.

- **사용자 인터페이스 :** 사용자가 쉽게 시스템을 사용하도록 직관적인 인터페이스를 설계해야 한다.
- **기능 :** 사용자가 필요로 하는 기능을 정확하게 파악하여 시스템에 반영해야 한다.
- **데이터 :** 사용자가 원하는 데이터를 정확하고 신속하게 제공할 수 있어야 한다.

기술적 요소는 시스템의 성능, 안정성, 보안을 유지하는 데 필요한 기술적 기반을 다루고, 시스템 운영의 핵심 역할을 한다.

- **데이터베이스 :** 데이터를 효율적으로 저장, 관리하려면 적합한 데이터베이스를 선택해야 한다.
- **서버 :** 시스템 성능을 안정적으로 유지하기 위해 충분한 성능을 갖춘 서버를 선택해야 한다.
- **네트워크 :** 안정적인 네트워크 환경을 구축하여 데이터 전송 속도를 최적화해야 한다.
- **보안 :** 데이터 암호화와 접근 권한 관리를 통해 시스템 보안을 강화해야 한다.

비즈니스 요구사항은 시스템이 수익을 창출하고 법적 규제를 준수하며, 미래의 변화에 유연하게 대응할 수 있도록 하는 데 초점을 맞춘다.

- **수익 모델 :** 시스템을 통해 어떻게 수익을 창출할지에 대한 구체적인 계획을 수립해야 한다.
- **규제 준수 :** 관련 법규와 규정을 준수해 법적 문제가 없도록 설계해야 한다.
- **미래 변화 대응 :** 기술 발전과 시장 변화를 유연하게 수용할 구조로 시스템을 설계해야 한다.

■ **시스템 설계의 잠재적 문제점과 해결 방안**

디지털 헬스케어 서비스의 성공을 위해서는 잘 설계된 시스템이 필수적이다. 하지만 설계 단계에서 충분한 시간과 노력을 기울이지 않으면 개발 과정에서 여러 문제가 발생할 수 있다. 설계 단계에서 생길 수 있는 주요 문제점과 그에 따른 해결 방안은 다음과 같다.

- **요구사항 불명확 :** 사용자 요구사항을 명확히 파악하지 못하면 시스템이 기대에 못 미칠 수 있다. 이를 해결하려면 사용자 인터뷰와 설문조사로 요구사항을 철저히 파악해야 한다.
- **기술적 어려움 :** 기술 도입이나 복잡한 시스템 구축 과정에서 기술적 난관에 부딪힐 수 있다. 이 때는 숙련된 개발자와 협력하고 문제 해결에 필요한 시간과 예산을 확보하는 것이 중요하다.
- **예산 부족 :** 시스템 개발 예산이 부족하면 원하는 기능을 모두 구현하기 어려울 수 있다. 이 경우, 기능의 우선순위를 설정해 필수 기능부터 개발하는 게 좋다.
- **시간 부족 :** 짧은 개발 시간은 시스템 품질 저하로 이어질 수 있다. 이를 해결하려면 필요시 추가 인력을 투입하여 일정 내에 품질을 확보하는 방안을 고려해야 한다.

개인 건강 기록 관리 애플리케이션의 시스템 설계 예시

개인 건강 기록 관리 애플리케이션을 개발하려 한다. 이 애플리케이션은 사용자가 자신의 건강 데이터를 입력하고 이를 바탕으로 건강상태를 분석하고 관리할 수 있도록 돕는 시스템이다. 주요 구성 요소는 사용자, 모바일 애플리케이션, 서버, 데이터베이스, 클라우드, 웨어러블 기기, 네트워크 통신이고, 각 요소의 기능은 다음과 같다.

- **사용자 :** 애플리케이션을 통해 건강 데이터를 입력하고 분석 결과를 확인한다.
- **모바일 애플리케이션 :** 사용자 인터페이스로 데이터를 쉽게 입력하고 분석 결과를 확인한다.
- **서버 :** 사용자로부터 수집된 데이터를 저장하고, 분석 알고리즘을 실행하여 결과를 생성한다.
- **데이터베이스 :** 회원 정보와 건강 데이터를 안전하게 저장하는 공간이다.
- **클라우드 :** 서버를 운영할 인프라를 제공한다.
- **웨어러블 기기 :** 스마트워치나 혈압계 등을 통해 자동으로 건강 데이터를 수집한다.
- **네트워크 통신 :** 웨어러블 기기에서 수집된 데이터를 모바일 애플리케이션으로 전송한다.

[그림 12-3]은 개인 건강 기록 관리 애플리케이션의 시스템 구조를 간략히 보여준다.

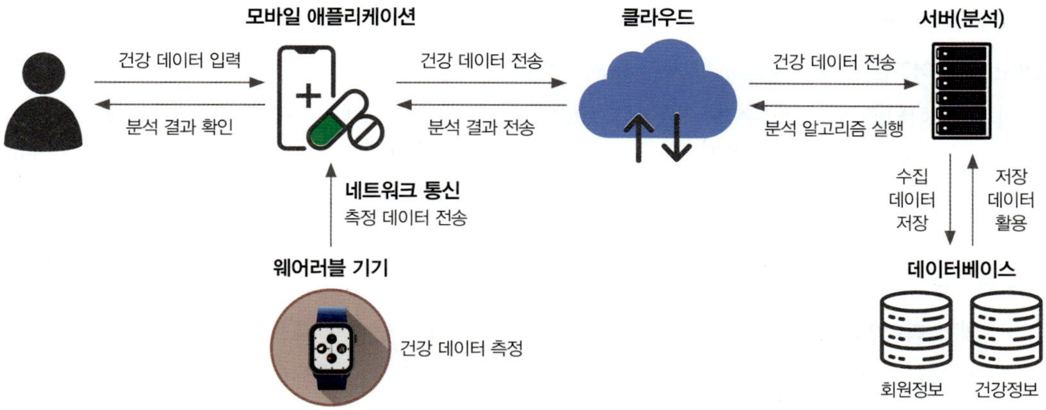

그림 12-3 개인 건강 기록 관리 애플리케이션 시스템 구조 설계 예시

사용자가 모바일 애플리케이션에 입력한 건강 데이터와 웨어러블 기기에서 수집된 건강 데이터는 네트워크 통신을 통해 클라우드 기반의 서버로 전송되고, 데이터베이스에 안전하게 저장된다. 서버는 저장된 데이터를 분석한 후 결과를 다시 애플리케이션으로 보내고, 사용자는 정리된 결과를 확인한다. 이 시스템에서 제공하는 주요 기능은 다음과 같다.

- **데이터 수집 :** 사용자가 직접 입력하거나 웨어러블 기기가 자동으로 수집한 데이터를 관리한다.
- **데이터 저장 :** 수집된 데이터를 안전하게 보관하고 효율적으로 관리한다.
- **데이터 분석 :** 데이터를 분석해 사용자 건강상태를 평가하고, 맞춤형 건강관리 정보를 제공한다.
- **알림 :** 건강상태에 따라 알림을 제공하여 사용자에게 필요한 건강관리를 지원한다.
- **보고서 생성 :** 건강 데이터를 바탕으로 다양한 형태의 보고서를 생성하여 제공한다.

시스템 구조 설계와 주요 기능 도출이 완료되면 시스템의 확장가능성을 고려한 검토가 필요하다. 예를 들어 사용자들이 정보를 공유할 수 있는 커뮤니티 기능, 의료진과의 원격상담 기능, 질병을 예측하는 AI 기술 도입 등을 고려할 수 있다.

효과적인 시스템 설계를 위한 주요 도구와 활용법

시스템 설계 도구는 복잡한 시스템을 시각적으로 표현하고 설계 과정을 체계화하여 효율적으로 시스템을 구축하는 데 필수적인 역할을 한다. 특히 디지털 헬스케어 서비스와 같이 복잡한 시스템을 설계할 때 다양한 도구들을 활용하면 시스템의 전체적인 구조와 구성 요소 간의 관계를 명확하게 파악할 수 있다. 여기서는 UML 다이어그램과 ERD라는 두 가지 주요 설계 도구의 특징과 장단점을 살펴본다.

■ UML 다이어그램

UML 다이어그램 Unified Modeling Language diagram은 통합 모델링 언어(UML)를 통해 시스템의 정적 구조와 동적 행위를 시각화하는 도구이다. UML 다이어그램은 시스템의 구조와 동작을 시각적으로 명확히 표현하여 프로젝트 개발 과정에서 효과적인 의사소통을 돕고, 시스템 개발 전반에 걸쳐 활용된다. 주요 UML 다이어그램 유형은 다음과 같다.

- **유스케이스 다이어그램**Use Case diagram : 사용자 관점에서 시스템의 행위를 표현한다.
- **클래스 다이어그램**Class diagram : 시스템을 구성하는 클래스 간의 관계를 표현한다.
- **시퀀스 다이어그램**Sequence diagram : 시간 흐름에 따른 객체 간 상호작용을 표현한다.

UML 다이어그램의 주요 장점은 다음과 같다. 첫째, 객체 지향 프로그래밍 언어와의 호환성이 높다. 둘째, 다양한 다이어그램을 통해 시스템의 다양한 측면을 표현할 수 있다. 셋째, 표준 언어로 널리 사용되기 때문에 학습 자료와 도구가 풍부하다. 넷째, 한 번 작성된 모델을 다른 시스템에 재사용할 수 있다. 반면 단점으로는 모든 시스템을 UML 다이어그램으로 표현하기에 너무 복잡할 수 있고, 다양한 다이어그램과 표기법을 익히는 데 시간이 필요하다는 점이 꼽힌다.

UML 다이어그램은 주로 시스템의 동적 및 정적 구조를 시각화하는 데 유용하지만, 데이터 구조 설계에는 다음에 소개하는 ERD가 더욱 적합하다.

■ ERD

ERDEntity-Relationship Diagram는 개체-관계 다이어그램의 약자로, 데이터베이스 구조를 시각적으로 표현하는 도구이다. 데이터베이스 설계에서 개체 또는 엔티티entity와 관계relationship를 중심으로 데이터 간의 연관성을 명확하게 나타낸다. ERD의 주요 구성 요소는 [표 12-1]과 같다.

표 12-1 ERD의 주요 구성 요소

구성 요소	설명
엔티티entity	실제 세계에서 존재하는 개체를 의미한다. 예 개인 건강 기록 관리 애플리케이션에서 사용자, 건강 데이터, 의료기관 등
속성attribute	엔티티의 특징을 나타내는 정보이다. 예 ID, 이름, 생년월일, 혈압, 활동량 등
관계relationship	엔티티 간의 연결 관계를 나타낸다. 예 사용자와 건강 데이터는 '기록하다'라는 관계로 연결될 수 있다.

ERD는 여러 유형으로 나뉘며, 각 유형은 서로 다른 수준에서 데이터 모델을 설계하는 데 사용된다. ERD의 주요 유형은 다음과 같다.

- **개념적 ERD :** 현실 세계의 개념을 추상화하여 시스템의 전체적인 구조를 파악하고 데이터 모델의 기본적인 틀을 정의하는 데 사용된다.
- **논리적 ERD :** 개념적 ERD를 바탕으로 데이터베이스 관리 시스템(DBMS)에 적용 가능한 형태로 구체화한 ERD로, 특정 DBMS에 맞는 데이터 모델을 설계하는 데 사용된다.
- **물리적 ERD :** 논리적 ERD를 바탕으로 실제 데이터베이스에 구현될 수 있도록 상세하게 정의한 ERD로, 테이블 구조, 인덱스, 제약조건 등을 포함하여 데이터베이스를 생성하는 데 필요한 모든 정보를 제공한다.

ERD가 널리 활용되는 이유는 다음과 같다.

- **데이터 모델 시각화 :** 복잡한 데이터 구조를 간결하고 명확하게 시각화하여 쉽게 이해할 수 있다.
- **설계 효율성 개선 :** 데이터베이스 설계 초기에 오류를 미리 수정할 수 있어, 설계 효율성을 높인다.
- **원활한 팀 간 의사소통 :** 개발팀, 데이터베이스 관리자 등 이해관계자 간 의사소통을 원활하게 한다.
- **유지보수 용이성 강화 :** 데이터 모델 변경 사항을 쉽게 파악하고 관리할 수 있어 유지보수가 쉽다.

■ 시스템 설계 도구 선택 시 고려 사항

시스템 설계 도구는 각각 고유한 장점과 활용 사례가 있다. 하지만 프로젝트에 적합한 도구를 선택하는 것이 시스템 설계의 성공을 좌우한다. 설계 도구를 선택할 때 고려해야 할 주요 요소는 다음과 같다.

- **시스템의 복잡성 :** 시스템의 규모와 복잡도에 따라 적합한 도구를 선택해야 한다.
- **팀의 역량 :** 팀원들의 도구 사용 경험과 이해도를 고려해야 한다.
- **프로젝트 특성 :** 프로젝트의 목표, 예산, 일정 등을 고려한다.

12.2 IT 기술을 활용한 기획

디지털 헬스케어 서비스 개발에서는 IT 기술이 핵심적인 역할을 한다. 성공적인 서비스 개발을 위해서는 IT 기술을 효과적으로 활용하는 것뿐만 아니라, 체계적이고 구체적인 기획 과정과 다양한 분야

전문가와의 협업이 필수적이다. 이제 IT 기술이 디지털 헬스케어 서비스의 기획과 개발에 어떻게 기여하는지, 기획 과정에서 고려해야 할 핵심 요소는 무엇인지, 그리고 서비스 품질을 높이기 위해 전문가와의 협업이 왜 중요한지를 살펴보자.

IT 기술의 역할

IT 기술은 이제 단순한 도구를 넘어 현대 기업의 핵심 경쟁력을 결정짓는 중요한 요소로 자리잡고 있다. 기업의 기획 단계 전반에서 IT 기술은 다음과 같은 다양한 역할을 수행하며 혁신을 주도한다.

우선, **데이터 기반의 의사결정**을 지원한다. 빅데이터 기술을 활용하여 방대한 데이터를 실시간으로 수집하고 분석하며, 이를 통해 시장 트렌드와 고객 행동패턴, 경쟁사 동향을 파악한다. ML을 활용한 예측 모델은 의사결정에 필요한 인사이트를 제공하고, 데이터 시각화 기술을 통해 복잡한 데이터를 직관적으로 이해할 수 있도록 돕는다. 또한 고객 데이터를 활용하여 개인 맞춤형 마케팅 전략을 수립함으로써 고객 만족도를 높이는 데 기여한다.

또한 업무 **효율성**을 높이고 **생산성**을 증대시킨다. RPA Robotic Process Automation 등의 자동화 기술을 통해 반복적인 업무를 자동화하고, 데이터 분석을 통해 비효율적인 프로세스를 개선하여 업무 효율성을 높인다. 실시간 IoT 센서 데이터를 활용하여 상황을 즉각 파악하고, 신속하게 의사결정을 내릴 수 있는 지원 환경을 조성한다.

IT 기술은 **새로운 비즈니스 모델**을 창출하기도 한다. 기업은 플랫폼을 구축하여 다양한 서비스를 제공하고, 이를 통해 새로운 수익 모델을 만들어낸다. 또한 제품과 서비스를 구독 형태로 제공하여 고객 충성도를 높이고, 안정적인 수익을 확보할 수 있다. 온라인과 오프라인을 연결하는 O2O Online to Office 서비스로 시장을 확장하고 고객 경험을 새롭게 제시하는 것도 가능하다.

아울러 **고객 경험 혁신**에도 기여한다. 고객 데이터를 기반으로 맞춤형 상품과 서비스를 제공하여 고객 만족도를 높이고, 챗봇이나 AI 콜센터로 고객 문의에 빠르고 정확하게 응대한다. 또한 옴니채널 omni-channel[1] 전략으로 여러 채널에서 일관된 고객 경험을 제공하여 고객 충성도를 강화한다.

IT 기술은 **혁신적인 제품과 서비스 개발**에도 중요하다. AI를 활용하여 스마트폰, AI 스피커 등 지능형 제품을 개발하고, VR과 AR 기술로 새로운 사용자 경험을 제공하는 제품과 서비스를 출시한다.

1 '모든'을 뜻하는 옴니omni와 '유통 경로'를 뜻하는 채널channel의 합성어로, 고객을 중심으로 모든 채널을 통합하고 연결하여 일관된 브랜드 경험을 제공하는 전략을 뜻한다.

마지막으로 IT 기술은 **조직의 유연성을 강화**한다. 클라우드 컴퓨팅을 도입하여 유연하고 확장가능한 IT 환경을 구축하고, 원격근무를 지원하는 클라우드 기반 협업 도구를 활용하여 조직의 유연성과 효율성을 높인다.

이러한 IT 기술은 기업 혁신의 중심에 있다. 이 기술을 효과적으로 활용하려면 기업에 맞는 기술 선택과 체계적인 기획이 필요하다.

IT 기술 선택과 개발 기획

■ 개발 기획을 위한 IT 기술 선택 기준

IT 기술의 발전과 함께 다양한 기술이 쏟아져 나오면서, 프로젝트에 적합한 기술을 선택하는 일은 프로젝트 성공의 중요한 요소가 되었다. IT 기술 선택 시 단순히 기술적 측면을 넘어 프로젝트의 목표, 비용, 환경, 팀 역량 등 다양한 요소를 종합적으로 고려해야 한다. 효과적인 IT 기술 선택을 위해서는 다음과 같은 기준을 꼼꼼히 검토해야 한다.

먼저 프로젝트의 특성과 목표에 맞는 기술 요건을 명확히 해야 한다. 프로젝트를 성공적으로 하려면 기본으로 시스템의 규모와 복잡도, 성능 및 보안 요구사항을 종합적으로 평가해 최적의 기술을 선택하는 것이 좋다.

- **시스템 규모 :** 소규모 애플리케이션에서 대규모 엔터프라이즈 시스템에 이르기까지 시스템 규모에 따라 최적의 기술이 달라진다.
- **시스템 복잡도 :** 복잡한 시스템일수록 고도화된 기능을 지원하는 기술을 고려해야 한다.
- **성능 요구사항 :** 시스템 처리 속도와 응답 시간 등 성능 요구를 충족하는 기술을 선택해야 한다.
- **보안 요구사항 :** 데이터 및 시스템 보안을 강화하기 위해 적절한 보안 기술을 적용해야 한다.

선택하려는 기술 자체의 특징과 장단점도 면밀히 검토해야 한다. 기술 성숙도, 확장성, 유지보수 용이성 등은 기술을 장기적으로 활용할 수 있는지 판단하는 중요한 기준이다.

- **기술 성숙도 :** 기술의 안정성과 성숙도를 평가하여 안정적인 선택을 해야 한다. 새로운 기술은 혁신적인 기능을 제공할 수 있지만, 지원이 부족할 위험도 크다.
- **확장성 :** 시스템 규모가 커지더라도 확장이 가능한 기술을 선택해야 한다.

- **유지보수 용이성 :** 유지보수와 업데이트가 쉽도록 오픈소스나 커뮤니티 지원이 활발한 기술을 선택하는 것이 좋다.
- **학습 곡선 :** 개발자들이 쉽게 익힐 수 있고, 팀의 역량에 맞는 기술인지도 고려해야 한다.

비용 측면의 분석도 필요하다. 초기 도입 비용뿐 아니라 유지 관리와 인력 비용까지 고려해, 비용 효율성을 극대화할 수 있는 기술을 선택해야 한다.

- **초기 도입 비용 :** 기술 도입에 필요한 초기 비용을 고려해야 한다.
- **운영 유지 비용 :** 시스템을 안정적으로 운영하고 유지보수하는 데 드는 비용을 고려해야 한다.
- **인력 비용 :** 기술을 활용하는 데 필요한 인력 채용 또는 교육 비용을 고려해야 한다.

환경적 제약이나 외부 조건 역시 중요한 사항이다. 선택한 기술이 기존 시스템과 호환되고 법규를 준수하며, 기업 문화와 정책에 맞는지 신중히 검토해야 한다.

- **기존 시스템과의 호환성 :** 기존 시스템과의 연동이 필요하면 호환성이 좋은 기술이 바람직하다.
- **법규 및 표준 :** 관련 법규와 표준을 준수하는 기술을 선택해야 한다.
- **기업 문화 및 정책 :** 기업의 기술 정책과 개발 문화에 맞는 적합한 기술을 선택해야 한다.

도입하려는 기술의 기술 지원 능력 또한 중요하다. 특히 기술적 어려움이 발생할 때 빠르게 지원받을 수 있는지, 커뮤니티가 활성화되어 있는지도 고려해야 한다.

- **벤더vendor[2]의 기술 지원 :** 기술 지원이 원활한 벤더를 선택해야 한다.
- **커뮤니티 지원 :** 오픈소스 기술의 경우, 커뮤니티가 활발한지 확인해야 한다.

기술의 미래 전망도 고려해야 한다. 선택한 기술은 시간이 지나도 유효하고, 시장 변화에 따라 유연하게 대응할 수 있어야 한다.

- **기술의 발전가능성 :** 앞으로도 발전할 가능성이 큰 기술을 선택하는 것이 좋다.
- **시장 트렌드 :** 변화하는 시장 상황에 맞춰 유연하게 대응할 수 있는 기술이 바람직하다.

2 벤더는 판매인 또는 판매업자를 의미한다. 특히 컴퓨터 시스템 하드웨어나 소프트웨어를 사용자에게 판매한 후, 브랜드에 책임을 지는 기업을 가리킨다. 벤더는 제조업체일 수도 있고, 단순히 제품을 판매하는 회사일 수도 있다.

마지막으로 개발팀의 역량과 학습 의지도 충분히 고려해야 한다. 기술을 성공적으로 도입하려면 팀의 기술 수준과 새로운 기술에 대한 학습 의지도 중요하다.

- **팀원의 기술 수준 :** 팀원들의 기술 수준에 맞는 기술을 선택해야 한다.
- **학습 의지 :** 팀원들이 새로운 기술을 학습하고 적용할 의지가 있는지 고려해야 한다.

이 외에도 데이터 보안과 같은 세부적인 사항을 종합적으로 고려할 필요가 있다. 특히 민감한 데이터를 다루는 경우, 강력한 보안을 제공하는 기술을 선택해야 한다.

■ IT 기술 선택 단계별 절차

IT 기술 선택은 프로젝트의 성공을 좌우하는 핵심 요소이다. 단순히 기술 기능만이 아닌 프로젝트의 목표, 예산, 환경, 상용화 가능성 등 다양한 요소를 종합적으로 고려해야 한다. 효과적인 IT 기술 선택을 위한 단계별 절차는 다음과 같다.

❶ 프로젝트 목표와 요구사항 설정

첫 단계는 프로젝트 목표와 요구사항을 명확히 설정하는 것이다. 이를 통해 달성해야 할 구체적이고 측정가능한 목표, 필요한 기능과 성능, 그리고 제약조건까지 세부적으로 정의할 수 있다.

- **프로젝트 목표 설정 :** 구체적이고 측정가능한 목표(기존 시스템 성능 개선, 원격 모니터링 서비스 등)를 설정한다.
- **요구사항 정의 :** 시스템이 갖춰야 할 기능, 성능, 보안 등 필수 요구사항을 상세하게 정의한다.
- **제약조건 설정 :** 예산, 시간, 인력 등 프로젝트 수행에 제한 요소를 명확히 한다.

❷ 기술조사와 평가

두 번째 단계에서는 프로젝트 목표와 요구사항에 맞는 다양한 기술을 조사하고 평가한다. 이때 기술 후보군 선정, 성능과 가격 비교, 벤치마킹 등을 통해 적합한 기술을 탐색하고 실제로 검증할 수 있다.

- **기술 후보군 선정 :** 프로젝트의 목표와 요구사항에 맞는 기술 후보군을 선정한다.
- **비교 분석 :** 장단점, 성능, 가격, 시장 점유율, 커뮤니티 지원 등을 종합적으로 비교 분석한다.
- **기술 데모 :** 가능한 경우, 기술 데모를 통해 실제 성능을 확인한다.
- **벤치마킹 :** 유사 프로젝트에서 사용된 기술 사례를 조사하고 분석한다.

❸ 평가 기준 설정과 가중치 부여

세 번째 단계에서는 선택한 기술을 구체적으로 평가하기 위해 기준을 설정하고, 중요도에 따라 가중치를 부여한다. 이를 통해 성능, 보안, 비용 등 다양한 요소가 종합적으로 반영될 수 있도록 한다.

- **평가 기준 설정 :** 기술 선택에 중요한 요소를 정량적, 정성적으로 평가할 수 있는 기준을 설정한다. 예를 들어 기술 성숙도, 확장성, 보안, 비용 등이 해당한다.
- **가중치 부여 :** 각 평가 기준의 중요도를 수치화하여 가중치를 부여한다. 예를 들어 성능 30%, 보안 25%, 비용 20%, 확장성 25% 등으로 설정한다.

❹ 기술 평가 매트릭스 작성과 분석

네 번째 단계에서는 설정한 기준에 따라 각 기술을 평가해 매트릭스를 작성하고, 필요하면 SWOT 분석으로 기술의 장단점을 구체적으로 파악한다. 이를 통해 전체 평가 점수를 산출할 수 있다.

- **평가 매트릭스 작성 :** 기술 후보군을 기준에 따라 평가하고, 결과를 매트릭스 형태로 정리한다.
- **SWOT 분석 :** 각 기술의 강점, 약점, 기회, 위협을 분석한다.
- **가중치 적용 :** 평가 항목에 가중치를 적용하여 종합 평가 점수를 산출한다.

❺ 최종 기술 선정과 의사결정

다섯 번째 단계에서는 평가 결과를 바탕으로 상위 기술 후보를 선정하고, 전문가 의견을 수렴하여 최종 기술을 결정한다. 종합 분석 결과를 반영하여 최적의 기술을 선택하는 중요한 과정이다.

- **상위 기술 선정 :** 평가 결과 상위에 있는 기술들을 최종 후보군으로 선정한다.
- **전문가 의견 수렴 :** 기술 전문가의 의견을 반영하고, 기술 선택에 대한 논의를 진행한다.
- **최종 결정 :** 종합적인 분석 결과를 바탕으로 최적의 기술을 선정한다.

❻ 기술 도입 계획 수립

여섯 번째 단계에서는 선정된 기술을 프로젝트에 도입하기 위한 구체적인 계획을 세운다. 도입 일정, 예산, 인력 확보 및 기존 시스템과의 연동 방안을 마련해 실질적인 준비를 한다.

- **도입 일정 :** 기술 도입 일정을 세밀하게 계획한다.
- **예산 확보 :** 기술 도입에 필요한 예산을 확보한다.

- **인력 확보 :** 기술 활용을 위한 인력을 확보하거나 교육을 시행한다.
- **기존 시스템과의 연동 :** 기존 시스템과의 연동 계획을 구체화한다.

❼ 지속적인 모니터링과 개선

마지막 단계에서는 기술 도입 후 지속해서 성과를 모니터링하고, 필요하면 개선 작업을 수행한다. 이는 새로운 기술 동향을 반영하여 프로젝트의 성공과 안정성을 유지하기 위한 마지막 과정이다.

- **성과 측정 :** 도입된 기술의 성과를 지속해서 측정하고 평가한다.
- **문제점 개선 :** 발생하는 문제점을 신속하게 해결하고 시스템을 개선한다.
- **새로운 기술 동향 파악 :** 최신 기술을 지속해서 모니터링하여 필요시 기술을 업그레이드한다.

앞서 설명한 절차를 바탕으로 구체적인 예시를 통해 IT 기술 선택 과정을 살펴보자.

■ 개인 건강 기록 관리 애플리케이션 기획 사례

❶ 프로젝트 목표와 요구사항 설정

프로젝트의 목표는 개인의 건강 데이터를 실시간으로 수집하고, 이를 바탕으로 맞춤형 건강관리 서비스를 제공하는 애플리케이션을 개발하는 것이다. 이 애플리케이션이 원활하게 작동하려면 다음과 같은 세부 요구사항을 충족해야 한다.

- **데이터 수집 :** 심박수, 혈압, 수면패턴, 활동량, 체온 등 다양한 건강 데이터를 수집해야 한다.
- **데이터 연동 :** 애플리케이션과 웨어러블 기기 간 실시간 데이터 연동이 가능해야 한다.
- **데이터 분석 :** 데이터를 분석해 건강상태를 평가하고, 개인 맞춤형 목표 설정을 지원해야 한다.
- **알림 기능 :** 건강상태에 따라 알림을 제공해야 한다. 예를 들어 심박수 상승 시 알림을 줄 수 있다.
- **데이터 시각화 :** 건강 데이터를 시각적으로 제공해 사용자가 쉽게 이해할 수 있어야 한다.
- **보안 :** 개인 건강정보 보호를 위한 강력한 보안 시스템이 필수이다.

❷ 기술조사와 평가

현재 프로젝트에 적합한 구매 가격의 웨어러블 기기로 A사, B사, C사의 제품 등이 있다. 각 기기는 다양한 기능을 제공하므로 프로젝트 목표에 따라 적합한 기기를 선택하는 것이 좋다. 웨어러블 기기를 선택할 때, [표 12-2]와 같은 평가 기준을 바탕으로 각 기기의 성능과 특성을 검토해야 한다.

표 12-2 웨어러블 기기 선택을 위한 평가 기준

평가 기준	설명
측정가능한 데이터 종류	심박수, 혈압, 수면, 활동량 등 애플리케이션에서 필요로 하는 데이터를 측정할 수 있는지의 여부
정확도	측정 데이터의 정확도
배터리 수명	한 번 충전으로 사용 가능한 시간
애플리케이션 연동	개발하려는 애플리케이션과의 호환성
데이터 보안	개인정보 보호 기능이 얼마나 잘 지원되는지 여부
운영 가격	웨어러블 기기의 구매 가격과 유지보수, 추가 기능 이용 비용

[표 12-2]의 평가 기준에 따라 각 기술 후보군의 장단점을 비교 분석하여 표로 정리하면 프로젝트 목표에 가장 잘 맞는 기기를 선정할 때 도움이 된다.

❸ 평가 기준 설정과 가중치 부여

기술을 선택할 때 중요한 평가 기준으로 측정 데이터, 정확도, 배터리 수명, 애플리케이션 연동, 데이터 보안, 운영 가격이 포함된다. 각 기준은 기기 성능과 비용을 비교하고 분석하는 데 중요한 요소로 작용한다. [표 12-3]은 각 평가 기준별로 적절한 가중치를 준 예이다.

표 12-3 웨어러블 기기 평가 기준과 가중치 예시

평가 기준	가중치	설명
측정가능한 데이터 종류	30%	다양한 건강 데이터를 측정할 수 있어야 하므로 높은 가중치를 부여한다.
정확도	25%	측정 데이터의 정확도가 높아야 신뢰성 있는 분석이 가능하므로 높은 가중치를 부여한다.
배터리 수명	20%	사용자가 자주 충전해야 하는 불편을 줄이기 위해 배터리 수명이 중요하다.
애플리케이션 연동	15%	개발 중인 애플리케이션과의 원활한 연동이 필수이다.
데이터 보안	10%	개인 건강정보 보호를 위해 보안이 필수이다.

❹ 기술 평가 매트릭스 작성과 분석

❷에서 언급한 것처럼 기술 후보군을 평가 기준에 따라 점수화하여 각각의 장단점을 표로 정리할 수 있다. [표 12-4]에 도출된 기기의 종합 점수를 통해 최적의 선택을 도출할 수 있다.

표 12-4 웨어러블 기기별 평가 기준에 따른 점수

평가 기준 / 웨어러블 기기	측정 데이터 (30점)	정확도 (25점)	배터리 수명 (20점)	애플리케이션 연동 (15점)	데이터 보안 (10점)	총점
A사의 제품	25	25	10	10	10	80
B사의 제품	30	25	10	15	10	90
C사의 제품	20	20	10	10	10	70

⑤ 최종 기술 선정과 의사결정

평가 결과, B사의 제품이 가장 높은 점수를 받았고 그 뒤로 A사와 C사가 뒤따랐다. 이후 웨어러블 기기 전문가의 의견을 수렴하여 최종 결정을 내렸다. B사는 애플리케이션 개발 환경이 안정적이고, 다양한 애플리케이션과 연동할 수 있으며 데이터 정확도가 높아 최적의 선택으로 평가되었다. 따라서 B사의 제품이 최종 채택되었다.

⑥ 기술 도입 계획 수립

B사의 제품 모델 중 다양한 센서가 탑재되고 정확도가 향상된 B워치4 이상의 제품으로 선택한다. 이어서 B사의 소프트웨어 개발도구를 학습하여 개발 환경에 익숙해진 후, 애플리케이션 개발 환경을 구축하고 본격적으로 애플리케이션 개발을 시작한다. 마지막으로 B사의 애플리케이션과 연동하여 데이터 수집 및 분석 기능을 구현한다.

⑦ 지속적인 모니터링과 개선

사용자 피드백을 수집하여 애플리케이션 기능을 개선하고, 새로운 웨어러블 기기의 기술 동향을 파악하여 이를 애플리케이션에 반영한다. 또한 보안 취약점이 발견되면 즉시 대응하여 업데이트를 시행한다.

전문가와의 협업

디지털 헬스케어 서비스 개발은 단순한 IT 기술 구현을 넘어 여러 분야의 전문 지식이 있어야 하는 복잡한 프로젝트이다. 성공적인 서비스 개발을 위해서는 IT 전문가와 헬스케어 전문가와의 긴밀한 협업이 필수적이다.

■ IT 전문가와의 협업

IT 전문가는 디지털 헬스케어 서비스의 성공적인 출시와 지속적인 성장을 도모한다. 폭넓은 기술적 지식과 경험을 바탕으로 서비스 품질과 사용자 경험을 향상시키고, 다음과 같은 핵심 분야에서 협업이 이루어진다.

- **개발 환경 구축 :** 서버, 데이터베이스, 클라우드 환경 등 서비스의 기반을 마련하고 관리한다.
- **애플리케이션 개발 :** UI/UX 디자인부터 프로그래밍, 테스트, 배포까지 개발 전과정을 주도한다.
- **데이터 분석 :** 수집된 건강 데이터를 분석하여 유의미한 정보를 도출하고 이를 서비스에 반영한다.
- **보안 시스템 구축 :** 개인정보를 안전하게 보호하는 강력한 보안 시스템을 설계하고 구축한다.
- **API 연동 :** 웨어러블, 혈압계, 혈당계 등 외부 기기와 API를 연동해 데이터를 수집·통합한다.
- **클라우드 서비스 활용 :** 클라우드 기반 서비스를 통해 서비스의 확장성과 안정성을 확보한다.

■ 헬스케어 전문가와의 협업

헬스케어 전문가는 디지털 헬스케어 서비스에서 필수적인 역할을 담당하고, 사용자에게 실질적인 도움을 주는 정확하고 신뢰할 만한 서비스를 제공할 수 있게 한다. 협업은 다음과 같은 핵심 분야에서 이루어진다.

- **건강 데이터 분석 :** 데이터를 의학적 관점으로 분석 및 해석하여 유의미한 정보를 도출한다.
- **알고리즘 개발 :** 건강상태를 평가하고 예측할 수 있는 알고리즘을 개발한다.
- **맞춤형 건강관리 프로그램 개발 :** 개인 건강상태와 목표에 맞춘 프로그램을 설계한다.
- **건강정보제공 :** 사용자에게 신뢰할 수 있는 정확한 건강정보를 제공한다.
- **규제 준수 :** 의료 관련 법규와 윤리 규정을 준수하여 디지털 헬스케어 서비스를 개발한다.

■ 성공적인 협업을 위한 조건

다양한 분야의 전문가들이 협력하여 디지털 헬스케어 서비스를 개발함으로써 단순한 기술 발전을 넘어, 사용자에게 더욱 높은 가치를 제공할 수 있다. 각 분야의 전문성이 결합되어 시너지가 발생하기 때문이다. 이를 극대화하기 위해서는 다음과 같은 조건이 필요하다.

- **명확한 목표 설정 :** 협업의 목표를 명확하게 하고, 이를 모든 구성원이 공유한다.
- **효과적인 의사소통 :** 정기적인 회의와 협업 도구를 활용해 효율적인 의사소통 채널을 구축한다.
- **상호 존중 :** 각자의 전문성을 존중하고, 다양한 의견을 열린 마음으로 수용한다.
- **유연한 태도 :** 변화에 민첩하게 대응하고, 새로운 아이디어와 변화를 적극 수용한다.

12.3 프로젝트 개발 관리

프로젝트를 성공적으로 이끌기 위해서는 체계적인 관리가 필수적이다. 프로젝트 개발 관리는 복잡한 과정을 효율적으로 관리하고 목표를 달성하는 일련의 활동을 포함한다. 이를 위해서는 프로젝트 관리의 중요성, 관리 방법, 도구 활용, 팀 협업, 리스크 관리에 대한 이해와 학습이 필요하다. 이 절에서는 디지털 헬스케어 프로젝트에서 성공적인 관리를 위해 요구되는 체계적인 방안을 제시한다.

디지털 헬스케어 프로젝트 관리의 중요성과 필요성

디지털 헬스케어 분야는 빠르게 성장하여 복잡하고 다양한 프로젝트가 진행되고 있다. 성공적인 디지털 헬스케어 서비스 개발을 위해서는 체계적인 프로젝트 관리가 필수적이다. 그 이유를 하나씩 살펴보자.

첫째, 디지털 헬스케어 프로젝트는 다음과 같이 다양한 이해관계자와 요소가 복잡하게 얽혀 있어, 이를 통합적으로 관리해야 하기 때문이다.

- **다양한 분야의 협업 :** 의료 전문가, 개발자, 디자이너, 규제 전문가 등 다양한 전문가가 참여하므로 효과적인 협업을 위한 체계적인 관리가 필요하다.
- **규제 준수 :** 엄격한 의료 관련 규제를 준수하면서 개발해야 하므로 규제 변화에 대한 지속적인 모니터링과 신속한 대응이 필요하다.
- **기술적 복잡성 :** 최신 기술을 활용한 혁신적인 서비스 개발에는 기술적 어려움에 대한 체계적인 접근이 필요하다.

둘째, 프로젝트에서 예상치 못한 문제가 발생할 수 있으므로 다음과 같이 체계적인 위험 관리가 필요하다.

- **데이터 보안 :** 민감한 데이터를 다루므로 데이터 유출과 해킹에 대한 철저한 보안이 필요하다.
- **규제 변화 :** 규제 환경 변화에 유연하게 대응할 수 있는 시스템을 구축해야 한다.
- **기술적 실패 :** 기술 도입 시 문제에 대비해 충분히 테스트하고 백업 계획을 세워야 한다.

셋째, 프로젝트의 높은 품질을 유지하려면 다음과 같은 지속적인 품질 보장이 필요하다.

- **사용자 중심 개발 :** 요구를 정확히 파악해 사용자 경험을 극대화하는 서비스를 구축해야 한다.

- **지속적인 개선 :** 사용자 피드백을 수집하고 분석하여 서비스를 꾸준히 개선해야 한다.
- **규제 준수 :** 의료기기 관련 규제를 철저하게 준수하여 안전하고 효과적인 서비스를 제공해야 한다.

넷째, 프로젝트의 효율성과 생산성을 높이려면 다음과 같이 자원을 최적화해야 하기 때문이다.

- **예산 관리 :** 제한된 예산 내에서 최대 성과를 달성하기 위해 예산을 효율적으로 운영해야 한다.
- **일정 관리 :** 개발 일정을 철저히 조율해 지연을 방지하고, 신속한 출시를 지원해야 한다.
- **자원 활용 :** 인력, 장비 등 자원을 최대한 효율적으로 활용하여 생산성을 높여야 한다.

다섯째, 사용자 중심의 개발을 통해 고객 만족도를 높이고 성공적인 서비스를 제공해야 하기 때문이다.

- **사용자 요구 반영 :** 사용자의 니즈를 정확하게 파악하여 이를 서비스에 반영해야 한다.
- **지속적인 지원 :** 서비스 출시 후에도 지속적으로 지원하여 고객 만족도를 높여야 한다.
- **빠른 문제 해결 :** 사용자가 제기한 문제를 신속하게 해결하여 고객 신뢰를 확보해야 한다.

결론적으로, 디지털 헬스케어 프로젝트는 복잡하고 다양한 요소가 상호작용하는 구조를 지닌다. 성공적인 디지털 헬스케어 서비스를 개발하기 위해서는 체계적인 프로젝트 관리가 필수이고, 이를 통해 위험을 최소화하고 품질을 높이며, 고객 만족도를 극대화할 수 있다.

프로젝트 관리 단계

디지털 헬스케어 프로젝트는 복잡한 요소가 많아 체계적으로 관리해야 한다. 성공적인 프로젝트 수행을 위해 다음과 같은 단계별 방법을 적용한다.

❶ **계획 수립 단계 :** 성공적인 프로젝트의 청사진을 설계한다.

- **목표 설정 :** 명확하고 측정가능한 목표를 설정한다. 예를 들어 특정 질병의 조기 진단 정확도를 높이거나, 만성질환자의 삶의 질을 향상시키는 등 구체적인 목표를 설정한다.
- **범위 정의 :** 개발할 기능과 서비스의 범위를 명확히 정의하고, 불필요한 기능 추가를 막고 자원을 효율적으로 활용한다.
- **일정 계획 :** 단계별 작업과 소요 시간을 예측하여 전체 프로젝트 일정을 수립한다.
- **자원 할당 :** 개발 인력, 예산, 장비 등 필요한 자원을 효율적으로 배분한다.

- **리스크 관리 계획 :** 예상되는 위험 요소를 사전에 파악하고, 이에 대한 대응책을 마련한다.

❷ **실행 단계 :** 계획을 실행으로 옮긴다.

- **작업 수행 :** 일정에 따라 개발 작업을 진행하고 단계별 성과를 평가한다.
- **문제 해결 :** 개발 과정에서 발생하는 문제를 신속하게 파악하고 해결 방안을 모색한다.
- **품질관리 :** 개발된 기능과 서비스의 품질을 지속해서 점검하고 개선한다.
- **팀 협업 강화 :** 다양한 전문가들이 참여하는 프로젝트 특성상 효과적인 협업 시스템을 구축하고 정기적으로 소통한다.

❸ **통제 단계 :** 계획과 실제 사이의 차이를 줄여 목표 달성에 집중한다.

- **진행 상황 모니터링 :** 프로젝트 진행 상황을 정기적으로 점검하고, 계획과의 차이를 분석한다.
- **리스크 대응 :** 미리 수립한 리스크 관리 계획에 따라 발생한 위험 요소에 대응한다.
- **변경 사항 관리 :** 개발 과정에서 발생하는 변경 사항을 효과적으로 관리하고, 프로젝트 전체에 미치는 영향을 평가한다.

❹ **마무리 단계 :** 프로젝트를 성공적으로 완료하고 지속적 관리 체계를 마련한다.

- **품질 검증 :** 개발된 서비스에 대해 철저한 품질 검증을 수행한다.
- **최종 보고서 작성 :** 프로젝트 결과를 종합적으로 분석하여 최종 보고서를 작성한다.
- **유지보수 계획 수립 :** 서비스가 안정적으로 운영되도록 유지보수 계획을 세운다.

❺ **지속적인 개선 :** 사용자 피드백과 기술 발전을 반영하여 서비스를 개선한다.

- **사용자 피드백 수집 :** 사용자 의견을 수집하고 분석하여 서비스 개선에 반영한다.
- **최신 기술 도입 :** 새로운 기술을 적용해 서비스 경쟁력을 강화한다.
- **규제 변화 대응 :** 규제 환경 변화에 맞춰 서비스를 수정하고 보완한다.

프로젝트 관리와 협업을 위한 도구

프로젝트 관리 및 협업 도구는 프로젝트를 계획하고 실행하며 체계적으로 관리하는 데 필요한 여러 도구와 소프트웨어를 의미한다. 디지털 헬스케어와 같이 복잡하고 다각적인 요소가 얽혀 있는 프로젝트에서는 이러한 도구의 사용이 더욱 중요하다. 레고 블록을 쌓아 복잡한 건축물을 만드는 것처럼, 프로젝트 관리 도구를 활용하면 프로젝트를 효율적으로 관리하고 성공적인 결과를 도출할 수 있다.

■ **프로젝트 관리 도구**

디지털 헬스케어 프로젝트는 복잡한 요소와 다양한 이해관계자가 얽혀 있어, 이를 효과적으로 관리하려면 프로젝트 관리 및 협업 도구가 필요하다. 관리 도구에는 지라Jira, 구글 워크스페이스Google Workspace, 아사나Asana, 트렐로Trello 등이 있으며, 이러한 관리 도구를 사용하는 이유는 다음과 같다.

- **복잡한 프로젝트 관리 :** 다양한 이해관계자와 대량의 정보를 효과적으로 관리하기 위함이다.
- **팀 협업 강화 :** 팀원 간 원활한 소통과 협업을 지원하고, 명확한 업무 분담으로 생산성을 높인다.
- **진행 상황 시각화 :** 프로젝트의 진행 상황을 시각화하여 문제에 신속하게 대응할 수 있다.
- **데이터 기반 의사결정 :** 프로젝트 데이터를 분석하여 더 나은 의사결정을 내릴 수 있도록 돕는다.

프로젝트 관리 도구를 효과적으로 활용하려면 다음과 같은 방법을 적용한다.

- **정기 업데이트 :** 진행 상황을 정기적으로 업데이트해 모든 팀원이 최신 정보를 공유하게 한다.
- **진행 상황 시각화 :** 간트 차트, 칸반 보드 등으로 진행 상황을 시각적으로 표현하고 이해를 돕는다.
- **업무 자동화 :** 반복 작업은 자동화하여 시간을 절약하고 오류를 줄인다.
- **효율적 소통 :** 팀원 간 원활한 소통을 위해 도구 내에서 채팅 기능이나 댓글 기능을 적극 활용한다.

PLUS 설명 **간트 차트**

간트 차트Gantt chart는 시간을 기준으로 프로젝트의 활동을 시각화하는 도구로, 가로축에는 날짜가, 세로축에는 수행할 활동이 표시된다. 주요 구성 요소는 날짜와 시간, 작업 항목, 작업 담당자이다.

	담당자	4월1일~4월15일	4월16일~4월30일	5월1일~5월15일	5월16일~5월31일	6월1일~6월15일
1. 요구사항 조사	이동훈	→				
2. 서비스 기획	김세연		→			
3. 개발 설계	박수정			→		
4. 시스템 개발	최대환			→	→	
5. 테스트	안미경					→

그림 12-4 간트 차트 작성 예시

PLUS 설명 칸반 보드

칸반 보드Kanban board는 팀의 업무를 시각적으로 관리하는 방법이다. 각 업무의 담당자, 현재 진행 단계, 마감 상태 등을 한눈에 파악할 수 있다.

할일	담당자	진행 중			완료
		대기	진행	리뷰	
테스트	이동훈				요구사항 조사
	김세연			서비스 기획	
	박수정		개발 설계		
	최대환	시스템 개발			
	안미경				

그림 12-5 칸반 보드 작성 예시

■ 프로젝트 협업 도구

프로젝트 협업 도구는 프로젝트 관리 도구와 마찬가지로 복잡한 요소와 다양한 이해관계자가 얽힌 디지털 헬스케어 프로젝트에서 효과적인 협업을 이끌 때 필요하다. 협업 도구에는 슬랙Slack, 마이크로소프트 팀즈Microsoft Teams 등이 있으며, 이러한 관리 도구가 필요한 이유는 다음과 같다.

- **다양한 관점 :** 다양한 배경과 전문 지식을 갖춘 팀원들이 아이디어를 공유하고, 각기 다른 관점에서 문제를 해결하여 창의적이고 효율적인 결과를 도출한다.
- **문제 해결 능력 향상 :** 다양한 의견을 수렴하며 문제를 깊이 이해하고 최적의 해결책을 찾는다.
- **시너지 효과 :** 개인 역량을 뛰어넘는 시너지를 창출하여 프로젝트 성공가능성을 높인다.
- **책임감 증대 :** 모든 팀원이 프로젝트 성공에 대한 책임감을 가지고 적극적으로 참여한다.

프로젝트 협업 도구를 효과적으로 활용하려면 다음과 같은 방법을 사용할 수 있다.

- **명확한 목표 설정 :** 모든 팀원이 이해하고 공유할 수 있는 명확한 목표를 세운다.
- **역할 분담 :** 각 팀원의 역할과 책임을 명확하게 정하고, 서로의 역할을 존중한다.
- **원활한 소통 :** 정기 회의와 메신저로 팀원 간 소통을 활발하게 유지한다.
- **신뢰 구축 :** 서로 신뢰하고 존중하는 분위기를 조성한다.
- **갈등 해결 :** 팀 내 갈등을 조기에 해결하고 긍정적인 협력 관계를 유지한다.
- **긍정적 분위기 조성 :** 팀원들이 서로 격려하고 지지하며 즐겁게 일할 수 있는 분위기를 만든다.

디지털 헬스케어 프로젝트의 리스크 관리

디지털 헬스케어 프로젝트는 기술, 의료, 규제 등 여러 분야가 얽혀 있으므로 예상치 못한 위험에 쉽게 노출된다. 이러한 위험을 예측하고 관리하는 것은 프로젝트의 성공을 위해 필요하다. 건축가가 지진이나 화재 같은 위험에 대비하여 설계를 조정하듯이, 디지털 헬스케어 프로젝트도 다양한 위험 요소를 사전에 고려하여 대비해야 한다. 리스크 관리가 중요한 이유는 다음과 같다.

- **프로젝트 실패 방지 :** 예상치 못한 문제로 인한 지연이나 실패를 방지한다.
- **비용 절감 :** 사후 해결보다 사전 예방이 비용면에서 효율적이다.
- **품질 향상 :** 위험 요소를 미리 파악하고 관리하여 서비스 품질을 높인다.
- **신뢰도 향상 :** 위험 관리를 통해 프로젝트의 안정성을 확보하고 사용자 신뢰를 얻는다.

디지털 헬스케어 프로젝트에서 발생할 수 있는 주요 위험 요소는 다음과 같다.

- **기술적 위험 :** 새로운 기술 도입 시 발생할 수 있는 예상치 못한 문제, 기술 결함, 시스템 장애 등
- **규제 위험 :** 법규 및 규정 변경, 개인정보 보호 규정 위반 등
- **데이터 위험 :** 데이터 유출, 손실, 품질 저하 등
- **일정 지연 :** 예상보다 긴 개발 기간으로 인한 프로젝트 일정 지연
- **예산 초과 :** 예상보다 높은 비용으로 예산을 초과하는 상황
- **사용자 요구사항 변경 :** 사용자의 요구가 계속 변화하여 개발 방향이 달라지는 상황

■ **리스크 관리 전략**

디지털 헬스케어 프로젝트는 복잡하고 변화가 빠른 환경에서 진행되므로 다양한 위험에 쉽게 노출된다. 이러한 위험을 효과적으로 관리하기 위한 전략은 다음과 같다.

❶ 리스크 식별 및 평가

- **브레인스토밍 :** 프로젝트 관련자가 자유롭게 아이디어를 공유하여 잠재적 위험 요소를 파악한다.
- **체크리스트 활용 :** 사전에 정의된 체크리스트로 신속하고 체계적으로 위험 요소를 파악한다.
- **SWOT 분석 :** 강점, 약점, 기회, 위협을 분석하여 위험 요소를 도출하고 우선순위를 정한다.
- **고장유형 및 영향 분석**(FMEA)Failure Mode and Effects Analysis **:** 각 위험 요소가 발생했을 때 발생할 수 있는 문제와 그 영향을 분석하여 위험의 심각성을 평가한다.

❷ 리스크 대응 계획 수립

- **회피 :** 위험이 크거나 관리하기 어려울 경우 이를 회피할 방안을 마련한다.
- **전달 :** 특정 위험에 더욱 잘 대응할 수 있는 부서나 팀에 이전한다.
- **완화 :** 위험 발생 가능성이나 영향을 줄이기 위한 조치를 취한다.
- **수용 :** 위험 발생 가능성을 인정하고, 발생 시 대응 방안을 마련한다.

❸ 리스크 모니터링 및 관리

- **정기적 리스크 검토 :** 프로젝트 진행 상황을 주기적으로 점검하고, 새로운 위험 요소를 파악한다.
- **리스크 등록부 활용 :** 위험 요소, 발생 가능성, 영향, 대응 계획 등을 기록하고 관리한다.
- **지표 기반 모니터링 :** 주요 지표를 설정해 프로젝트를 지속해서 모니터링하고 위험 신호를 조기에 감지한다.

❹ 리스크 커뮤니케이션

- **투명한 정보 공유 :** 프로젝트 관련자들과 위험 정보를 투명하게 공유하고 협력을 도모한다.
- **정기 보고 :** 프로젝트 진행 상황과 위험 관리 현황을 정기적으로 보고한다.
- **의사결정 참여 :** 프로젝트 관련자들이 위험 대응 계획 수립에 적극 참여할 수 있도록 한다.

디지털 헬스케어 프로젝트는 기술적 복잡성, 엄격한 규제 준수, 다양한 전문가 간 협업이 요구되는 특수한 영역이다. 프로젝트를 성공적으로 수행하려면 명확한 목표와 범위 설정, 단계별 계획 수립, 협업 도구의 효율적 활용, 체계적인 위험 관리가 필수이다. 특히 각 단계를 철저히 관리하고 품질을 높여, 사용자 중심의 서비스를 지속해서 개선해 고객 만족을 극대화하는 것이 중요하다.

철저한 프로젝트 관리와 협업, 유연한 리스크 대응을 통해 디지털 헬스케어 서비스는 단순한 기술 성과를 넘어 사람들의 삶의 질을 실질적으로 향상시킬 수 있다. 앞으로도 이러한 원칙과 도구를 활용해 성공적인 디지털 헬스케어 서비스를 실현해 나가야 할 것이다.

CHAPTER 12 연습문제

1 디지털 헬스케어 시스템에서 개인 건강정보 보안을 최우선으로 고려해야 하는 이유를 설명하라.

2 만성질환 관리 시스템을 개발하기 위해 활용할 수 있는 웨어러블 기기의 종류와 이 기기로 수집할 수 있는 건강 데이터를 설명하라.

3 [연습문제 2]에서 선택한 웨어러블 기기 데이터를 기반으로 사용자에게 제공할 수 있는 기능과 서비스를 설명하라.

4 디지털 헬스케어 프로젝트에서 발생할 수 있는 주요 위험 요소 3가지를 예시와 함께 설명하고, 각 위험 요소에 대한 대응 방안을 제시하라.

5 디지털 헬스케어 프로젝트에서 리스크 관리가 필요한 이유를 설명하라.

읽을거리

CHAPTER

13 디지털 헬스케어 기술의 사업화

13.1 디지털 헬스케어 사업화와 혁신전략

급변하는 의료 환경 속에서 디지털 헬스케어는 이제 선택이 아닌 필수가 되었다. 첨단기술의 발전으로 디지털 헬스케어 시장은 빠르게 변화하고 있으며, 새로운 비즈니스 모델과 서비스가 끊임없이 등장하고 있다. 이러한 변화 속에서 기업들은 생존을 위해 혁신적인 전략을 수립해야 한다. 이 절에서는 디지털 헬스케어 사업 혁신의 중요성을 이해하고, 다양한 혁신전략의 특징을 살펴본다.

사업화의 의미와 중요성

디지털 헬스케어 사업화란 혁신적인 아이디어나 기술을 바탕으로 개발된 디지털 헬스케어 제품이나 서비스를 시장에 내놓아 가치를 창출하는 과정이다. 이는 마치 새로운 요리를 개발한 후, 레스토랑을 열어 많은 사람에게 제공하는 것과 같다. 사업화가 중요한 이유는 다음과 같다.

- **기술의 가치를 증명하고 확산 :** 뛰어난 기술로 사람들의 건강을 증진시키고 삶의 질을 높이는 것이 중요하다. 사업화는 기술의 가치를 사회에 환원하고 더 많은 사람에게 혜택을 제공하는 가장 효과적인 방법이다.
- **새로운 시장 개척과 성장 동력 확보 :** 디지털 헬스케어는 미래 성장가능성이 매우 큰 분야이다. 사업화를 통해 새로운 시장을 개척하고 지속적인 성장을 도모할 수 있다.
- **사회적 문제 해결 기여 :** 만성질환 증가와 고령화 등 다양한 사회적 문제 해결에 디지털 헬스케어가 중요한 역할을 할 수 있다. 사업화는 사회적 가치를 창출하고, 더 나은 세상을 만드는 데 기여한다.

디지털 헬스케어 사업화를 효과적으로 이루기 위해서는 단계적인 접근이 필요하다. 사업화는 다음과 같은 순서로 진행한다.

❶ **아이디어 발굴 및 검증 :** 시장의 요구를 파악하고 아이디어를 발굴하여 사업 가능성을 검토한다.
❷ **제품·서비스 개발 :** 검증된 아이디어를 바탕으로 실제 제품이나 서비스를 개발한다.
❸ **의료기기 여부 확인 :** 제품 또는 서비스가 의료기기이면 임상시험과 규제 승인 절차를 진행한다.
❹ **시장 진출 :** 제품이나 서비스를 시장에 출시하고, 마케팅과 판매 활동을 통해 고객을 확보한다.
❺ **성장 및 확산 :** 시장 피드백을 반영하여 제품이나 서비스를 개선하고 사업을 확장한다.

이러한 과정을 순서도로 나타내면 [그림 13-1]과 같다.

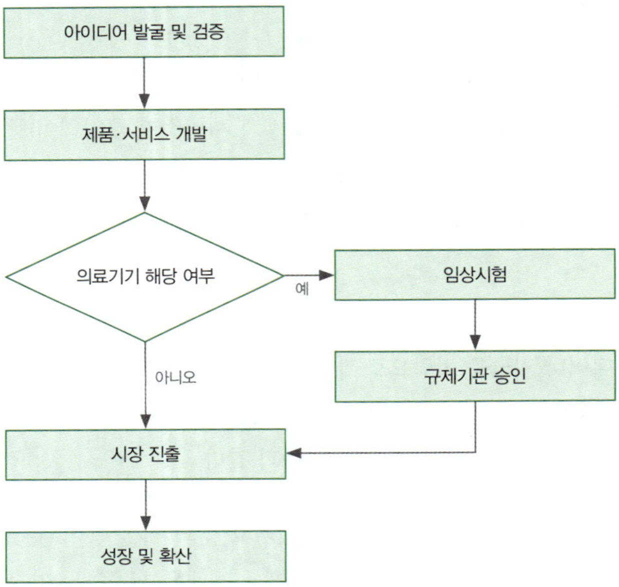

그림 13-1 디지털 헬스케어 제품·서비스 사업화 과정

성공적으로 사업화된 디지털 헬스케어 사업 사례에는 다음과 같은 공통적인 특징이 있다.

- **차별화된 가치 제공 :** 경쟁 제품과는 다른 독특한 가치를 제공하여 고객의 눈길을 끈다.
- **고객 중심의 접근 :** 고객의 니즈를 정확하게 파악하고, 이를 충족시켜 높은 만족도를 끌어낸다.
- **빠른 시장 변화에 대한 적응력 :** 급변하는 환경에 유연하게 대응하여 기회를 잘 포착한다.
- **강력한 파트너십 구축 :** 다양한 분야의 전문가와 협력하여 시너지 효과를 극대화한다.
- **지속적인 혁신 :** 기술 발전에 발맞춰 제품과 서비스를 꾸준히 개선하고, 새로운 기회를 창출한다.

■ 디지털 헬스케어 사업화의 어려움

디지털 헬스케어 사업화는 혁신적인 아이디어를 현실로 만들어 사람들의 건강 증진에 기여할 수 있는 매력적인 분야이다. 그러나 사업화 과정에서 다음과 같은 어려움에 직면할 수 있다.

❶ 디지털 헬스케어 제품과 서비스는 의료 분야의 특성상 복잡한 규제 환경 속에서 다양한 요건을 충족해야 하는데, 이러한 점이 사업화 과정에서 큰 걸림돌이 된다. 규제를 충족하지 못하면 사업 자체가 중단될 위험이 있고, 오작동이나 데이터 유출로 인해 발생할 수 있는 법적 책임 역시 큰 부담으로 작용한다. 게다가 해외 시장에 진출한다면 국가마다 서로 다른 규제를 이해하고 준수해야 한다는 추가 과제가 뒤따른다.

- **의료 관련 규제 :** 의료기기 인허가, 개인정보 보호, 임상시험 등의 규제 요건을 충족해야 한다.
- **법적 책임 :** 디지털 헬스케어 제품이나 서비스의 오작동, 데이터 유출로 인한 법적 책임이 크다.
- **국가별 규제 차이 :** 해외 시장 진출 시 국가별로 상이한 규제를 이해하고 준수해야 한다.

❷ 디지털 헬스케어 분야는 최첨단기술을 기반으로 하므로 높은 기술 장벽을 마주할 수 있다. 기술을 개발하려면 막대한 시간과 비용이 소요되며, 전문 인력을 확보하기도 어렵다. 또한 상용화 과정에서 예기치 못한 문제들이 빈번히 발생하기도 한다.

- **첨단기술 개발 :** AI, 빅데이터, 바이오 기술 등 첨단기술 개발에 많은 시간과 비용이 소요된다.
- **전문 인력 부족 :** 관련 분야의 전문 인력 확보가 어렵고 인건비 부담이 높다.
- **기술 상용화 어려움 :** 연구실 수준의 기술을 실제 제품이나 서비스로 상용화하는 과정에서 여러 어려움이 발생한다.

❸ 디지털 헬스케어 시장은 다양한 주체가 경쟁에 참여하면서 경쟁이 점점 치열해지고 있다. 기술 발전 속도 또한 매우 빨라서 경쟁 우위를 유지하기도 쉽지 않다. 게다가 초기 투자 비용이 많이 들고 유통 채널을 확보하기 어려워 시장 진입 장벽도 높아지고 있다.

- **다양한 경쟁 주체 :** 대기업, 중소기업, 스타트업 등 다양한 주체가 참여해 시장 경쟁이 치열하다.
- **빠른 기술 변화 :** 기술 발전 속도가 빨라 경쟁 우위를 유지하기 어렵다.
- **시장 진입 장벽 :** 높은 초기 투자 비용과 유통 채널 확보 어려움 등으로 시장 진입 장벽이 높다.

❹ 디지털 헬스케어는 개인 건강정보와 같은 민감한 데이터를 다루므로 데이터 보안 문제가 사업화 과정에서 중요한 과제로 떠오르고 있다. 개인정보 유출 위험과 사이버 공격의 위협이 상존하며,

이를 방지하기 위해 보안 시스템 강화를 필수적으로 고려해야 한다. 강화된 개인정보 보호 규정은 데이터 활용을 어렵게 만들어 추가적인 부담이 되고 있다.

- **개인정보 유출 위험 :** 민감한 개인 건강정보를 다루기 때문에 데이터 유출에 대한 우려가 높다.
- **해킹 위험 :** 사이버 공격에 취약하여 시스템 보안 강화가 필수이다.
- **데이터 활용 제한 :** 개인정보 보호 규정이 강화되면서 데이터 활용에 제약이 따른다.

❺ 디지털 헬스케어 분야에서는 안정적이고 수익성 있는 사업 모델을 만들기 어렵다. 단일 수익 모델에 의존하기 어렵고, 보험 수가 적용이 어려워 수익을 내기 어려운 경우가 많다. 게다가 소비자들이 디지털 헬스케어에 대해 잘 알지 못하는 것도 시장 성장을 막는 주요 요인이다.

- **수익 모델 다변화 :** 단일 수익 모델에 의존하기 어렵고 다양한 수익 모델을 확보해야 한다.
- **보험 수가 적용의 어려움 :** 새 기술이나 서비스에 보험 수가 적용이 어려워 수익 확보가 힘들다.
- **소비자 인식 부족 :** 디지털 헬스케어에 대한 소비자 인식이 낮아 시장 확대에 어려움이 있다.

❻ 디지털 헬스케어의 개념과 기술에 대한 사회적 인식이 부족하면 사업화가 어렵다. 기술에 대한 불신이 있거나 의료 전문가와의 협력이 부족하면 상용화 과정에서 다양한 문제가 발생할 수 있다.

- **디지털 헬스케어에 대한 오해 :** 사회적 인식이 부족하여 기술에 대한 불신이 생길 수 있다.
- **의료 전문가와의 협력 부족 :** 협력이 부족하면 기술 개발과 상용화에 어려움을 겪을 수 있다.

■ 디지털 헬스케어 사업화 실패 사례

병원에 입원한 환자가 수액을 받는 동안, 간호사는 수액이 잘 들어가는지 확인하고 투약 완료 시점을 알기 위해 자주 방문해야 한다. 이러한 불편함을 줄이기 위해 스마트 수액 모니터링 서비스 솔루션을 개발했다고 하자.

이 솔루션은 [그림 13-2(a)]처럼 수액 폴대에 부착된 무게 센서로 수액 팩의 잔량을 실시간으로 측정하는 하드웨어와 [그림 13-2(b)]처럼 간호 병동 모니터에 환자정보, 수액 투여율, 평균 투여속도, 종료예상시간 등을 보여주는 소프트웨어로 구성되어 있다.

그런데 이 제품은 개발 이후 현장 테스트 과정에서 ❶~❸과 같은 문제가, 제품 상용화 준비 과정에서 ❹~❺와 같은 문제가 발생했다.

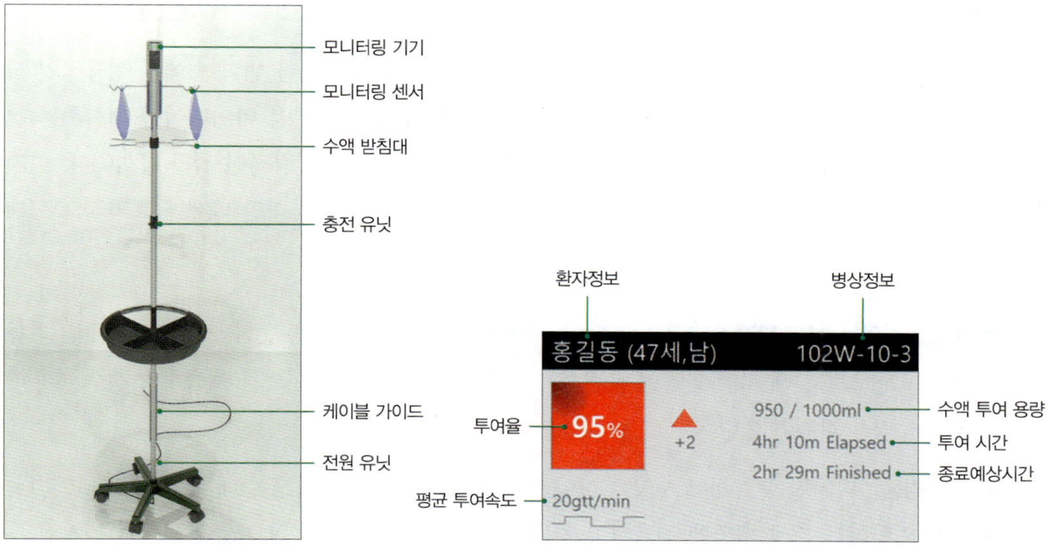

(a) 하드웨어　　　　(b) 소프트웨어

그림 13-2 스마트 수액 모니터링 서비스 솔루션의 예

❶ 배터리 지속 시간이 충분하지 않았다. 환자가 이동하며 사용한 경우 기기의 배터리가 빠르게 소모되어 실제 사용 환경에서 불편함을 초래했다.

❷ 네트워크 통신 거리에 한계가 있었다. 모니터링 센서에서 수집된 데이터를 전송하려면 네트워크를 연결해야 하는데, 통신 거리가 제한되어 데이터 전송이 원활하지 않았다.

❸ 수액 무게를 정확히 측정하지 못했다. 센싱 기술의 정밀도가 낮아 수액이 줄어들 때 무게를 정확하게 측정하지 못하는 문제가 발생했다.

❹ 해당 솔루션이 의료기기에 해당되는지 판단을 잘못했다. 병원 관계자들은 단순한 수액 모니터링 기기이므로 의료기기가 아니라고 자의적으로 판단해 개발을 진행했지만, 식약처에 문의한 결과 의료기기 3등급으로 판정되었다. 이로 인해 안전성과 효과성을 입증하기 위한 임상시험이 반드시 필요하게 되었다.

❺ 하드웨어 안전성이 충분하지 않았다. 병원 환경에서 사용되는 장비인 만큼 문턱에 걸리거나 넘어지는 문제, 내구성 등을 따로 시험해야 한다는 점이 확인되었다.

결과적으로 이러한 문제들로 인해 제품은 상용화에 실패했다.

혁신전략의 필요성

디지털 헬스케어 시장은 기술 발전과 함께 빠르게 변화하고 있다. 이러한 변화 속에서 성공적인 사업을 이루기 위해서는 혁신전략이 필수적이다. 혁신전략은 단순히 새로운 아이디어를 제시하는 것을 넘어, 시장 변화에 신속하게 대응하고 경쟁 우위를 확보하기 위한 전략적인 접근 방식이다. 디지털 헬스케어 시장에서 성공적으로 자리잡기 위해서는 다음과 같은 환경적인 과제에 효과적으로 대응해야 한다.

- **빠르게 변화하는 시장 환경 :** 디지털 기술의 비약적인 발전, 정부 정책 변화, 소비자 요구 변화 등 다양한 요인으로 인해 시장 환경이 급변하고 있다. 기업은 이러한 변화를 예측하고 신속하게 대응하는 능력을 갖춰야 한다.
- **치열한 경쟁 :** 디지털 헬스케어 시장은 다양한 기업이 참여하면서 경쟁이 매우 치열해지고 있다. 빠르게 변화하는 기술 속도에 적응하고 차별화된 가치를 제공하지 않으면 경쟁에서 뒤처질 수 있다.
- **고객의 높아진 기대 :** 소비자들은 개인 맞춤형 서비스, 편리한 접근성, 높은 신뢰도를 요구한다. 이러한 고객의 기대에 부응하지 못하면 고객 유치와 유지가 어렵다.
- **변화하는 규제 환경 :** 의료기기 인허가, 개인정보 보호법, 데이터 보안 규정 등 복잡한 규제 환경은 사업화 과정에서 큰 도전 과제로 작용한다. 규제를 철저히 준수하고 변화에 발 빠르게 대응해야 한다.

이러한 혁신전략을 효과적으로 실행한다면 다음과 같은 주요 성과를 기대할 수 있다. 첫째, 디지털 헬스케어 시장에서 성장 동력을 확보할 수 있다. 기존 사업을 강화하는 것을 넘어 한계를 극복하고 새로운 시장을 창출하는 기회를 제공한다. 둘째, 경쟁사와 차별화된 가치를 만들어내며 시장에서 독보적인 위치를 차지할 수 있다. 셋째, 변화하는 시장 환경에서도 지속가능한 사업을 유지하는 데 도움이 된다. 넷째, 혁신적인 제품과 서비스는 상업적 성공뿐만 아니라 사회적 가치를 창출하여, 공공의 이익에도 기여한다.

디지털 헬스케어 분야에서 성공적인 혁신전략을 수립하려면 단순히 새로운 기술을 도입하는 것을 넘어, 시장의 변화, 고객의 니즈, 그리고 기업의 강점을 종합적으로 고려해야 한다. 맞춤형 전략을 수립하려면 여러 가지 접근 방식을 활용해야 한다. 그 방법으로 기술 혁신, 비즈니스 모델 혁신, 조직 혁신, 고객 중심의 혁신, 오픈 이노베이션 등이 있다. 각 접근 방식의 세부사항은 다음과 같다.

❶ 기술 혁신은 디지털 헬스케어 분야에서 차별화된 가치를 창출하는 중요한 전략이다. 다양한 첨단 기술을 활용하여 더 나은 진단, 치료, 예방 서비스를 제공할 수 있다.

- **AI 활용 :** 질병 진단, 약물 개발, 맞춤형 치료 등 다양한 분야에서 정확도와 효율성을 높인다.
- **빅데이터 분석 :** 의료 빅데이터를 분석하여 질병패턴을 발견하고 예측 모델을 개발한다.
- **블록체인 기술 활용 :** 의료 데이터의 보안을 강화하고 개인정보 보호 솔루션을 개발한다.
- **IoT 기반 헬스케어 :** 웨어러블 기기와 스마트센서로 실시간 건강 데이터를 수집·분석한다.
- **VR·AR 기술 활용 :** VR과 AR을 활용하여 환자 교육, 치료, 재활 등을 지원한다.

❷ 비즈니스 모델 혁신은 디지털 헬스케어의 경쟁력을 유지하고 확장성을 높이는 핵심 전략이다.

- **구독형 서비스 :** 정기적인 요금을 기반으로 맞춤형 건강관리 서비스를 제공한다.
- **플랫폼 기반 사업 :** 헬스케어 서비스를 연결하는 플랫폼을 구축해 이용료로 수익을 창출한다.
- **데이터 기반 수익 모델 :** 데이터를 활용해 신규 서비스를 개발하거나 데이터 자체를 상품화한다.
- **파트너십 기반 사업 :** 제약회사, 병원, 보험사 등과 협력해 새로운 사업 기회를 모색한다.

❸ 조직 혁신은 내부 운영 방식을 개선하고, 환경 변화에 신속히 적응하는 역량을 강화하는 데 초점을 맞춘다.

- **민첩한 조직 문화 구축 :** 급변하는 시장에 맞춰 유연하고 빠른 의사결정이 가능한 문화를 만든다.
- **실험적인 문화 조성 :** 실패를 두려워하지 않고 새로운 시도를 장려하는 문화를 조성한다.
- **데이터 기반 의사결정 :** 데이터 분석을 통해 의사결정을 객관화하고 효율성을 높인다.

❹ 고객 중심의 혁신은 사용자의 니즈와 기대를 반영하여 더 나은 사용자 경험을 제공하고, 고객 만족도를 높이는 데 중점을 둔다.

- **개인 맞춤형 서비스 제공 :** 개인의 건강 데이터를 기반으로 맞춤형 건강관리 서비스를 제공한다.
- **고객 경험 개선 :** 사용자 인터페이스를 개선하고 편리한 서비스를 제공하여 고객 만족도를 높인다.
- **고객 참여 유도 :** 고객의 의견을 적극적으로 반영하여 서비스 개발과 개선에 활용한다.

❺ 오픈 이노베이션open innovation은 외부의 혁신적인 자원을 활용하여 새로운 사업 기회를 발굴하고 기술 경쟁력을 강화하는 접근 방식이다.

- **스타트업과의 협력 :** 유망한 스타트업과 협력하여 새로운 기술과 아이디어를 도입한다.
- **대학 및 연구기관과의 협력 :** 최신 연구 결과를 사업화하여 기술 혁신을 끌어낸다.
- **오픈소스 활용 :** 오픈소스 기술을 활용하여 개발 비용을 절감하고 개발 속도를 높인다.

혁신전략의 유형

디지털 헬스케어 분야에서 성공하려면 다양한 혁신전략이 필요하다. 치열한 경쟁 속에서 차별화된 가치를 제공하거나 새로운 시장을 개척하고 기존 한계를 넘는 접근이 필요하다. 고객의 미충족 수요를 해결하거나 창의적인 전략으로 경쟁에서 앞서나가는 것이 성공의 열쇠이다.

■ 블루오션 전략

블루오션blue ocean **전략**은 경쟁이 없는 새로운 시장을 창출하여 기존의 경쟁의 틀에서 벗어나는 혁신전략이다. 디지털 헬스케어 분야에서 블루오션 전략은 다음과 같이 실현될 수 있다.

- **기존 가치제안 재정의 :** 기존 의료서비스가 해결하지 못한 문제를 파악하고, 새로운 가치를 제공하는 서비스를 개발한다. 예를 들어 만성질환 관리를 위한 개인 맞춤형 헬스케어 코칭 서비스나 정신건강관리를 지원하는 VR 기반 치료 프로그램이 좋은 사례가 될 수 있다.
- **새로운 고객층 발굴 :** 기존 의료서비스의 혜택을 받지 못한 고객층을 발굴하여 시장을 확대한다. 젊은 세대를 겨냥한 건강관리 애플리케이션이나 반려동물 건강관리 서비스가 이에 해당한다.
- **기술 융합을 통한 혁신 :** 다양한 기술을 융합하여 기존에 없던 제품이나 서비스를 창출한다. 예를 들어 AI와 웨어러블 기기를 결합하여 개인 건강상태를 실시간으로 모니터링하고 분석하는 서비스가 있다.

■ 레드오션 전략

레드오션red ocean **전략**은 이미 경쟁자가 많은 시장에서 차별화된 전략을 통해 경쟁 우위를 점하는 전략이다. 디지털 헬스케어 분야에서는 다음과 같은 전략이 효과적이다.

- **차별화된 가치 제공 :** 경쟁 제품과 차별화되는 독특한 기능이나 서비스를 제공하여 고객을 유치한다. 예를 들어 정확한 건강 데이터 분석이나 편리하고 직관적인 사용자 인터페이스가 차별화 요소가 될 수 있다.
- **가격 경쟁력 강화 :** 제품이나 서비스를 경쟁사보다 저렴하게 제공하여 시장 점유율을 확대한다.

- **브랜드 인지도 제고를 위한 마케팅 강화 :** 효과적인 마케팅 캠페인을 통해 브랜드의 차별성과 가치를 부각시키고 고객 충성도를 높인다.
- **유통 채널 확대 :** 병원, 약국, 온라인 플랫폼 등 다양한 유통 채널을 확보하여 고객 접근성을 강화하고 판매량을 증대시킨다.

■ 틈새시장 전략

틈새시장niche market **전략**은 특정한 니즈를 가진 소규모 시장을 발굴하여 집중적으로 공략하는 방식이다. 디지털 헬스케어 분야에서는 다음과 같이 틈새시장을 공략할 수 있다.

- **특정 질환 중심 :** 특정 질환을 가진 환자에게 맞춤형 서비스를 제공한다. 예를 들어 당뇨환자를 위한 식단 관리 애플리케이션, 암 환자를 위한 정신건강 프로그램 등이 있다.
- **특정 연령층 :** 특정 연령층의 니즈에 맞는 서비스를 개발한다. 예를 들어 노인을 위한 건강관리 애플리케이션이나 어린이를 위한 건강교육 콘텐츠를 제공할 수 있다.
- **특정 지역 :** 특정 지역의 의료 환경이나 문화적 특성에 적합한 서비스를 개발한다.

세 가지 혁신전략이 각각 어떤 상황에서 효과적인지 알아보자. 블루오션 전략은 경쟁자가 없는 새로운 시장을 개척하거나 혁신적인 기술과 아이디어로 차별화된 가치를 제공할 때 적합하다. 이는 새로운 성장 동력이 필요하거나 기존 시장의 한계를 넘고자 할 때 효과적이다. 레드오션 전략은 경쟁이 치열한 시장에서 점유율을 확대하거나 경쟁 우위를 확보하려 할 때 적합하다. 이 전략은 차별화된 기능을 제공하거나 저비용 구조로 경쟁력을 강화할 때 효과적이다. 틈새시장 전략은 특정 니즈를 가진 소규모 시장에 집중하거나 자원을 효율적으로 활용해 높은 수익률을 추구할 때 적합하다. 이 전략은 대규모 시장에서 경쟁하기 어려울 때 작은 시장을 공략하여 독점적인 위치를 확보할 수 있다. 이를 [표 13-1]과 같이 간단하게 정리할 수 있다.

표 13-1 혁신전략의 비교

비교 항목	블루오션 전략	레드오션 전략	틈새시장 전략
목표	새로운 시장 창출	기존 시장 내 경쟁 우위 확보	특정 니즈를 가진 소규모 시장 공략
경쟁	경쟁 회피	경쟁 심화	제한적인 경쟁
가치제안	기존의 산업 논리 탈피, 새로운 가치 창출	차별화 또는 저비용	특정 고객의 니즈 충족

시장	미개척 시장	기존 시장	소규모 시장
위험	시장 예측의 어려움, 높은 실패 가능성	경쟁 심화에 따른 수익 감소	시장규모의 한계

13.2 디지털 헬스케어 사업화 기획

디지털 헬스케어 사업 기획은 새로운 헬스케어 서비스를 개발하고 이를 시장에 성공적으로 안착시키기 위한 체계적인 과정을 의미한다. 단순히 아이디어를 떠올리는 것에서 그치지 않고, 시장 분석, 사용자 니즈 파악, 기술 개발, 지속가능한 사업 모델 구축까지 포괄적으로 접근해야 한다. 이 절에서는 디지털 헬스케어 사업 기획의 전 과정을 단계별로 이해하고, 팀 프로젝트를 통해 실질적인 실행 방안을 학습하고자 한다.

사업 기획 수립

이제 구체적인 기획 단계를 살펴보자. 사업 기획은 문제를 명확히 정의하고 이를 해결할 아이디어를 구체화하며, 시장에서 실행가능한 형태로 발전시키는 과정이다. 이 과정은 문제를 인식하고 아이디어를 도출하여 시장조사로 검증하고, 서비스 디자인과 비즈니스 모델 개발로 이어진다. 이 단계를 하나씩 실습해보자.

디지털 헬스케어 사업 기획의 첫 번째 단계는 해결해야 할 문제를 명확히 정의하는 것이다. 문제를 명확히 정의해야 창의적이고 실질적인 아이디어를 낼 수 있다. 이를 위해 5W1H(왜, 어떻게, 언제, 어디, 누구, 무엇) 질문 방식을 사용한다.

5W1H 질문으로 문제를 정의한 뒤, 다양한 아이디어를 자유롭게 떠올리는 과정을 진행한다. 브레인스토밍이나 피드백을 통해 아이디어를 모으고 정리한다. 다음 예와 같이 문제를 정의하고 아이디어를 도출할 수 있다.

문제 만성질환자들이 자신의 건강상태를 지속해서 관리하기 어려워한다.

❶ 5W1H 질문 방식으로 문제 명확하게 정의하기

- **왜 :** 합병증을 예방하고 삶의 질을 높이기 위함
- **어떻게 :** 스마트폰 애플리케이션, 웨어러블 기기 등을 활용
- **언제 :** 매일, 특히 약 복용 시간과 식사 전후

- **어디 :** 집, 병원, 이동 중 등 다양한 장소
- **누구 :** 당뇨병, 고혈압 등 만성질환자
- **무엇 :** 건강상태를 지속해서 관리하는 데 어려움을 겪음

❷ 아이디어 도출

- 개인 맞춤형 건강관리 애플리케이션 개발
- 스마트밴드를 활용한 실시간 건강 데이터 수집 및 분석
- AI 기반 건강 코치 서비스 제공

실습예제 13-1

이제 추상적으로만 구상했던 각자의 사업 기획을 구체화해보자. 지금까지의 방법과 동일하게 5W1H 질문을 적절하게 사용하여 다음 표를 채우는 것으로 시작한다. 적절하게 질문하는 방법은 8.2절을 참고하라.

5W1H	아이디어 도출하기
왜(Why)	
어떻게(How)	
언제(When)	
어디(Where)	
누구(Who)	
무엇(What)	

아이디어 검증 및 개발 준비

5W1H 질문 방식으로 문제를 정의하고 아이디어를 냈다면, 다음은 시장조사를 통해 아이디어가 실제로 실행가능한지, 어떤 점을 보완해야 하는지 알아보는 단계이다. 시장조사는 아이디어가 현실적으로 타당한지 평가하고, 사용자 요구를 반영하여 개선 방향을 설정할 때 필요하다.

■ 설문조사

설문조사는 실제 사용자들에게 아이디어가 필요한지 확인하고, 개선점을 찾는 중요한 방법이다. 설문을 통해 사용자의 요구와 기대를 구체적으로 이해하고, 아이디어를 시장에 맞게 조정할 수 있다. 예를 들어 다음과 같은 설문조사를 실시하여 아이디어의 필요성을 확인하고 정리할 수 있다.

❶ **조사 대상 :** 만성질환자, 의료진, 건강관리에 관심 있는 일반인 등

❷ **질문 내용과 예**

- 건강관리 과정에서 겪는 어려움
  예 건강상태를 관리하는 데 가장 큰 어려움은 무엇인가요?
- 사용 중인 건강관리 도구의 만족도와 불편사항
  예 건강관리 애플리케이션이나 기기를 사용해 본 적이 있다면, 사용 경험과 만족도를 말씀해주세요.
- 디지털 헬스케어 서비스에 대한 기대와 요구사항
  예 건강관리 애플리케이션에서 가장 필요하다고 생각되는 기능은 무엇인가요?
- 서비스 이용 경험 및 선호하는 기능
  예 월 1만 원으로 개인 맞춤형 건강관리 서비스를 이용할 의향이 있으신가요?

조사결과를 통해 사용자가 겪는 문제와 요구사항을 구체적으로 파악할 수 있다. 이를 기반으로 아이디어를 보완하거나 필요한 기능을 추가하여 시장 적합성과 사용자 만족도를 높일 수 있다. 조사 결과는 시장 진입 전략을 세울 때에도 중요한 자료가 된다.

■ 유사 사례 조사

유사 사례 조사는 기존의 성공과 실패 사례를 분석하고, 서비스의 차별화 전략을 세우는 과정이다. 단순히 경쟁자를 분석하는 것을 넘어 시장에서 서비스의 가능성을 확인하고 성공을 위한 기반을 마련하는 데 초점이 있다. 유사 사례 조사를 통해 다음과 같은 정보를 얻을 수 있다.

성공 사례 분석을 통해 다음과 같이 성공 요인과 벤치마킹이 가능한 부분을 도출한다.

- **성공 요인 분석 :** 성공한 서비스의 이유를 분석한다. 예를 들어 차별화된 기능, 효과적인 마케팅, 사용자 친화적인 인터페이스 등이 있다.

- **벤치마킹 :** 단순히 따라하는 것을 넘어서 우리 서비스만의 강점을 살려 차별화된 방향으로 발전시킨다.
- **시사점 도출 :** 시장 트렌드와 소비자 니즈를 파악하여 서비스의 방향성을 설정한다.

실패 사례 분석을 통해 다음과 같이 피해야 할 요소를 도출하고, 예상되는 위험 요소를 미리 대비할 수 있다.

- **실패 원인 분석 :** 기술적 문제, 시장 수요 부족, 경쟁 심화, 규제 등의 실패 요인을 확인한다.
- **교훈 얻기 :** 반복될 수 있는 실수를 방지하기 위한 교훈을 찾는다.
- **위험 요소 예측 :** 실패 사례를 통해 예상되는 위험을 미리 파악하고 대비책을 마련한다.

유사 사례 조사를 효과적으로 진행하려면 논문, 보고서, 뉴스 기사 등 다양한 데이터베이스에서 사례를 찾아보고, 시장조사 기관의 보고서를 참고해 시장 동향과 경쟁환경을 분석할 수 있다. 이 과정을 통해 서비스의 차별화 포인트를 명확히 하고, 경쟁에서 우위를 확보할 전략을 세울 수 있다. 유사 사례 조사는 성공적인 사업을 위한 교두보를 마련하는 중요한 과정이다.

실습예제 13-2

[실습예제 13-1]을 통해 도출한 아이디어를 기반으로 유사 사례 조사를 시행하라. 성공 사례를 3가지 이상 조사하고, 해당 사례의 성공 요인과 시사점을 작성하라.

성공 사례	성공 요인	시사점

이번에는 실패 사례를 3가지 이상 조사하고, 해당 사례의 실패 요인과 위험 요소, 시사점을 작성하라.

실패 사례	실패 요인	위험 요소 및 시사점

■ 기술조사

디지털 헬스케어 서비스는 다양한 기술이 융합된 집합체이다. 그렇다고 아이디어만 훌륭하다고 해서 성공이 보장되지는 않는다. 이를 구현할 기술력이 없다면 아이디어는 구상에 그칠 가능성이 크다. 따라서, 초기단계에서부터 철저한 기술조사를 병행하여 아이디어의 기술적 타당성을 검증하고, 필요한 기술을 먼저 확보하는 것이 중요하다.

기술조사는 서비스의 구현 방향성을 명확히 하고, 실행가능성을 높이는 핵심 역할을 한다. 디지털 헬스케어 서비스에서 요구되는 주요 기술은 다음과 같다.

- **핵심 기능 구현 기술 :** 서비스의 주요 기능을 실현하기 위해 반드시 필요하다. 예를 들어 만성질환 관리 애플리케이션을 구현하려면 개인 맞춤형 알고리즘 개발, 웨어러블 기기 연동, 데이터 분석과 같은 기술이 필요하다.
- **데이터 처리 기술 :** 방대한 건강 데이터를 효율적으로 수집, 분석, 활용하는 기술이 필요하다. 이를 통해 데이터 기반의 의사결정을 지원할 수 있다.
- **보안 기술 :** 개인 건강정보와 같은 민감한 데이터를 보호하는 보안 기술이 필수이다. 데이터 암호화, 접근 권한 관리, 보안 시스템 구축 등이 대표적 예이다.
- **클라우드 기술 :** 안정적이고 확장가능한 서비스를 제공하기 위해 클라우드 기술을 활용한다.

기술조사를 통해 성공적으로 서비스를 개발하려면 다음과 같은 세부 항목도 고려해야 한다.

- **최신 기술 동향 파악 :** 관련 기술의 최신 동향을 면밀히 분석하여 개발 방향을 설정한다.

- **기술 성숙도 평가 :** 기술이 얼마나 실용화 가능성이 있는지 평가하여 도입 시기를 결정한다. 초기 단계의 기술은 리스크가 크고, 지나치게 발전된 기술은 자원낭비를 초래할 수 있다.
- **특허 동향 분석 :** 관련 기술의 특허 현황을 조사하여 지식재산권 침해를 예방하고, 경쟁사와 차별할 기회를 찾는다.

실습예제 13-3

[실습예제 13-1]~[실습예제 13-2]에서 도출한 아이디어를 실현하는 데 필요한 핵심 기술을 정의하고, 관련 기술의 최신 동향을 조사하라. 조사결과를 토대로 해당 기술이 아이디어를 구체화하는 데 적합한지 평가하고, 판단 결과를 구체적으로 작성하라.

핵심 기술	기술 동향 조사, 분석	판단 결과

■ 규제조사

디지털 헬스케어 서비스는 민감한 개인 건강정보를 다루는 만큼 법적 리스크를 철저히 관리하고, 안정적인 개발과 운영을 위해 관련 법규를 준수해야 한다. 규제조사를 통해 서비스의 신뢰성을 확보하고, 장기적으로는 안정적으로 서비스를 개발, 운영하는 기반을 마련할 수 있다.

디지털 헬스케어 서비스를 설계하고 실행하기 위해 반드시 이해하고 준수해야 하는 주요 법규는 다음과 같다. 상세한 조문은 국가법령정보센터를 확인해보기 바란다.

- **의료기기법[1] :** 의료기기로 분류되는 소프트웨어나 기기는 의료기기법에 따라 인허가 절차를 거쳐야 한다. 이를 소홀히 하면 서비스 출시가 지연되거나 중단될 수 있다.

1 https://www.law.go.kr/법령/의료기기법

- **개인정보 보호법**[2] **:** 개인 건강정보를 수집, 저장, 처리하는 전 과정에서 개인정보 보호법을 준수해야 한다. 특히 정보 보호 조치와 정보 주체의 동의를 철저히 관리해야 한다.
- **의료법**[3] **:** 의료 행위와 관련된 모든 활동은 의료법의 규제를 받는다. 의료 전문가와 협력하거나 진단 또는 치료 목적의 기능을 제공한다면, 의료법 준수 여부를 면밀히 검토해야 한다.
- **약사법**[4] **:** 의약품 정보를 제공하거나 활용하는 서비스는 약사법에 명시된 요건을 준수해야 한다. 이를 통해 서비스의 신뢰성과 법적 안정성을 강화할 수 있다.
- **정보통신망법**[5] **:** 정보통신망을 통해 데이터를 전송하거나 공유하는 모든 서비스는 정보통신망법을 준수해야 한다.

디지털 헬스케어 산업은 다른 분야에 비해 법적·정책적 환경이 빠르게 변화한다. 서비스가 법적 문제에 직면하지 않도록 지속적인 모니터링과 신속한 대응이 필요하다.

- **법규 개정 :** 관련 법규가 바뀌면 서비스 설계나 운영에 영향을 줄 수 있다. 최신 법규를 꾸준히 확인하고, 변경 사항을 신속히 반영해야 한다.
- **정책 변화 :** 정부가 디지털 헬스케어를 지원하거나 규제를 강화할 경우, 이를 빨리 파악하여 서비스 전략과 운영 방침을 조정해야 한다.

예를 들어 만성질환 관리 애플리케이션을 제작하고 서비스를 제공한다면, 각각의 법에서 고려해야 할 사항은 다음과 같다.

- **의료기기법 :** 애플리케이션이 질병 진단이나 치료를 목적으로 기능을 제공한다면, 의료기기로 분류되므로 반드시 인허가를 받아야 한다.
- **개인정보 보호법 :** 사용자의 건강정보를 수집, 저장, 처리하는 모든 과정에서 개인정보 보호법을 철저히 준수해야 한다. 특히 정보 주체의 명시적 동의를 얻고, 수집된 정보를 안전하게 관리해야 한다.

---

2 https://www.law.go.kr/법령/개인정보보호법

3 https://www.law.go.kr/법령/의료법

4 https://www.law.go.kr/법령/약사법

5 https://www.law.go.kr/법령/정보통신망법

- **의료법 :** 애플리케이션에 의료 전문가와의 상담 기능을 포함한다면, 의료 행위에 해당할 수 있으므로 의료법 위반 가능성을 검토해야 한다.
- **약사법 :** 약물복용 정보를 제공하거나 이를 기반으로 서비스를 운영할 경우 반드시 약사법에 따른 허가를 받아야 한다.

실습예제 13-4

[실습예제 13-1]~[실습예제 13-2]에서 도출한 아이디어와 관련된 규제를 조사하고 빈칸을 채워라.

관련 규제	조사 내용

서비스 디자인

아이디어와 기술적 요건을 검토한 후, 사용자가 서비스를 쉽고 편리하게 이용할 수 있도록 구체적인 서비스 디자인을 설계해야 한다. 디지털 헬스케어 서비스를 성공적으로 개발하기 위해서는 단순히 기능적인 측면에 그치지 않고 사용자 경험과 편의성을 중심으로 디자인을 구성해야 한다. 서비스 모델링, 스토리보딩, 사이트맵 등 다양한 방법을 활용하여 사용자 중심 서비스를 디자인하고, 서비스의 전체적인 흐름을 시각화할 수 있다.

■ 서비스 모델링

서비스 모델링은 서비스 제공 과정을 단계별로 시각화하여 전체적인 흐름을 파악하는 과정이다. 이를 통해 다음과 같은 정보를 얻을 수 있다.

- **핵심 기능 :** 서비스의 주요 기능을 명확하게 정의하고, 각 기능 간의 관계를 파악한다.
- **고객 여정 :** 사용자가 서비스를 이용하며 겪는 과정을 시각화하여 개선점을 찾는다.

- **시스템 구성 :** 서비스 제공에 필요한 주요 요소를 파악하고, 연동 관계를 설계한다.

예를 들어 만성질환 관리 애플리케이션에서는 다음과 같은 서비스 모델링을 생각할 수 있다.

- **사용자 등록 :** 사용자 계정 생성, 개인 프로필과 건강정보를 처음으로 입력
- **건강 데이터 입력 :** 일일 건강상태, 식단, 운동량, 약물복용 정보 등을 기록
- **개인 맞춤형 건강관리 계획 수립 :** 입력된 데이터를 기반으로 개인화된 건강관리와 치료계획 제공
- **건강상태 모니터링 :** 웨어러블 기기나 직접 입력한 데이터를 통해 실시간으로 상태를 모니터링
- **의료진과의 상담 :** 필요시 의료진과 원격상담을 연결하거나 진료기록을 공유

실습예제 13-5

[그림 10-8]의 서비스 모델링 방법 중 하나인 서비스 블루프린트 작성 방법을 참고하여 [실습예제 13-1]~[실습예제 13-2]에서 도출한 아이디어의 서비스 블루프린트를 작성하라. 이를 기반으로 고객 접점, 백오피스, 지원 프로세스, 물적 증거를 정의하고 시스템 구성에 필요한 요소를 구체적으로 도출하라.

■ 스토리보딩

스토리보딩story boarding은 사용자가 서비스를 이용하는 경험을 시각적으로 표현하는 기법이다. 스토리보딩을 통해 얻을 수 있는 것은 다음과 같다.

- **사용자 시나리오 :** 사용자가 서비스를 어떻게 이용하는지 단계별로 시나리오를 작성한다.
- **화면 설계 :** 시나리오 단계에 맞는 화면을 구체적으로 설계하여 사용자 경험을 최적화한다.
- **사용자 반응 예측 :** 사용자가 각 화면에서 어떤 반응을 보일지 예측하고 개선점을 찾는다.

예를 들어 만성질환 관리 애플리케이션에서는 사용자가 애플리케이션을 처음 실행하는 단계부터 건강 데이터를 입력하는 단계, 개인 맞춤형 건강관리 계획 확인 단계 등을 각각 구체적인 화면으로 시각화한다. 이와 함께 화면 간의 이동 경로나 상호작용 흐름을 연결선으로 나타낸다.

실습예제 13-6

[그림 10-4]의 서비스 시나리오 작성 방법을 참고하여 [실습예제 13-1]~[실습예제 13-2]에서 도출한 아이디어의 스토리보딩을 작성하고, [그림 10-6]처럼 서비스 기능별로 연결선을 작성하라.

스토리보딩

서비스 기능별 연결선

■ 사이트맵

사이트맵sitemap은 웹사이트의 구조를 시각적으로 표현하는 것처럼, 서비스의 구성 요소 간의 관계를 계층적으로 나타내는 도구이다. 이를 통해 서비스의 구성과 사용자 경험을 명확하게 이해할 수 있다.

- **정보 구조 :** 서비스의 전체적인 정보 구조를 설계한다.
- **메뉴 구성 :** 메뉴를 구성하고, 각 메뉴의 위치와 기능을 정의한다.
- **페이지 간의 관계 :** 페이지 간(화면)의 이동 경로를 설정한다.

예를 들어 만성질환 관리 애플리케이션에서는 화면을 메인, 건강 데이터 입력, 건강상태 모니터링, 커뮤니티로 나누어 볼 수 있게 메뉴를 구성할 수 있다. 또한 각 메뉴의 기능을 정의하고, 사용자 경험을 극대화할 수 있도록 페이지 간의 이동 경로를 설정한다.

실습예제 13-7

[그림 10-10]의 사이트맵 작성 단계를 참고하여 [실습예제 13-1]~[실습예제 13-2]에서 도출한 아이디어의 사이트맵을 작성하라.

비즈니스 모델 개발

디지털 헬스케어 서비스를 단순히 개발하는 것을 넘어 지속가능한 사업으로 성장시키기 위해서는 체계적이고 명확한 비즈니스 모델을 수립해야 한다. 비즈니스 모델은 서비스의 가치를 명확히 정의하고 수익 창출 방안을 제시하며, 시장에서 경쟁 우위를 확보하기 위한 전략을 담고 있다. 성공적인 비즈니스 모델을 개발하려면 가치제안을 통해 서비스의 핵심 가치를 명확히 하는 것에서 출발하여 관련 이해관계자 분석, 비즈니스 모델 캔버스를 활용한 구조적 설계, 경쟁환경 분석 및 차별화 전략 수립까지 종합적으로 접근해야 한다.

■ 가치제안

가치제안value proposition은 고객에게 제공하는 제품이나 서비스의 가치를 명확하게 정의하는 것을 의미한다. 이는 '왜 고객이 우리 서비스를 선택해야 하는가?'라는 질문에 대한 구체적인 답변을 제시하고, 고객에게 독창적이고 유의미한 가치를 전달하는 데 중점을 둔다. 다음은 가치제안 시 들어가야 하는 구성 요소이다.

- **고객의 니즈 파악 :** 설문조사나 심층 인터뷰를 통해 고객이 직면한 문제를 정확하게 파악하고, 이를 해결하기 위한 요구를 도출한다.
- **경쟁 서비스와의 차별화 :** 기존 시장에 존재하는 경쟁 서비스와 비교하여 우리 서비스만의 독특하고 차별화된 가치를 제시한다.
- **핵심 가치 :** 고객이 가장 중요하게 여기는 가치를 서비스의 중심으로 삼아 설계하고, 이를 통해 고객 만족도와 충성도를 확보한다.

예를 들어 만성질환 관리 애플리케이션에서는 '개인 맞춤형 건강관리 계획을 제공하여 질병 관리를 돕고 삶의 질을 높인다'와 같은 가치를 제안할 수 있다.

실습예제 13-8

[실습예제 13-1]~[실습예제 13-2]에서 도출한 아이디어를 기반으로 고객에게 제공할 핵심 가치를 한 문장으로 정의하고, 이를 검증하기 위해 설문조사와 인터뷰를 시행하라. 조사결과를 바탕으로 핵심 가치가 고객의 니즈에 얼마나 들어맞는지 분석하라.

핵심 가치제안	고객의 니즈와 일치 정도

■ 이해관계자 분석

이해관계자stakeholder란 서비스에 영향을 주거나 받는 모든 주체를 의미한다. 서비스 개발과 운영을 성공적으로 진행하려면 각 이해관계자의 요구를 철저히 분석하고, 이들을 만족시킬 수 있는 전략을 마련해야 한다.

- **내부 이해관계자 :** 서비스 개발과 운영에 직접 관여하는 임직원, 투자자 등
- **외부 이해관계자 :** 서비스 외부에서 영향을 주고받는 고객, 파트너, 규제기관, 지역사회 등

예를 들어 만성질환 관리 애플리케이션의 이해관계자로 환자, 의료진, 제약회사, 보험사 등을 생각할 수 있다.

실습예제 13-9

[그림 11-2]의 이해관계자 도식화 예시를 참고하여 [실습과제 13-1]~[실습과제 13-2]에서 도출한 아이디어와 관련된 이해관계자와 역할을 조사하고 도식화하라.

■ 비즈니스 모델 캔버스

비즈니스 모델 캔버스(BMC)Business Model Canvas는 비즈니스 모델을 시각적으로 표현하는 도구이다. 9개의 구성 요소(핵심 파트너, 핵심 활동, 핵심 자원, 가치제안, 고객 관계, 채널, 고객 세그먼트, 비용 구조, 수익 구조)를 통해 비즈니스 모델의 전체적인 그림을 파악하고, 각 요소 간의 관계를 분석할 수 있다.

실습예제 13-10

[그림 11-4]의 비즈니스 모델 캔버스 작성 예시를 참고하여 [실습예제 13-1]~[실습예제 13-2]에서 도출한 아이디어의 비즈니스 모델 캔버스를 작성하라.

<table>
<tr><td colspan="2" rowspan="2">❶ 핵심 파트너</td><td colspan="2">❷ 핵심 활동</td><td colspan="2" rowspan="2">❹ 가치제안</td><td colspan="2">❺ 고객 관계</td><td colspan="2" rowspan="2">❼ 고객 세그먼트</td></tr>
<tr><td colspan="2">❸ 핵심 자원</td><td colspan="2">❻ 채널</td></tr>
<tr><td colspan="5">❽ 비용 구조</td><td colspan="5">❾ 수익 구조</td></tr>
</table>

■ SWOT 분석

경쟁사 조사를 통해 경쟁환경을 심층적으로 이해하고, 우리 서비스가 전략적으로 취해야 하는 위치를 파악할 수 있다. 이때 **SWOT 분석**을 활용하면 우리 서비스의 강점과 약점, 시장에서의 기회와 위협을 명확히 파악하여 경쟁 우위를 확보하는 전략을 수립할 수 있다. SWOT 분석에서 파악해야 하는 질문은 다음과 같다.

- **강점**(S)strength : 우리의 강점은 무엇인가?
- **약점**(W)weakness : 보완해야 할 약점은 무엇인가?
- **기회**(O)opportunity : 활용할 수 있는 기회는 무엇인가?
- **위협**(T)threat : 극복해야 할 위협은 무엇인가?

실습예제 13-11

[표 11-1]의 SWOT 분석 사례를 참고하여 [실습예제 13-1]~[실습예제 13-2]에서 도출한 아이디어에 대해 SWOT 분석을 수행하라.

강점	약점
기회	위협

■ 경쟁사와의 차별화 전략

SWOT 분석에서 도출된 결과를 바탕으로 경쟁사 대비 우위를 점할 수 있는 전략을 수립하고 실행해야 한다. 차별화 전략은 단순히 기능적인 차별을 주는 것이 아니라 고객에게 더 나은 가치를 제공하는 데 초점을 맞추어야 한다. 차별화된 가치를 실현하려면 경쟁사와의 차별성을 명확히 정의하고 이를 고객에게 효과적으로 전달할 구체적인 전략이 필요하다. 다음은 차별화 전략을 성공적으로 구축하기 위한 요소이다.

- **차별화 포인트 :** 경쟁사의 서비스와 비교하여 우리 서비스만의 차별화된 가치를 명확히 정의한다.
- **타겟 고객 :** 특정 고객층을 중심으로 서비스 혜택을 최적화하여 차별화된 가치를 전달한다.
- **마케팅 전략 :** 차별화된 가치를 효과적으로 전달하기 위한 마케팅 활동을 수립한다.

실습예제 13-12

[실습예제 13-11]에서 수행한 SWOT 분석 결과를 교차로 분석하여 SO 전략, ST 전략, WO 전략, WT 전략 중 하나를 선택하고, [실습예제 13-1]~[실습예제 13-2]에서 도출한 아이디어에 기반한 서비스의 경쟁력을 강화하기 위한 구체적인 활동 계획을 작성하라.

사업 실행 계획

서비스 디자인이 완료되면 실질적인 개발과 운영을 위한 실행 계획을 체계적으로 수립해야 한다. **사업 실행 계획**은 프로젝트의 세부 전략과 목표를 명확히 정리한 문서이다. 프로젝트의 전반적인 방향성을 제시하고, 구체적인 실행 방안, 필요한 자원, 시간표, 리스크 관리 전략 등을 포함한다. 사업 실행 계획의 주요 목적은 프로젝트의 성공적인 수행을 보장하기 위해 모든 관련자가 동일한 목표와 방법론을 이해하고 협업하는 체계를 구축하는 데 있다. 이를 달성하기 위해 우선 시스템 구조 설계를 통해 서비스의 전반적인 구성과 작동 방식을 체계적으로 정의한다. 다음으로 프로젝트의 진행 상황을 효과적으로 관리하고 기한 내에 목표를 달성하기 위한 개발 일정 작성 단계로 넘어간다. 이러한 단계별 접근은 실행 계획의 효율성을 높이고 실행력을 극대화하는 데 필요하다.

■ 시스템 구조 설계하기

건물을 지을 때 설계도가 필요한 것처럼, 디지털 헬스케어 서비스도 체계적인 설계도가 필요하다. 시스템 구조 설계는 우리가 만들고자 하는 서비스가 어떻게 작동하고 어떤 구성 요소로 이루어지는지 미리 정의하는 과정을 의미한다. 이를 위해 시스템의 주요 구성 요소를 상세히 정의하고, 각 요소 간의 관계와 데이터 흐름을 체계적으로 설계해야 한다.

시스템 구성 요소를 정의하는 단계에서는 다음과 같은 핵심 요소가 포함된다.

- **프론트엔드 :** 사용자가 직접 접촉하는 부분으로 웹 또는 모바일 애플리케이션으로 구성된다. 직관적이고 사용하기 편리한 환경을 구축하기 위해 사용자 인터페이스(UI)와 사용자 경험(UX) 설계를 충분히 고려해야 한다.

- **백엔드 :** 시스템의 핵심 기능을 처리하는 부분으로 서버, API 등으로 구성된다. 사용자 데이터를 효율적으로 저장하고 관리하며, 프론트엔드와 통신하여 서비스를 제공하는 역할을 한다.
- **데이터베이스 :** 사용자 데이터, 건강정보, 시스템 로그 등을 저장하는 공간이다. 데이터베이스 설계 시 효율성과 보안을 동시에 고려해야 하고, 확장성을 염두에 두어야 한다.
- **클라우드 :** 시스템을 운영하기 위한 인프라를 제공한다. 클라우드 컴퓨팅을 활용하면 시스템 확장성과 유연성을 확보할 수 있다.

구성 요소가 정의되었다면, 시스템의 전체적인 구조를 설계한다. 시스템 구조 설계는 다음과 같은 작업을 포함한다.

- **시스템 구성도 :** 시스템의 전반적인 구성을 그림으로 표현한다. 구성 요소 간의 관계와 데이터 흐름을 명확하게 표현한다.
- **데이터 흐름도 :** 사용자의 입력부터 시스템 내부 처리 과정, 출력까지 데이터 흐름을 상세하게 설명하여 데이터 이동과 처리 과정을 시각화한다.
- **API 설계 :** 프론트엔드와 백엔드 간의 통신을 위한 API를 설계한다. 이를 통해 서비스 기능을 효율적으로 구현할 수 있다.

실습예제 13-13

[그림 12-3]의 개인 건강 기록 관리 애플리케이션 시스템 구조 설계 예시와 시스템 구조 설계 방법을 참고하여 [실습예제 13-1]~[실습예제 13-2]에서 도출한 아이디어에 대해 서비스의 시스템 구조를 설계하라.

■ 개발 일정 작성하기

개발 일정은 프로젝트에서 단계별 작업의 시작과 완료 시점을 계획한 시간표이다. 이는 프로젝트가 계획된 기한 내에 효율적으로 진행되도록 관리할 때 필요한 도구로 각 작업의 우선순위, 의존 관계, 마일스톤milestone 등을 포함한다. 이를 통해 프로젝트의 전반적인 흐름을 명확하게 파악할 수 있다.

개발 일정 작성 단계에서는 다음과 같은 작업이 포함된다.

- **목표 설정 :** 도출한 아이디어에 대해 구체적이고 실현가능한 목표를 설정한다.

• **범위 정의 :** 개발해야 할 기능과 서비스를 명확히 정의하고, 그 범위를 설정한다.
• **일정 계획 :** 단계별 작업 내용과 소요 시간을 예측하고, 전체적인 개발 일정을 수립한다.

프로젝트 개발 일정 작성 단계에서는 프로젝트 관리 도구를 활용하여 체계적으로 일정표를 작성한다. 이 단계에서는 다음의 도구와 방법을 활용할 수 있다.

• **간트 차트 :** 프로젝트 일정을 시각적으로 표현하여 전체 작업의 흐름과 진행 상태를 한눈에 파악할 수 있다.
• **칸반 보드 :** 팀의 업무를 시각적으로 관리하여 업무의 진행 상황과 우선순위를 명확하게 파악할 수 있다.

실습예제 13-14

[그림 12-4]의 간트 차트 작성 예시와 프로젝트 관리 도구를 참고하여 [실습예제 13-1]~[실습예제 13-2]에서 도출한 아이디어에 대해 서비스 개발 일정표를 다음 간트 차트에 작성하라. 필요에 따라 기간을 일, 주, 월 등으로 설정할 수 있다.

항목	1개월	2개월	3개월	4개월	5개월

13.3 기술 사업화 평가 방법

디지털 헬스케어 기술을 성공적으로 사업화하려면 단순히 기술적으로 우수한 제품을 개발하는 것만으로는 충분하지 않다. 기술의 우수성을 넘어 시장의 요구와 기대에 부합하고 실질적으로 사업화 가능성이 있는지 종합적으로 평가해야 한다. 이를 위해 국가 연구개발 과제 평가에서 활용되는 다양한 평가 기준을 참고하여 다음과 같은 세부 평가 기준을 이해하는 것이 좋다.

기술 평가 : 창의성과 도전성

디지털 헬스케어 기술을 효과적으로 평가하기 위해서는 우선 창의성과 도전성을 심층적으로 검토해야 한다. 이는 기술의 혁신성과 차별성을 종합적으로 분석하는 단계이다. 단순히 새로운 아이디어를 제시하는 데 그치지 않고 해당 아이디어가 기존 기술과 시장의 한계를 어떻게 극복하고 새로운 가치를 창출할 수 있는지 평가하는 데 중점을 둔다. 세부 평가 기준은 다음과 같다.

- **문제 인식의 정확성 :** 해결하려는 문제가 실제로 시장에서 여겨지는 문제인가? 해당 문제와 관련된 시장의 니즈가 명확하게 정의되었는가?
- **해결책의 독창성 :** 제시된 해결책이 기존 기술이나 제품과 비교하여 얼마나 독창적이고 차별화되었는가? 새로운 기술, 접근 방식, 또는 비즈니스 모델을 통해 문제를 해결하려는 노력이 엿보이는가?
- **기술적 난이도 :** 기술 개발 과정에서 도전적인 기술 과제가 포함되어 있는가? 성공 시 해당 분야의 기술 발전에 기여할 가능성이 있는가?
- **시장 파괴 가능성 :** 제시된 기술이 기존 시장의 구조를 변화시키거나 판도를 바꿀 수 있는 잠재력을 가지고 있는가? 새로운 시장을 창출하거나 기존 시장의 성장을 가속화할 가능성이 있는가?
- **사회적 영향력 :** 제시된 기술이 사회에 미칠 수 있는 긍정적인 영향력은 무엇인가? 건강 증진, 의료비용 절감, 사회적 약자 지원 등 사회적 가치 창출에 기여할 가능성이 있는가?
- **지속가능성 :** 제시된 기술이 지속가능한 성장을 위한 기반을 마련할 수 있는가? 환경 보호, 사회적 책임 등 지속가능한 발전 목표와 부합하는 기술인가?

기술의 창의성과 도전성을 평가할 때 추가로 고려해야 할 사항은 다음과 같다.

- **기술의 파급 효과 :** 해당 기술이 디지털 헬스케어가 아닌 다른 산업 분야에 미칠 수 있는 파급 효과가 무엇인지 확인한다.
- **기술의 확장성 :** 해당 기술이 다른 질병 관리나 건강 문제 해결에도 응용될 수 있는지를 확인한다.
- **기술의 특허 가능성 :** 해당 기술이 특허로 보호될 수 있는 독창적이고 차별화된 요소를 포함하고 있는지 확인한다.
- **기술의 상용화 가능성 :** 해당 기술을 제품이나 서비스로 개발하여 시장에 출시할 수 있는지, 그리고 시장에서 생존 가능성이 있는지 확인한다.

개발 평가 : 기술 개발 방법의 구체성

창의성과 도전성이 확인되었다면, 구체적인 기술 개발 방법을 평가하는 단계로 넘어간다. 이 단계는 디지털 헬스케어 기술 개발 계획의 현실성과 체계성을 종합적으로 검토하는 과정이다. 단순히 기술 개발 목표를 제시하는 것을 넘어, 목표를 달성하기 위한 구체적인 로드맵과 자원 계획이 얼마나 잘 수립되었는지를 평가하는 것이 핵심이다. 이를 평가하기 위해 다음과 같은 세부 평가 기준을 고려한다.

- **개발 목표의 명확성 및 측정가능성 :** 기술 개발을 통해 달성하고자 하는 최종 목표가 구체적이고 명확하게 정의되었는가? 목표 달성 여부를 객관적으로 측정할 수 있는 지표가 설정되었는가?
- **개발 과정의 체계성 :** 기술 개발 과정이 단계별로 구체적으로 계획되었는가? 각 단계의 목표와 일정이 명확하고, 단계 간의 연계성과 논리적 흐름이 적절하게 설명되었는가?
- **기술 개발 방법론의 적합성 :** 개발에 사용할 기술, 도구, 방법론이 프로젝트 목적에 적합한가? 이 방법론을 성공적으로 적용할 수 있는 전문 인력이 확보되었는가?
- **자원 계획의 적절성 :** 기술 개발에 필요한 인력, 예산, 장비, 데이터 등이 충분히 확보되었는가? 자원 배분이 합리적이고, 실제 상황에 맞게 설계되었는가? 계획이 효율적이고 현실적인가?
- **위험 요소 분석 및 대응 방안 :** 기술 개발 과정에서 발생할 수 있는 잠재적 위험 요소를 예측하고 이에 대해 구체적이고 실행가능한 대응 방안이 마련되었는가?
- **데이터 활용 계획의 체계성 :** 기술 개발에 필요한 데이터의 종류, 양, 품질이 충분히 확보되었는가? 데이터 수집, 저장, 분석 및 활용 계획이 구체적이고 실행가능하게 수립되었는가?
- **지식재산권 확보 전략 :** 개발된 기술을 보호하기 위한 특허 출원, 상표 등록, 노하우 관리 등 지식재산권 확보 계획이 체계적으로 마련되었는가?

기술 개발 방법의 구체성을 평가할 때 추가로 고려해야 할 사항은 다음과 같다.

- **현실적인 기술 개발 일정 :** 제시된 개발 일정이 구체적이고 실현가능하며, 단계별 목표가 정해진 기한 내에 달성될 가능성이 큰지 확인한다.
- **외부 환경 변화 대응력 :** 기술 개발 과정에서 발생할 수 있는 환경 변화나 외부 요인에 유연하게 대응할 수 있는 계획이 마련되었는지 확인한다.
- **개발 결과의 활용 방안 :** 기술 개발이 완료된 후, 이를 실제로 사업화하거나 다른 연구에 활용할 구체적인 계획이 수립되었는지 확인한다.

사업화 계획의 실현가능성 평가

구체적인 기술 개발 계획이 수립된 후에는 사업화 가능성을 평가하는 단계로 나아가야 한다. 디지털 헬스케어 기술이 시장에서 성공적으로 자리 잡으려면 구체적이고 실행가능한 사업화 전략이 필요하다. 기술의 우수성만으로는 성공을 보장할 수 없으며, 시장 환경, 경쟁 구조, 사업 모델의 지속가능성 등 다양한 요소를 종합적으로 고려해야 한다. 이를 위해 다음의 세부 평가 기준을 활용한다.

- **시장 분석의 정확성 :** 목표 시장의 규모와 성장가능성은 충분히 분석되었는가? 경쟁환경과 고객의 니즈를 명확하게 파악했고, 시장 환경 변화에 대한 예측이 합리적인가?
- **사업 모델의 타당성 :** 제품이나 서비스를 통해 수익을 창출할 수 있는 구체적이고 실행가능한 사업 모델이 제시되었는가? 사업 모델의 지속가능성을 보장하기 위한 전략이 수립되었는가?
- **수익 모델 :** 제품 또는 서비스를 통해 수익 창출의 방법과 흐름이 명확히 정의되었는가? 수익 모델의 다양성과 안정성을 확보하기 위한 노력이 이루어졌는가?
- **마케팅 및 판매전략 :** 목표 고객에게 제품이나 서비스를 효과적으로 전달하기 위한 마케팅 전략이 마련되었는가?
- **규제 준수 :** 의료기기 인허가, 개인정보 보호, 데이터 보안 등 관련 법규와 규제를 철저히 준수하면서 사업을 추진할 방안이 명확하게 제시되었는가?
- **경쟁 우위 :** 경쟁사 대비 기술적, 시장적, 브랜드적 차별화 요소를 보유하고 있는가? 경쟁 우위를 확보하기 위한 전략이 수립되었는가?
- **팀 구성 및 역량 :** 사업 성공을 위해 필요한 여러 분야의 전문가로 구성된 팀의 전문성과 역량이 충분한가? 팀원들의 경험이 사업 목표 달성에 기여할 수 있는가?
- **자금 조달 계획 :** 사업 초기단계부터 성장단계까지 필요한 자금을 안정적으로 확보할 계획이 수립되었는가? 투자 유치, 정부 지원금, 자체 자금 등 다양한 자금 조달 방안이 현실적으로 고려되었는가?

사업화 계획의 실현가능성을 평가할 때 추가로 고려해야 할 사항은 다음과 같다.

- **시장 진입 장벽 :** 시장에 진입할 때 예상되는 장애물은 무엇이고, 이를 극복하기 위한 실질적인 방안이 마련되었는지 확인한다.

- **사업화 리스크 :** 사업화 과정에서 발생할 수 있는 위험 요소를 예측하고, 이를 효과적으로 관리할 수 있는 계획이 수립되었는지 확인한다.
- **지속가능한 성장 :** 초기에 시장을 진입한 후에도 꾸준히 사업을 확장하고 지속해서 성장할 수 있는 전략이 마련되었는지 확인한다.
- **사회적 책임 :** 단순히 수익 창출을 넘어 사회적 가치를 창출하는 목표가 포함되었는지 확인한다.

실습예제 13-15

다음 평가표는 과학정보기술통신부의 국가연구개발 과제 평가 표준지침이다. 기술을 사업화할 때의 평가 기준인 창의성과 도전성, 기술 개발 방법의 구체성, 사업화 계획의 실현가능성에 따라 다른 팀의 기술에 대해 평가표를 작성하라.

평가 항목	평가 지표	배점	점수
창의와 도전성	기술 개발 필요성 및 차별성	20점	
	도전적이고 창의적인 기술 활용	10점	
기술 개발 방법의 구체성	기술 개발 목표의 명확성	15점	
	개발 방법의 적정성	15점	
사업화 계획의 실현가능성	목표 시장 분석의 정확성	20점	
	제품화 및 사업 모델의 적정성	20점	
		평가 점수 합계	

CHAPTER 13 연습문제

1 디지털 헬스케어 분야에서 사업화를 어렵게 만드는 주요 요인은 무엇이 있는지 설명하라.

2 디지털 헬스케어 외의 산업에서 블루오션 전략을 성공적으로 활용한 사례를 찾아 설명하라.

3 디지털 헬스케어 사업 계획서를 작성할 때 반드시 포함해야 할 핵심 요소를 설명하라.

4 개인 유전체 정보를 활용한 정밀 의료서비스가 어떻게 발전할 수 있을지 논의하고, 이 과정에서 발생할 수 있는 윤리적 문제와 해결 방안을 제시하라.

5 만성질환 관리를 위한 디지털 헬스케어 서비스를 개발할 때 반드시 고려해야 할 핵심 요소가 무엇인지 의견을 제시하라.

읽을거리

참고문헌

[1] 국가생명윤리정책원, DTC 유전자검사 소비자를 위한 길라잡이(2022. 7)

[2] 김은경(2020). 창의적 공학설계(3판). 한빛아카데미.

[3] 한국산업인력공단(2022). 의사소통능력(교수자용) NCS 직업기초능력 가이드북. 산책길.

[4] 한국인터넷진흥원(2022). 우리 기업을 위한 2022 EU일반개인정보 보호법(GDPR) 가이드북.

[5] Frost & Sullivan(2017), Internet of Medical Things(IoMT) is an amalgamation of medical devices and applications that can connect to healthcare information technology (IT) systems using networking technologies.

CHAPTER 01

- 금융감독원, https://www.fss.or.kr
- 딜로이트(Deloitte), 글로벌 헬스케어 산업 전망, https://www2.deloitte.com/us/en/industries/life-sciences-and-health-care.html
- 대한의료기공학회, http://gigong.or.kr/index.php
- 대한의학회, https://kams.or.kr
- 맥킨지 & 컴퍼니(McKinsey & Company), 디지털 헬스와 디지털 테크, https://www.mckinsey.com/industries/life-sciences/how-we-help-clients/digital-health-and-healthtech
- 사단법인 대한병원협회, http://www.kha.or.kr
- 사단법인 한국의료기기산업협회, https://www.kmdia.or.kr/KO
- 세계보건기구(WHO), 디지털 헬스 정의, https://www.who.int/health-topics/digital-health
- 식품의약품안전처, https://www.mfds.go.kr
- 액센츄어(Accenture), 디지털 헬스 관련 연구보고서, https://www.accenture.com/us-en/insights/life-sciences/rise-digital-health
- 질병관리청, https://www.kdca.go.kr
- 질병관리청 국립보건연구원, https://nih.go.kr
- 한국바이오협회, https://www.koreabio.org
- 한국식품연구원, https://www.kfri.re.kr
- 한국영양학회, https://www.kns.or.kr
- 호라이즌 2020 프로그램, https://overseas.mofa.go.kr/be-ko/brd/m_7570/view.do?seq=1286197&srchFr=&

CHAPTER 02

- 건강보험심사평가원, https://www.hira.or.kr
- 미국 국립의학도서관(NIH), https://pubmed.ncbi.nlm.nih.gov
- 보건의료정보표준의 LH7 FHIR 개요, https://www.hins.or.kr/menu.es?mid=a10213010000
- 이상철 (2023. 8. 4). 한국 노인, 만성질환 2배 늘고 노쇠는 절반 줄었다. 후생신보, https://whosaeng.com/145858
- ETRI, 임상의사결정지원시스템(CDSS) 기술 동향 보고서, https://ettrends.etri.re.kr/ettrends/160/0905002146
- NIH(National Library of Medicine), CDSS가 만들어지는 과정과 활용 기술 관련 보고서, https://www.ncbi.nlm.nih.gov/pmc/articles/PMC9377614
- Science on, 한의학 CDSS 구축을 위한 데이터 수집용 스마트 EMR 시스템 개발 보고서, https://scienceon.kisti.re.kr/srch/selectPORSrchReport.do?cn=TRKO202200019197

CHAPTER 03

- 기초과학연구원, 여성 암 환자, 오후 항암치료가 효과 더 좋다, https://www.ibs.re.kr/cop/bbs/BBSMSTR_000000000511/selectBoardArticle.do?nttId=22311&pageIndex=3&mno=sub04_02_02&searchCnd=&searchWrd=
- 네이버 의료 클라우드, https://www.ncloud.com/medicalCloudService
- 대한민국 정책브리핑, 건강정보 한곳에 모아 맞춤의료 '건강정보 고속도로' 구축, https://www.korea.kr/news/policyNewsView.do?newsId=148897089
- 메디칼타임즈, 원격으로 담낭염 진단·치료…해양원격의료 해보니, https://www.medicaltimes.com/Users/News/NewsView.html?ID=1107354
- 미국 FDA, 디지털 치료제 관련 자료, https://www.fda.gov
- 미국 FDA, IoMT 관련 자료, https://www.fda.gov/medical-devices
- 식품의약품안전처, 의료기기 기술문서 심사 이해하기 가이드라인(민원인 안내서), https://www.mfds.go.kr/brd/m_1060/view.do?seq=14698&srchFr=&srchTo=&srchWord=&srchTp=&itm_seq_1=0&itm_seq_2=0&multi_itm_seq=0&company_cd=&company_nm=&page=1

참고문헌

- 유럽 의약품 평가국(EMA), 디지털 치료제 관련 자료, https://www.edps.europa.eu/press-publications/publications/techsonar/digital-therapeutics-dtx
- 의료기기 등급 체계, https://regulatoryaffair.tistory.com/9
- 의료기기법 시행규칙, https://www.law.go.kr/법령/의료기기법%20시행규칙
- 의료기기전자민원시스템, https://emedi.mfds.go.kr/msismext/emd/min/mainView.do
- 제노메딕스, http://genomedics.co.kr/View.aspx?No=2200825
- 조선일보, 공공기관 보건의료 빅데이터 통합한다, https://biz.chosun.com/site/data/html_dir/2019/09/17/2019091701769.html
- 한국디지털헬스산업협회, https://kodhia.or.kr/
- 한국보건산업진흥원, 보건산업 4차 산업혁명 시리즈 '글로벌 의료사물인터넷(IoMT) 시장동향 2017'
- Dusun IoT, https://www.dusuniot.com

CHAPTER 04

- 글로벌 웰니스 경제 보고서, https://globalwellnessinstitute.org/industry-research/the-global-wellness-economy
- 사단법인 정밀영양학회, https://www.precision-nutrition.kr
- 'From technology adoption to consumption': Effect of pre-adoption expectations from fitness applications on usage satisfaction, continual usage, and health satisfaction, https://www.sciencedirect.com/science/article/abs/pii/S0969698921002216
- Global Wellness Institute, https://globalwellnessinstitute.org
- The role of nutrition in wellness, https://www.ncbi.nlm.nih.gov/pmc/articles/PMC6284346

CHAPTER 05

- 건강보험심사평가원, 심사평가정보 표준서식(2020년 10월판), https://www.hira.or.kr/ebooksc/ebook_602/ebook_602_202010200956269970.pdf
- 산업연구원(KIET), 산업경제-산업포커스(2023.5.31.) 의료데이터 활용과 정책 시사점, https://www.kiet.re.kr/research/economyDetailView?detail_no=2821&year=2023&month=05&sval=
- 재단법인 국가생명윤리정책원, http://dtc.qtedu.kr/main/main.do

CHAPTER 06

- 권현주 (2019. 6. 4). 5G 및 인공지능(AI) 기반 응급의료시스템 개발사업 착수. 인공지능신문, https://www.aitimes.kr/news/articleView.html?idxno=13837
- 정윤식 (2020. 9. 24). '데이터 중심 병원' 지원사업 착수 … 연구 생태계 마련 목표. 메디칼업저버, https://www.monews.co.kr/news/articleView.html?idxno=213835
- 한국과학기술기획평가원(KISTEP), 2020년 KISTEP 미래유망기술 선정에 관한 연구, https://www.kistep.re.kr/reportDetail.es?mid=a10305020000&rpt_tp=831-006&rpt_no=RES0220200012
- 한국보건산업진흥원, K-디지털헬스케어 이해하기-병원정보시스템 편, https://www.khidi.or.kr/board/view?pageNum=1&rowCnt=10&no1=459&linkId=48858668&menuId=MENU01530&maxIndex=00488586689998&minIndex=00001987229998&schType=0&schText=&schStartDate=&schEndDate=&boardStyle=&categoryId=&continent=&country=

CHAPTER 07

- 닥터앤서, https://www.dranswer.kr/
- 딜로이트 컨설팅, 보험업 디지털 헬스케어 서비스의 진화, https://www2.deloitte.com/content/dam/Deloitte/kr/Documents/insights/deloitte-korea-review/SP-FSI/2021/2108_kr_insights_fsi-04.pdf
- 서울대 건강금융연구센터 및 금융위원회, 보험사의 헬스케어 진출 의의와 전략, https://www.fsc.go.kr/no010101/75293
- 한국산업기술진흥원(KIAT), 환경이 건강의 적인 시대를 살아가는 방법, 디지털 헬스케어, https://kiat.or.kr/files/ebook/vol38/sub04.jsp
- 한국소비자원, 디지털 헬스케어 정책 현황: 소비자 참여 기반의 디지털 헬스케어 활성화를 위한 검토, https://www.kca.go.kr/home/sub.do?menukey=4083&mode=view&no=1003534728
- Ipsos Digital Doctor 2023, Health Tracker Survey, https://www.ipsos.com/sites/default/files/ct/publication/

documents/2023-06/Ipsos%20Digital%20Doctor_v3_Apr2023.pdf

- KB경영연구소, 디지털 헬스케어 시장 동향 및 보험사의 과제(2023. 1. 10), https://www.kbfg.com/kbresearch/report/reportView.do?reportId=2000351
- KPMG, AI로 촉발된 헬스케어 산업의 대전환, https://assets.kpmg.com/content/dam/kpmg/kr/pdf/2024/insight/kpmg-korea-ai-healthcare-20240625.pdf
- LG CNS, 디지털 헬스케어, 데이터기반 스마트시티에서 한계를 뛰어넘다!, https://www.lgcns.com/blog/cns-tech/smartcity/48653/

CHAPTER 08

- 4차산업혁명 지식서비스, 아이디어를 찾기위한 문제인식(2018. 2. 8), https://4ir.kisti.re.kr/ick/cmmn/viewPost/20180208000073

CHAPTER 10

- 개인정보 보호법, https://www.law.go.kr/법령/개인정보보호법
- 아마존 광고(Amazon Ads), 고객 여정 지도, https://advertising.amazon.com/ko-kr/library/guides/customer-journey-map
- 약사법, https://www.law.go.kr/법령/약사법
- 위키백과, 프로토타입, https://ko.wikipedia.org/wiki/%ED%94%84%EB%A1%9C%ED%86%A0%ED%83%80%EC%9E%85
- 의료기기법, https://www.law.go.kr/법령/의료기기법
- 의료법, https://www.law.go.kr/법령/의료법
- 정보통신망법, https://www.law.go.kr/법령/정보통신망법
- 한국디자인진흥원, 디자인으로 바라본 스마트 헬스케어의 미래, https://www.designdb.com/usr/upload/board/zboardphotogallery176/20181217104825790_1493.0.pdf
- 한국디자인진흥원, 서비스디자인이란, https://www.designdb.com/?menuno=790&bbsno=30852&siteno=15&act=view&ztag=rO0ABXQAOTxjYWxsIHR5cGU9ImJvYXJkIiBubz0iNTkxIiBza2luPSJwaG90b19iYnNfMjAxOSI%2BPC9jYWxsPg%3D%3D#gsc.tab=0

CHAPTER 11

- 대한간학회, 디지털헬스케어의 개념, 앞으로의 전망: 현재와 오늘, https://www.kasl.org/upload/lecture/1672210582pdf_20.pdf
- 요즘IT, IT 기업의 수익 모델과 트렌드, https://yozm.wishket.com/magazine/detail/1412
- 위키백과, SWOT 분석, https://ko.wikipedia.org/wiki/SWOT_%EB%B6%84%EC%84%9D

CHAPTER 13

- 과학기술정보통신부, 국가연구개발 과제평가 표준지침(2021.12월 개정), https://www.msit.go.kr/bbs/view.do?sCode=user&bbsSeqNo=72&nttSeqNo=3158696

찾아보기

찾아보기

찾아보기